江苏"十四五"普通高等教育本科规划教材

高等教育医药类创新型系列规划教材

药物化学

牟 伊 主编

韩 春　姜正羽 副主编

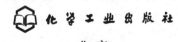

·北京·

内 容 简 介

《药物化学》是以培养应用型药学类人才为目的,全书内容以药物作用的靶点或药效为分类依据,主要介绍各类药物的基本概念、分类及其构效关系,常用药物的通用名、化学结构、理化性质和作用特点,以及典型药物的制备原理与合成路线。全书将传统药物化学与现代制药工程紧密结合,在编写内容和编写形式上改革创新,注重"宽口径、厚基础",可满足不同类型院校教学需求。在编写内容上,注重药物化学和化学相关学科的衔接与相互渗透;在编写形式上增加了"知识拓展""案例分析""本章小结""思考题"等模块,增加了教材本身的知识性、启发性和实践性,提高了学生学习兴趣。

《药物化学》主要供应用型本科院校制药工程、生物制药、药物化学、药物制剂、医药营销等药学相关专业师生使用,也可作为化学类专业的选修课教材、执业药师资格考试以及相关科研人员的参考书。

图书在版编目(CIP)数据

药物化学 / 牟伊主编. —北京:化学工业出版社,2022.2(2025.2重印)
高等教育医药类创新型系列规划教材
ISBN 978-7-122-40260-8

Ⅰ.①药… Ⅱ.①牟… Ⅲ.①药物化学-高等学校-教材 Ⅳ.①R914

中国版本图书馆CIP数据核字(2021)第228861号

责任编辑:褚红喜 　　　　　　　文字编辑:向　东
责任校对:刘　颖 　　　　　　　装帧设计:关　飞

出版发行:化学工业出版社(北京市东城区青年湖南街13号　邮政编码100011)
印　　装:河北延风印务有限公司
787mm×1092mm　1/16　印张22½　字数553千字　2025年2月北京第1版第3次印刷

购书咨询:010-64518888 　　　　　　　售后服务:010-64518899
网　　址:http://www.cip.com.cn
凡购买本书,如有缺损质量问题,本社销售中心负责调换。

定　价:69.80元 　　　　　　　　　　　　　　　　　版权所有　违者必究

《药物化学》编写组

主　编：牟　伊

副主编：韩　春　姜正羽

编　者：（按照姓氏笔画排序）

　　　　王　燕（泰州学院）

　　　　文　帅（泰州学院）

　　　　冯　静（泰州学院）

　　　　牟　伊（泰州学院）

　　　　谷小珂（徐州医科大学）

　　　　邹　瑜（武汉科技大学）

　　　　张晓晰（长治医学院）

　　　　姜正羽（中国药科大学）

　　　　韩　春（长治学院）

　　　　傅俊杰（江南大学）

　　　　詹长娟（南京理工大学泰州科技学院）

前言

目前国内开设制药工程专业的学校众多，由于学科背景的差异和培养目标的不同，不同院校制药工程专业的药物化学课程教学内容和教学目标有较大差别。虽然近年来已出版的药物化学教材有数十种，但是适用于化学化工类院校背景的制药工程等相关专业的教材版本较少。此外，随着医药行业的蓬勃发展，医药和精细化工行业出现部分交叉，部分地方应用型本科高校应用化学专业也开设了药物化学选修课程以适应行业发展需求。

本教材将传统药物化学与现代制药工程紧密结合，在编写内容和编写形式上改革创新，注重"宽口径、厚基础"，可满足不同类型院校教学需求，特别是化学化工院校背景的制药工程、生物制药等专业的人才培养特点。在编写内容上，注重药物化学与化学相关学科的衔接及相互渗透；在每章第一节增加相关药学背景介绍，弥补化学背景专业先修课程的不足；在讲述药物化学的基本原理和基本知识的基础上，结合制药工程、生物制药、应用化学专业的实际需求，适当降低学习难度，精简典型药物数量，加强学生对药物合成工艺的认识，满足具有化学化工背景应用型本科院校制药专业的人才培养需求；在章节内容中融入药物化学相关思政内容，强化思政元素在教材中的体现，注重"工匠精神"和"爱国主义"的培养。在编写形式上增加了"知识拓展""案例分析""本章小结""思考题"等模块，增加了教材本身的知识性、启发性和实践性，提高了学生的学习兴趣。

本教材的编者均为国内高等院校从事药物化学教学和科研的一线教师，参编教师分别来自中国药科大学、江南大学、徐州医科大学、长治学院、武汉科技大学、泰州学院、南京理工大学泰州科技学院、长治医学院8所高校。本教材共十八章，其中韩春编写第四、六章，姜正羽编写第五、十章，王燕编写第二章，张晓晰编写第三章，傅俊杰编写第十四章，谷小珂编写第十五章，邹瑜编写第十六章，詹长娟编写第十七章，文帅编写第十二、十三章，冯静编写第七、八章，牟伊编写第一、九、十一和十八章，并对全书进行统稿。在本教材编写过程中，我们得到了相关院校领导及参编老师的大力支持，同时参考并借鉴了许多国内外优秀教材和参考资料，在此一并表示衷心感谢。

由于编者水平和经验有限，教材中难免有疏漏之处，恳请广大读者和同仁提出宝贵意见，以便再版时改正。

牟 伊

泰州学院 医药与化学化工学院

目 录

第一章　绪论 … 001

第一节　药物化学的发展 … 002
一、药物化学的起源与发展 … 002
二、我国药物化学的发展 … 004

第二节　药物的命名 … 004
一、通用名 … 004
二、化学名 … 005
三、商品名 … 006

第二章　药物的结构与药物作用 … 007

第一节　药物理化性质与药物活性 … 008
一、溶解度 … 008
二、脂水分配系数 … 008
三、解离度 … 008

第二节　药物结构与药物活性 … 010
一、化学键的作用 … 010
二、立体化学的作用 … 012
三、官能团的作用 … 015

第三节　药物结构与药物代谢 … 017
一、药物的Ⅰ相代谢 … 017
二、药物的Ⅱ相代谢 … 026

第三章　镇静催眠药和抗癫痫药 … 030

第一节　镇静催眠药 … 030
一、苯二氮䓬类药物 … 030
二、非苯二氮䓬类药物 … 037
三、其他药物 … 040

第二节　抗癫痫药 … 041
一、巴比妥类药物 … 041

二、巴比妥类的同型药物 044
三、二苯并氮杂䓬类 046
四、GABA 衍生物 046
五、丙戊酸衍生物 047
六、其他结构类药物 048

第四章 精神疾病治疗药 051

第一节 抗精神病药 051
一、吩噻嗪类 051
二、硫杂蒽类 056
三、丁酰苯类 057
四、苯甲酰胺类 058
五、二苯并二氮䓬类 059
六、其他类 061

第二节 抗抑郁药 062
一、单胺氧化酶抑制剂 062
二、去甲肾上腺素重摄取抑制剂 063
三、选择性 5-羟色胺重摄取抑制剂 066
四、其他药物 068

第五章 镇痛药和局部麻醉药 070

第一节 镇痛药 070
一、吗啡及其半合成衍生物 070
二、合成镇痛药 075

第二节 局部麻醉药 079
一、对氨基苯甲酸酯类 080
二、酰胺类 083
三、氨基酮类 084
四、氨基醚类 084
五、局部麻醉药的构效关系 085

第六章 解热镇痛药、非甾体抗炎药及抗痛风药 087

第一节 解热镇痛药 088
一、苯胺类 088
二、水杨酸类 090

第二节 非甾体抗炎药 093
一、非选择性的非甾体抗炎药 093
二、选择性 COX-2 抑制剂 105

第三节 抗痛风药 ··· 107
　一、抑制尿酸生成的药物 ···································· 107
　二、促进尿酸排泄的药物 ···································· 108
　三、急性痛风期治疗药物 ···································· 109

第七章　抗变态反应药物 ·· 110

第一节 组胺 H_1 受体拮抗剂 ································· 110
　一、经典 H_1 受体拮抗剂 ··································· 111
　二、非镇静 H_1 受体拮抗剂 ································· 116
　三、组胺 H_1 受体拮抗剂的构效关系 ···················· 120
第二节 过敏介质与抗变态反应药物 ··························· 121
　一、过敏介质释放抑制剂 ···································· 121
　二、过敏介质拮抗剂 ·· 121

第八章　抗溃疡药物 ·· 124

第一节 H_2 受体拮抗剂 ·· 126
　一、H_2 受体拮抗剂的结构类型 ··························· 126
　二、组胺 H_2 受体拮抗剂的构效关系 ····················· 130
第二节 质子泵抑制剂 ··· 131
　一、不可逆型质子泵抑制剂 ································· 131
　二、不可逆型质子泵抑制剂的构效关系 ················· 135
　三、可逆型质子泵抑制剂 ···································· 135

第九章　拟胆碱药和抗胆碱药 ···································· 137

第一节 胆碱能神经递质与乙酰胆碱受体 ··················· 137
第二节 拟胆碱药 ·· 138
　一、胆碱受体激动剂 ·· 138
　二、乙酰胆碱酯酶抑制剂 ···································· 140
第三节 抗胆碱药 ·· 143
　一、M 受体拮抗剂 ··· 143
　二、N 受体拮抗剂 ··· 149

第十章　作用于肾上腺素能受体药物 ························· 153

第一节 肾上腺素能神经递质与肾上腺素受体 ············· 153
第二节 拟肾上腺素药物 ·· 155
　一、非选择性肾上腺素能受体激动剂 ···················· 155
　二、α 受体激动剂 ·· 158
　三、β 受体激动剂 ·· 160

四、肾上腺素受体激动剂的构效关系 163
　第三节　抗肾上腺素药物 164
　　一、α受体拮抗剂 164
　　二、β受体拮抗剂 165
　　三、α、β受体拮抗剂 167

第十一章　高血压治疗药物　169

　第一节　交感神经药物 169
　第二节　影响肾素-血管紧张素-醛固酮系统的药物 170
　　一、肾素抑制剂 171
　　二、血管紧张素转化酶抑制剂 172
　　三、血管紧张素Ⅱ受体拮抗剂 176
　第三节　钙通道阻滞剂 178
　　一、选择性钙通道阻滞剂 178
　　二、非选择性钙通道阻滞剂 182
　第四节　利尿药 183
　　一、Na^+-Cl^-协转运抑制剂 183
　　二、Na^+-K^+-$2Cl^-$协转运抑制剂 184
　　三、盐皮质激素受体阻断剂 185

第十二章　心脏疾病治疗药物及血脂调节药　188

　第一节　抗心律失常药 188
　　一、钠通道阻滞剂 189
　　二、钾通道阻滞剂 191
　第二节　抗心绞痛药 193
　第三节　抗心力衰竭药 196
　　一、强心苷类 196
　　二、磷酸二酯酶抑制剂 197
　第四节　血脂调节药 198
　　一、血脂化学和生物化学 198
　　二、降低胆固醇和低密度脂蛋白的药物 198
　　三、影响胆固醇和甘油三酯代谢的药物 203

第十三章　降血糖药物　206

　第一节　胰岛素及其类似物 206
　　一、胰岛素 206
　　二、胰岛素类似物 208
　第二节　合成降血糖药物 208

一、胰岛素分泌促进剂 ······ 208
　　二、胰岛素增敏剂 ······ 212
　　三、α-葡萄糖苷酶抑制剂 ······ 215
　　四、二肽基肽酶-Ⅳ抑制剂 ······ 215
　　五、胰高血糖素样肽-1受体激动剂 ······ 218

第十四章　抗肿瘤药物 ······ 220

　第一节　直接作用于DNA的药物 ······ 220
　　一、烷化剂 ······ 220
　　二、铂类配合物 ······ 227
　　三、抗生素类 ······ 228
　　四、作用于DNA拓扑异构酶的药物 ······ 230
　第二节　抗代谢药物 ······ 232
　　一、嘧啶类似物 ······ 232
　　二、嘌呤类似物 ······ 235
　　三、叶酸拮抗物 ······ 237
　　四、氨基酸拮抗物 ······ 238
　第三节　抗有丝分裂的药物 ······ 238
　　一、长春碱类 ······ 239
　　二、紫杉醇类 ······ 240
　　三、秋水仙碱 ······ 243
　　四、鬼臼毒素 ······ 243
　第四节　生物靶向的抗肿瘤药物 ······ 244
　　一、蛋白激酶抑制剂 ······ 244
　　二、蛋白酶体抑制剂 ······ 247
　　三、单克隆抗体 ······ 248

第十五章　抗生素与合成抗菌药 ······ 250

　第一节　抗生素 ······ 250
　　一、β-内酰胺类抗生素 ······ 251
　　二、四环素类抗生素 ······ 265
　　三、大环内酯类抗生素 ······ 268
　　四、氨基糖苷类抗生素 ······ 272
　　五、氯霉素类抗生素 ······ 274
　第二节　合成抗菌药 ······ 275
　　一、喹诺酮类药物 ······ 275
　　二、磺胺类药物及抗菌增效剂 ······ 279

第十六章　抗病毒药物 ……… 284

第一节　抗流感病毒药物 ……… 284
一、M2 离子通道抑制剂 ……… 285
二、神经氨酸酶抑制剂 ……… 286
三、RNA 聚合酶抑制剂 ……… 287
四、核蛋白抑制剂 ……… 289

第二节　抗 HIV 药物 ……… 290
一、逆转录酶抑制剂 ……… 290
二、蛋白酶抑制剂 ……… 293
三、整合酶抑制剂 ……… 295
四、CCR5 抑制剂 ……… 297

第三节　其他抗病毒药物 ……… 297
一、抗单纯疱疹病毒药物 ……… 298
二、抗带状疱疹病毒药物 ……… 300
三、乙型肝炎的治疗药物 ……… 301
四、丙型肝炎的治疗药物 ……… 303
五、抗巨细胞病毒药物 ……… 306

第十七章　甾体激素类药物 ……… 309

第一节　雌激素及抗雌激素药物 ……… 311
一、甾体雌激素 ……… 312
二、非甾体雌激素 ……… 313
三、抗雌激素药物 ……… 314

第二节　雄激素、同化激素和抗雄激素药物 ……… 316
一、雄激素 ……… 316
二、蛋白同化激素 ……… 318
三、抗雄激素药物 ……… 320

第三节　孕激素及抗孕激素药物 ……… 320
一、孕激素 ……… 320
二、抗孕激素药物 ……… 325

第四节　肾上腺皮质激素 ……… 327
一、天然肾上腺皮质激素 ……… 327
二、糖皮质激素的化学结构修饰 ……… 328

第十八章　新药研究的基本途径与方法 ……… 332

第一节　先导化合物的发现 ……… 332
一、从天然产物活性成分中发现先导化合物 ……… 332

二、以现有药物作为先导化合物 …………………………………………………… 334
三、以活性内源性物质作为先导化合物 …………………………………………… 336
四、通过偶然事件或随机机遇发现先导化合物 …………………………………… 337
五、利用组合化学和高通量筛选法发现先导化合物 ……………………………… 337
六、通过计算机辅助药物筛选寻找先导化合物 …………………………………… 338
第二节 先导化合物的优化 ……………………………………………………………… 338
一、同系物衍生法 …………………………………………………………………… 338
二、生物电子等排体替换 …………………………………………………………… 339
三、前药设计 ………………………………………………………………………… 341
四、孪药 ……………………………………………………………………………… 343
五、软药 ……………………………………………………………………………… 344

参考文献 …………………………………………………………………………… **346**

第一章 绪 论

药物是人类用来预防、治疗、诊断疾病或为了调节人体功能、提高生活质量、保持身体健康的特殊化学品。根据药物的来源和性质不同，药物可分为天然药物或中药、化学药物和生物药物。天然药物是指动物、植物、矿物等自然界中存在的具有药理活性的天然产物；化学药物可以是无机矿物质、合成有机化合物，也可以是从天然产物中提取的有效化学成分单体，或者通过生物发酵制得的抗生素等；生物药物则是利用生物体、生物组织、细胞、体液等制造的药物。其中，化学药物是目前临床应用中主要使用的药物，也是药物化学研究的主要对象。

药物化学（medicinal chemistry）是关于药物的发现、发展和确证，并在分子水平上研究药物作用方式的一门学科。药物化学是以化学的理论和方法研究与发现药物的科学，并在分子水平上揭示药物的作用方式和作用机制。基于化学学科和生物学科的交叉，药物化学与生物化学、细胞生物学、药理学和计算机科学等学科密切相关。

药物化学的研究内容非常广泛，大致可以分为两个方面：一是对临床应用药物的描述、研究和总结，包括化学药物的结构表征、制备原理、合成路线、工艺及其稳定性、质量控制和药理作用与疗效等；二是新药创制，即发现新分子实体（new molecular entities，NCE），主要目标是研制新药，以及研究药物与机体相互作用的物理、化学和生物学过程，从化学视角揭示分子层面上药物的作用方式和作用机制。

药物化学的上述两方面研究内容之间存在着密切联系。对已有药物的研究，有助于不断探索新药研究和开发的途径与方法，发现具有研究和开发价值的先导化合物；有助于揭示化学药物与生物体相互作用的方式及其在生物体内吸收、分布和代谢的规律；有助于明确化学药物的化学结构与药物毒性和药物代谢之间的关系。新药创制的核心是综合运用多种学科的理论知识，研究化学结构与生物活性之间的关系，对先导化合物进行结构优化，设计出疗效好、毒副作用低的药物。但是新药创制过程中同样需要研究经济合理的合成方法和工艺；同样需要研究药物的理化性质和化学稳定性，以更好地服务药物制剂和药物分析的研究；同样需要研究药物的体内代谢过程、代谢产物及其生物活性。

第一节 药物化学的发展

一、药物化学的起源与发展

药物是伴随着人类对自然界的认识过程发现和发展起来的,而药物化学的发展则与化学、医学、生物学的研究进展密不可分。人类最早使用的药物为天然产物,主要是天然植物的根、茎、叶、皮等,也有动物的甲壳、脏器和分泌物,还有少量矿物。在人类的不断探索过程中,那些产生令人有舒适感的或者有明确治疗效果的物质,就被作为药物使用;而产生毒性作用的物质则被用于打猎、战争或其他特别用途。经过反复的实践,相应的作用就得到了肯定,而相应的物质就成了以后人们解除某种痛苦的药物,并形成了相应的理论体系和论著。例如,古希腊迪奥科里斯编著的《药物学》,对600种植物进行了阐述,是现代植物术语的重要来源。而在中国古代,有"神农尝百草"的传说;唐代孙思邈被后世尊为"药王",他编著的《千金要方》首创复方概念;明代李时珍编著的《本草纲目》,记录药物1892种,为本草学集大成之作。

19世纪中期,随着化学学科的发展,人类已不再满足于应用天然产物治疗疾病,而是希望从中发现有效的化学成分。例如:从金鸡纳树皮中提取出奎宁用于治疗疟疾,从阿片中分离得到吗啡用于镇痛,从古柯树叶中提取得到可卡因用作麻醉药品等。这些研究结果说明,天然药物中所含的化学物质是产生治疗作用的物质基础,不仅为临床提供了适用的药品,同时也为当前药物化学的发展建立了良好的开端。这一阶段药物发展的特征是直接使用天然产物,不做化学修饰和结构改造用于临床。对这些天然产物的分离纯化,使药物化学进入一个新的阶段,即天然产物有效成分提取时期。

19世纪中期以后,随着化学工业,特别是有机化学合成技术的发展,制药学和制药工业开始出现,人们开始从有机化合物中寻找对疾病有治疗作用的化合物。例如人们发现水合氯醛具有镇静作用,乙醚和氯仿可作为全身麻醉药等。19世纪末期和20世纪初期,人们开始合成和制备化学药物,苯佐卡因、阿司匹林、非那西汀等化学合成药物相继被发现。在这一阶段,药物化学学科的理论快速发展。20世纪初,Ehrlich提出了受体(receptor)概念,推动了药理学和药物化学的发展。Langmuir提出电子等排概念,归纳出结构与理化性质的关系。在这一时期,有机合成化学提供了化合物的基本来源,科学家们在总结化合物生物活性的基础上提出了药效团(pharmacophore)的概念,指导药物化学家开始进行有目的的药物设计和合成研究。

> **知识拓展**
>
> **现代制药工业的出现与发展**
>
> 现代制药工业的出现主要有两个源头。一个是传统的药店由卖药转变为对一些药物如吗啡、奎宁的规模化生产,这里面的代表企业是Merck公司。Merck公司起源于一家德国家族式小药店,主要生产和出售家传秘方制作的草药产品。19世纪,Merck家族药店掌握了吗啡分离和提纯技术,开始大规模生产和销售吗啡,这一事件也开启了Merck由家族药店向现代化企业转变的过程。而另外一个是化学和染料公司建立的研究实验室,通过研究其化学产品的药用价值,从而开始生产药物,如Bayer公司,其最著名的产品就是1898年上市的非甾体抗炎药阿司匹林,至今依然畅销全球。

20世纪初到20世纪50年代，有机化学和生理学有了较大发展，药物化学进入了以合成药物为主的发展时期，其中解热镇痛药、镇静药和局部麻醉药等在临床上已有较好应用。德国Domagk发现红色染料百浪多息（Prontosil）可治愈小鼠的细菌感染，但是其在体外没有抑菌作用，需要在体内进行还原裂解生成磺胺从而产生抗菌活性，这是最早被发现的前药，并由此发明了一系列磺胺类药物，为细菌感染性疾病提供了有效的治疗药物。进入20世纪40年代，第一个被发现的抗生素青霉素应用于临床，开创了从微生物代谢产物中寻找抗生素的思路，使药物化学的理论和实践都有了飞速发展。在同一时期，通过对甾体激素类药物及其构效关系的广泛研究，研制了雌二醇、氢化可的松、黄体酮等激素类药物，对调节内分泌失调起到了重要作用。在此基础上，药物化学家总结了药物化学研究的一些基本原理，如同系原理和异构原理、电子等排原理和拼合原理等。进入20世纪50年代，随着药物合成化学、生物学、医学的发展，人们改进了单纯从药物的基本结构或显效基团寻找新药的方法，产生了诸如前药（prodrug）、软药（soft drug）等一系列药物设计新概念。

20世纪50年代以后，生物科学的发展使人们对身体的调节系统、体内的代谢过程、疾病的病理过程有了更多了解，对酶、蛋白质、受体、离子通道的研究进入了更加深入的阶段。酶抑制剂、受体调控剂和离子通道调控剂类药物在此基础上发展起来。例如，通过对酶的三维结构、活性部位及功能的研究，以酶作为靶标的酶抑制剂研究取得了较大发展，如：用于抗高血压治疗的血管紧张素转化酶抑制剂（ACEI）；通过干扰体内胆固醇合成治疗高脂血症的羟甲戊二酰辅酶A（HMG-CoA）抑制剂等；通过研究二氢叶酸还原酶催化作用和各种同工酶的抑制剂，开发了抗肿瘤药甲氨蝶呤、抗疟药乙胺嘧啶、磺胺类增效剂甲氧苄啶等。对多种受体亚型的发现和研究，促进了受体激动剂和拮抗剂的发展，尤其是特异性作用于某一受体亚型的药物，可提高其选择性，减少毒副作用，如：作用于肾上腺素α或β受体的药物；作用于组胺H_1和H_2受体的药物等。

20世纪60年代，美国Hansch和日本藤田稔夫（Fujita）共同创建了Hansch分析法，该法以热力学为基础，以数学模型表征系列分子的化学结构与药理学活性之间的量变关系，开创了定量构效关系（quantitative structure activity relationships，QSAR）理论。它通过分析化学结构与生物活性之间的构效关系，使药物化学的发展由经验设计转变为有目的的合理设计，极大地充实了药物化学的理论。

20世纪80年代以后，组合化学、分子生物学、蛋白质化学、计算机科学等学科的发展为药物化学的发展提供了新理论、新技术。由固相合成发展而来的组合化学，得以合成大规模的化合物库，结合高通量和自动化筛选技术，大大缩短了药物发现的时间，加快了新药的寻找过程。计算机学科中图像学技术的应用，为探索构效关系、研究药物与生物大分子三维结构、药效构象以及两者作用模式提供了理论依据和先进手段，使药物设计更加合理、可行。计算机技术的渗透，促进了药物设计的发展，计算机辅助药物设计的新方法现已成为现代药物研究和开发的一个重要方法和工具。

分子生物学和蛋白质化学的发展为人类认识疾病提供了理论基础，也为新药研发提供了新的方向，开启以靶标（target）为核心研发药物的新阶段，如抑制DNA拓扑异构酶的药物伊立替康、抑制微管蛋白功能的抗有丝分裂药物紫杉醇、蛋白质酪氨酸激酶选择性抑制剂伊马替尼等。药物研究的基本模式逐渐转变为基于生物学科研究所揭示的潜在药物作用靶标并参考其内源性配体或已有活性物质的结构特征，来设计新的药物结构。人类基因组计划的实施和生命科学的不断发展进一步揭示人类生命的奥秘，也将进一步变革药物发现和开发的模式。基于对致病基因或基因功能的认识，药物化学家可以有针对性设计开发能从根本上改变疾病过程的新药。

药物化学作为高度交叉的应用学科，不断对基础学科提出新的要求和课题；基础学科的发展又在理论、策略和方法上充实药物化学的研究内容，使新药研制在深度和广度上发生了巨大的变革。人类基因组、蛋白质组和生物芯片等研究工作的深入，使大量与疾病相关的基因被发现，这给全新药物的设计提供了更多的靶标分子，从而为创新药物研究带来了更多的机会和更广阔的前景。

二、我国药物化学的发展

新中国成立以前，我国化学制药工业基础薄弱、设备落后。20世纪上半叶我国药学前辈在异常艰难的情况下从事药学的科研、生产、教学工作，为新中国药学事业奠定了基础。新中国成立后，政府把尽快改变中国缺医少药的状况放到首位，大力发展医药工业，化学制药工业得到较快发展，尤其是在改革开放以后得到迅速发展。

新中国成立初期，我国医药工业的发展战略是以保障人民群众基本医疗用药、满足防病治病需求为主要任务。药物研发采取"创仿结合、仿制为主"的方针，先后发展了抗生素和半合成抗生素、磺胺药、抗结核病药、解热镇痛药、维生素、甾体激素、抗肿瘤药、心血管药物和中枢神经系统药物等一大批临床治疗药物。化学制药工业的发展形成一定的规模后，我国科研人员结合生产实际，开展了广泛的技术革新和工艺改进并取得了显著的成果。例如20世纪60年代，我国开展了对甾体药物的研发，自行设计与合成了醋酸烯诺孕酮等甾体药物，自主开发了青霉素生产工艺，首次完成了牛胰岛素的人工全合成；70年代，经过筛选和培养菌株，开发了发酵制备维生素C的新工艺。这些生产工艺充分体现了当时我国医药工业的水平，促进了医药工业的进一步发展。

经过70多年的发展，我国制药工业取得了巨大的成就，到2019年底，全国已有原料药和制剂生产企业4529家，可以生产化学原料药1500余种，能生产化学药品制剂34个剂型、4000多个品种。与此同时，我国的新药研究工作也取得了很大进展，创制出了一些重要类型的化学新药。2020年国家药品监督管理局共批准国产新药20个。由此，我国已形成了药物科研、教学、生产、质控、市场营销等比较全面的医药工业体系，保障了人民的健康。

第二节 药物的命名

药物化学的研究对象主要为化学药物，其特点是具有明确的化学组成和结构特征。因此，化学药物通常有3种类型的名称：通用名、化学名和商品名。每种药物都有它的特定名称，药物的名称是药物规范化、标准化的主要内容之一，同时也是药物质量标准的重要组成部分。

一、通用名

通用名也称国际非专利药品名称（International Non Proprietary Names for Pharmaceutical Substance，INN），通常是由国家或国际命名委员会（National or International Nomenclature

Commission）命名的，是由世界卫生组织（World Health Organization，WHO）推荐使用的名称。

通用名一般指有活性的药物物质，而不是最终的药品，是药学工作者和医务人员使用的共同名称。一个药物只有一个通用名。INN 是新药开发者在新药申请时向政府主管部门提出的正式名称，不受专利和行政保护，任何该产品的生产者都可使用的名称，也是所有文献、资料、教材以及药品说明书中标明的有效成分的名称。目前，INN 名称已被世界各国采用，也是各国药典中使用的名称。

中华人民共和国药典委员会编写的《中国药品通用名称》（CADN）是中国药品通用名称命名的依据，它是以 WHO 推荐的 INN 为依据，并结合我国具体情况而制定的。CADN 由国家药典委员会负责组织制定并报送国家市场监督管理总局备案。药物的 INN 中文译名主要根据 INN 英文名称、药品性质和结构等，采用音译、意译或音译和意译相结合的方式，尽量与英文名称相对应。INN 中对同类药物常采用同一词干，而 CADN 对这种词干规定了相应的中文译文，这种命名方法给医学或药学工作者使用和记忆带来了方便。INN 使用的部分词干的中文译名见表 1-1。

表 1-1　INN 使用的部分词干的中文译名

词干		药物举例		药物类型
英文	中文	INN	通用名	
-cilin	西林	amoxicilin	阿莫西林	抗生素
-dipine	地平	nifedipine	硝苯地平	钙通道阻断剂
-oxacin	沙星	norfloxacin	诺氟沙星	抗菌药
-navir	那韦	saquinavir	沙奎那韦	HIV 蛋白酶抑制剂
-pril	普利	captopril	卡托普利	ACE 抑制剂
-thiazide	噻嗪	hydrochlorothiazide	氢氯噻嗪	利尿剂
-olol	洛尔	metoprolol	美托洛尔	β受体拮抗剂

二、化学名

药物的化学名是根据药物的化学结构式进行的命名，用于表达药物的确切化学结构，是最准确、系统的名称，不会发生误解和混淆。一个化学名对应一个化学结构，在新药报批和药品说明书中都要注明其化学名。化学名通常非常冗长和复杂，医生和药师一般不易掌握和记忆，只有本专业人员才能看懂。

药品的英文化学名命名系统主要以美国化学文摘（Chemical Abstract，CA）或国际纯粹化学与应用化学联合会（IUPAC）制定的命名规则为准。药品中文化学名通常是在英文名的基础上翻译而来。例如中枢镇痛药盐酸哌替啶（Pethidine Hydrochloride）的英文化学名为 1-methyl-4-phenyl-4-piperidinecarboxylic acid ethyl ester hydrochloride，中文化学名为 1-甲基-4-苯基-4-哌啶甲酸乙酯盐酸盐；非甾体抗炎药布洛芬（Ibuprofen）英文化学名为 alpha-methyl-4-(2-methylpropyl) benzeneacetic acid，中文化学名为 α-甲基-4-(2-甲基丙基)苯乙酸。

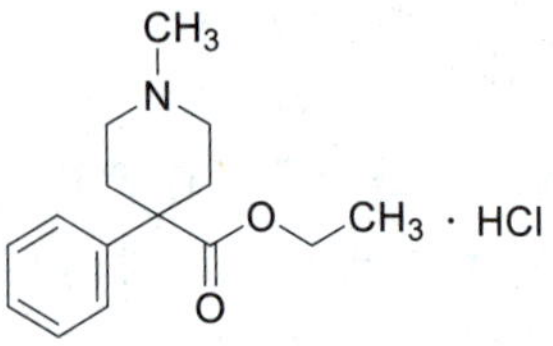

盐酸哌替啶 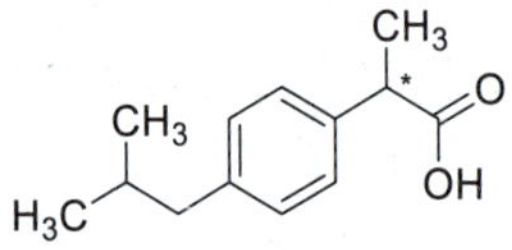　　　　　　　　　　布洛芬

三、商品名

商品名是药品开发者在药品申报时选定的，并在国家商标和专利局注册的，受行政和法律保护的名称。商品名是世界各国都认可的上市药物名称，一般是针对上市药品。药品作为特殊商品，可以和商标一样进行注册和申请专利保护。药品的商品名只能由该药品的注册者使用，代表着制药企业的形象和产品的声誉。

含同一活性成分的药品只有一个通用名和化学名，但是由于辅料和剂型的不同，可以有多个不同的商品名；同一原辅料，同一剂型由不同厂家生产或在不同国家销售，也可以有多个不同的商品名。

本章小结

药物化学是建立在化学学科和生命科学基础上的交叉学科，是一门发现和发明新药、阐明药物化学性质、合成化学药物、在分子水平研究药物与机体（生物大分子）之间相互作用规律的综合性学科。

本章重点掌握药物化学的研究内容和基本任务，熟悉药物的名称分类及其应用，了解药物化学的发展和起源。

思考题

1. 简述药物化学的主要研究内容和任务。
2. 药物的名称有几种？请举例说明。

第二章 药物的结构与药物作用

研究药物化学结构与生物活性之间的关系是药物化学研究的中心内容之一。药物从给药到产生药效需要经过吸收、分布、代谢、排泄等过程,其中在体内的分布过程即是与组织发生相互作用并发挥药效的过程。从本质上看,这种相互作用是药物分子与机体组织生物大分子在化学结构及理化性质上相互适配和作用的结果。不同药物具有不同的化学结构,化学结构决定了药物的理化性质,因此,药物与靶标结合能力的大小及结合方式与药物化学结构密切相关。本章重点讨论药物的化学结构与药效的关系,即与药效相关的诸多因素。

根据药物在体内的作用方式,药物可分为结构非特异性药物和结构特异性药物。对于那些结构上的微小改变不会引起生物活性改变的药物称为结构非特异性药物,其生物活性取决于药物分子的各种理化性质,如全身麻醉药有卤代烃类、含氧醚类等,它们的化学结构各异,但其麻醉作用只与药物的脂水分配系数有关。相反,那些药物结构上细微的改变将会影响药效的药物称为结构特异性药物,其生物活性主要依赖于药物分子特异的化学结构,即药物与靶标相互作用产生药理活性的关键是药物分子和靶标在结构上相互匹配,药物化学结构的细微变化不仅会影响其理化性质而且直接影响其药效学性质。结构特异性药物中与特定的靶标产生适宜的相互作用,从而引发或阻断生物效应所必需的立体和电性特征的集合体称为药效团(pharmacophore)。

> **案例分析**
>
> 吗啡(Morphine)有复杂的五环结构,而其衍生物哌替啶(Pethidine)和美沙酮(Methadone)之所以具有镇痛活性,是因为它们在三维空间上有相同的与靶标作用的构象,即具有相同的药效团。

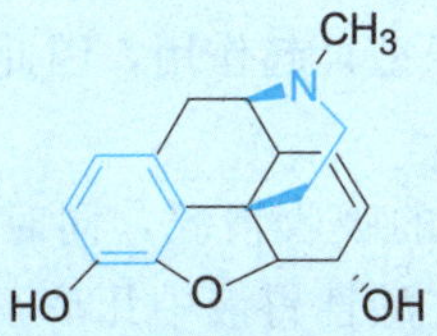

吗啡 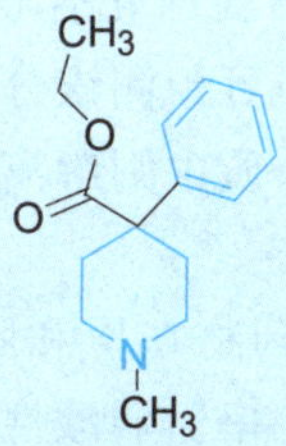　　哌替啶 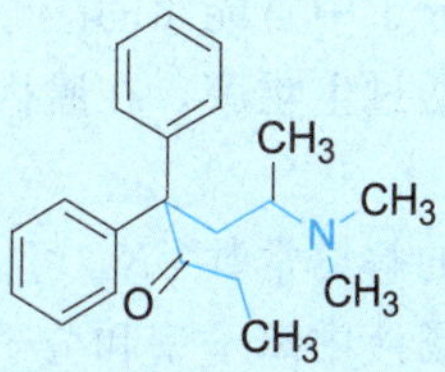　　美沙酮

第一节 药物理化性质与药物活性

在药物的作用过程中，药物的理化性质对药物的吸收、转运都产生重要的影响，药物转运到作用部位且达到有效浓度是药物与受体结合的前提。某些药物在体外表现出与受体良好的结合能力，但由于没有适宜的理化性质，不能通过转运达到作用部位，因此在体内无法表现出很强的药理活性。对于结构非特异性药物来说，药物理化性质直接决定了药物活性。药物的理化性质包括溶解度、脂水分配系数、解离度、氧化还原势、热力学性质和光谱性质等，其中溶解度、分配系数和解离度影响较大，以下将重点讨论。

一、溶解度

药物具有水溶性（water solubility）是药物可以口服的前提，也是药物穿过细胞膜和在体内转运的必要条件。人体中大部分环境都是水相环境，药物要转运扩散至作用部位需要溶解在水中，因此药物必须具有一定的水溶性。很多难溶性药物的生物利用度不高，临床上常将其制成固体分散体、包合物等来增加药物水溶性。药物的水溶性与药物结构中能形成氢键的原子或基团数目有关，如羟基、氨基、羧基等。药物结构中氢键给体或氢键受体数目越多，药物的亲水性越强，水溶性越高。此外，水溶性还与药物离子化的难易程度有关，易离子化可成盐的药物，有较大的水溶性，可以做成针剂注射给药。

二、脂水分配系数

细胞膜的基本结构是磷脂双分子层，药物在通过生物膜时需要通过磷脂双分子层所构成的疏水环境，因此药物又必须要有一定的脂溶性。增加药物脂溶性的官能团主要有烷基、卤素和芳环等。药物亲水性或亲脂性的过高或过低都对药效产生不利的影响。

在药学研究中，评价药物亲水性与亲脂性大小的标准是药物的脂水分配系数 P（lipid-water partition coefficient）。P 是药物在正辛醇（1-octanol）和水中分配达到平衡时浓度值之比，即 $P = C_O/C_W$，常用 $\lg P$ 表示，$\lg P = \lg(C_O/C_W)$。P 值越大，亲脂性越强，反之，亲水性越强。各类药物对 P 值大小要求不同。例如，中枢神经系统的药物需要穿过血脑屏障，需要适当增加 P 值，该类药物适宜的脂水分配系数 $\lg P$ 一般在 2 左右。

三、解离度

化学药物多数为弱酸或弱碱，其解离度由化合物的解离常数 pK_a 和溶液介质的 pH 决定。如果已知分子中官能团的酸碱性，便可预测该分子在给定 pH 下是否可以被离子化。药物常以分子型通过生物膜，在膜内的水介质中则解离成离子型再起作用，因此药物需要有适宜的解离度。

根据药物的解离常数 pK_a 可以预测药物在胃和肠道中的吸收情况，同时还可以计算出药物在胃液和肠液中离子型和分子型的比率。弱酸性药物在酸性胃液中几乎不解离，呈分子型，易在胃中吸收。弱碱性药物在胃中几乎全部解离，很难吸收；而在肠道中，由于肠液 pH 较高，弱酸性药物与弱碱性药物的吸收情况则与在胃液中吸收情况相反。对于酸性或碱性极弱的药物，在胃液或肠液中解离均较少，易被吸收；而对于强酸或强碱性药物以及完全离子化的季铵盐类和磺酸类药物，在整个胃肠道中几乎都是离子型，消化道吸收很差。某些药物既含有酸性基团，也含有碱性基团，如环丙沙星（Ciprofloxacin，见图2-1），因此药物在胃肠道的不同部位有不同的解离方式（图2-2），在pH 5.6~7.0时，烷氨基和羧基均被离子化；在pH 1.0~3.5时，只有烷氨基离子化。药物解离度增加，药物分子型浓度下降，其透过生物膜的药物浓度降低，不利于吸收；而解离度过小，离子浓度下降，不利于药物随体液转运。总之，和药物脂水分配系数P类似，一般具有最适宜解离度的药物，才具有最佳生物活性。

药物化学结构决定了药物的解离常数pK_a，从而影响生物活性。巴比妥类药物5位取代基的不同，导致巴比妥类药物的pK_a不同，直接决定了药物透过血脑屏障的速率和浓度，最终表现在镇静催眠作用及显效时间有非常明显的差别。常用巴比妥类药物的pK_a与药物活性见表2-1。

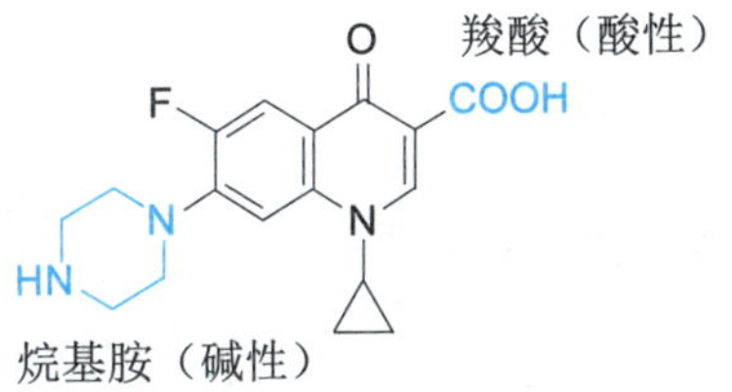

图2-1 环丙沙星的化学结构

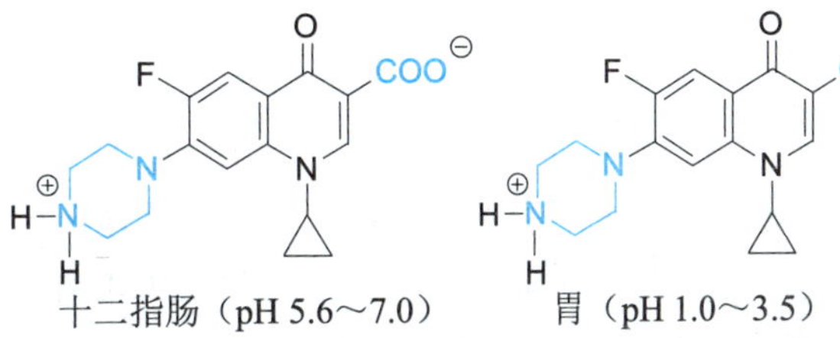

图2-2 环丙沙星在胃肠道不同部位的解离方式

表2-1 常用巴比妥类药物的pK_a与药物活性

药物名称	巴比妥酸	苯巴比妥酸	苯巴比妥	司可巴比妥	异戊巴比妥	戊巴比妥	海索比妥
pK_a	4.12	3.75	7.40	7.7	7.9	8.0	8.4
未解离/%	0.052	0.022	50	66.61	75.97	79.92	90.0
显效时间/min	—	—	30~60	10~15	30~45	10~15	10~15

知识拓展

pK_a的计算方法：

$$CH_3COOH + H_2O \rightleftharpoons CH_3COO^- + H_3O^+ \quad pK_a = pH - \lg\frac{[CH_3COO^-]}{[CH_3COOH]}$$

$$CH_3NH_2 + H_2O \rightleftharpoons CH_3NH_3^+ + OH^- \quad pK_a = pH - \lg\frac{[CH_3NH_2]}{[CH_3NH_3^+]}$$

弱酸或弱碱类药物在体液中解离后，其离子型与非离子型（分子型）浓度的比值由解离常数pK_a和体液的pH决定。

第二节 药物结构与药物活性

大多数药物通过与机体生物大分子的相互作用而发挥药效，药物在体内的结合位点为药物靶标（drug target），包括受体、酶、离子通道、核酸等生物大分子。通常，受体是指体内的激素和神经递质所作用的生物大分子，通过分子间作用进行细胞间信号转导，这些生物大分子通常都是药物作用的靶标。此外，还有其他蛋白质分子如酶也有重要的生理功能，也可作为药物作用的靶标，因此，广义的受体是指所有的生物大分子，包括激素和神经递质受体、酶、其他蛋白酶和核酸等。结构特异性药物的生物活性取决于药物与受体的相互作用。外源性药物与受体形成复合物后才能产生药理作用，有诸多因素影响药物与受体的相互作用，如药物-受体结合方式和结合强度、药物的电荷分布、药物分子各官能团及立体化学因素等。

一、化学键的作用

药物与受体相互作用主要表现在药效团与受体间的键合作用。键合形式有共价键和非共价键两大类。大多数药物与受体以非共价键形式相结合，包括离子键、氢键、离子偶极、偶极-偶极、范德华力、电荷转移复合物和疏水相互作用等，这种结合是可逆的。少数药物与受体以共价键相结合，这种结合是不可逆的。

1. 共价键（covalent bonds）

共价键是药物与受体相互作用最强的键，键能高达 50～150kcal/mol，非常稳定，由药物和受体的原子间通过共用电子对形成，使得药物与受体不可逆地结合，最终导致受体功能破坏。β-内酰胺类抗生素和烷化剂类抗肿瘤药都是通过与受体形成共价键结合而发挥药效的。

2. 离子键（ionic bonds）

离子键主要由药物带正（负）电荷的离子与受体带负（正）电荷的离子之间相互吸引产生的静电相互作用。键能变化范围为 5～10kcal/mol，与正、负离子间距的平方成反比。原子形成离子键的能力取决于其电负性的大小。例如，药物分子中的羧基、磺酰胺基和脂肪族氨基在生理 pH 条件时都呈电离状态，季铵盐在任何状态下都呈离子状态。作为大部分由蛋白质构成的受体，其表面也有许多可以电离的基团，如精氨酸和赖氨酸含有的胍基和氨基在生理 pH 条件下全部离子化，生成带正电荷的阳离子；门冬氨酸和谷氨酸均含有游离羧基，在生理 pH 条件下通常完全电离成带负电荷的阴离子。离子键能的强度可保证受体与药物在接触的初始瞬间发生相互作用。

3. 氢键（hydrogen bonds）

氢键是药物与生物靶标间最常见的键合方式。药物分子中的 O、N、S、F 等电负性大的原子可与—NH—、—OH、—SH 等基团中的 H 形成氢键。氢键的键能比较弱，一般在 3～5kcal/mol，约为共价键的 1/10。氢键是药物和受体结合时普遍存在的形式，因此氢键被认为是多数药物-受体作用所必需的。单独一个氢键的作用是较弱的，不足以维持药物与受体的相互作用，但如果药物与受体间形成多个氢键，则相互作用就更加稳定。

另外，氢键对药物的理化性质也有较大影响。如果药物可与水形成氢键，能增加药物水溶性，而某些药物自身结构具特殊性，可以形成分子内氢键，一旦形成分子内氢键，药物的水溶性则降低。例如对羟基苯甲酸甲酯的抑菌活性比水杨酸甲酯强，这是由于前者形成分子间氢键，还存在部分游离酚羟基，可起酚样抑菌作用，而后者易形成分子内氢键，不存在未成键的酚羟基。

4. 疏水相互作用（hydrophobic interactions）

当药物分子中含有非极性分子或局部非极性区域时，表面水分子呈定向排列，体系熵值很小。当药物的非极性基团与受体的非极性基团相互接近时，这些水分子形成无序状态而试图相互结合，体系熵值增加，导致体系自由能减少，从而使药物-受体复合物稳定，这种结合称为疏水键或疏水相互作用。疏水相互作用一般比较弱（0.5～1kcal/mol），疏水相互作用力的大小取决于疏水基团的大小、烷基链的长短。在蛋白质或酶分子表面有很多非极性链区域，除了某些氨基酸残基的烷基链可参与形成疏水相互作用外，一些芳香氨基酸（如苯丙氨酸）的芳环侧链也可与药物分子的芳香环形成疏水相互作用。

5. 范德华力（Van der Waals forces）

范德华力来自分子间瞬时偶极产生的相互吸引。而这种瞬时偶极是来自非极性分子中不同原子产生的瞬时不对称的电荷分布。因此，随着分子间的距离缩短，范德华力加强。范德华力是非共价键 键合方式中最弱的一种，但非常普遍。

6. 离子-偶极及偶极-偶极相互作用（ionic-dipole and dipole-dipole interactions）

当药物分子中存在N、O、S等电负性大的原子时，诱导作用使分子中的电荷分布不均匀，形成偶极。该偶极与另一个带电离子形成相互吸引的作用称为离子-偶极相互作用。如果该偶极和另一个偶极产生相互静电作用，称为偶极-偶极相互作用。偶极作用常常发生在酰胺、酯、酰卤及羰基等化合物之间，对维持特异性识别和结合有着重要的作用。

7. 电荷转移复合物（charge-transfer complexes）

电荷转移复合物又称电荷迁移络合物，它是在电子相对丰富的分子与电子相对缺乏的分子间，通过电荷转移而形成复合物。供体将部分电荷转移给受体，形成复合物的键既不同于离子键，又不同于共价键，且键能较低，复合物比较稳定。就本质而言，电荷转移复合物就是分子的偶极-偶极相互作用。电荷转移复合物的形成可增加药物的稳定性和溶解性，并增加药物与受体结合的能力。

8. 金属离子络合物（metal complexes）

金属离子络合物又称金属络合物，是由缺电子的金属离子与供电子的配体结合而成，一个金属离子可以与两个或两个以上配位体形成络合物。体内的氨基酸、蛋白质大多含N、O、S等原子，这些原子都有孤对电子，是良好的配位体。金属络合物还可用作金属中毒时的解毒剂，如二巯丙醇可作为砷、锑、汞的螯合解毒剂。

> **知识拓展**
>
> 铂类抗肿瘤药是一种典型金属络合物，其作用机制是铂金属络合物进入肿瘤细胞后，原先的配位体离去，水解为带阳离子的水合物，在体内与DNA的两个鸟嘌呤碱基络合成五元环状络合物，破坏了核苷酸链上的嘌呤基和胞嘧啶之间的氢键，扰乱了DNA的正常双螺旋结构，使肿瘤细胞丧失复制能力。
>
> 普利类药物是常用抗高血压药，其作用机制也是基于药物分子与受体形成金属离子络合物的。例如：卡托普利（Captopril）与血管紧张素转化酶的作用方式是巯基与酶的锌离子形成金属络合物；依那普利则是通过羧基与血管紧张素转化酶的锌离子形成类似金属络合物的四面体过渡态而起作用。

综上所述，药物与受体的结合方式多种多样，一般结合位点越多，结合强度越高，生物活性越强。当一个药物分子结构中的电荷分布正好与其特定受体区域相适应，那么药物与受体特定区域的正负电荷相应部位产生静电引力，使药物与受体相互接近。分子的其余部分则与受体通过分子间普遍存在的范德华引力相互作用，这样药物与受体就结合形成稳定的复合物。例如在局麻药普鲁卡因（Procaine）与神经细胞膜上电压门控钠离子通道受体的相互作用模型中（图2-3）中，普鲁卡因在叔氨基部分与受体以静电引力结合，在羰基部分以偶极-偶极相互作用结合，苯环部分与受体以范德华力相互作用，分子末端的烷基部分与受体的疏水部分产生疏水性相互作用。

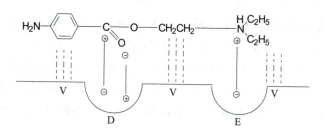

图2-3 普鲁卡因（Procaine）与受体的相互作用模型
E—静电引力；D—偶极-偶极相互作用力；V—分子间引力

二、立体化学的作用

药物所结合的受体在三维空间有特定的排布形式，形成复杂的立体化学（stereochemistry）结构。外源性的药物和受体相互作用时，立体互补性是实现该过程的重要因素。药物与受体之间立体结构的互补（适配）性不仅影响药物的吸收、分布和排泄，还会影响药效。药物与受体结合时，彼此之间立体结构互补性愈大，其作用愈强。互补性是结构特异性药物分子与受体识别的一个决定性因素，它不仅包括药物与受体电学特性的互补，表现为各种分子间作用力的形成，也包括空间结构的互补，表现为药物空间立体构型与受体互补。药物立体结构对药效的影响因素主要有光学异构、几何异构和构象异构。

1. 光学异构（optical isomers）

光学异构分子中存在手性中心，又称手性分子，两个对映异构体互为实物和镜像，又称对映异构体。生命体的生物大分子几乎都是光学异构体，因此，手性是生命体系的本质特征。一对对映异构体除了旋光性有差别外，其他理化性质基本相似，然而一对对映异构体分别与受体形成的复合物为非对映异构体，它们具有不同的能量和化学性质。因此，手性药物在体内手性环境中所经受的理化过程是不一样的，表现为机体对该类药物的处置即吸收、分布、代谢的差异，因而对映异构体之间所呈现的亲和力和药效有所差别。

① 对映异构体之间具有等同的药理活性和强度。当手性药物分子结构中包含手性中心的部分对药物与受体的结合几乎不产生影响时，药物的两个对映异构体则表现出等同或近似的药理活性。从科学和经济的角度考虑，无需开发成单一的立体异构体药物。如抗心律失常药美西律（Mexiletine）R 型与 S 型异构体的体内外作用强度相同，吸收、分布、代谢、排泄性质也无显著差异，所以临床使用消旋体；抗疟药氯喹（Chloroquine）的左旋体和右旋体也具相同的抗疟活性。

② 对映体异构体之间产生相同的药理活性，但强弱不同。有些药物的两个对映异构体与受体均有亲和力，但亲和力强度有差异，表现出不同强度的药理活性。例如抗菌药 S-（-）-氧氟沙星的活性是 R-（+）-氧氟沙星的 9.3 倍，是消旋体的 1.3 倍，故左氧氟沙星已基本取代消旋氧氟沙星。组胺类抗过敏药氯苯那敏，其右旋体的活性也高于左旋体活性，但目前临床上仍主要使用氯苯那敏消旋体。

③ 对映异构体中一个有活性，另一个没有活性。这是最常见的现象，表现出药物与生物靶标作用的立体选择性。如芳乙醇胺类 β 受体阻滞剂索他洛尔（Sotalol）的一对对映体的药理作用有很大的差异，R 型异构体的活性远胜于 S 型异构体。芳氧丙醇胺类药物阿替洛尔（Atenolol）的活性异构体是 S 构型，与芳乙醇胺类药物索他洛尔相反。上述两种活性异构体不同的构型并不矛盾，这是由确定绝对构型的原则所致。这两类药物虽然构型不同，但药物手性中心的两侧取代基（药效团）在空间的排列顺序是相同的，说明 β 肾上腺能受体对这两类拮抗剂的分子识别与结合有着相同的立体选择性。

④ 对映异构体之间产生相反的活性。例如抗休克药多巴酚丁胺（Dobutamine）的左旋体可以激动 α_1 受体，右旋体则拮抗 α_1 受体。止吐药扎考必利（Zacopride）的 R-异构体为 5-HT_3 受体拮抗剂，而 S-异构体则为 5-HT_3 受体激动剂。利尿剂依托唑啉（Etozolin）的 S-异构体具有利尿作用，而 R-异构体具有抗利尿作用。这类药物中，一个对映体能抵消另一个对映体的部分药效，因此这类对映异构体需拆分才能使用。

⑤ 对映异构体之间产生不同类型的药理活性。例如右旋丙氧芬（Dextropropoxyphene）是镇痛药，而左旋丙氧芬（Levopropoxyphene）为镇咳药。S-（+）-氯胺酮（Ketamine）具有麻醉作用，而其 R-（-）-异构体则产生兴奋作用。奎宁（Quinine）主要用于解热和抗疟，而其异构体奎尼丁（Quinindium）则用于心房纤颤和心律不齐。麻黄碱（Ephedrine）可收缩血管、增高血压和舒张支气管，用作血管收缩药和平喘药，而其异构体伪麻黄碱（Pseudoephedrine）几乎没有收缩血管、增高血压的作用，只能作支气管扩张药。

> **知识拓展**
>
> "反应停事件"主角沙利度胺是典型的手性药物，R 型右旋体具有镇静作用，S 型左旋体却有强烈的致畸作用。随着对沙利度胺作用机制的深入研究，发现它在免疫调节和抗血管新生领域大有作为。现在，沙利度胺又被批准用于治疗麻风结节性红斑、多发性骨髓瘤等多种免疫系统疾病。由此可见，药物分子在人体中的作用是极其精密和复杂的，我们只有在药物研发和临床试验过程中全面深入、规范严谨、不断钻研，既关注药物的疗效，又要重视药物的不良反应，才能真正探索出药物的奥秘，维护人类的健康。

2. 几何异构（geometric isomers）

当药物分子内部存在刚性的双键或环时，由于分子内的自由旋转受到限制，分子中的原子或基团在空间产生不同的排布方式称为几何异构。几何异构体的产生，不仅影响药物的理化性质，而且也影响药物的生理活性。如在人工合成的反式己烯雌酚（*trans*-Diethylstilbestrol）中，两个羟基的距离是 1.45nm，这与天然雌二醇（Estradiol）两个羟基的距离近似，表现出较强的生理活性。顺式己烯雌酚（*cis*-Diethylstilbestrol）中羟基间距离为 0.72nm，药理作用大大减弱（图 2-4）。

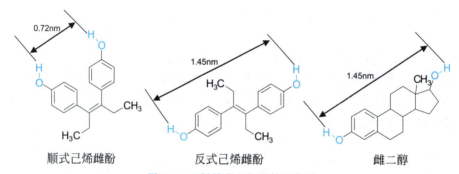

顺式己烯雌酚　　　　反式己烯雌酚　　　　雌二醇

图 2-4　己烯雌酚几何异构示意图

3. 构象异构（conformational isomers）

构象异构是由药物分子中碳碳单键的旋转而引起分子中原子或基团在空间的不同排列状态所形成的，药物分子的构象变化与生物活性有重要关系，不同构象异构体的生物活性有差异。药物与受体结合时，药物本身不一定采取它的优势构象。这是由于药物分子与受体间作用力的影响，可使药物与受体相互适应达到互补，即分子识别过程的构象重组。药物与受体之间发生相互作用时采取的实际构象被称为药效构象（pharmacophoric conformation），药效构象未必是能量最低的优势构象。

药物的不同构象可作用于不同受体，产生不同性质的活性。如组胺可同时作用于组胺 H_1 受体和 H_2 受体。经对 H_1 和 H_2 受体拮抗剂的研究发现，组胺是以反式构象与 H_1 受体作用，而以扭曲式构象与 H_2 受体作用，故产生两种不同的药理作用。

有些药物分子的基本结构不同，但可能会以相同的机制引起相同的药理或毒理效应，这是由于它们具有共同的药效构象，即构象等效（conformational equivalence）。如己烯雌酚反式异构体与雌二醇骨架不同，但两个酚羟基排列的空间距离和雌二醇两个羟基的距离相似

（图 2-4），且通过 X 射线衍射晶体学研究发现反式己烯雌酚与雌二醇有着相似的药效构象，故产生相似的药理作用。构象等效是计算机辅助药物设计的重要基础。

一些药物只有具有特定的优势构象才能产生最大生理活性，经典抗精神病药氯丙嗪（Chlorpromazine）是多巴胺受体阻断剂，氯丙嗪分子中苯环 2 位的氯原子引起了分子不对称性，使侧链倾斜于含氯原子的苯环方向（顺式构象），X 射线衍射测定表明这一构象和多巴胺的构象能部分重叠，而其反式构象则无抗精神病作用。氯丙嗪分子失去氯原子后，由于无法形成稳定的顺式构象而失去活性。

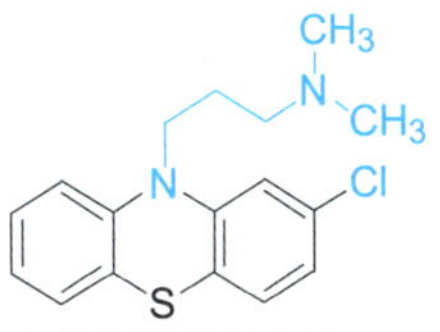

氯丙嗪顺式构象 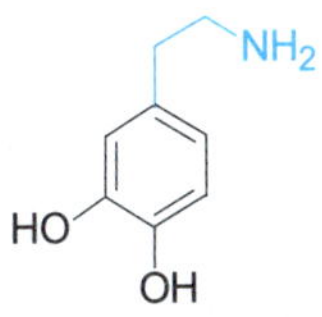　　多巴胺 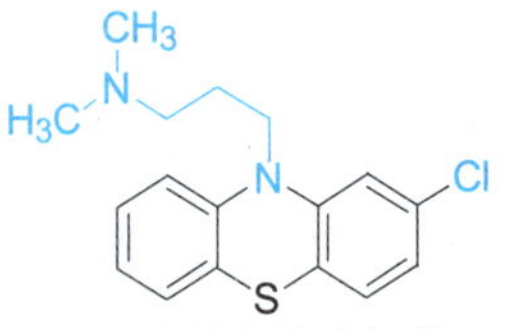　　氯丙嗪反式构象

三、官能团的作用

药物分子中一些特定官能团（functional groups）的改变可使整个分子的理化性质、电荷密度等发生变化，从而改变或影响药物与受体的结合，影响药物在体内的吸收和转运，最终影响药物的药效。

1. 烷基（alkyl radical）

烷基的变换可以影响多种物化性质，如溶解度、脂水分配系数、解离度、氧化-还原电位和代谢的反应性等，烷基链上仅改变一个—CH_2—的长度，或增加一个支链，都能改变分子的亲脂性，同时也会引起药物分子构象的变化，进而影响药物与受体的相互作用。在中枢系统的药物设计中常常引入甲基改善药物的脂水分配系数，如环己烯巴比妥（Cyclobarbital）属于中效巴比妥类药物，而当巴比妥结构中的氮原子上引入甲基后成为海索比妥（Hexobarbital），脂水分配系数增大，药物不易解离（$pK_a = 8.4$），口服后大约 10min 内即可生效。

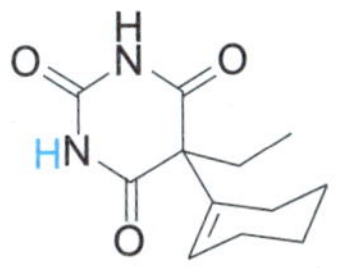

环己烯巴比妥 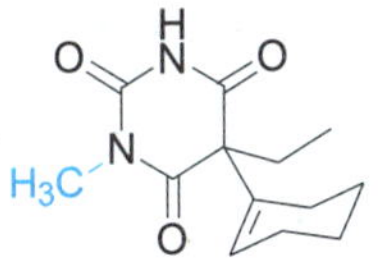　　海索比妥

2. 卤素（halogen）

卤素有较强的电负性，在药物分子中引入卤素，能影响药物分子的电荷分布，从而增强与受体的静电相互作用。卤素中的氟原子和氯原子被广泛用于药物设计开发中，如吩噻嗪类药物，当 2 位没有取代基时，几乎没有抗精神病作用，2 位引入氯原子得到奋乃静（Perphenazine），引入三氟甲基得到氟奋乃静（Fluphenazine）。虽然三氟甲基的体积与氯原子相近，但由于三氟甲基的吸电子作用比氯原子强，其安定作用比奋乃静强 4～5 倍。

氟原子体积较小，范德华半径接近于氢原子，常常连接于分子易受代谢攻击的部位，以阻止代谢作用。如醋酸氟代氢化可的松（Fluorohydrocortisone Acetate）的抗炎作用比醋酸氢化可的松（Hydrocortisone Acetate）强 17 倍，这是由于醋酸氢化可的松的 6 位氢原子被

奋乃静　　　　　　　　氟奋乃静

氟取代后，不容易被羟基置换而失活。

与氟和氯相比，溴元素和碘元素在药物分子中较少见，因为脂肪链中的溴原子容易以离子形式离去而成为亲电试剂，长期服用会有潜在的致毒性作用。C—I 键较弱，容易释放出碘离子。但是与芳香环相连的各种卤素原子是稳定的，较少产生毒性。

3. 羟基与巯基（hydroxy and sulfydryl）

醇羟基和酚羟基的引入会改变药物的脂水分配系数，使分子亲水性增加，水溶性提高。例如，山莨菪碱（Anisodamine）在 C-6 上比阿托品（Atropine）多了一个羟基，其脂溶性降低，对中枢的作用也随之降低。还有一些药物在体内可被代谢产生羟基，从而降低或失去活性。

阿托品　　　　　　　　山莨菪碱

巯基有较强的亲核性，可与 α,β-不饱和酮发生加成反应，二巯基还可与重金属作用生成不溶性的硫醇盐，故可作为解毒剂，如二巯丙醇可用于砷、锑、汞等重金属的解毒。青霉胺（Penicillamine）分子中含有的巯基和氨基，可与铜、锌、铅和汞等离子发生螯合作用，形成的螯合物具有水溶性，易随尿排泄。卡托普利（Captopril）分子中的巯基与酶分子中的锌离子络合，形成金属离子络合物，抑制血管紧张素转化酶，从而发挥抗高血压作用。

4. 醚和硫醚（ether and sulfur ether）

醚基中氧原子的孤对电子能与水分子中的氢形成氢键，有一定的亲水性，使醚类化合物在脂-水交界处定向排布，易于通过生物膜，有利于药物的转运。硫醚为醚类化合物中的氧原子换成硫原子，可氧化成亚砜或砜，氧化产物的极性强于硫醚，同受体结合的能力以及作用强度也因此有很大的不同。例如质子泵抑制剂奥美拉唑（Omeprazole）的亚砜是其与质子泵结合的必需基团，是产生次磺酸和次磺酰胺活性代谢物的前药形式，还原成硫醚或氧化成砜都将失去活性。

5. 磺酸基和羧基（sulfo and carboxyl）

磺酸基在药物设计中常用来增加化合物的水溶性和解离度，引入磺酸基对活性没有特别的影响。分子中引入羧基对水溶性及解离度的影响均比磺酸基小，羧酸成盐可增加水溶性，分子中引入羧基对活性的影响，取决于原分子的大小，如果原分子较小，则羧基的引入会改变生物活性，往往使原活性降低或消失。一些药物中的羧基具有药效团特征，如芳乙酸类非甾体抗炎药。此外，羧基成酯可增大脂溶性，易被吸收，酯类化合物进入体内后，易在体内酶的作用下发生水解反应生成羧酸。在药物设计中,可利用这一性质,将羧酸制成酯的前药,降低药物的酸性,减少药物对胃肠道的刺激性。

6. 氨基和酰胺基（amidogen and acylamino）

药物分子中引入氨基可以增加分子的极性和成盐性,一方面氨基具有碱性,易与生物体内的酸性基团成盐;另一方面含有未共用电子对的氮原子又能与多种受体结合。氨基可分为伯胺类、仲胺类、叔胺类和季铵类,其中伯胺类的活性和特异性低于仲胺类和叔胺类;季铵基团具有持久性正电荷,在吸收性和药理活性上与伯胺、仲胺、叔胺均有较大的区别。脂肪族胺类和芳香族胺类化合物的理化性质和生物活性也有区别,尤其是芳香胺类,因为其在体内会发生多种代谢而使活性和毒性均强于脂肪胺类。氨基被酰化生成酰胺键后,活性会降低或消失,酰胺键稳定性强于酯键,既是氢键给体也是氢键供体,易与生物大分子形成氢键,增强与受体的结合能力。

第三节 药物结构与药物代谢

药物进入机体后,一方面药物与受体产生相互作用发挥药效,另一方面对机体来说药物是一种外来的化学物质,机体组织的自我防御机制会促使其对外源性物质包括药物进行化学处理,使其易于排出体外,以免受这些物质的侵害和损伤。药物代谢是指药物分子被机体吸收后,在机体内酶的作用下所发生的一系列化学反应。除某些化学惰性和强离解性化合物不会在体内发生代谢转化外,几乎所有的药物都在体内发生化学变化。

药物作为外源性物质,种类繁多,且化学结构多样,体内代谢涉及的酶系统十分复杂,药物代谢的化学变化呈现纷繁的状态。药物的代谢通常分为两相：Ⅰ相代谢和Ⅱ相代谢。Ⅰ相代谢也称为官能团化反应,是指药物在体内各种酶的催化下所进行的氧化、还原、水解、异构化等化学反应,结果使药物分子中引入或转化成某些极性较大的官能团,如羟基、羧基、巯基和氨基等,代谢产物的极性增大。Ⅱ相代谢又称为结合反应,是在另一酶系的催化下,将Ⅰ相代谢中产生的极性基团与体内的成分如葡萄糖醛酸、硫酸、甘氨酸或谷胱甘肽等以苷、酯及酰胺等形式经共价键结合,生成极性大、易溶于水和易排出体外的结合物。

Ⅰ相和Ⅱ相生物转化反应的最终结果是使有效药物转变为低效或无效的代谢物,或通过代谢将无效结构转变成有效结构,但有些代谢产物具有很高的反应活性,能与机体的蛋白质形成复合物、使酶不可逆失活或与DNA共价结合,引起毒副作用。有些药物经Ⅰ相官能团化反应后,无需进行Ⅱ相结合反应,即能排出体外。也有些药物不经Ⅰ相反应,直接进行Ⅱ相反应而排出体外,Ⅰ相代谢的生物转化对药物在体内的活性影响更大。

一、药物的Ⅰ相代谢

药物的Ⅰ相代谢（phase Ⅰ metabolism）,是指药物分子在体内发生的官能团化反应,主要发生在药物分子的官能团上,或分子结构中活性较高、位阻较小的部位,包括引入新的官能团及改变原有的官能团。常见的药物Ⅰ相代谢包括氧化反应、还原反应、脱卤素反应及水解反应。

（一）氧化反应

氧化反应（oxidations）是药物体内代谢最主要的生物转化反应。在体内参与药物氧化代谢的酶系有微粒体混合功能氧化酶系和非微粒体混合功能氧化酶系，大多数药物都可能被肝微粒体混合功能氧化酶系统催化。肝微粒体混合功能氧化酶主要存在肝细胞内质网中，在消化道、肺、肾、皮肤和脑组织中也有分布。此酶系含有三种功能成分，即黄素蛋白类的 NADPH、细胞色素 P450 还原酶、血红蛋白类的细胞色素 P450 及脂质，其中细胞色素 P450 酶是重要成分，在激活氧与底物结合中起关键作用。

除细胞色素 P450 外，肝微粒体中其他单氧合酶系也参与氧化代谢，如黄素单氧合酶，它能催化氧化药物分子中具有亲核性的氮、硫和磷原子，但不直接氧化碳原子。此外，参与药物代谢反应的非微粒体混合物功能氧化酶系包含存在于肝细胞的醇脱氢酶、醛脱氢酶，存在于肝、肠和肾脏中的黄嘌呤氧化酶，存在于肝细胞线粒体中的单胺氧化酶，以及分布于肝及其他细胞中的羧酸酯酶、酰胺酶等。

氧化反应最显著的特征就是在药物分子中引入羟基或羧基；或在氮、氧、硫原子上脱烷基或生成氮氧化物、硫氧化物等。临床上使用的大多数药物都能被微粒体的非特异性酶系催化而被氧化，其氧化代谢产物极性增强，为后续的药物Ⅱ相反应打下基础。现按药物的化学结构类型介绍氧化反应。

> **知识拓展**
>
> **细胞色素 P450 酶（cytochrome P450 enzyme，CYP450）**
>
> CYP450 酶是一组酶的总称，由许多同工酶和亚型酶组成，在人体中至少有 50 种。参与外源性药物代谢的 CYP450 酶系统主要有 CYP1、CYP2、CYP3 和 CYP4 四类亚族，相关的有 CYP1A2、CYP2A6、CYP2C9、CYP2C19、CYP2D6、CYP2E1 和 CYP3A4 共 7 种重要的 CYP450 酶。其中肝脏中 CYP450 酶系以 CYP3A4 为主，代谢底物非常广泛，大约 50% 的药物是由 CYP3A4 催化代谢的。当两种药物由同一个酶代谢时，若同时使用这两种药物，则其中一种药物会降低 CYP450 对另一种药物的代谢，使另一种药物的体内浓度增加，可能会增加其药效和毒性，这就是药物的相互作用。

1. 芳环的氧化反应

CYP450 酶能氧化芳香环生成酚羟基化合物，芳香化合物首先被氧化成环氧化合物，然后在质子催化下发生重排反应生成相应的酚，或经环氧化物水解酶水解生成反式二羟基化合物。生成的环氧化合物还会在谷胱甘肽 S-转移酶的作用下和谷胱甘肽生成硫醚，这些反应产物都增加了药物的极性和水溶性，有利于排出体外。环氧化合物若和体内生物大分子如 DNA、RNA 中的亲核基团反应，生成共价键的结合物，则使生物大分子失去活性，产生毒性。

含一个或多个芳香环药物的氧化代谢反应主要产物是酚，一般符合芳香亲电取代反应的原理，如果芳香环上有供电子取代基，生成的酚羟基位于取代基的对位或邻位；如果芳香环上有吸电子取代基则削弱反应的进行，生成的酚羟基位于取代基的间位。和一般芳香环的取代反应一样，芳香环的氧化代谢部位也受到立体位阻的影响，通常发生在立

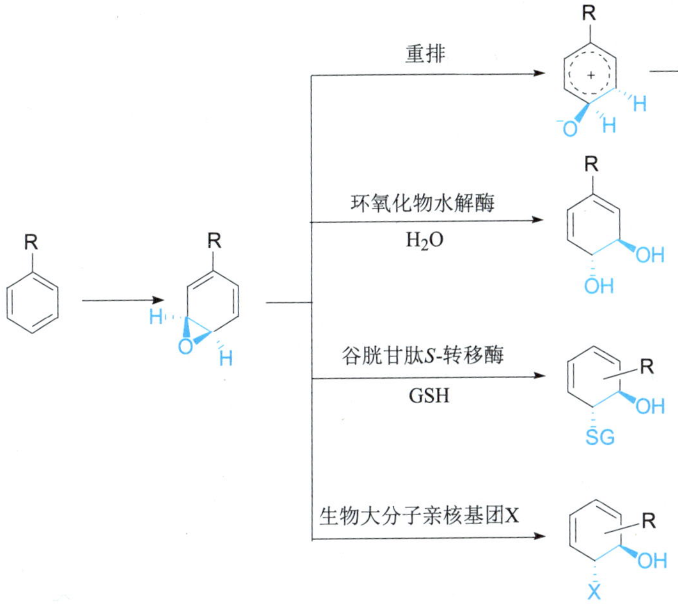

体位阻较小的部位。例如苯妥英（Phenytoin）和保泰松（Phenylbutazone）在体内经过代谢后生成含酚羟基的化合物，保泰松的代谢物羟基保泰松抗炎作用比保泰松强，而毒副作用比保泰松低。

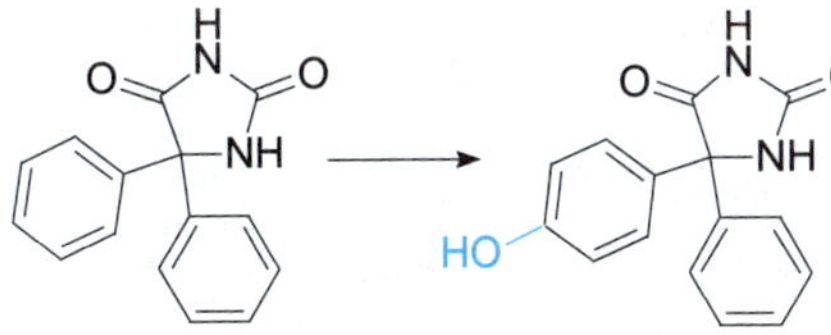

2. 烷烃的氧化反应

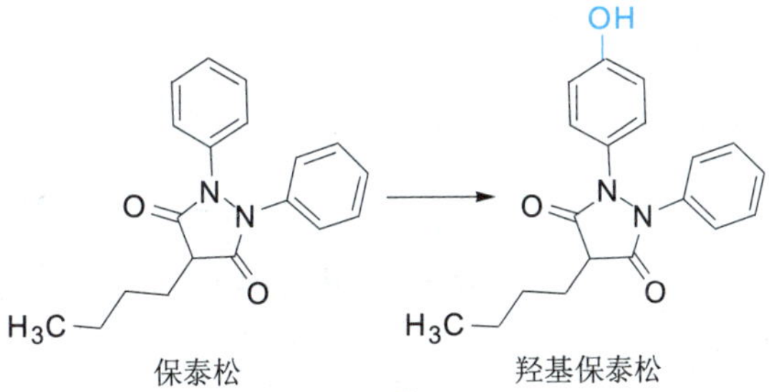

烷烃类药物经 CYP450 酶系氧化后先生成含自由基的中间体，再经转化生成羟基化合物。酶在催化时具有的区域选择性，取决于被氧化碳原子附近的取代情况。含自由基的中间体也会在 CYP450 酶系作用下，发生电子转移，最后脱氢生成烯烃化合物。

长碳链烷烃的氧化常发生在长碳链末端碳原子（即 ω-氧化）、碳链末端倒数第二位碳原子（即 ω-1 氧化）上。当烷基碳原子和 sp^2 碳原子相邻时，如羰基的 α 碳原子、苄位碳原子及烯丙位的碳原子，由于受到 sp^2 碳原子的作用，使其活化反应性增强，在 CYP450 酶系的催化下，易发生氧化反应生成羟基化合物。

丙戊酸钠

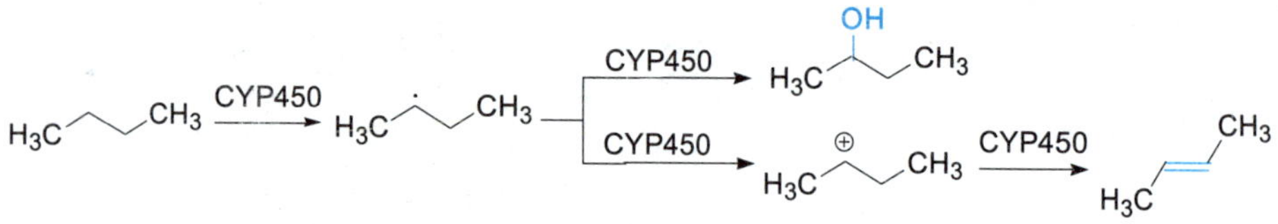

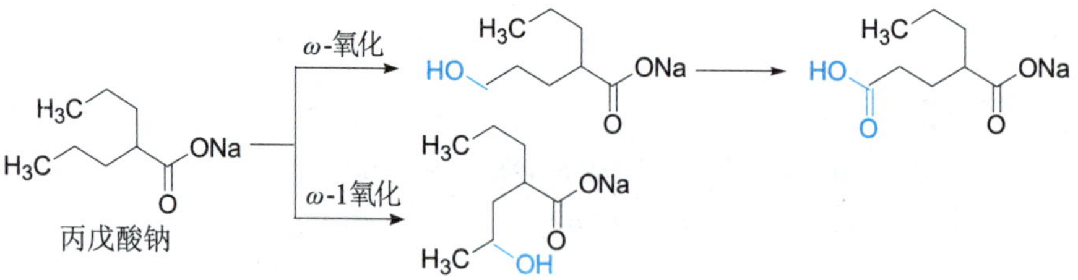

镇静催眠药地西泮（Diazepam），处于羰基 α 位的碳原子易被氧化，经代谢后生成替马西泮（Temazepam）。

地西泮　　替马西泮

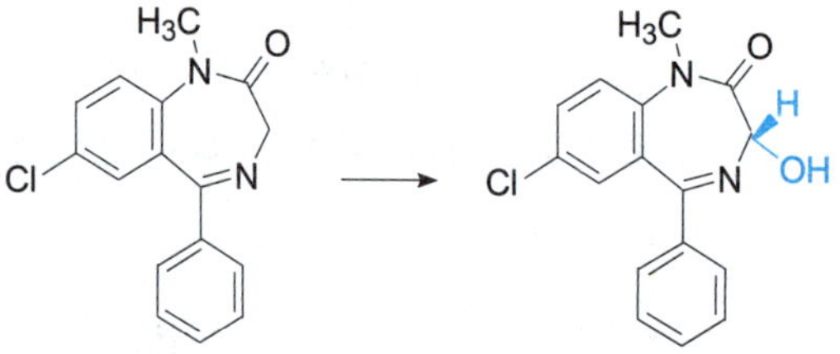

镇痛药喷他佐辛（Pentazocin）的烯丙基双键上有两个甲基，氧化代谢生成两种产物，顺式羟甲基化合物和反式羟甲基化合物 。不同的动物种属有立体选择性差异，其中人主要发生反式氧化，鼠为顺式氧化。

喷他佐辛　　反式羟甲基化合物　　顺式羟甲基化合物

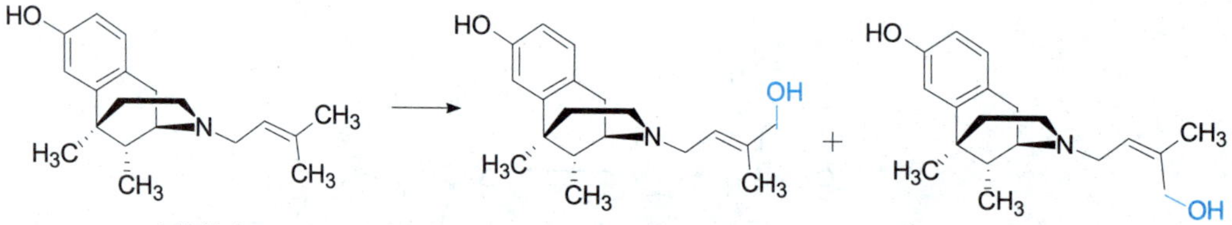

3. 脂环的氧化反应

含有饱和脂环的药物，容易在环上发生羟基化。如口服降糖药醋磺己脲（Acetohexamide）的主要代谢产物是反式 4-羟基醋磺己脲。

醋磺己脲

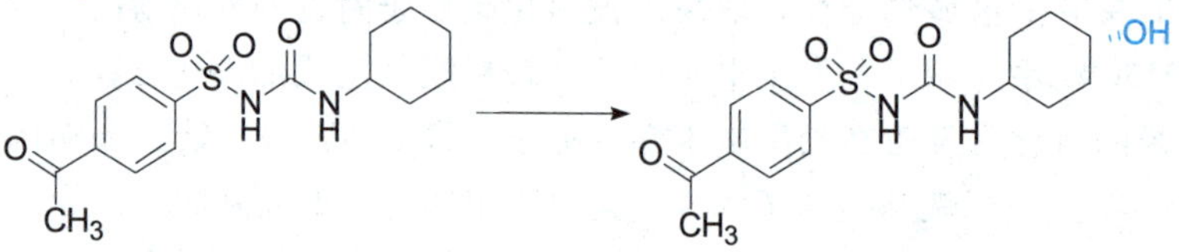

> **案例分析**
>
> 2004年选择性COX-2酶抑制剂罗非昔布（Rofecoxib）因心血管安全性问题被撤市，2005年经美国FDA批准可继续使用，但需在说明书中增加黑框警告，指出该药具有引发严重心血管事件的危险。试从其体内代谢阐述罗非昔布的心脏毒性。
>
> **分析**：罗非昔布的代谢位点是内酯氧原子的α位（同时也是烯烃双键的α位），首先生成α-羟基不饱和内酯，接着进一步氧化成马来酸酐，后者多分布于心肌，从而引起不良反应。

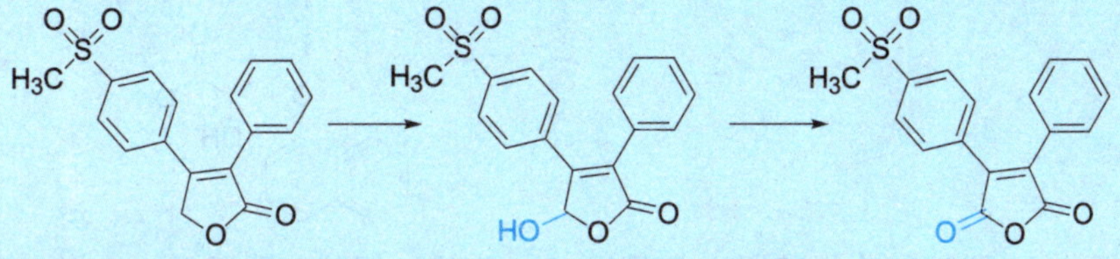

罗非昔布 → HO-中间体 → 马来酸酐

4. 烯烃的氧化反应

烯烃的氧化与芳环类似，也生成环氧化物中间体，但该中间体的反应性较小，进一步代谢生成反式二羟基化合物，而不与生物大分子结合。例如抗惊厥药物卡马西平（Carbamazepine），在体内代谢生成10,11-环氧化物，这一环氧化合物是卡马西平产生抗惊厥作用的活性成分，是代谢活化产物。该环氧化合物会经进一步代谢，被环氧化物水解酶立体选择性地水解生成（10S,11S）-二羟基化合物，经由尿液排出体外。

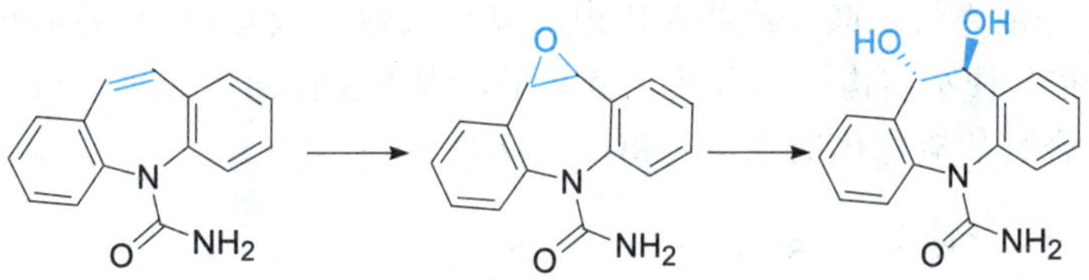

卡马西平 → 10,11-环氧化物 → (10S,11S)-二羟基化合物

5. 胺的氧化反应

N-脱烷基、氧化脱氨基和N-氧化等代谢途径是胺类药物在体内的主要代谢方式。

（1）N-脱烷基和氧化脱氨基 N-脱烷基和氧化脱氨基是胺类化合物氧化代谢过程的两个不同方面，本质上都是碳-氮键的断裂，但条件是与氮原子相连的烷基碳原子上应有氢原子（即α氢原子），该α氢原子被氧化成羟基，生成的α-羟基胺是不稳定的中间体，会发生自动裂解。其氧化过程是在CYP450酶的作用下，由氮原子和α碳原子发生电子转移所致。如β受体拮抗剂普萘洛尔（Propranolol）的代谢，有两条不同途径。

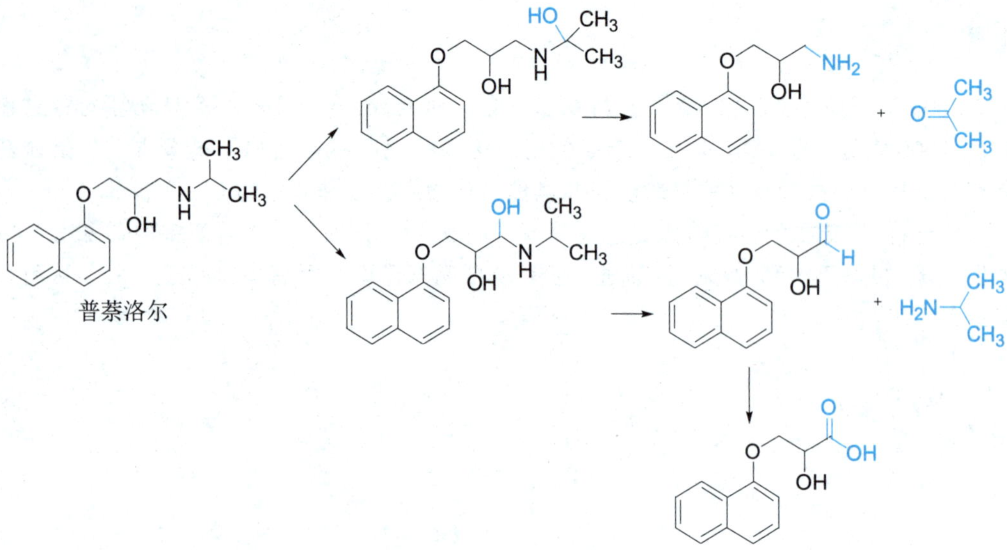

胺类化合物氧化 N-脱烷基化的基团通常是甲基、乙基、丙基、异丙基、丁基、烯丙基和苄基，以及其他含 α 氢原子的基团。取代基的体积越小，越容易被脱去。对于叔胺和仲胺类化合物，叔胺的脱烷基化反应速度比仲胺快。例如利多卡因（Lidocaine）的体内代谢，脱第一个乙基比脱第二个乙基容易。利多卡因进入中枢神经系统后产生的代谢产物极性增大，水溶性增加，难以扩散通过血脑屏障，进而产生中枢神经系统毒性作用。

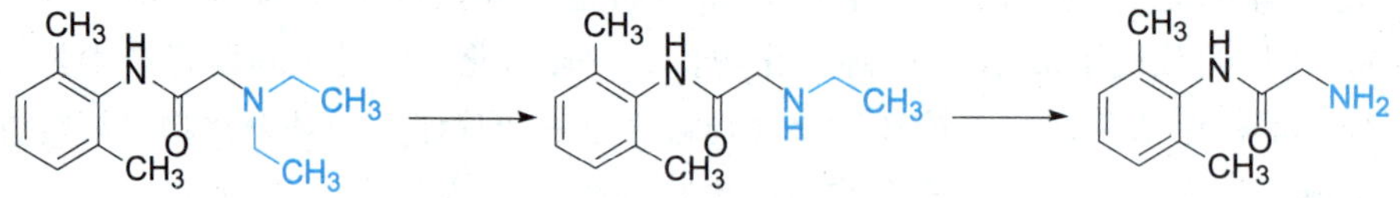

（2）**N-氧化**　一般来说，胺类药物在体内经氧化代谢生成稳定的 N-氧化物主要是叔胺和含氮芳杂环，伯胺和仲胺结构中如果无 α 氢原子，则氧化代谢生成羟基胺、亚硝基或硝基化合物。酰胺类化合物的氧化代谢也与之相似，见图 2-5。

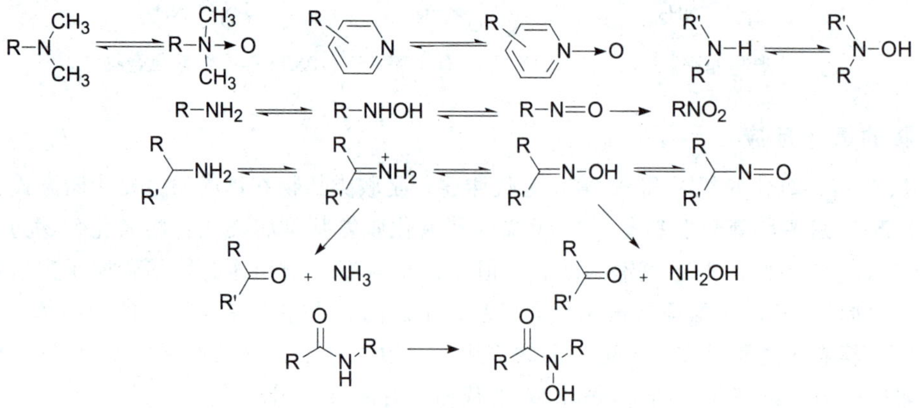

图 2-5　胺类化合物的 N-氧化反应

> **知识拓展**
>
> 芳香伯胺、仲胺及芳香酰胺类化合物的代谢物容易产生细胞毒性和致癌作用，原因是该类化合物在经历 N-氧化后，形成的中间体 N-羟基胺会被活化，易和生物大分子如蛋白质、DNA 及 RNA 等通过共价键进行烷基化，从而产生毒性。

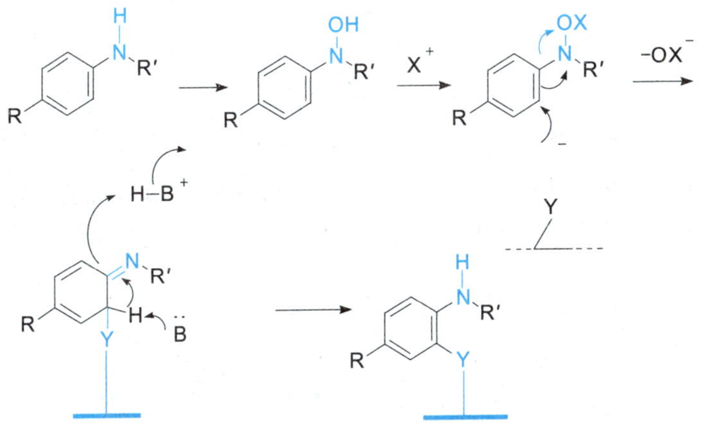

6. 含氧化合物的氧化

含氧化合物的氧化代谢以醚类药物为主，醚类药物在微粒体混合功能酶的催化下，进行 O-脱烷基化反应。O-脱烷基化反应的机制和 N-脱烷基化的机制一样，首先在氧原子的 α 碳原子上进行氧化羟基化反应，然后 C—O 键断裂，脱烃基生成羟基化合物（醇或酚）以及羰基化合物。如可待因（Codeine）在体内有 8% 发生 O-去甲基化，生成吗啡（Morphine）。

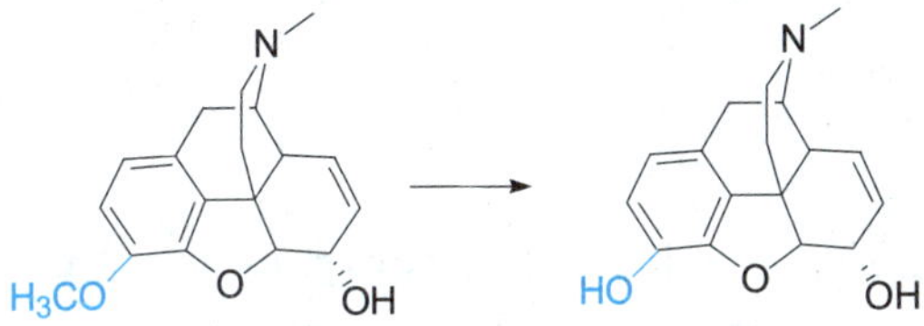

含醇羟基的药物在体内醇脱氢酶的催化下，脱氢得到相应的醛基化合物。大部分伯醇在体内很容易被氧化生成醛，但醛不稳定，在体内醛脱氢酶等催化下进一步氧化生成羧酸；仲醇中的一部分可被氧化生成酮，也有不少仲醇不经氧化而和叔醇一样经结合反应后直接排出体外。

催化伯醇氧化生成醛的醇脱氢酶是双功能酶，既能催化伯醇氧化生成醛，也会催化醛还原生成醇。该反应的平衡和 pH 有关，pH 较高（约 pH = 10）条件下有利于醇的氧化；生理 pH 条件下有利于醛的还原。由醛氧化生成羧酸是一个能量降低的过程，因此，在体内的醛几乎全部氧化生成羧酸，只有很少一部分醛被还原生成醇。

7. 含硫化合物的氧化反应

含硫原子的药物相对来讲比含氮、氧原子的药物少。这些药物主要经历 S-脱烷基化、氧化脱硫和 S-的氧化。

(1) S-脱烷基化 S-脱烷基反应的机理与 O-脱烷基化反应相同，芳香族或脂肪族的硫醚通常在细胞色素 P450 的催化下，经氧化 S-脱烷基生成巯基和羰基化合物。如抗肿瘤药 6-甲巯嘌呤（6-Methylmercaptopurine）经代谢脱 6-甲基得巯嘌呤（Mercaptopurine）。

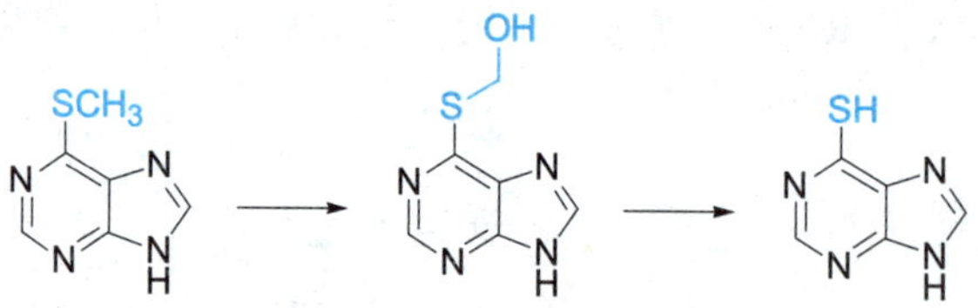

6-甲巯嘌呤 → 巯嘌呤

(2) 氧化脱硫 氧化脱硫反应主要是指含碳-硫双键和磷-硫双键的化合物经氧化代谢后生成碳-氧双键和磷-氧双键。如硫喷妥（Thiopental）经氧化脱硫生成戊巴比妥（Pentobarbital）

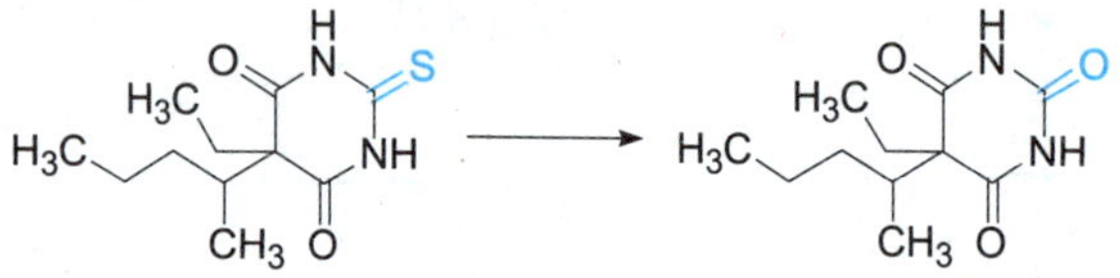

硫喷妥 → 戊巴比妥

(3) S 的氧化 在黄素单加氧酶或 CYP450 酶的作用下，含硫醚的药物通常被氧化生成亚砜，亚砜还会被进一步氧化生成砜。如西咪替丁（Cimetidine）中的硫醚经氧化生成亚砜结构。

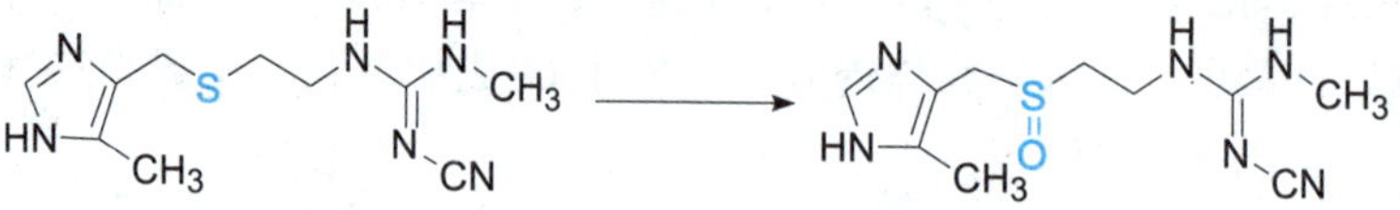

西咪替丁

（二）还原反应

还原反应（reductions）主要发生于药物结构中的羰基、硝基、偶氮基等功能基团，大多数情况下，药物经代谢生成相应的羟基、氨基化合物，这些含有羟基和氨基官能团的代谢物，极性增加，有助于第Ⅱ相的结合反应进行，而排出体外。

1. 羰基的还原

酮羰基是药物结构中常见的基团，酮在体内难于被氧化，通常在体内经酮还原酶的作用，生成仲醇。脂肪族和芳香族不对称酮羰基在酶的催化下，立体专一性还原生成一个手性羟基。如降血糖药醋磺己脲（Acetohexamide）经代谢后生成 S-(−)-代谢物。

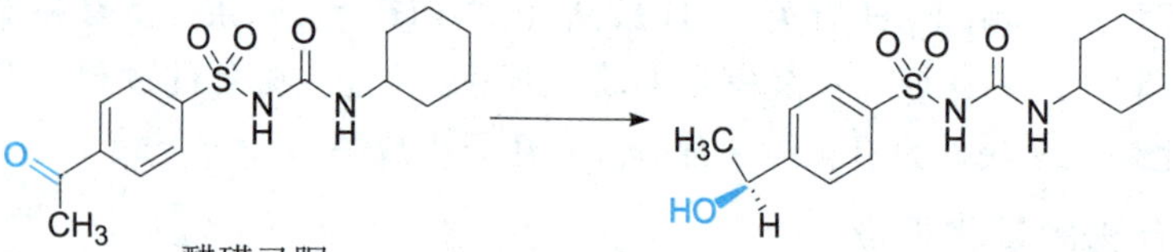

醋磺己脲

2. 偶氮和硝基化合物的还原

肝微粒体包含有偶氮和硝基化合物还原成伯胺的还原酶系统。许多偶氮或硝基化合物都能通过肝微粒体中的偶氮还原酶转化为伯胺。例如，氯霉素（Chloramphenicol）在硝基还原酶的催化下，生成亚硝基、羟胺等中间体，再生成芳香伯胺。

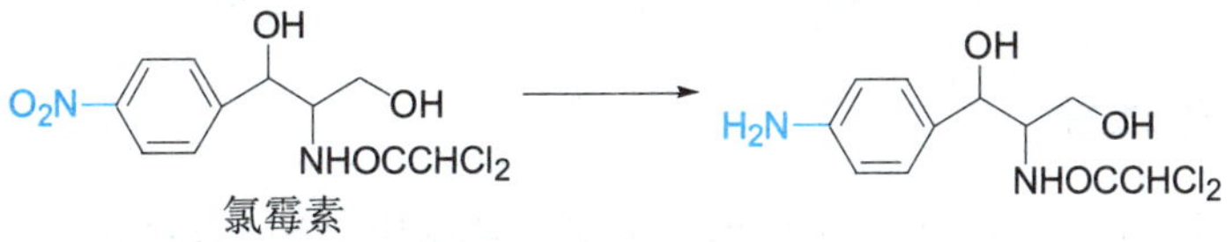

抗溃疡性结肠炎药物柳氮磺吡啶（Sulfasalazine）在肠道中可还原生成磺胺吡啶（Sulfapyridine）和 5-氨基水杨酸（5-Aminosalicylic Acid），两种代谢物均具有抗菌活性。

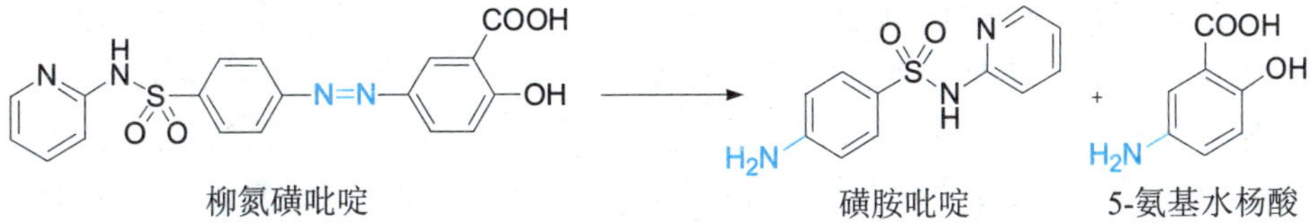

（三）脱卤素反应

氧化脱卤素反应（dehalogenation）是许多卤代烃常见的代谢途径。CYP450酶系催化氧化卤代烃生成过渡态的偕卤醇，然后，再消除卤氢酸得到羰基化合物（醛、酮、酰卤和羰酰卤化物）。这一反应需被代谢的分子中至少有一个卤素和一个α氢原子。如抗生素氯霉素（Chloramphenicol）在体内经过代谢生成酰氯，酰氯能和蛋白质发生酰化反应，这正是氯霉素产生毒性的原因之一。

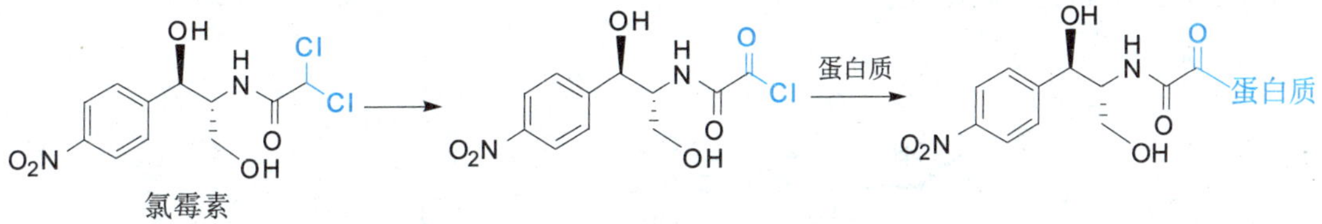

（四）水解反应

水解反应（hydrolysis）是酯和酰胺类药物在体内代谢的主要途径，主要反应物包括有机酸酯、无机酸酯（如硝酸酯、硫酸酯）以及酰胺，在酶的催化下代谢生成相应的酸及醇或胺。酯和酰胺的水解反应可以在羧酸酯酶的催化下进行，羧酸酯酶包括胆碱酯酶（Cholinesterase）、芳基羧酸酯酶（Arylcarboxylesterases）、肝微粒体羧酸酯酶（Livermic Rosomal Carboxylesterases）等。阿司匹林（Aspirin）在体内水解生成水杨酸（Salicylic Acid）是酯酶水解的典型例子。

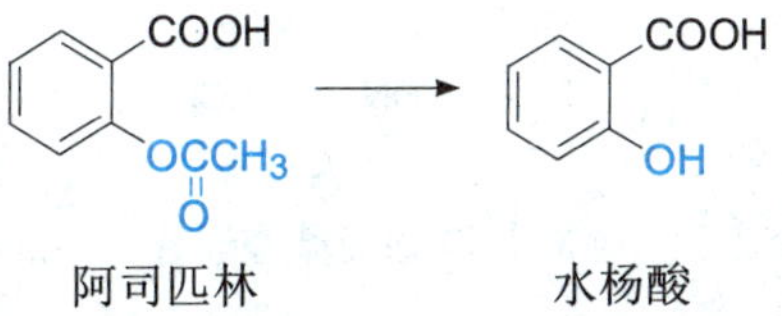

按照一般规律，酰胺比酯稳定较难水解，如抗心律失常药物普鲁卡因胺（Procainamide）在水解代谢中的速率比普鲁卡因（Procaine）慢得多。普鲁卡因在体内迅速水解，绝大部分以

水解产物或其结合物从尿中排除,而普鲁卡因胺约有 60% 的药物以原形从尿中排出。

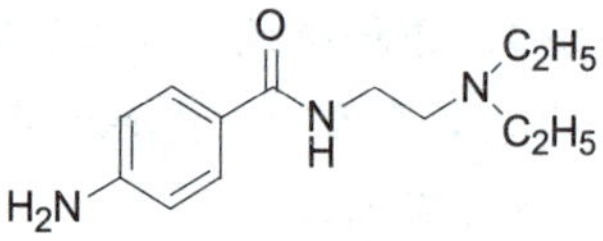

普鲁卡因胺 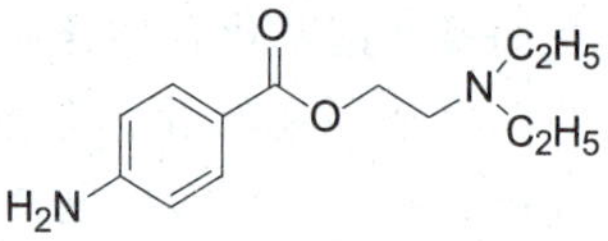　　　　　　普鲁卡因

二、药物的Ⅱ相代谢

药物Ⅱ相代谢(phase Ⅱ metabolism)又称结合反应(conjugation),是在酶的催化下将内源性的极性小分子,如葡萄糖醛酸、硫酸、氨基酸、谷胱甘肽等结合到药物分子中或其Ⅰ相药物代谢产物中。通过结合使药物去活化以及产生水溶性的代谢物,有利于从尿和胆汁中排泄。结合反应分两步进行:首先是内源性的小分子物质被活化,变成活性形式,然后经转移酶(transferases)的催化与药物或Ⅰ相药物代谢产物结合,形成代谢结合物。药物或其Ⅰ相代谢物中被结合的基团通常是羟基、氨基、羧基、杂环氮原子及巯基。对于有多个可结合基团的化合物,可进行多种不同的结合反应,结合反应主要包括葡萄糖醛酸结合、硫酸酯化结合、氨基酸结合、谷胱甘肽结合、乙酰化结合及甲基化结合。

(一)葡萄糖醛酸结合

药物或其代谢产物与葡萄糖醛酸结合(glucuronic acid conjugation)是药物代谢中最常见的反应。生成的结合产物含有可解离的羧基(pK_a=3.2)和多个羟基,无生物活性,易溶于水和排出体外。葡萄糖醛酸通常是以活化型的尿苷-5-二磷酸-α-D-葡萄糖醛酸(uridine-5-diphospho-α-D-glucuronic acid,UDPGA)作为辅酶存在,在转移酶的催化下,使葡萄糖醛酸和药物或Ⅰ相代谢物结合。

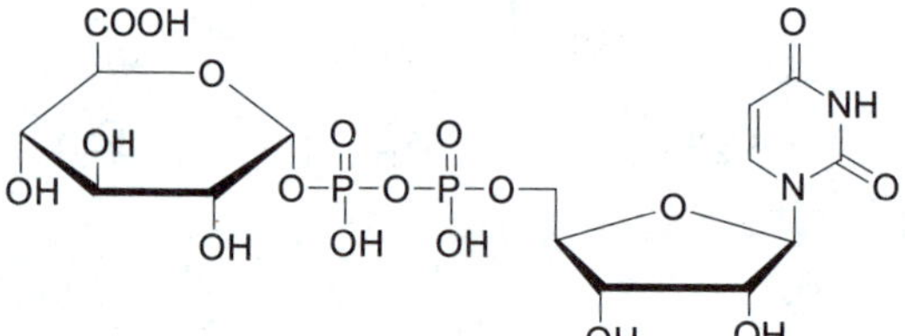

UDPGA

结构中含有羟基的药物可形成醚型的 O-葡萄糖醛酸苷,如吗啡(Morphine)、氯霉素(Chloramphenicol);含羧酸的药物,可生成酯型葡萄糖醛酸苷,如吲哚美辛(Indomethacin)。由于含羟基、羧基的药物以及可通过官能团代谢得到羟基和羧基的代谢产物的药物较多,且体内的葡萄糖醛酸的来源丰富,所以该过程是这些药物主要的代谢途径。

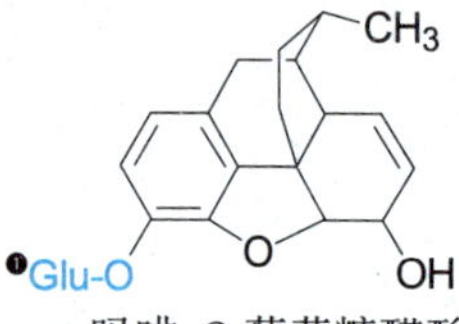

吗啡-O-葡萄糖醛酸苷 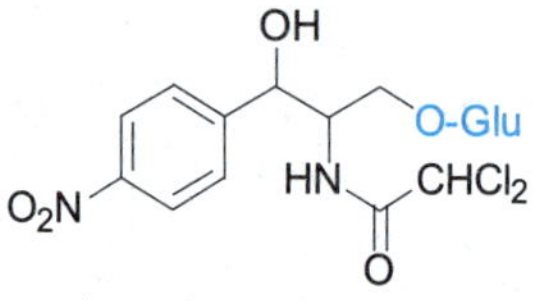　　氯霉素-O-葡萄糖醛酸苷 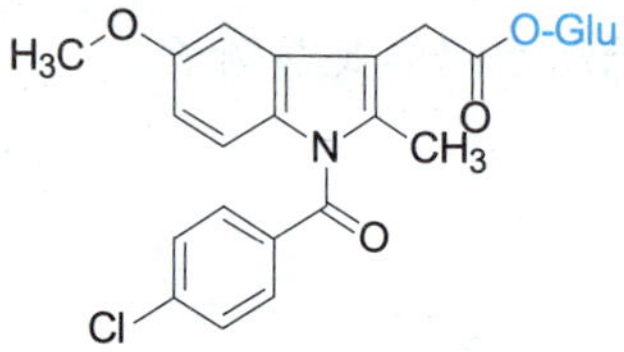　　吲哚美辛-O-葡萄糖醛酸苷

---

❶结构式中 Glu 表示葡萄糖。

此外，含氨基的药物能形成 N-葡萄糖醛酸苷，如抗菌药磺胺嘧啶（Sulfadiazine）。含硫醇的化合物能形成 S-葡萄糖醛酸苷，如抗甲状腺药丙硫氧嘧啶（Propylthiouracil）。

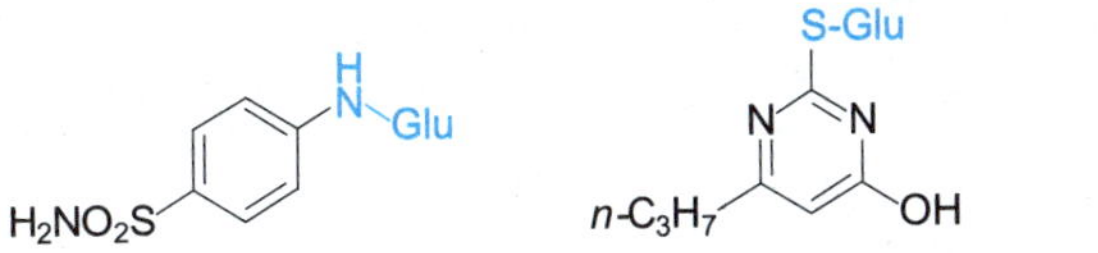

磺胺-N-葡萄糖醛酸苷　　丙硫氧嘧啶-S-葡萄糖醛酸苷

（二）硫酸酯化结合

硫酸酯化结合（sulfate conjugation）过程是在磺基转移酶（sulfotransferase）的催化下，由体内活化型的硫酸化剂 3′-磷酸腺苷-5′-磷酰硫酸（PAPS）提供活性硫酸基，使底物形成硫酸酯。由于机体的硫酸源较少，且硫酸酯酶的活性强，形成的硫酸结合物易分解，故药物与硫酸结合不像与葡萄糖醛酸结合那样普遍。

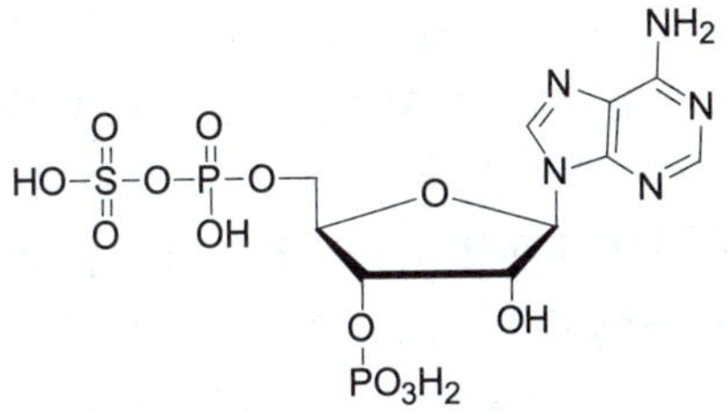

PAPS

硫酸酯化结合主要存在于一些含酚羟基的内源性化合物，如甾体激素、儿茶酚、甲状腺素的灭活及结构与其相似药物，如沙丁胺醇（Salbutamol）和异丙肾上腺素（Isoprenaline）等的代谢。

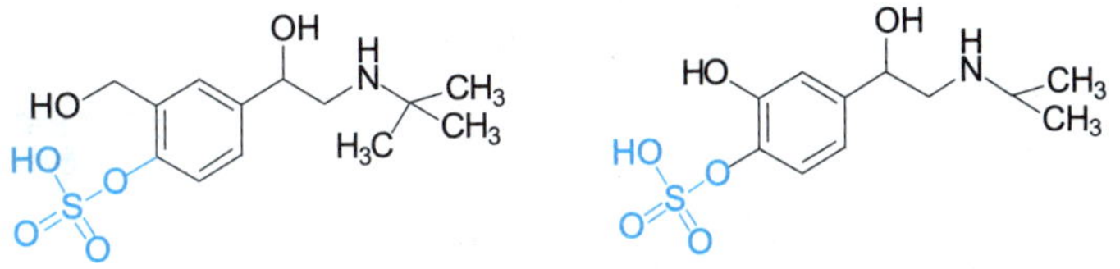

沙丁胺醇硫酸酯　　异丙肾上腺素硫酸酯

（三）氨基酸结合

结构中含有羧基的药物在体内能与氨基酸结合（conjugation with amino acid），形成代谢产物，常见的氨基酸有甘氨酸、谷氨酸等，而酸性药物多见于芳酸、芳烷酸及杂环羧酸等。羧酸类药物首先与三磷酸腺苷（ATP）和辅酶 A（CoA）在乙酰合成酶（acyl synthetase）的作用下被活化形成辅酶 A 硫酯，再在 N-酰基转移酶（transacetylase）催化下，将酰基转移到氨基酸的氨基上，形成氨基酸结合物。由于体内可利用的氨基酸有限，又有与葡萄糖醛酸结合反应的竞争性，所以与氨基酸的结合代谢途径也不十分普遍。

例如抗组胺药溴苯那敏（Brompheniramine）经Ⅰ相生物转化后形成羧酸化合物，然后和甘氨酸反应，形成甘氨酸结合物。

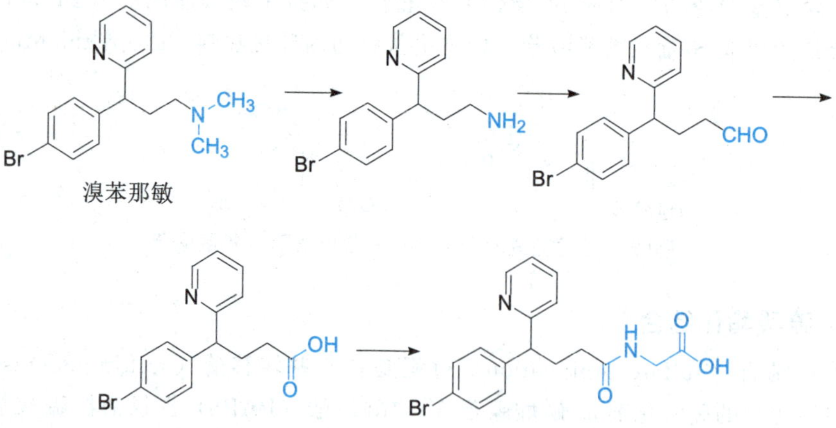

（四）谷胱甘肽结合

谷胱甘肽（glutathion，GSH）是由谷氨酸、半胱氨酸和甘氨酸组成的三肽，其中半胱氨酸的巯基具有较强的亲核作用，可与带强亲电基团的药物或其代谢物结合，形成 S-取代的谷胱甘肽结合物。该反应对正常细胞中的含亲核基团的物质如蛋白质、核酸等起保护作用。谷胱甘肽结合产物可直接从尿液或胆汁排泄，更多的是结合物再进一步代谢为巯基尿酸后排出。与其他结合反应的不同之处在于 GSH 不需进行活化，没有活性中间体生成。在 GSH-S-转移酶作用下，直接与药物分子中的亲电性基团结合，随后在 γ-谷氨酰转肽酶和半胱氨酰甘氨酸酶的作用下，脱去谷氨酸和甘氨酸，再将乙酰辅酶 A 的乙酰基转移到半胱氨酸的氨基上，最后形成巯基尿酸排出体外。

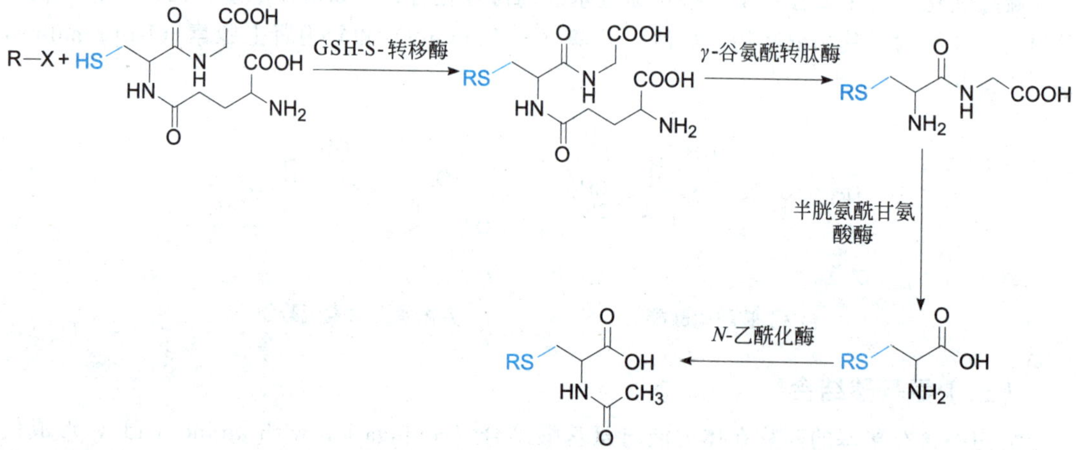

（五）乙酰化结合

乙酰化反应是以乙酰辅酶 A（acetyl CoA）作为辅酶，在酰基转移酶（acyltransferase）的催化下将乙酰基转移给药物进行乙酰化反应。芳伯胺类药物在代谢时大都被乙酰化结合，如抗菌药磺胺异噁唑，其乙酰化结合物水溶性降低，脂溶性增大。酰胺类药物水解后以及芳硝基类药物还原后形成的氨基，都可能发生乙酰化结合，如镇静催眠药硝西泮的硝基在体内被还原成氨基后，再乙酰化得到代谢结合物。

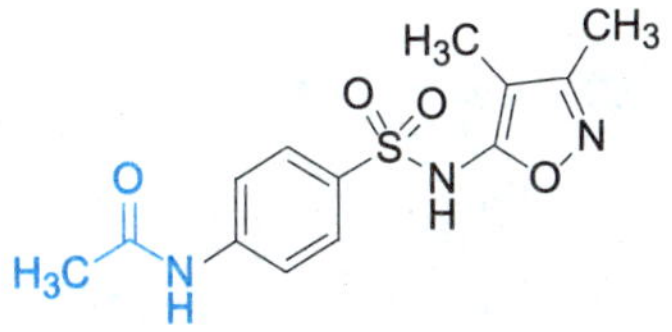

磺胺异噁唑乙酰化结合物 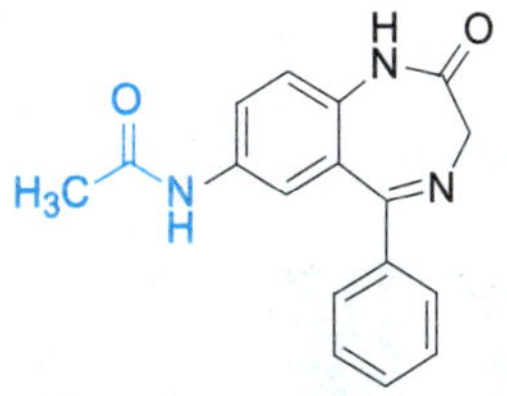　　　硝西泮还原产物乙酰化结合物

（六）甲基化结合

药物分子结构中含有氧、氮、硫基团的都能进行甲基化，反应大多在特异性或非特异性的甲基化转移酶（methyltransferases，COMT）催化下进行，甲基化反应后的代谢产物大多极性小，不利于排泄。但在内源性化合物（如肾上腺素）的生物合成中，在内源性胺类化合物（如去甲肾上腺素、多巴胺、5-羟色胺和组胺）的代谢中，以及在调节生物大分子（如蛋白质和核苷酸）的活性过程中，甲基化都是非常重要的。

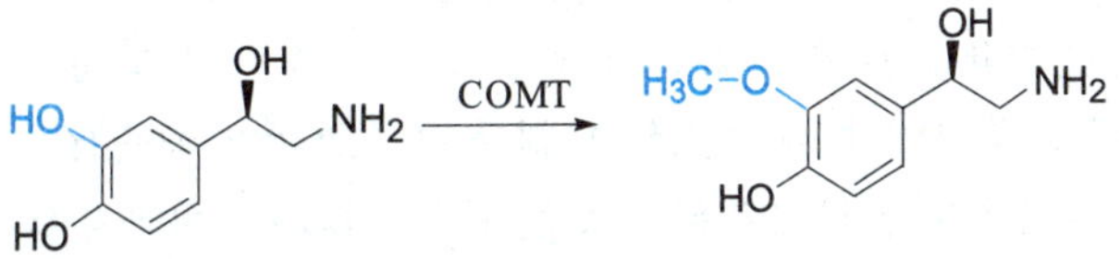

去甲肾上腺素

本章小结

本章以分类讨论的方式，结合具体药物阐述了影响药物体内活性的因素有：①药物理化性质，包括溶解度、脂水分配系数（lgP）和解离度（pK_a）；②药物的化学结构，包括化学键的作用、立体化学的作用及官能团的作用；③药物体内的代谢途径，包括Ⅰ相代谢和Ⅱ相代谢。其中，重点内容是药物的理化性质对药效的影响，以及药物的化学结构对药效的影响。

通过本章的学习，将为后续章节中先导化合物的结构优化、药物构效关系及新药开发与设计打下基础。

思考题

1. 影响药物在胃肠道吸收的因素有哪些？试举例说明易在胃中吸收的药物。
2. 手性药物在体内的药理活性有何差异？试举例说明对映异构体间具有不同药理活性的药物。
3. 药物与受体结合的主要方式有哪些？
4. 药物体内代谢对药物活性有何影响？

第三章

镇静催眠药和抗癫痫药

随着人们生活节奏的不断加快和工作压力的不断增加，失眠已成为常见病和多发病，在人群中有 10%～30% 的成年人患有失眠，其中 2%～6% 的患者需使用催眠药物进行治疗。镇静催眠药和抗癫痫药均属于中枢神经系统抑制药物，两者之间没有绝对的界限。根据用药剂量和给药途径的不同而产生不同的效果，如使用小剂量时，可产生镇静作用，消除患者的紧张和焦虑情绪；中等剂量时可使患者进入睡眠状态；大剂量时因对中枢神经系统产生深度抑制作用而产生全麻效果。同时，一些镇静催眠药还兼具抗癫痫、抗震颤等治疗效果。

第一节 镇静催眠药

镇静催眠药按其化学结构的不同可分为苯二氮䓬类和非苯二氮䓬类。两者结构之间有着很大的差别，无共同特征结构。巴比妥类（barbitals）药物属于第一代镇静催眠药，由于其副作用较大，临床上目前已不作为催眠药，仅有苯巴比妥等作为癫痫治疗药物还在使用，故本章将巴比妥类药物放在抗癫痫药物中介绍。

一、苯二氮䓬类药物

苯二氮䓬类药物（benzodiazepines）是 20 世纪 60 年代初发展起来的第二代镇静催眠类药物。该类药物的作用与 γ-氨基丁酸（γ-aminobutyric acid，GABA，是中枢神经系统中重要的抑制性神经递质，介导了约 40% 的抑制性神经传导）有关。当 GABA 与受体（目前有 $GABA_A$、$GABA_B$ 和 $GABA_C$ 三种亚型，脑内主要是 $GABA_A$）作用时，氯离子通道被打开，氯离子内流，使神经细胞超极化而产生中枢抑制作用。$GABA_A$ 的 α 亚基上含有特异的苯二氮䓬类的结合位点，常被称为苯二氮䓬类受体。当苯二氮䓬类药物占据苯二氮䓬受体时，形成苯二氮䓬-氯离子通道大分子复合物。通过增加氯离子通道的开放频率，使受体与 GABA 的亲和力增强，从而增强了 GABA 的作用，最终产生镇静、催眠、抗焦虑、抗惊厥和中枢性肌松等药理作用。因此，苯二氮䓬类被称为 $GABA_A$ 受体激动剂（$GABA_A$ agonists）。

苯二氮䓬类药物中七元环的拼合产物氯氮䓬（Chlordiazepoxide）首先被用于临床治疗

失眠。在后续的构效关系研究中发现氯氮䓬分子中脒结构与氮上的氧并不是活性所必需，后经结构修饰得到地西泮（Diazepam）。

氯氮䓬　　　　　地西泮

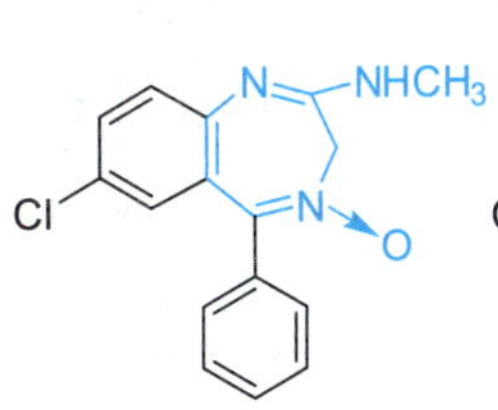

> **知识拓展**
>
> ### 氯氮䓬的发现
>
> 20世纪50年代，当时还是研究生的Stembach设计了苯并庚噁二嗪为催眠类化合物，但其合成路线并没有打通，多次尝试后仅得到六元环喹唑啉 N-氧化物，后者经药理活性测定，并没有预想的安定作用。两年后他在清洗当时做药理实验的药物容器时，发现瓶中析出一些白色结晶，Stembach没有当废物丢弃，而是重新测定了活性。发现这种结晶有很好的安定作用，经结构测定，确定是七元环的拼合产物氯氮䓬（利眠宁）。
>
> 苯并庚噁二嗪化合物　　　喹唑啉 N-氧化物

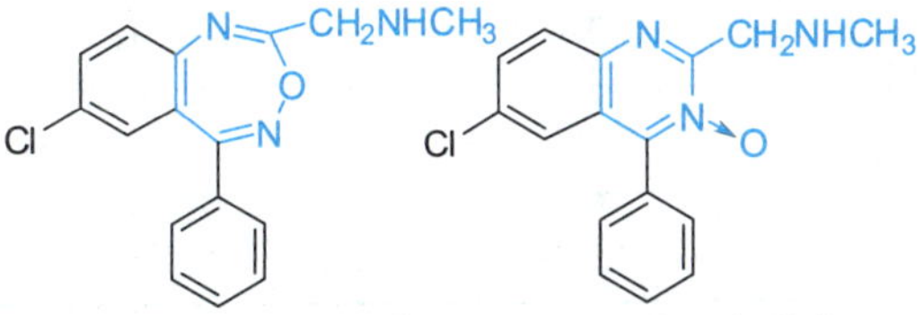

地西泮的生物活性优于氯氮䓬，而毒性低于氯氮䓬，且合成方法简便。为了进一步提高地西泮的生物活性并降低其毒性，研究人员对其结构进行了修饰，先后发展了十多种药物，表3-1中列出了部分苯二氮䓬类药物的结构。

表 3-1　早期 1,4-苯二氮䓬类镇静催眠药的结构

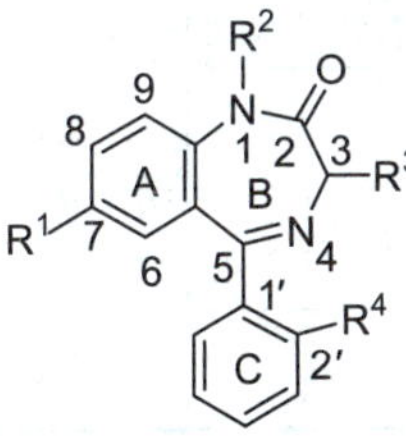

药物名称	R^1	R^2	R^3	R^4
地西泮（Diazepam）	Cl	CH_3	H	H
奥沙西泮（Oxazepam）	Cl	H	OH	H
替马西泮（Temazepam）	Cl	CH_3	OH	H
劳拉西泮（Lorazepam）	Cl	H	OH	Cl
硝西泮（Nitrazepam）	NO_2	H	H	H
氯硝西泮（Clonazepam）	NO_2	H	H	Cl

续表

药物名称	R¹	R²	R³	R⁴
氟西泮（Flurazepam）	Cl	-CH₂CH₂N(C₂H₅)₂	H	F
氟地西泮（Fludiazepam）	Cl	CH₃	H	F
氟托西泮（Flutoprazepam）	Cl	H₂C-环丙基	H	F

苯二氮䓬类结构中1,2位的酰胺键和4,5位的亚胺键，因其在酸性条件下易发生水解开环反应（见图3-2，地西泮的水解），成为导致这类药物不稳定、作用时间短的主要原因。考虑到这类药物的代谢稳定性，研究人员在1,4-苯二氮䓬的1,2位拼接引入三唑环，这不仅增加了代谢稳定性，还提高了与受体的亲和力，药物活性显著增加。如艾司唑仑（Estazolam）、阿普唑仑（Alprazolam）、三唑仑（Triazolam）和咪达唑仑（Midazolam），活性均比地西泮增强几十倍。

药物名称	R¹	R²
艾司唑仑	H	H
阿普唑仑	CH₃	H
三唑仑	CH₃	Cl
咪达唑仑	CH₃	F

为了减少在4,5位的开环代谢，研究人员在4,5位并入四氢噁唑环，如噁唑仑（Oxazolam）、卤噁唑仑（Haloxazolam）和美沙唑仑（Mexazolam）等，这些药物在体外无效，而在体内代谢过程中其含氧环可除去，重新得到4,5位双键而产生药效，所以上述药物属于前体药物。卤噁唑仑的作用部位在大脑边缘系统，阻止各种刺激向觉醒系统传导故诱发睡眠，对神经障碍造成的睡眠效果最好。

药物名称	R¹	R²	R³	R⁴
噁唑仑	Cl	H	H	CH₃
卤噁唑仑	Br	F	H	H
美沙唑仑	Cl	Cl	CH₃	H

将苯二氮䓬结构中的苯环用生物电子等排体如噻吩等杂环置换时，仍能保留较好的生理活性，如溴替唑仑（Brotizolam）和依替唑仑（Etizolam），后者临床上主要用于治疗焦虑。当1位N上引入—CH₂CF₃，2位O被电子等排体S替代时，可得到夸西泮（Quazepam），半衰期为41h，其活性代谢物α-氧夸西泮和N-脱烃-α-氧夸西泮仍具有一定催眠活性，半衰期可达47~100h。它能够选择性地与苯二氮䓬Ⅰ型受体作用，是长效的抗焦虑和镇静催眠药，有时会造成宿醉（hangover）现象。

苯二氮䓬类药物的发展及构效关系简单总结如图 3-1。

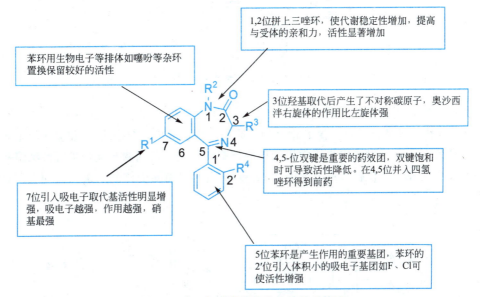

图 3-1 苯二氮䓬类药物的构效关系简述

地西泮 Diazepam（精Ⅱ）

化学名为 7-氯-1-甲基-5-苯基-3H-1,4-苯并二氮杂䓬-2-酮，7-chloro-1-methyl-5-phenyl-3H-1,4-benzodiazepin-2-one，又名安定。

本品为白色或类白色结晶性粉末；无臭，味微苦。mp（熔点）130～134℃，易溶于丙酮和氯仿；几乎不溶于水。

本品主要与 GABA 相互作用，增加氯离子通道开放频率，增加受体与 GABA 亲和力，从而产生镇静、催眠、抗焦虑、抗惊厥以及中枢性肌松等作用。临床上主要用于治疗焦虑症失眠、惊厥、癫痫等症状。

本品所含苯二氮䓬类结构中具有 1,2 位的酰胺键和 4,5 位的亚胺键，遇酸受热易水解开环。可以 1,2 位开环，也可以 4,5 位开环，两过程可同时进行（图3-2），产物是邻氨基二苯酮及相应的 α-氨基酸类化合物。这一水解过程是苯二氮䓬类药物共同的反应。

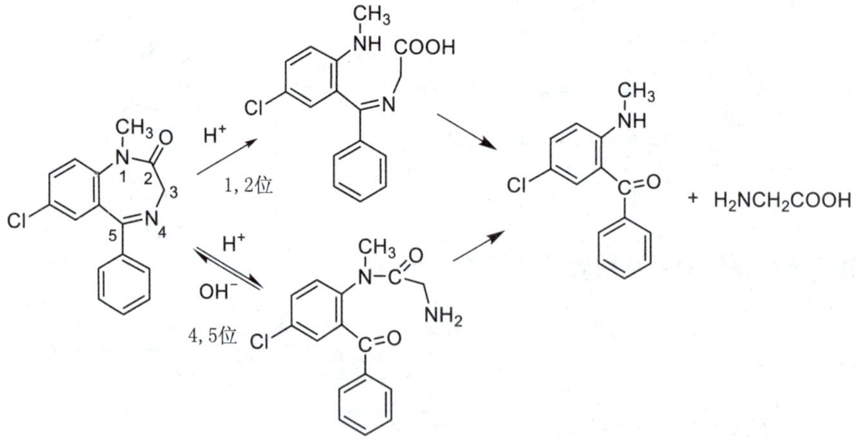

图 3-2 地西泮的水解反应

本品的药物代谢主要在肝脏进行（图 3-3），代谢过程主要有 N-去甲基、1,2 位开环、C-3 位上羟基化、苯环羟基化、氮氧化合物还原等步骤。其中，N-去甲基和 C-3 位上羟基化得到活性的代谢物，已发展成临床常用的镇静催眠药。羟基代谢物与葡萄糖醛酸结合排出体外。后来发展的在 1,2 位拼入三氮唑的苯二氮䓬类药物具有对受体的高亲和力和较快速消除的特点。

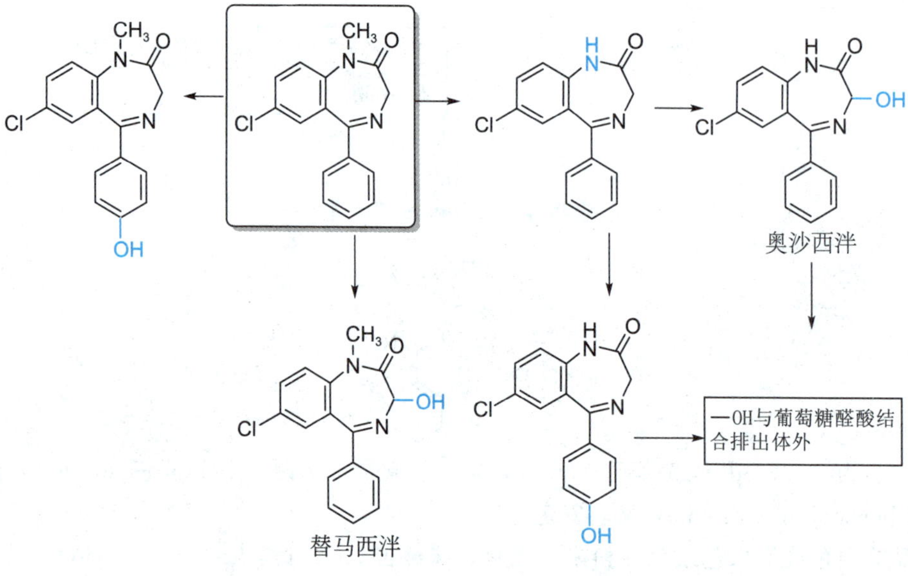

图 3-3 地西泮的代谢过程

本品的合成以 3-苯-5-氯嗯呢为原料，在甲苯中以硫酸二甲酯经甲基化反应引入 N-甲基（反应生成的 1-甲基-3-苯基-5-氯嗯呢是季铵，可与硫酸单甲酯成盐）。在乙醇中以铁粉为还原剂，还原得到 2-甲氨基-5-氯二苯甲酮，再与氯乙酰氯经酰化反应，生成 2-(N-甲基-氯乙酰氨基)-5-氯二苯甲酮，最后在甲醇中与盐酸乌洛托品作用环合而得。

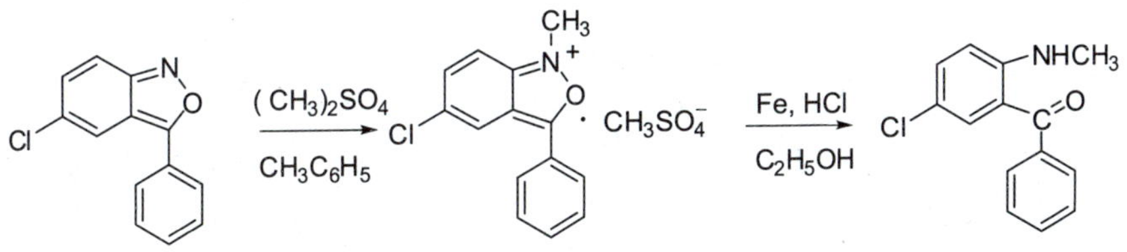

3-苯-5-氯嗯呢

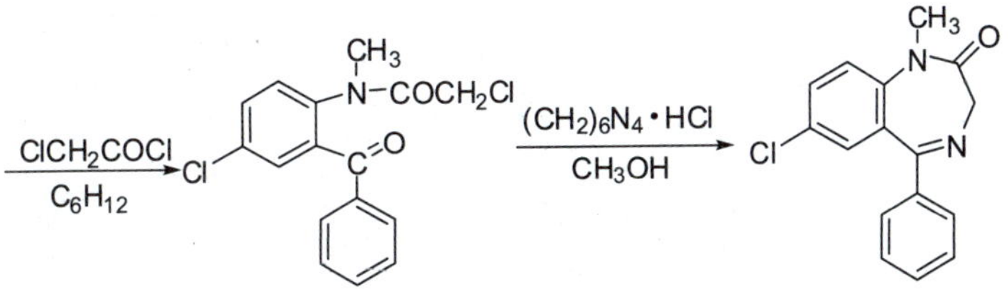

知识拓展

精神药品

精神药品是指直接作用于中枢神经系统,使之兴奋或抑制,连续使用能产生依赖性的药品。依据人体对精神药品产生的依赖性和危害人体健康的程度,将其分为一类和二类精神药品。精神药品的原料和第一类精神药品制剂(精Ⅰ)的生产单位,由国家卫健委会同国家中医药管理局确定。第二类精神药品制剂(精Ⅱ)的生产单位,由省、自治区、直辖市卫生行政部门会同同级医药管理部门确定。

奥沙西泮 Oxazepam(精Ⅱ)

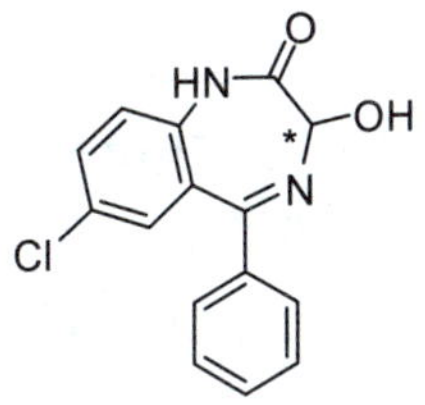

化学名为 7-氯-3-羟基-5-苯基-3H-1,4-苯并二氮杂䓬-2-酮,7-chloro-3-hydroxy-5-phenyl-3H-1,4-benzodiazepin-2-one,又名去甲羟安定。

本品为白色或类白色结晶性粉末;几乎无臭。mp 198～202℃,熔融时同时分解。在乙醇、氯仿或丙酮中微溶,在水中几乎不溶。

本品为地西泮的代谢产物,作用机制与地西泮类似,较地西泮毒性低、副作用小。对焦虑、紧张、失眠等症状均有效,还能控制癫痫大发作和小发作。由于本品半衰期短、清除快,适用于老年人或肾功能不良患者。奥沙西泮的 3 位是手性碳,右旋体的活性比左旋体强,目前在临床使用外消旋体。

本品在酸中加热,可水解生成 2-苯甲酰基-4-氯苯胺和甘氨酸(图 3-4)。2-苯甲酰基-4-氯苯胺具有芳伯胺的特征反应:加亚硝酸钠试液、碱性 β-萘酚,生成橙红色沉淀。该反应可用来区别水解后不能生成芳伯胺的苯二氮䓬类药物,如地西泮。

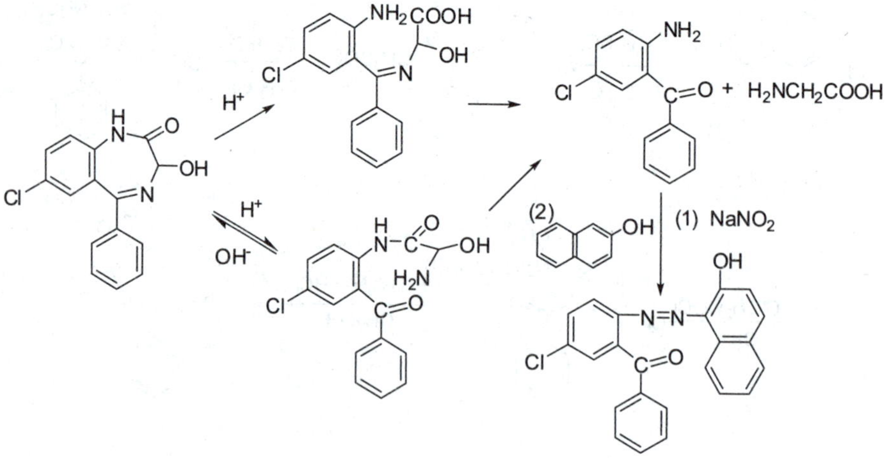

图 3-4 奥沙西泮的水解开环及重氮化反应

艾司唑仑 Estazolam（精Ⅱ）

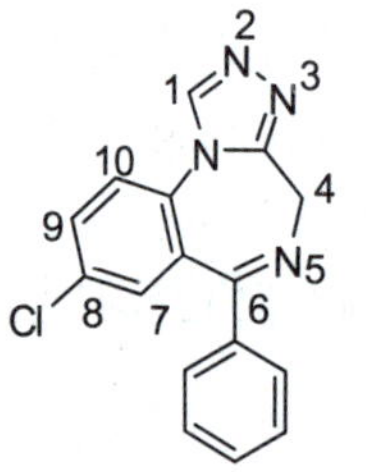

化学名称为 8-氯-6-苯基-4H-1,2,4-三氮唑并[4,3-a][1,4]-苯并二氮杂䓬，8-Chloro-6-phenyl-4H-1,2,4-triazolo [4,3-a] [1,4]-benzodiazepine，又名舒乐安定。

本品为白色或类白色结晶性粉末；无臭，味微苦。mp 229～232 ℃。在醋酐或氯仿中易溶，在乙酸乙酯或乙醇中略溶，在水中不溶。

本品可用于治疗各种类型的失眠，具有较强的催眠作用，并能用于焦虑、紧张、恐惧及癫痫大、小发作，亦可用于术前镇静。

本品是在苯二氮䓬结构的基础上在 1,2 位引入三唑环，不仅增强了代谢稳定性，使药物不易在 1,2 位水解开环，而且增加了药物与受体的亲和力，增强了药物的生理活性，其镇静催眠作用比硝西泮强 2.4～4 倍。此外，还具有广谱抗惊厥作用。

本品所含亚胺键不稳定，在酸性条件下，室温下即可在 5,6 位水解开环，但在碱性条件下，能够可逆性地闭环，且不影响药物的生物利用度。加盐酸煮沸 15min，本品所含三唑环可开环，显芳香伯胺的特征反应。

本品的结构特点是在苯二氮䓬的 1,2 位引入三唑环，其合成方法有其特殊性。常用的两条路线均以 2-氨基-5-氯二苯甲酮为原料。第一条路线是与氨基乙腈环合，再用肼取代 2 位的氨基，经甲酸处理形成三唑环，得到艾司唑仑。第二条是以 2-氨基-5-氯二苯甲酮与甘氨酸乙酯盐酸盐反应形成七元的苯二氮䓬 2-酮，后和 P_4S_{10}（phosphorus pentasulfide）生成硫代苯二氮䓬-2-酮，再经与路线 1 相同的过程得到艾司唑仑。

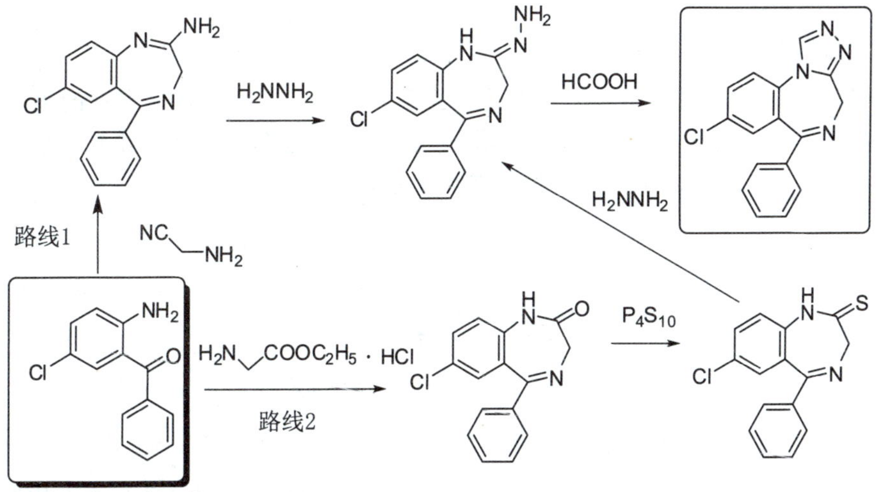

咪达唑仑 Midazolam（精Ⅱ）

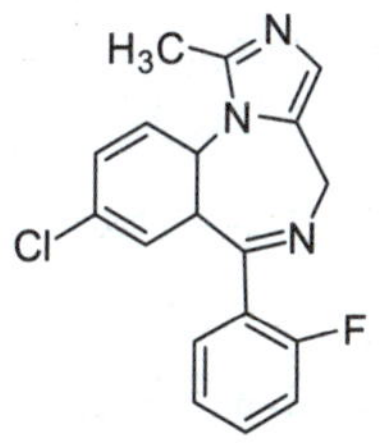

化学名称为 8-氯-6-(2-氟苯基)-1-甲基-4H-咪唑并 [1,5-α] [1,4] 苯并二氮杂䓬，8-chloro-6-(2-fluorophenyl)-1-methyl-4H-imidazo [1,5-α] [1,4] benzodiazepine。

本品为白色至微黄色的结晶或结晶性粉末，遇光渐变黄；无臭；mp 158～160℃；在冰醋酸或乙醇中易溶，在甲醇中溶解，在水中几乎不溶。

本品具有抗焦虑、催眠、抗惊厥和肌肉松弛作用。肌内注射后能够迅速吸收，其生物利用度超过90%。本品的特点为起效快而持续时间短，用药后20min即可入睡，为短效的催眠药，对快波睡眠无影响，次晨可保持清醒。无耐药性和戒断症状或反跳，但其最严重的副作用是用药后会引起短暂的顺行性记忆缺失，使患者丧失在药物高峰期间的记忆。所以要谨慎使用，孕妇、重症肌无力者禁用，精神分裂症及重症抑郁症者禁用。

二、非苯二氮䓬类药物

研究发现，苯二氮䓬类受体有两种亚型，即 BZ_1 和 BZ_2，或者称为 ω_1、ω_2 受体。已利用重组技术证实 $GABA_A$ 受体中的 α_1、β_3、γ_2 亚单位相当于 BZR_1。这部分主要集中在与认知、记忆和精神运动作用有关的区域。但苯二氮䓬类药物主要通过非特异性地与 γ-氨基丁酸-苯二氮䓬类 BZ_1 和 BZ_2 受体结合而发挥改善睡眠的作用，这使其兼具催眠和镇静的双重效果，从而不可避免地引起各种神经系统不良反应，是导致宿醉和反跳性失眠等不良反应的主要原因。因此，研究人员把开发新催眠药的目标转向选择性高的非苯二氮䓬类（nonbenzodiazepine），临床上称为第三代镇静催眠药，其作用机制属于非苯二氮䓬类 $GABA_A$ 受体激动剂，被称为选择性 $GABA_A$ 激动剂。按结构不同，非苯二氮䓬类药物可分为咪唑并吡啶类 [如唑吡坦（Zolpidem）和扎莱普隆（Zaleplon）]，和吡咯烷酮类 [如佐匹克隆（Zopiclone）及艾司佐匹克隆（Espopiclone）]。

1. 吡咯烷酮类

1987年在丹麦上市的吡咯烷酮类的佐匹克隆（Zopiclone）是最早发现的第一个非苯二氮䓬类 $GABA_A$ 受体激动剂，它具有催眠作用迅速、睡眠质量高、低毒和成瘾性小的特点。

佐匹克隆 Zopiclone

化学名为 6-（5-氯吡啶-2-基）-7-氧-6,7-二氢-5H-吡咯并［3,4-b］吡嗪-5-基 4-甲基哌嗪-1-羧酸酯，6-(5-chloropyridin-2-yl)-7-oxo-6,7-dihydro-5H-pyrrolo［3,4-b］pyrazin-5-yl 4-methylpiperazine-1-carboxylate。

本品为白色至淡黄色结晶性粉末。无臭、味苦，mp 178℃。易溶于二甲亚砜或三氯甲烷，较易溶于冰醋酸或无水醋酸，难溶于甲醇、乙腈、丙酮或乙醇，极难溶于乙醚或异丙醇，几乎不溶于水。

本品作用在 $GABA_A$ 受体-氯离子通道复合物的特殊位点上，与苯二氮䓬类药物的作用位点完全不同。虽然副作用低，但长期用药突然停药时也会产生戒断症状。

本品的主要代谢途径是经 CYP1A2 代谢产生佐匹克隆 N-氧化物，无活性。另有一部分经 CYP3A4 代谢，哌嗪环上 N-脱甲基，生成去甲基佐匹克隆，与 $GABA_A$ 受体的结合力小于原药。佐匹克隆的代谢产物会从唾液中排泄，服药后口腔会有苦味，有味觉改变的副作用。

> **知识拓展**
>
> **手性佐匹克隆**
>
> 佐匹克隆结构中含有一个手性中心，具有旋光性，其中（5S）-（+）-异构体为艾司佐匹克隆（Espopiclone）。研究发现右旋佐匹克隆对映体具有很好的短效催眠作用，而左旋佐匹克隆对映体无活性，且是引起毒副作用的主要原因。因此对佐匹克隆进行拆分，不仅可提高药物疗效，而且可以降低药物毒性，减少副作用。2005 年艾司佐匹克隆被成功开发。艾司佐匹克隆为氯通道激动剂和 GABA 受体激动剂，对中枢 BDZ 受体的亲和力比左旋佐匹克隆强 50 倍，其活性异构体形式不但增强了活性，减少了药物使用剂量，而且还减少了不良反应的产生。艾司佐匹克隆是快速短效的非苯二氮䓬类镇静安眠药，用于短期的及慢性失眠的治疗。

2. 咪唑并吡啶类

1988年唑吡坦（Zolpidem）成功开发上市，它是第二个被开发的非苯二氮䓬类催眠药，以咪唑并吡啶结构为其基本结构骨架。在 $GABA_A$ 受体-氯离子通道复合物上有特殊的结合位点以调节氯离子通道，药理作用特点与苯二氮䓬类药物不同。给药后从胃肠道快速吸收，半衰期 2.5h，作用维持 1.6h，而且停药时没有反弹作用，不产生成瘾性及戒断症状。由于副作用小，对呼吸无抑制作用，唑吡坦是目前临床上最常用的镇静催眠药之一。

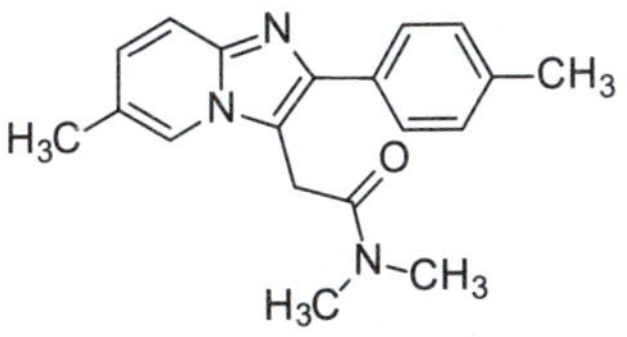

唑吡坦 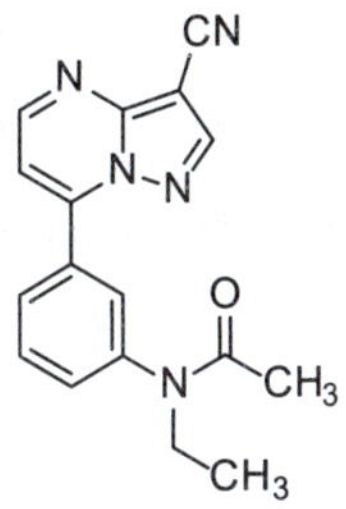　　　　　　扎来普隆

扎来普隆（Zaleplon）于1999年上市。其与唑吡坦药理作用非常相似，通过形成中枢神经 $GABA_A$ 受体-氯离子通道复合物而产生疗效，故副作用低，没有精神依赖性。除镇静催眠和抗癫痫外，还具有肌肉、骨骼肌松弛作用。本品从结构上看属于吡唑并嘧啶衍生物，有恒定的脂水分配系数（$\lg P=1.23$），半衰期短（1～7h）。由于有显著的首过效应，生物利用度大约为30%。

酒石酸唑吡坦 Zolpidem Tartrate（精Ⅱ）

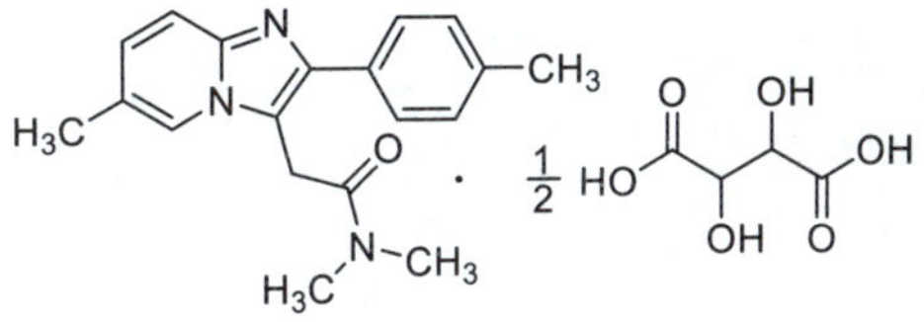

化学名为 N,N-二甲基-2-(6-甲基-2-对甲苯基咪唑并[1,2-a]吡啶-3-基)乙酰胺半酒石酸盐，N,N-dimethyl-2-(6-methyl-2-p-tolylimidazo[1,2-a]pyridin-3-yl)acetamide hemitartrate。

本品为白色结晶，mp 196℃，$pK_a=6.2$，能溶于水，固体状态下对光和热较稳定。

本品具有较好的亲脂性（$\lg P=3.85$），故口服后吸收迅速，有良好的生物利用度（72%）。唑吡坦的代谢是在CYP3A4催化下发生氧化，最终氧化生成无活性的羧酸类代谢物并排出体外，半衰期约为2.5h。

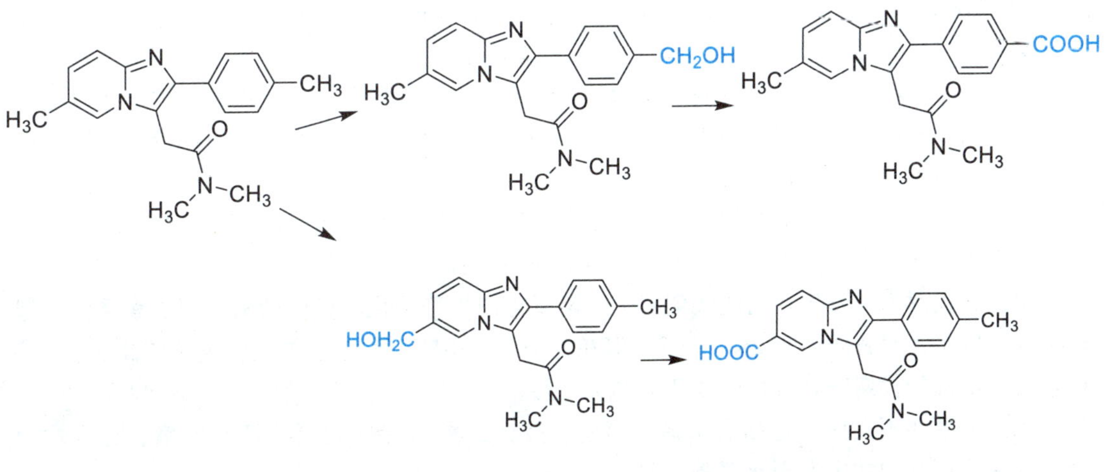

三、其他药物

褪黑素（melatonin，MT）是由松果体分泌的一种神经内分泌激素，能够参与正常睡眠昼夜节律的调节过程。但外源性的褪黑素如果直接作为药物，却有吸收不佳、生物利用度小、疗效差等缺点。故以外源性的激素为先导物，经过合理药物设计，可得到具有催眠活性的褪黑激素类衍生物。

雷美替胺的设计

雷美替胺是在褪黑素结构基础上，利用生物电子等排原理，用碳原子取代褪黑素吲哚环中的氮原子而得到的。研究结果证实，不含有碱性氮原子的电子等排体主要与褪黑素 MT_1 受体结合，而不与其他睡眠相关受体结合。

褪黑素 → 雷美替胺

雷美替胺 Ramelteon

化学名为 (S)-N-[2-(1,6,7,8-四氢-2H-茚并[5,4-b]呋喃-8-基)乙基]丙酰胺，(S)-N-[2-(1,6,7,8-tetrahydro-2H-indeno-[5,4-b]furan-8-yl)ethyl] propionamide。

本品为白色结晶性粉末；mp 113～115℃；微溶于水。

本品具有全新的催眠作用机制，作为一种新型褪黑素受体激动剂，能模拟内源性褪黑素的生理作用，从而诱导睡眠的产生，是目前唯一上市的用于治疗难入睡型失眠症的褪黑素受体激动剂，对慢性失眠和短期失眠也有确切疗效。

本品具有较褪黑激素更高的亲脂性，因此更容易被体内组织吸收和储存。其结构中含有一个手性中心，具有旋光性，临床用药为 S 构型异构体。

本品的代谢主要发生在丙酰胺侧链上，经氧化产生羟基化的代谢产物对褪黑素受体亚型的结合强度是雷美替胺的 1/25～1/17，但在各个组织中的平均含量却比雷美替胺高 20～100 倍，是有活性的代谢物，其他的代谢物均无活性。

本品的主要不良反应包括有头痛、嗜睡、疲劳、胃肠道反应等，且发生率和程度均较低，在临床研究中并未发现有严重的不良反应。

本品的作用机制与其他类型的镇静催眠药均不同，主要与其激动褪黑素受体（MR）亚型 MT_1 和 MT_2 受体有关。雷美替胺与 MT_1 和 MT_2 受体亲和力强，而与 MT_3 受体的亲和力弱，故对 MT_1 和 MT_2 受体有选择性完全激动作用。本品对 γ-GABA、5-HT、多巴胺、乙酰胆碱及阿片类受体均无亲和力，因此没有作用于这些靶标的镇静催眠药所常见的乏力、嗜睡等不良反应，长期使用不易成瘾。基于以上特点，雷美替胺于 2005 年作为第一个褪黑激素受体激动剂获得美国 FDA 的批准，并由于其无依赖性和药物滥用倾向，FDA 将其列为不受管制的催眠药物。

第二节　抗癫痫药

癫痫（epilepsy）俗称"羊角风"或"羊癫疯"，是一种由不同原因引起的脑内异常放电而导致的神经性疾病。临床上根据发作时的不同表现将癫痫分为三种类型：全身性发作、部分发作和非典型发作。理想中的抗癫痫药（antiepileptics）应具有完全抑制癫痫发作、毒性低、耐受性好、起效快、持效长、不复发等特点。目前临床所使用的抗癫痫药已无法完全满足上述要求。

最早临床上曾使用溴化钾作为癫痫的治疗药物，但由于毒性大，后被镇静催眠药苯巴妥所取代，直到 1938 年发现苯妥英（Phenytoin）后，才发展了专门类别的癫痫治疗药物。自 20 世纪 60 年代起到 90 年代，陆续出现了第二代（代表药物卡马西平、丙戊酸）、第三代（代表药物加巴喷丁、拉莫三嗪等）新型抗癫痫药物。

目前临床上常用的抗癫痫药物按其结构类型不同，可分为巴比妥类、巴比妥类的同型物、苯二氮䓬类、二苯并氮杂䓬类、GABA 类似物、脂肪羧酸类以及磺酰胺类等。由于抗癫痫药物具有治疗范围小、个体化差异较大、药物的靶向性强等特点，因此在治疗过程中常常需要联合给药，这就要求注意药物之间的相互作用、蓄积、成瘾性、毒副作用等影响。苯二氮䓬类催眠镇静药大多有抗惊厥作用，也可用于抗癫痫，本节不再叙述。

一、巴比妥类药物

巴比妥类药物（barbiturates）是环丙二酰脲（巴比妥酸）的衍生物，属于第一代催眠药，由于长期用药可产生成瘾性。用量大时可抑制呼吸中枢而造成死亡，目前临床上较少用于镇静催眠，主要用于抗癫痫治疗。

关于巴比妥类药物的作用机理有着不同的观点。其中一种观点认为，巴比妥类药物属于抗去极化阻断剂（antidepolarizing blocking agent），其通过阻断脑干网状结构中上行激活系统的传导过程，使大脑皮质细胞由兴奋转入抑制，从而产生镇静效果；另一种观点认为，巴比妥类药物具有解偶联氧化磷酸化作用（uncouple oxidative phosphorylation），能够降低脑内的氧化代谢过程而使脑的兴奋活动相关功能降低，因而产生弱的抗焦虑作用；目前最新的研究认为，该类药物可以作用于 GABA 系统，其对 GABA 的释放、代谢或重摄入不产生影响，而是对于 GABA 受体-氯离子通道的表面特殊受点作用，形成构象发生改变的复合物，从而影响与 GABA 偶联的氯离子通道的传导，延长氯离子通道的开放时间，延长 GABA 的作用。

巴比妥酸本身无生理活性，当 5 位上的两个氢原子被烃基取代后才呈现活性。取代基的类型不同，起效快慢和作用时间不同，临床上常用的巴比妥类药物见表 3-2。

表 3-2　临床常用巴比妥类药物的结构及作用时间

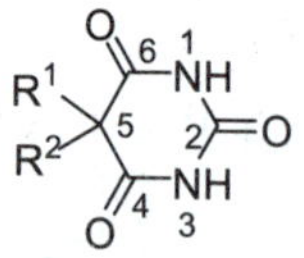

名称	R^1	R^2	pK_a	显效时间/min	维持时间/h
巴比妥酸 (Barbituric Acid)	H	H	4.12	—	—
异戊巴比妥 (Amobarbital)	C_2H_5-	$(CH_3)_2CHCH_2CH_2-$	7.9	15～30	6～8
戊巴比妥 (Pentobarbital)	C_2H_5-	$CH_3(CH_2)_2CH(CH_3)-$	8.0	15～30	3～4
苯巴比妥 (Phenobarbital)	C_2H_5-	C_6H_5-	7.29	30～60	10～16
司可巴比妥 (Secobarbital)	$CH_2=CHCH_2-$	$CH_3(CH_2)_2CH(CH_3)-$	7.7	15～30	3～4
海索比妥 (Hexobarbital)	C_2H_5-	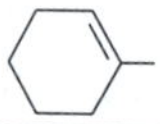 环己烯基	8.40	10～15	1

巴比妥类药物属于结构非特异性药物，其作用强度和起效快慢，与其理化性质有关，主要影响因素是药物的酸性解离常数 pK_a 和脂水分配系数。而作用时间维持长短则与体内的代谢失活过程有关。

巴比妥类药物可以解离成离子的原因是其结构中含有三个内酰胺结构，因其 pK_a 的不同而发生内酰亚胺-内酰胺的互变异构（图 3-5）。巴比妥酸（$pK_a=4.12$）和单取代的巴比妥酸（如 5-苯基巴比妥，$pK_a=3.75$）有较强的酸性，在生理 pH=7.4 下，两者几乎 100% 电离成离子状态，不易透过血脑屏障，因此无镇静催眠作用。5,5-双取代巴比妥类药物酸性减弱，在生理 pH 下有相当比例的分子态药物，易进入脑中发挥作用，故显效快，作用强。如海索比妥（Hexobarbital，$pK_a=8.40$）分子状态占 90.91%，大约 10min 即可生效。根据公式 $\lg([HA]/[A^-])=pK_a-pH$ 计算药物分子态（HA）和离子态（A^-）比例。

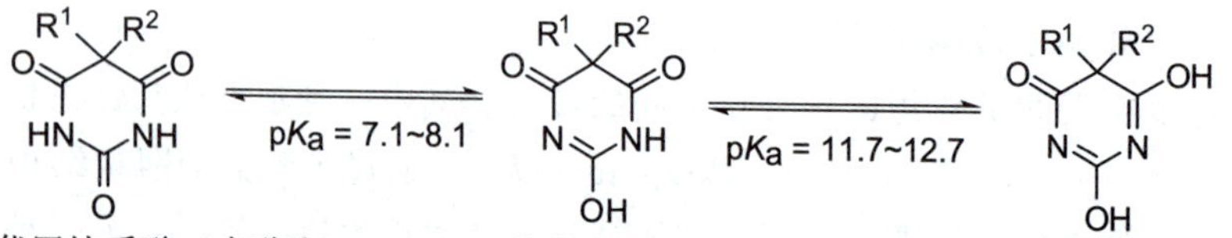

图 3-5　巴比妥类药物的互变异构

由于中枢神经系统的药物需要透过血脑屏障，因而巴比妥类药物亲脂性对镇静催眠作用影响很大。当巴比妥类药物 5 位无取代基时，亲脂性小，不易透过血脑屏障，无镇静、催眠作用。当巴比妥类药物 5 位取代基的碳原子总数达到 4 时，如巴比妥，开始发挥药效；临床常用的巴比妥类药物 5 位取代基的碳原子总数在 7~8 之间，作用最强。当 C-5 上的两个取代基原子总数大于 10 时，由于药物分子亲脂性过强，作用效果下降甚至发生惊厥。因此当巴比妥类药物有最适合的脂水分配系数，其活性最强。

巴比妥类药物主要在肝脏进行代谢，最主要的代谢方式是 5 位取代基被 CYP450 酶催化氧化，氧化产物因脂溶性低于原药而失活。5 位不同的取代基导致代谢速率不同，因此药物作用时间的长短也不同。当 5 位为芳烃或饱和烷烃时，不易氧化，故作用时间长。例如苯巴比妥（图 3-6），氧化发生在苯环对位，氧化产物中的酚羟基与葡萄糖醛酸结合，未发生代谢的原形药可经肾小球吸收再发挥作用，所以维持作用时间较长。

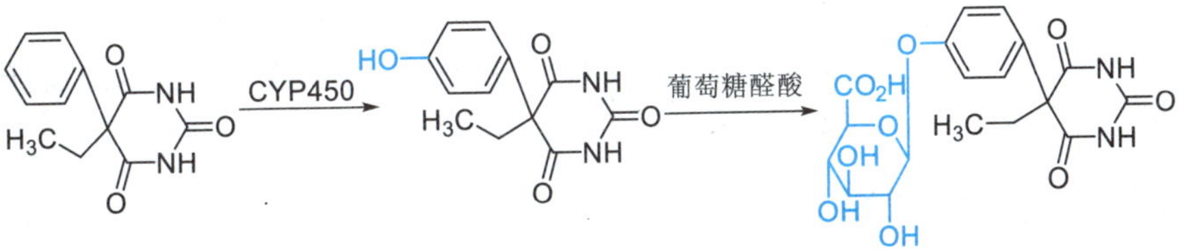

图 3-6　苯巴比妥的代谢过程

当 5 位取代基为支链烷烃或不饱和烃时，氧化代谢较易发生，氧化产物为醇或二醇，故作用时间短，成为中、短效型催眠药，例如异戊巴比妥。

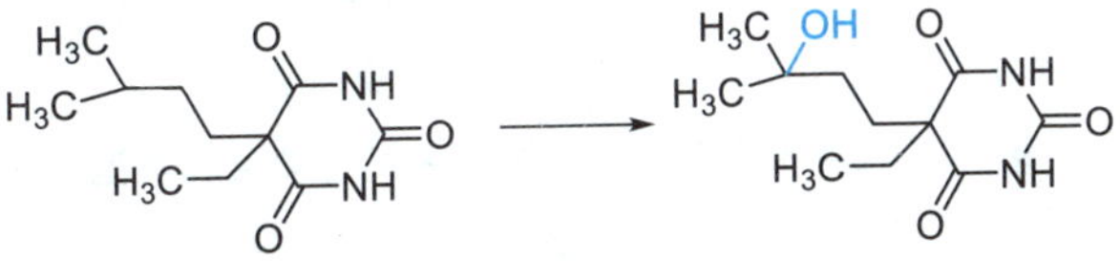

巴比妥类药物在体内还能进行水解开环代谢，生成酰脲和酰胺类的化合物，失去活性。

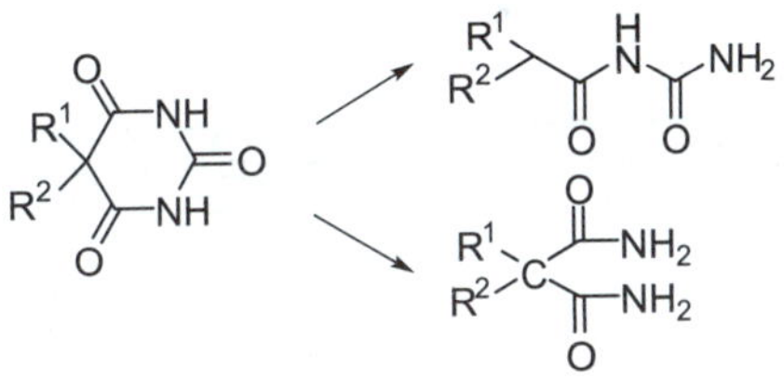

苯巴比妥 Phenobarbital（精Ⅱ）

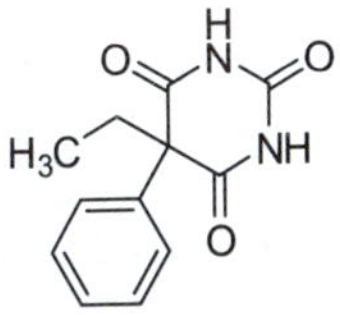

化学名为 5-乙基-5-苯基-2,4,6-(1H,3H,5H)-嘧啶三酮，5-ethyl-5-phenylpyrimidine-2,4,6-(1H,3H,5H)-trione。

本品为白色结晶性粉末，mp 174~178℃，溶于乙醇、乙醚，难溶于水，在空气中稳定。因其具有弱酸性，能溶解于氢氧化钠溶液中，生成钠盐，可溶水作注射用药。但巴比妥酸的酸性（pK_a 4.12）弱于碳酸，容易吸收空气中的二氧化碳而析出巴比妥类沉淀。苯巴比妥钠不宜与酸性药物配伍。

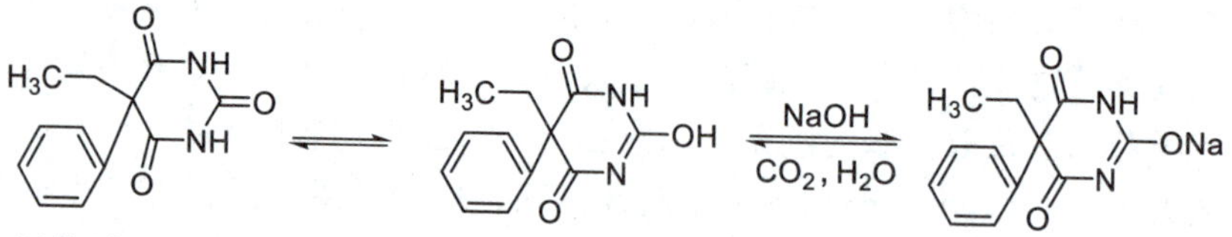

本品为环状酰脲，分子中具有双内酰亚胺结构，较酰胺结构更易水解，水溶液放置过久易水解，产生苯基丁酰脲沉淀而失去活性。为避免水解失效，苯巴比妥钠盐制成粉针供药用，临用前配制。苯巴比妥钠露置于空气中，易吸潮，亦可发生水解现象。

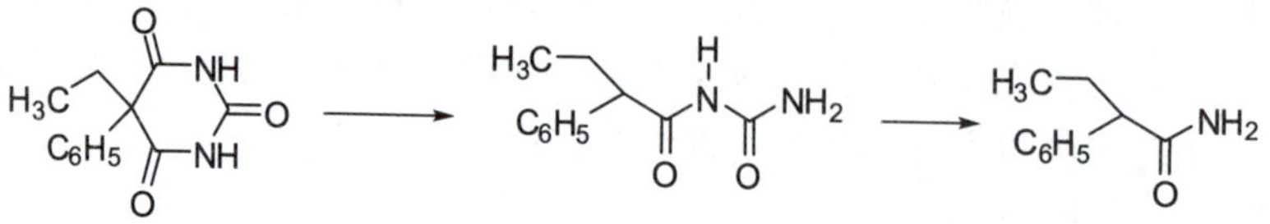

本品原为催眠镇静药，但久用可产生耐受性及依赖性，并且会产生再生障碍性贫血、免疫性溶血性贫血等副作用，目前主要用于癫痫大发作的治疗。

二、巴比妥类的同型药物

从结构上看巴比妥类药物属于丙二酰脲类化合物，通过将其缩环可得到巴比妥类同型药物（homotypical drugs of Barbiturates）乙内酰脲类药物（hydantoins）。进一步将乙内酰脲化学结构中的—NH—以其电子等排体—O—或—CH$_2$—取代，则分别得到噁唑烷酮类（oxazolidinediones）和丁二酰亚胺类（succinimides）。表3-3列出巴比妥同型物类抗癫痫药物的结构类型。

表3-3 巴比妥同型物类抗癫痫药的主要结构类型

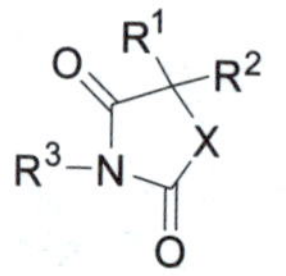

结构类型	电子等排体 X	结构类型	电子等排体 X
巴比妥类	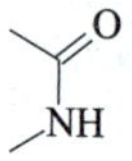 >N—C(=O)—NH—	噁唑烷酮类	 >O
乙内酰脲类	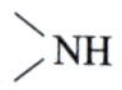 >NH	丁二酰亚胺类	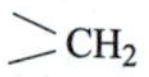 >CH$_2$

噁唑烷酮类常见药物有三甲双酮（Trimethadione）和二甲双酮（Dimethadione），两者均可用于小发作。其中，二甲双酮是三甲双酮的主要代谢产物，有抗惊厥活性。但两者对造血系统具有较大毒性，临床上使用较少。

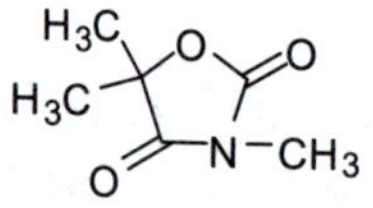

三甲双酮 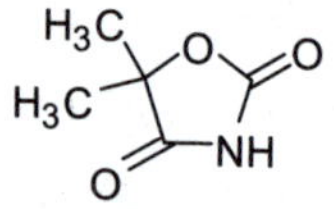　　　　二甲双酮

丁二酰亚胺类常用的药物有苯琥胺（Phensuximide）、甲琥胺（Methsuximide）和乙琥胺（Ethosuximide）。

药物名称	R^1	R^2	R^3
苯琥胺	H	C_6H_5	CH_3
甲琥胺	CH_3	C_6H_5	CH_3
乙琥胺	CH_3	C_2H_5	H

乙琥胺相较其他丁二酰亚胺类药物有着不同的作用机制，其对丘脑神经元的 Ca^{2+} 电流具有选择性的阻断作用。乙琥胺对癫痫大发作效果不佳，临床上常用于小发作和其他类型的癫痫发作，是失神性发作和小发作的首选药。乙琥胺的生物利用度近乎100%，约10%以原形排出。

苯妥英钠 Phenytoin Sodium

化学名为 5,5-二苯基咪唑烷-2,4-二酮钠盐，5,5-diphenylimidazolidine-2,4-dione sodium salt，又名大伦丁钠（Dilantin Sodium）。

本品为白色粉末，无臭、味苦；mp 291～292℃；易溶于水，溶于乙醇，几乎不溶于乙醚或氯仿，有吸湿性；其水溶液呈碱性，露置于空气中吸收二氧化碳析出白色游离的苯妥英，出现浑浊，所以苯妥英钠及其水溶液都应密闭保存或新鲜配制。本品与吡啶硫酸铜溶液作用能生成蓝色络合物，可用来鉴别苯妥英钠与其他巴比妥类药物。

本品中含有酰胺结构，具水解性。其水溶液与碱加热可水解开环，最终产物为 α-氨基二苯乙酸和氨。因本品及其水溶液都不稳定，故将其制成粉针剂，临用时新鲜配制。

本品主要通过肝微粒体代谢，只氧化其中一个苯环，主要代谢产物是 5-(4-羟苯基)-5-苯乙内酰脲（约占50%～70%），代谢产物结构中含有手性碳，与葡萄糖醛酸结合排出体外。本品具有"饱和代谢动力学"的特点，如果用量过大或短时间内反复用药，可使代谢酶饱和，代谢水平显著减慢，并易产生毒性反应。

本品的不良反应较多，如锥体外系运动障碍、贫血、急性骨髓造血停止、急性早幼粒细胞白血病和骨质疏松等，故仅为癫痫大发作和部分性发作的首选治疗药。

三、二苯并氮杂䓬类

卡马西平 Carbamazepine

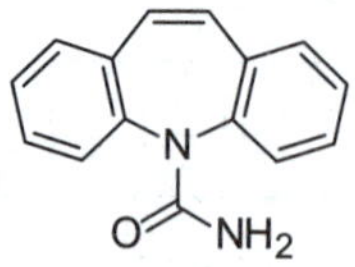

化学名为 5H-二苯并 [b,f] 氮杂䓬-5-甲酰胺，5H-dibenzo [b,f] azepine-5-carboxamide，又名酰胺咪嗪。

本品为白色或类白色结晶性粉末，具有多晶型和引湿性；mp 190～193℃；易溶于氯仿，略溶于乙醇，几乎不溶于水。本品加硝酸加热后显橙红色。

本品在长时间光照下会形成二聚体和 10,11-环氧化物，颜色发生改变，故需避光保存。

本品结构与三环类抗抑郁药相似，临床上最初用于治疗三叉神经痛，后来发现其能对外周苯二氮䓬受体产生激活作用，阻断 Na^+ 通道而产生抗癫痫作用。临床上主要用于苯妥英钠等其他药物难以控制的癫痫大发作、复杂的部分性发作或其他全身性发作，毒性较苯妥英钠小，副作用少，最常见的副作用有嗜睡、复视和精神紊乱等。

本品是由七元氮杂环和两个苯环拼合而成的二苯并氮杂䓬类（dibenzoazepines）化合物，三个芳环通过烯键形成共轭体系。由于本品水溶性较差，口服后从胃肠道吸收较慢。

本品主要在肝脏内经 CYP3A4 进行代谢，最主要的代谢活性产物为有抗癫痫活性的 10,11-环氧卡马西平（carbamazepine -10,11-epoxide）（图 3-7），进一步代谢转化为无活性的 10,11-二羟基卡马西平，并经肾脏和胆汁排泄。其中 10-酮基衍生物奥卡西平（Oxcarbazepine）的理化性质、药理作用与卡马西平相似，较卡马西平更易于经胃肠道吸收，体内代谢产物几乎全部为 10,11-二氢-10-羟基卡马西平，该代谢产物有很强的抗癫痫作用，半衰期可达 9h。另外，由于奥卡西平的代谢产物中几乎没有 10,11-环氧化产物，所以副作用和不良反应低，目前已获批上市。

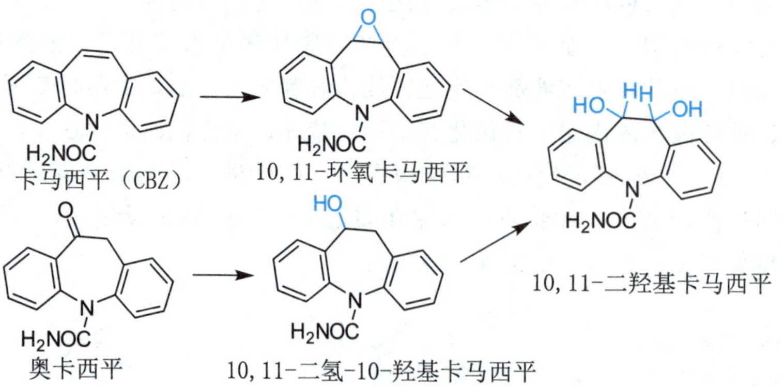

图 3-7 卡马西平和奥卡西平在肝脏的代谢过程

四、GABA 衍生物

癫痫发作的原因之一是由 γ-氨基丁酸（GABA）系统失调，脑内 GABA 含量过低，抑制性的递质减少所引起的。

氨己烯酸（Vigabatrin）的结构与 γ-氨基丁酸非常相似，是 GABA 转氨酶（GABA-T）的不可逆抑制剂，可通过提高脑内 GABA 浓度而产生抗惊厥作用，是治疗指数高、比较安全的一种抗癫痫药。本品口服易吸收，1~2h 后血药浓度可达到峰值。分子中包含不对称碳原子，对 GABA 转氨酶具有明显的立体选择性，其中 S-异构体对 GABA 转氨酶的抑制作用强于 R-异构体。氨己烯酸适用于治疗对其他抗癫痫药无效的患者，特别是部分性发作。

加巴喷丁（Gabapentin）结构为 2-[1-(氨甲基)环己烷]乙酸，是一种带有环状结构的 GABA 类似物，其作用机制是通过增加 GABA 释放而使 GABA 含量增加。由于亲脂性强，易透过血脑屏障，所以对急性发作型的患者有很好的治疗效果，临床常用于全身强直阵发性癫痫，且具有毒性小、不良反应少等特点。最大优点是它与其他抗癫痫药联合应用时无叠加的副作用。

噻加宾（Tiagabine）是一种带有两个芳杂环的 GABA 类似物，是一种 GABA 再摄取抑制剂。它通过抑制神经胶质细胞和神经元对 GABA 的摄取，使脑内 GABA 增多，具有较强的抗惊厥作用，能提高老年人的睡眠效率和慢波睡眠水平。

卤加比（Halogabide）是一种拟 γ-氨基丁酸药，其结构中的二苯亚甲基结构增加了 γ-氨基丁酰胺的亲脂性，促使药物更容易通过血脑屏障向脑内转移，然后经氧化脱氨基或转氨基代谢，产生有活性的相应酸，继而亚胺键断裂，形成二苯甲酮衍生物、γ-氨基丁酰胺或 γ-氨基丁酸等代谢产物，故可看作外源性 γ-氨基丁酸，或称为 GABA 前体药物。卤加比口服易吸收，用药 2~3h 后血药浓度达到峰值。其本身及活性代谢产物都可直接作用于 GABA 受体，但由于对肝脏毒性较大，长期用药可使转氨酶升高，临床使用中较为谨慎。

五、丙戊酸衍生物

丙戊酸（Valproic Acid，VPA）是一类具有脂肪羧酸结构的抗癫痫药物。构效关系研究发现，如果把分支碳链延长到 9 个碳原子，则产生镇静作用。另外，如果取消分支碳链，直链脂肪酸的抗癫痫作用将会大大降低。1964 年丙戊酸钠（Sodium Valproate）首先在临床作为抗癫痫药使用。

丙戊酸可制成丙戊酸钠和丙戊酸镁（Magnesium Valproate）。两者作用机制相同，均能竞争性抑制 γ-氨基丁酸转移酶，使其代谢减少从而提高脑内 γ-氨基丁酸的含量。丙戊酸镁经口服吸收迅速而完全，1～2h 达血药浓度峰值，药物半衰期为 9～18h，临床上常用于治疗各型癫痫，也可用于双相情感障碍的治疗。

丙戊酸的酰胺衍生物丙戊酰胺（Valpromide）是广谱抗癫痫药，构效关系研究认为伯酰胺的作用强于其他酰胺。关于丙戊酰胺的作用机理有很多种推测，部分研究结果推测该类药物能够阻断电压依赖性钠通道和钙通道，此外还增强 GABA 能神经系统的抑制功能。

丙戊酸钠 Sodium Valproate

化学名为 2-丙基戊酸钠，2-propylpentanoic acid sodium。

本品为白色结晶性粉末或颗粒；mp 300℃；pK_a 为 4.8，其 5% 水溶液的 pH 为 7.5～9.0；易溶于水、乙醇，有强吸湿性。

本品经肝脏的主要代谢产物为 2-烯丙戊酸，其抗癫痫效果是原药的 1.3 倍。同时，代谢生成 β 和 ω 氧化反应产物，这些代谢产物的抗癫痫作用虽低于原药，但能明显提高发作阈值。其他代谢产物如 3-氧代丙戊酸和 4-羟基丙戊酸，均无抗癫痫活性。其中，4-烯基丙戊酸具有肝毒性。

本品经口服胃肠吸收迅速且完全，生物利用度近 100%。临床上是原发性大发作和失神小发作的首选药物，对复杂部分性发作也有一定疗效。需要注意的是，该类药物对肝脏有损害，孕妇应慎用。

六、其他结构类药物

近年来，研究人员陆续发现了一些具有抗癫痫作用的新结构类型药物分子，主要有磺酰胺类和苯基三嗪类。如唑尼沙胺（Zonisamide）属于苯磺酰胺类衍生物，是一种碳酸酐酶抑制剂。通过提升脑中钠离子含量，增强细胞膜的稳定性，从而抑制大脑异常放电，临床上主要用于控制癫痫大发作。

唑尼沙胺　　　　托吡酯

另一种磺酰胺类新抗癫痫药物托吡酯（Topiramate）是吡喃果糖的衍生物，其作用机制与 GABA 受体-氯离子通道有关。它具有独特的多重抗癫痫作用，通过双电压激活钠离子通道状态的依赖性阻滞作用，阻滞谷氨酸受体，增强 GABA 活性发挥疗效。临床上常用于部分性发作、全身性发作以及顽固性癫痫。

苯基三嗪类化合物的代表药物拉莫三嗪（Lamotrigine）是 6-苯基-1,2,4-三唑衍生物，是一种新型的抗癫痫药。

拉莫三嗪 Lamotrigine

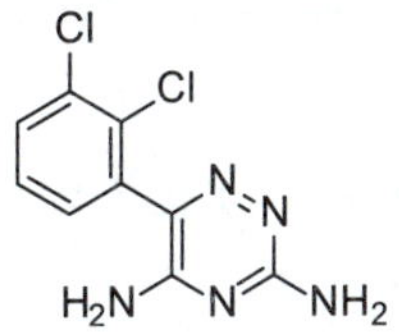

化学名为 6-(2,3-二氯苯基)-1,2,4-三嗪-3,5-二胺，6-(2,3-dichlorophenyl)-1,2,4-triazine-3,5-diamine。

本品为白色或淡黄色固体。微溶于水。mp 216~218℃。

本品通过阻滞 Na^+ 通道，稳定细胞膜并抑制脑内兴奋性递质的释放，从而发挥抗癫痫作用。

本品对部分癫痫发作和继发性全身发作极为有效，对原发性全身性大发作效果较差。临床上约10%的患者用药后出现共济失调、复视、眩晕和嗜睡等副作用，妊娠期妇女前三个月期间服用本品，所产婴儿有较大风险发生唇裂或腭裂。

本品有多种合成方法，常用的方法是以 2,3-二氯甲苯为原料，经浓硝酸氧化得到 2,3-二氯苯甲酸，将其用氯化亚砜氯化，生成 2,3-二氯苯甲酰氯，所得酰氯与氰化亚铜反应生成 2,3-二氯苯甲酰腈，再与氨基胍碳酸氢盐及硝酸反应后，在碱性条件下环合得到拉莫三嗪。

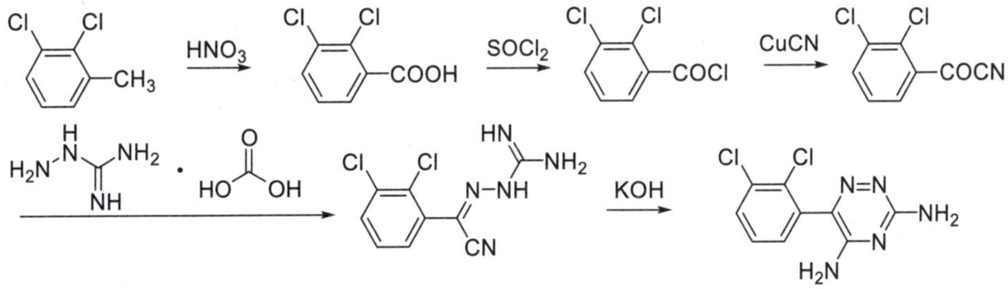

本章小结

镇静催眠药物与抗癫痫药物均属于中枢神经系统疾病用药。

临床上主要使用的镇静催眠药物为苯二氮䓬类镇静催眠药，吡咯烷酮类、咪唑并吡啶类、褪黑激素受体激动剂等药物亦有应用。本章应重点掌握镇静催眠药物的结构类型，地西泮及奥沙西泮的结构、命名、理化性质、体内代谢过程与临床用途。

抗癫痫药物具有治疗范围小、个体化差异大等特点，这就要求此类药物应具有靶向性强的特点，同时需兼顾个体化给药。此外，临床上癫痫治疗中常需联合给药，需注意药物之间的相互作用、蓄积、成瘾性、毒副作用等影响。重点掌握苯妥英钠的结构、命名及临床用途。

思考题

1. 简述苯二氮䓬类药物的作用机制。
2. 简述抗癫痫药物的分类，并各举一个代表药物。
3. 简述苯妥英钠的代谢过程与临床用途。

第四章 精神疾病治疗药

人类的精神活动是最高级的活动，各种原因均可能造成精神失常，主要表现为分裂症、焦虑、抑郁、狂躁等。精神疾病治疗药物根据主要适应证可分为抗精神病药、抗抑郁药、抗躁狂药和抗焦虑药四类，本章主要讲述前两类药物。

第一节 抗精神病药

精神病又称精神分裂症，是大脑机能活动发生紊乱，导致认知、情感、行为和意志等精神活动不同程度障碍的疾病的总称。早期采用溴化钾或者电休克等方法进行治疗，20世纪50年代氯丙嗪的发现促进了治疗精神病的各种类型药物的发展。

引起精神疾病的病因非常复杂，对药物作用机制也有多种假说。目前，抗精神病药的作用机制主要是作为多巴胺（dopamine，DA）受体阻断剂，阻断中脑-边缘系统和中脑-皮质系统的DA通路，降低DA水平，从而发挥抗精神病作用。如果药物同时阻断黑质-纹状体和结节-漏斗通路的DA受体，分别导致锥体外系副反应和内分泌方面的改变。因此，锥体外系副作用是抗精神病药物最常见的不良反应，表现为帕金森病、静坐不能、急性肌张力障碍和迟发性运动障碍等。经典的抗精神病药如吩噻嗪类和硫杂蒽类等，锥体外系副反应发生率比较高；新一代抗精神病药如氯氮平和利培酮等，锥体外系副反应不明显，因而被称为非经典的抗精神病药物。

抗精神病药按照结构主要可分为吩噻嗪类、硫杂蒽类、丁酰苯类、苯甲酰胺类、二苯并二氮䓬类等。

一、吩噻嗪类

氯丙嗪（Chlorpromazine）是第一个用于临床的吩噻嗪类（phenothiazines）抗精神病药，对其结构改造主要集中在对吩噻嗪母核上C-2位和N-10位侧链取代基的改变，临床上常用的吩噻嗪类抗精神病药见表4-1。其中氯丙嗪、奋乃静（Perphenazine）及氟奋乃静癸酸酯（Fluphenazine Decanoate）三个是国家基本药物。

> **知识拓展**
>
> **精神病治疗的里程碑——氯丙嗪的发现**
>
> 吩噻嗪类抗精神病药是在 20 世纪 40 年代研究吩噻嗪类抗组胺药异丙嗪（Promethazine）的构效关系时发现的。1949 年法国外科医生 Laborit 发现抗组胺药异丙嗪在用于预防麻醉药引起的外科休克时，比其他药物作用强，并对中枢神经系统起作用，这一发现引起了制药公司的重视。对其构效关系研究发现，将侧链异丙基用直链丙基替代，抗组胺作用减弱，抗精神病作用增强；将 2 位以氯取代，则抗过敏作用消失，抗精神病作用增强。1950 年法国科学家 Charpentier 合成了氯丙嗪，1952 年法国医生 Lehman 和 Hanrahan 尝试氯丙嗪应用于躁狂症患者，发现氯丙嗪有明显的抗精神病作用。1954 年氯丙嗪作为抗精神病药正式用于临床，从此揭开了药物治疗精神病的序幕。

表 4-1 临床常用的吩噻嗪类抗精神病药的结构、作用强度和副作用

药物名称	R^1	R^2	作用强度	帕金森副作用
氯丙嗪（Chlorpromazine）	—(CH₂)₃N(CH₃)₂	Cl	1	++
乙酰丙嗪（Acepromazine）	—(CH₂)₃N(CH₃)₂	COCH₃	<1	
三氟丙嗪（Triflupromazine）	—(CH₂)₃N(CH₃)₂	CF₃	4	+++
奋乃静（Perphenazine）	—(CH₂)₃-piperazine-CH₂CH₂OH	Cl	10	+++
乙酰奋乃静（Acetophenazine）	—(CH₂)₃-piperazine-CH₂CH₂OH	COCH₃		++
氟奋乃静（Fluphenazine）	—(CH₂)₃-piperazine-CH₂CH₂OH	CF₃	50	+
三氟拉嗪（Trifluoperazine）	—(CH₂)₃-piperazine-N-CH₃	CF₃	13	+

续表

药物名称	R¹	R²	作用强度	帕金森副作用
硫利达嗪（Thioridazine）	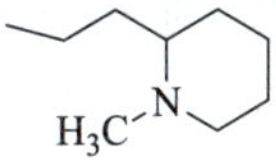 2-丙基-1-甲基哌啶基	SCH_3	1	+
硫乙拉嗪（Thiethylperazine）	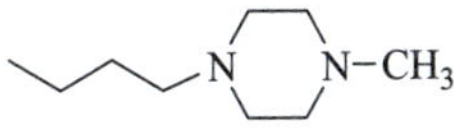 4-丁基-1-甲基哌嗪基	SCH_2CH_3		+
哌泊噻嗪（Pipotiazine）	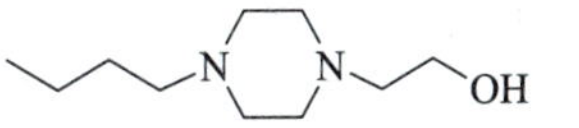 4-丁基-1-(2-羟乙基)哌嗪基	$SO_2N(CH_3)_2$		
氟奋乃静庚酸酯（Fluphenazine Enanthate）	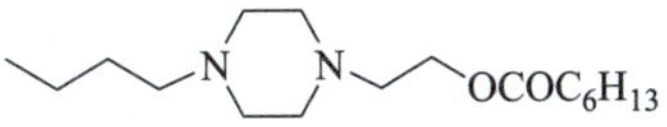 4-丁基-1-[2-($OCOC_6H_{13}$)乙基]哌嗪基	CF_3		
氟奋乃静癸酸酯（Fluphenazine Decanoate）	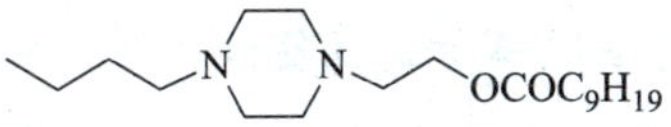 4-丁基-1-[2-($OCOC_9H_{19}$)乙基]哌嗪基	CF_3		
哌泊噻嗪棕榈酸酯（Pipothiazine Palmitate）	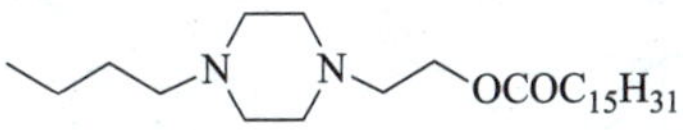 4-丁基-1-[2-($OCOC_{15}H_{31}$)乙基]哌嗪基	$SO_2N(CH_3)_2$		

吩噻嗪环上取代基的位置和种类与其抗精神病活性及强度关系密切，其构效关系如下：

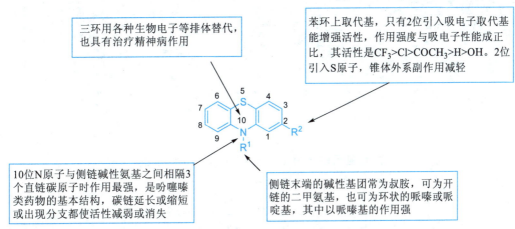

- 三环用各种生物电子等排体替代，也具有治疗精神病作用
- 苯环上取代基，只有2位引入吸电子取代基能增强活性，作用强度与吸电子性能成正比，其活性是$CF_3>Cl>COCH_3>H>OH$。2位引入S原子，锥体外系副作用减轻
- 10位N原子与侧链碱性氨基之间相隔3个直链碳原子时作用最强，是吩噻嗪类药物的基本结构，碳链延长或缩短或出现分支都使活性减弱或消失
- 侧链末端的碱性基团常为叔胺，可为开链的二甲氨基，也可为环状的哌嗪或哌啶基，其中以哌嗪基的作用强

此外，将侧链有羟乙基哌嗪的药物与长链脂肪酸成酯，能得到作用时间延长的前药，如氟奋乃静庚酸酯、氟奋乃静癸酸酯及哌泊噻嗪棕榈酸酯。成酯可增加药物的脂溶性，皮下注射或肌内注射后逐渐吸收，缓慢水解释放原药，药效维持时间可长达几周，适用于需要长期治疗且不配合服药的患者。

吩噻嗪类药物与受体的结合方式如图4-1所示。其中B部分的立体专属性最高，C部分次之，A部分最小。B部分必须由三个直链碳原子组成；C部分吩噻嗪环沿N—S轴折叠，

第四章 精神疾病治疗药

两个苯环几乎垂直，2位取代基为吸电子基时使N和S原子的电子密度降低，有利于和受体相互作用；受体中A部分有一较窄的凹槽，侧链末端空间体积越大，活性越小，因此当A为二乙胺基取代时活性很弱，而当乙基成为环的一部分时，作用较强。

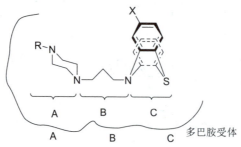

图4-1 吩噻嗪类药物与受体的作用模式

氯丙嗪2位取代基的影响

通过氯丙嗪和多巴胺的X射线衍射结构测定发现，氯丙嗪苯环2位氯原子引起分子不对称性。顺式氯丙嗪与多巴胺能部分重叠，而反式氯丙嗪与多巴胺不能重叠。由此可见，氯丙嗪的顺式构象与多巴胺受体相匹配，有利于与多巴胺受体作用，所以2位有取代基时活性强。

盐酸氯丙嗪 Chlorpromazine Hydrochloride

化学名为 N,N-二甲基-2-氯-10H-吩噻嗪-10-丙胺盐酸盐，N,N-dimethyl-2-chloro-10H-phenothiazine-10-propylamine hydrochloride，又名冬眠灵。

本品为白色或乳白色结晶性粉末，味极苦；有吸湿性，极易溶于水，易溶于乙醇或三氯甲烷；mp 194～196℃；遇光渐变色，水溶液显酸性反应，5%水溶液的pH为4～5。

吩噻嗪环上N原子碱性极弱，侧链氨基碱性较强，可成盐。母环中的S和N都是很好的电子给体，易被氧化。在空气和日光中放置，渐变为红棕色。氧化过程比较复杂，最初的氧化产物是醌式化合物。日光及重金属离子对氧化过程有催化作用，遇氧化剂可被迅速氧化破坏。在注射液中加入氢醌、亚硫酸氢钠、连二亚硫酸钠或维生素C等抗氧剂，可阻止其氧化变色。

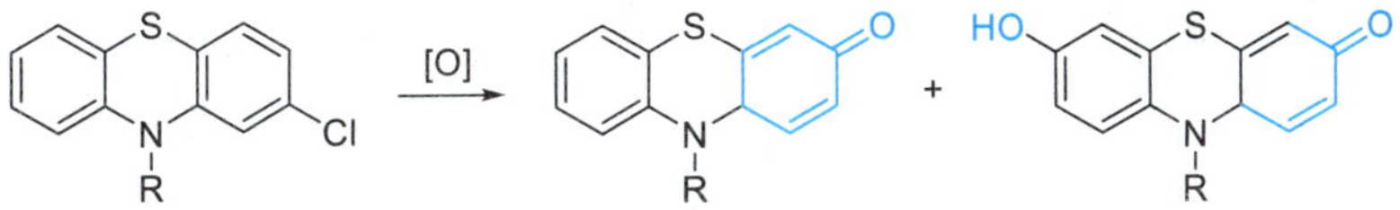

有部分患者在用药后，在强烈日光照射下会发生严重的光毒化反应，皮肤出现红疹，这是氯丙嗪和其他吩噻嗪类药物特有的毒副反应。主要原因是药物分解产生自由基，并进一步发生各种氧化反应，自由基与体内一些蛋白质作用时发生过敏反应，也称光毒化过敏反应，故服用本品后，应尽量减少户外活动，避免日光照射。

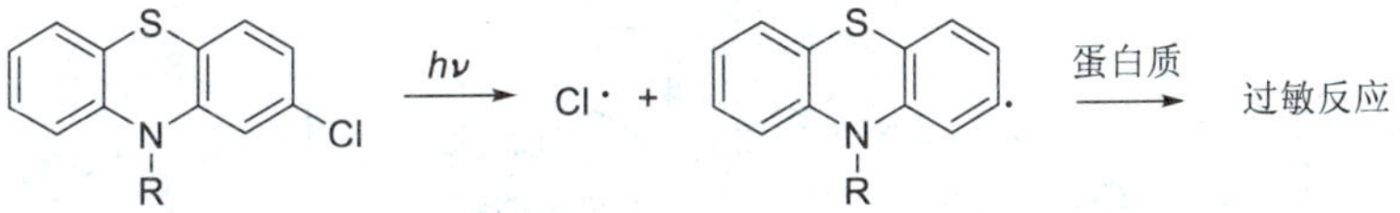

吩噻嗪类药物的合成一般是以邻氯苯甲酸为原料。以邻氯苯甲酸与间氯苯胺为原料经 Ullmann 反应制得 2'-羧基-3-氯二苯胺，再将其与铁粉加热脱去羧基，在碘催化下与硫环合形成三环吩噻嗪母核。用硫环合时，会生成少量 4-氯吩噻嗪，但该化合物在氯苯中溶解度大，因此用氯苯作溶剂时，4-氯吩噻嗪留在母液中，2-氯吩噻嗪析出结晶。以 1-氯-3-二甲氨基丙烷为侧链在 NaOH 溶液中缩合得到氯丙嗪后，用饱和盐酸醇溶液成盐得到盐酸氯丙嗪。用氢氧化钠缩合时产率很低，为 70%，且质量差别很大；而添加四丁基溴化铵为缩合剂时，产率提高到 90% 以上，且质量符合中国药典要求。

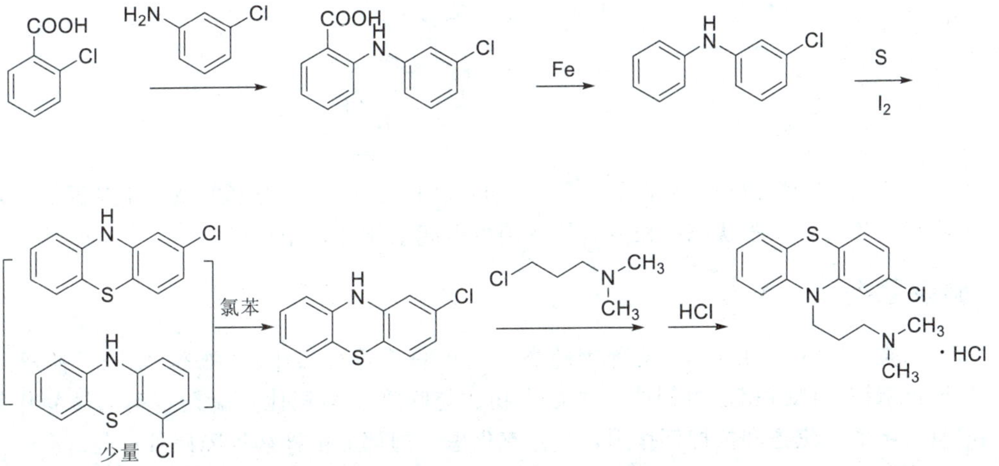

本品主要在肝脏经 CYP450 酶催化代谢，代谢过程主要有硫原子氧化、苯环羟基化、10 位 N-去甲基化、侧链氧化和侧链 N-脱烷基化等。羟基化产物可进一步与葡萄糖醛酸结合或生成硫酸酯排出体外，也可在体内烷基化生成相应的甲氧基氯丙嗪。N-单脱甲基和 N-双脱甲基产物在体内均可与多巴胺受体作用，故为活性代谢物。

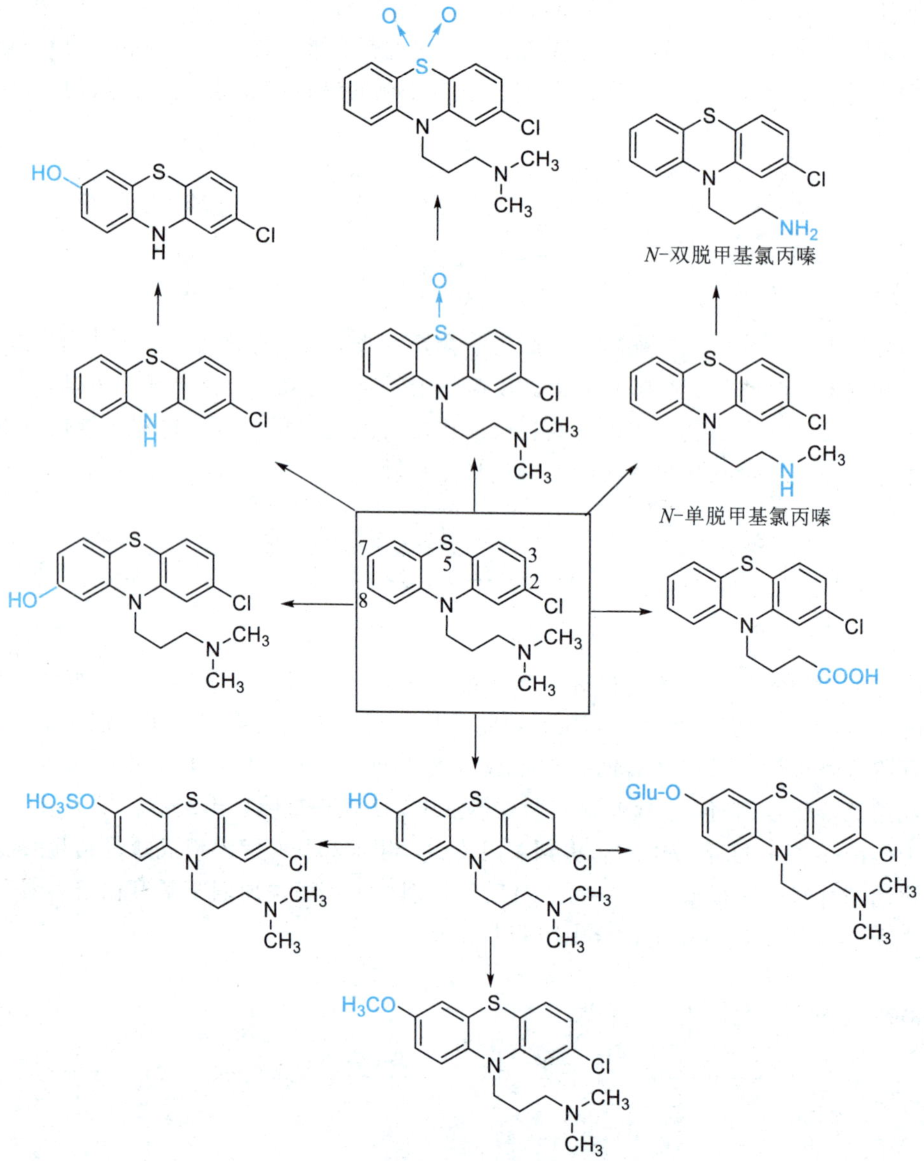

本品主要用于治疗精神分裂症和躁狂症，亦可用于镇吐、低温麻醉及人工冬眠等，还可治疗神经症的焦虑、紧张状态。长期大量使用可引起锥体外系副反应。

二、硫杂蒽类

硫杂蒽类（thioxanthenes）又称噻吨类，是将吩噻嗪母核中的 10 位 N 原子换成 C 原子，并通过双键与侧链相连得到的一类衍生物。与吩噻嗪类相比，硫杂蒽类的镇静作用较弱，但有一定的抗焦虑和抗抑郁作用，是伴有焦虑、抑郁的精神病性障碍首选药。

硫杂蒽类母核与侧链通过双键相连，故存在几何异构体，一般顺式异构体的活性大于反式异构体。例如，顺式氯普噻吨（Chlorprothixene）的抗精神病活性是反式异构体的 5～7 倍。将氯普噻吨的侧链以羟乙基哌嗪取代，得到活性更强的珠氯噻醇（Zuclopenthixol），其顺式异构体的活性比氯丙嗪增强 20 倍，适用于急慢性精神分裂症，尤其适用于老年患者。2 位以三氟甲基取代的衍生物是氟哌噻吨（Flupenthixol），活性超过珠氯噻醇。

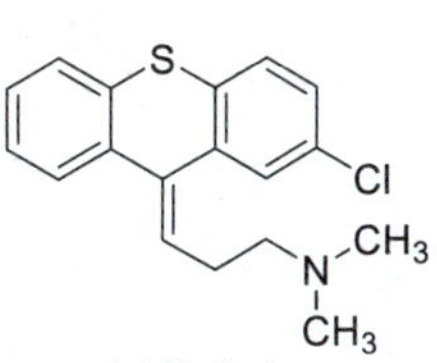

氯普噻吨 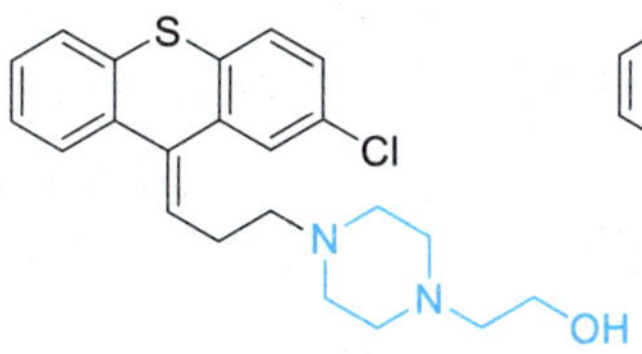　　　　　珠氯噻醇 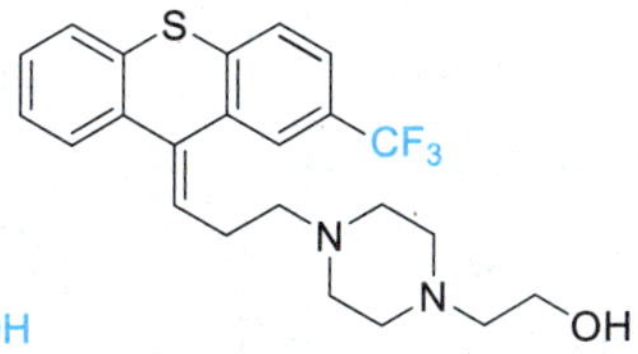　　　　　氟哌噻吨

氯普噻吨 Chlorprothixene

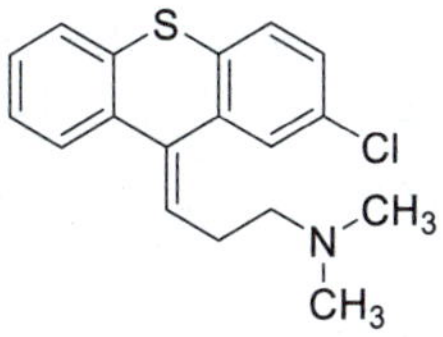

化学名为 (Z)-N,N-二甲基-3-(2-氯-9H-噻吨基-9-亚甲基)-1-丙胺，(Z)-3-(2-chloro-9H-thioxanthen-9-ylidene)-N,N-dimethyl-1-propylamine。

本品为淡黄色结晶性粉末，无臭、无味；易溶于三氯甲烷，不溶于水；mp 96～99℃。

本品具碱性，侧链的二甲氨基能与盐酸成盐。氯普噻吨在室温下比较稳定，在光照和碱性条件下，可发生双键的分解，生成 2-氯噻吨和 2-氯噻吨酮。

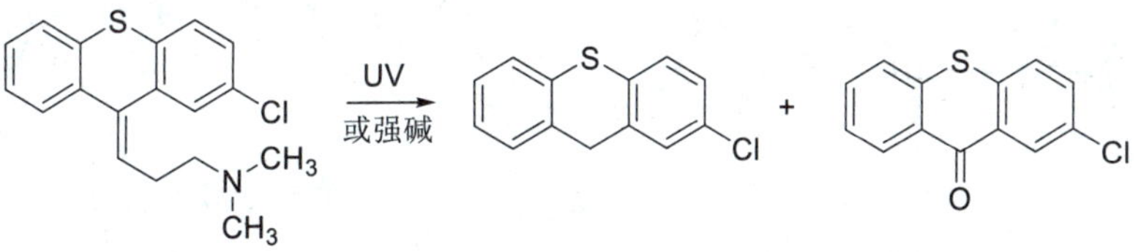

氯普噻吨可通过阻断多巴胺 DA_1、DA_2 受体而产生较强的镇静作用，改善精神障碍。它也可抑制脑干网状结构上行激活系统，引起镇静作用，还可抑制延脑化学感受区而发挥止吐作用。氯普噻吨抗精神病作用虽不及氯丙嗪，但镇静作用较强，并有明显的抗焦虑和抗抑郁作用。适用于伴有焦虑和抑郁的精神分裂症、躁狂症、焦虑性神经症和更年期抑郁症。

三、丁酰苯类

在研究镇痛药哌替啶衍生物的过程中，发现哌替啶 N 上甲基被丙酰苯基取代时，镇痛作用下降，还有类似氯丙嗪的作用。将丙基碳链延长为丁基，得到了有较强抗精神病作用的丁酰苯类（butyrophenones）药物。此类药物抗精神病作用一般比吩噻嗪类强，同时用作抗焦虑药，起效迅速，缺点是多见锥体外系副反应。

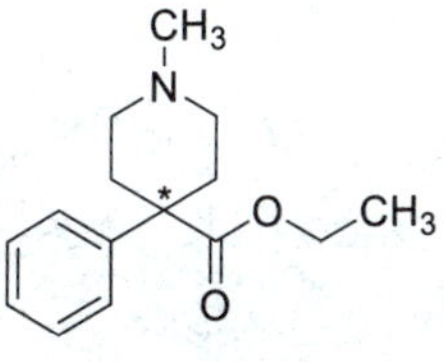

哌替啶 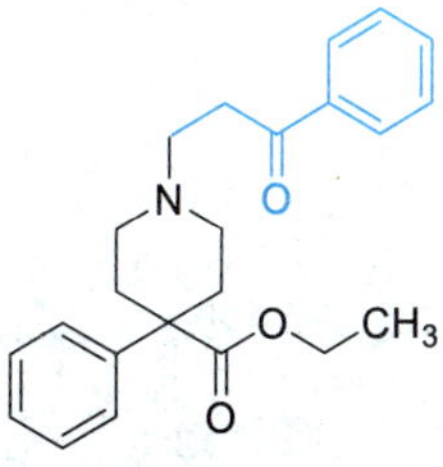　　　　　丙酰苯类似物 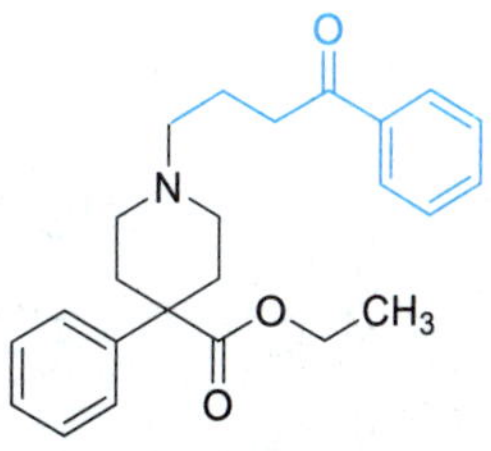　　　　　丁酰苯类似物

最早用于临床的药物为氟哌啶醇（Haloperidol），现列为国家基本药物。氟哌啶醇通过阻断脑内多巴胺受体发挥作用，作用强而持久。临床用于治疗各种急慢性精神分裂症和躁狂症，对止吐也有效，但锥体外系副反应高达80%，且有致畸作用。哌啶环上苯基的取代以三氟甲基替换氯之后，得到三氟哌多（Trifluperidol）；将哌啶环与咪唑酮形成螺环之后得到螺哌隆（Spiperone）。两者活性都强于氟哌啶醇。

在改造丁酰苯结构的过程中，用4-氟苯甲基取代酮基发现了具有长效作用的二苯丁基哌啶衍生物。五氟利多（Penfluridol）口服给药一次作用可维持1周，适用于病情缓解者的维持治疗；匹莫齐特（Pimozide）对急性发作每天只服一次；氟司必林（Fluspirilene）深部肌内注射一次可维持一周。将氟哌啶醇结构中的羟基与长链脂肪酸成酯可得到长效前药，如癸氟哌啶醇在体内水解为氟哌啶醇而发挥作用，可每4周注射1次。

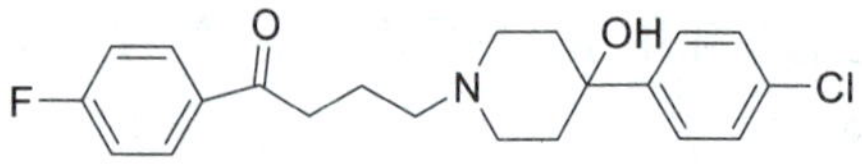

氟哌啶醇

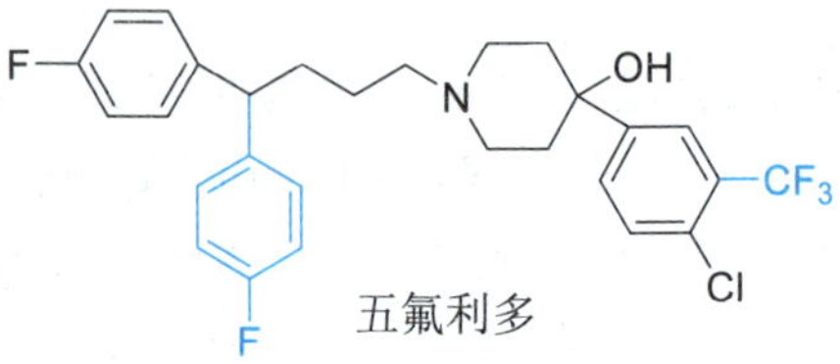

五氟利多

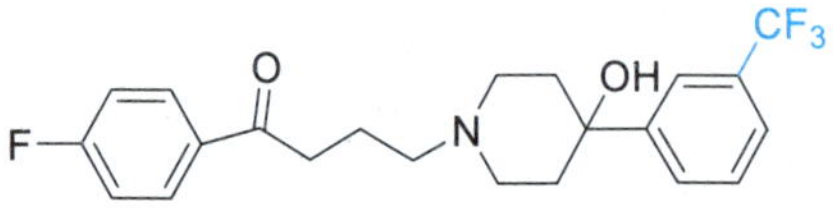

三氟哌多

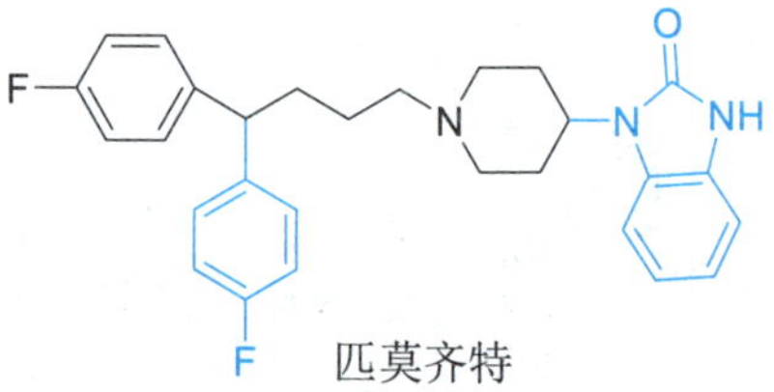

匹莫齐特

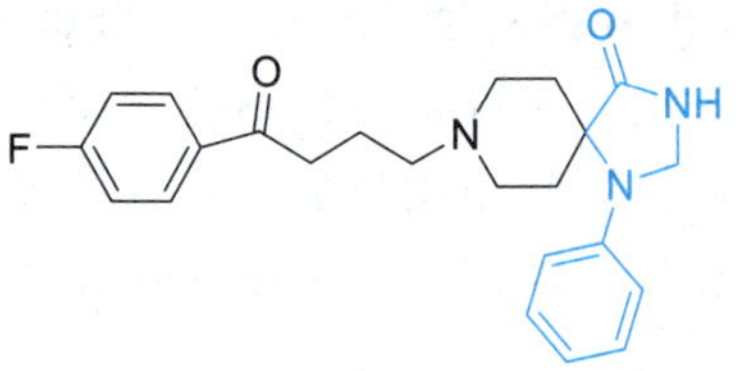

螺哌隆

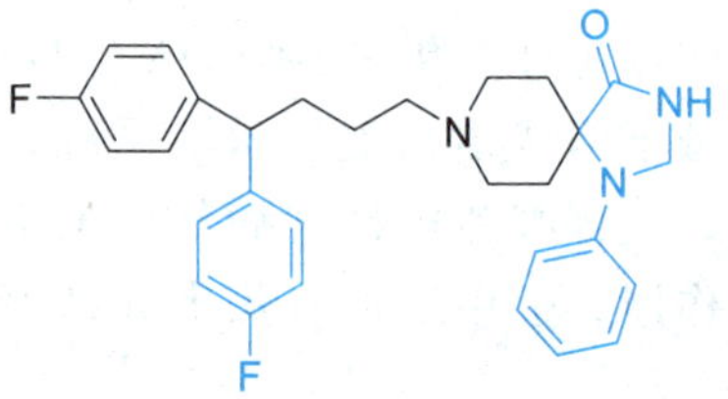

氟司必林

四、苯甲酰胺类

苯甲酰胺类（benzamides）药物是20世纪70年代发展起来的作用强且副作用相对低的抗精神病药物。在对局麻药普鲁卡因结构改造时，合成了有很强的止吐作用和轻微镇静作用的甲氧氯普胺（Metoclopramide），研究发现其作用机制与阻滞多巴胺受体有关，进一步对苯甲酰胺类结构进行改造发现了舒必利（Sulpiride）和瑞莫必利（Remoxipride）等抗精神病药物。

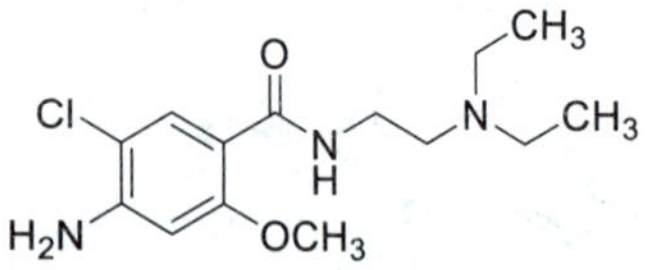

甲氧氯普胺

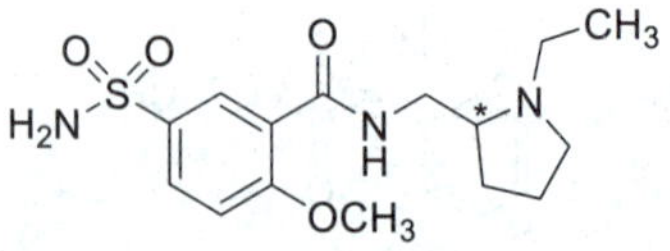

舒必利

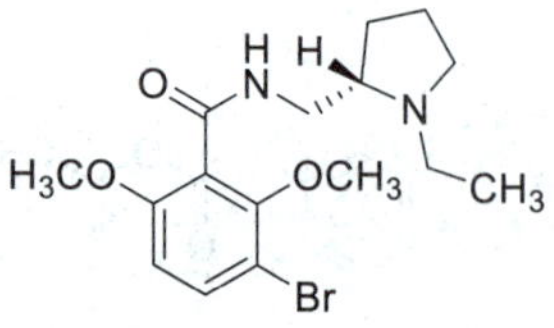

瑞莫必利

舒必利结构中有手性碳，S-(−)-异构体具有抗精神病活性，R-(+)-异构体有毒副作用，目前左舒必利已上市。舒必利对中脑边缘系统多巴胺功能亢进有明显抑制作用，并有特殊的神经肌肉作用；它能阻滞疼痛冲动经丘脑束向网状结构的传导，因此具有镇痛作用。未发现舒必利有明显镇静作用，用于治疗精神分裂症及焦虑性神经官能症，也可用于止吐，并有抗抑郁作用。它的优点是很少有锥体外系副作用，已被列入国家基本药物。

瑞莫必利是舒必利的类似物，作用强于舒必利，只拮抗 DA 受体，对其他受体几乎无作用，副作用小。

五、二苯并二氮䓬类

将吩噻嗪结构中的六元噻嗪环利用生物电子等排原理扩为七元二氮䓬环，就得到二苯并二氮䓬类（dibenzodiazepines）抗精神病药物。

氯氮平（Clozapine）是第一个用于临床的此类药物，具有广谱抗精神病作用，而锥体外系副反应很小，成为第一个非经典的抗精神病药物，现已列入国家基本药物。运用生物电子等排原理对氯氮平进行结构改造，得到了更多二苯并氮䓬类药物。5 位—NH—以 S 取代时得到喹硫平（Quetiapine），用噻吩杂环替代苯环得到奥氮平（Olanzapine），两者均为几乎不产生锥体外系副作用的非经典抗精神病药。5 位—NH—以 O 取代时得到洛沙平（Loxapine），但其具有锥体外系副作用。阿莫沙平（Amoxapine）是洛沙平的脱甲基活性代谢产物，除抗精神病作用外还可作为抗抑郁药。莫沙帕明（Mosapramine）的结构中引入螺环结构，是新的二苯并氮䓬衍生物，对 DA_2 和 $5-HT_2$ 有选择性作用，适用于精神分裂症。

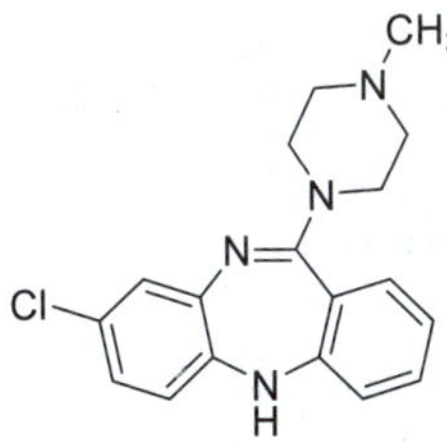

氯氮平 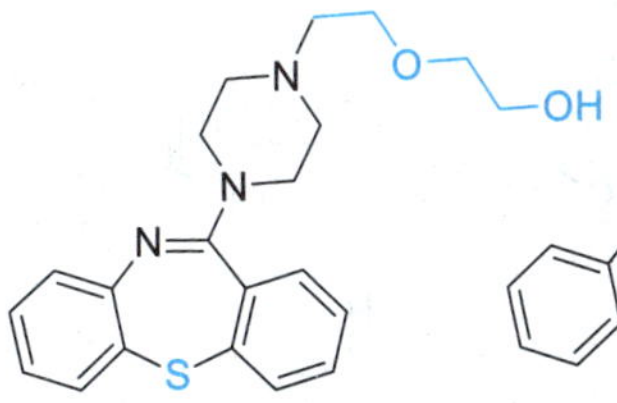　　　　　喹硫平 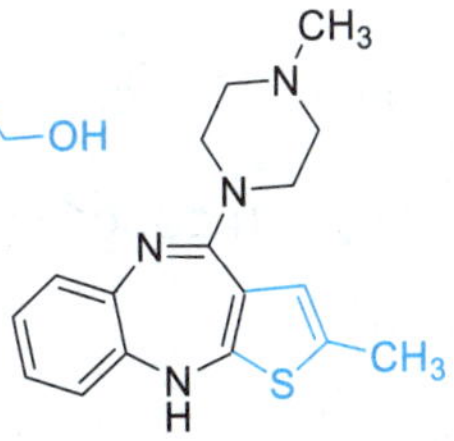　　　　　奥氮平

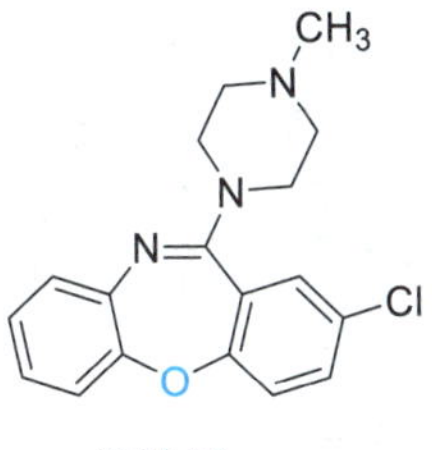

洛沙平 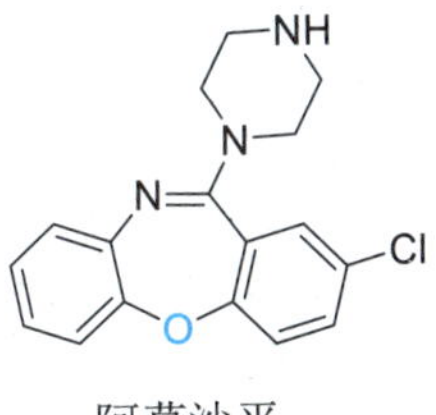　　　　　阿莫沙平 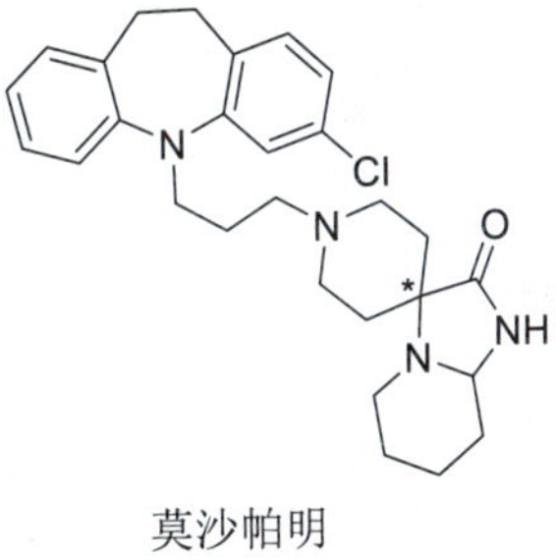　　　　莫沙帕明

氯氮平 Clozapine

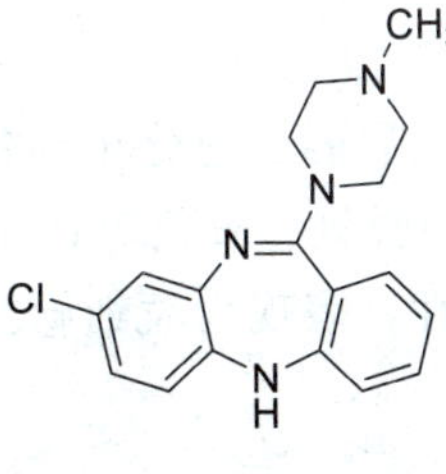

化学名为 8-氯-11-(4-甲基-1-哌嗪基)-5H-二苯并[b,e][1,4]二氮杂䓬, 8-chloro-11-(4-methyl-1-piperazinyl)-5H-dibenzo[b,e][1,4]diazepine, 又名氯扎平。

本品为淡黄色结晶性粉末，无臭，无味；在氯仿中易溶，乙醇中溶解，水中几乎不溶。mp 181~185℃，pK_{a_1} 为 3.70，pK_{a_2} 为 7.60。

氯氮平的合成有多种方法。路线 1 用 2,5-二氯硝基苯与邻氨基苯甲酸在无水碳酸钾、DMF 中进行 Ullmann 缩合反应得 2-(4-氯-2-硝基苯氨基)苯甲酸，经水合肼/三氯化铁催化还原生成 2-(2-氨基-4-氯苯氨基)苯甲酸，在二甲苯中以多聚磷酸催化环合，最后在四氯化钛作用下与 N-甲基哌嗪缩合得目标物。

路线1

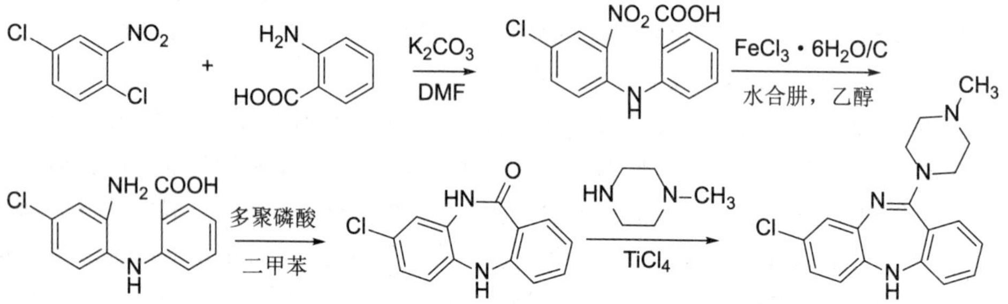

[反应式图]

路线 2 是以 4-氯-2-硝基苯胺为原料，在铜催化下与 2-氯苯甲酸甲酯缩合后，再与 N-甲基哌嗪缩合，经催化氢化还原硝基，再用三氯氧磷加热环合得到氯氮平。路线 3 是从 8-氯-11-硫代-10,11-二氢-5H-二苯并[b,e][1,4]二氮杂䓬，得到目标物。

路线2

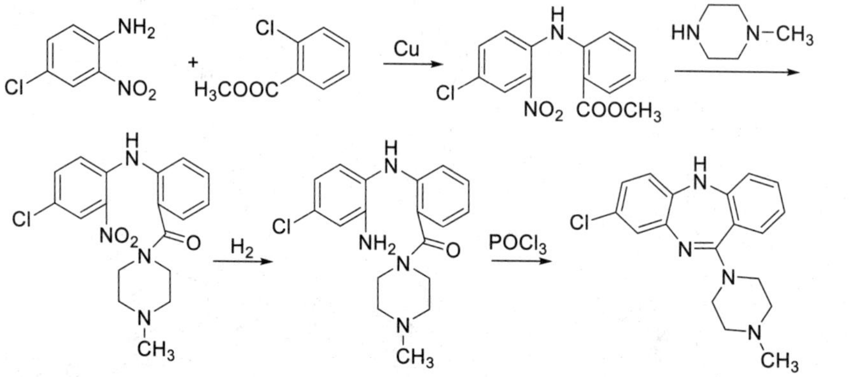

[反应式图]

路线3

[反应式图]

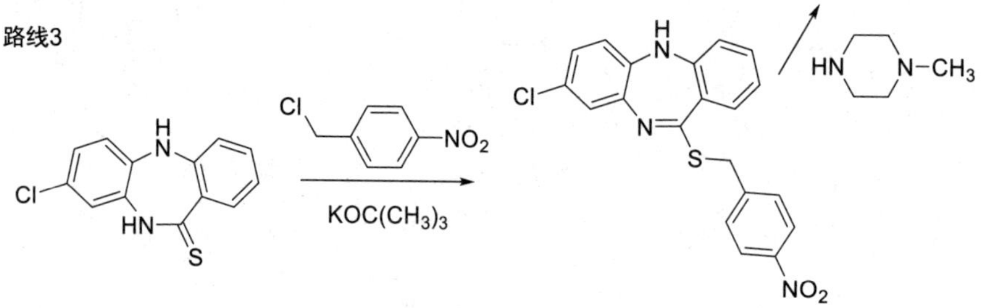

氯氮平口服吸收迅速、完全，吸收后能迅速分布到各种组织。本品在体内的代谢产物复杂，主要是 N-去甲基、N-氧化、苯环脱氯、氧化等；在人肝微粒体中、中性粒细胞或骨髓细胞中能产生硫醚代谢产物，导致毒性，表现为粒细胞减少症，因此通常不作为抗精神病首选药物，在使用时需监测白细胞数量。

氯氮平主要阻断边缘系统的多巴胺受体，而对纹状体多巴胺受体影响较小，因此几乎无锥体外系副反应。对肾上腺素受体、胆碱受体、组胺受体和5-羟色胺受体也有拮抗作用。除有较强的抗精神病作用外，还具有镇静、抗胆碱、抗肾上腺素及抗组胺的作用。由于其亲脂性强，可通过血脑屏障，对精神分裂的各种症状都有较好的疗效，是广谱的抗精神病药，尤其适用于难治疗的精神分裂症。

六、其他类

目前已发现多巴胺受体有5种亚型，分别是DA_1、DA_2、DA_3、DA_4和DA_5。其中以DA_1和DA_2为主。DA_1受体主要分布在突触后；DA_2受体在突触前和突触后都有分布，兴奋时能抑制腺苷酸环化酶，从而降低cAMP的含量。因此选择性地抑制DA_2受体，能产生很强的抗精神病作用。

经典的抗精神病药物多数都是作用于DA_2受体，但多巴胺理论也有不完善之处。比如有些药物具有良好的抗精神病作用，但对DA_2受体的作用并不强，这说明抗精神病药物是多靶标的。已有多项研究发现，5-羟色胺受体的亚型$5-HT_2$受体拮抗剂可以使黑质-纹状体通路的多巴胺释放，使多巴胺神经调节运动的功能得以恢复。因此$5-HT_2/DA_2$受体平衡拮抗剂可以通过两个神经系统的相互作用降低锥体外系副作用，成为理想的非经典的抗精神病药物。

利培酮（Risperidone）为新型苯并异噁唑类衍生物，是高选择性$5-HT_2/DA_2$受体平衡拮抗剂，疗效高而锥体外系副作用很小，目前已列入国家基本药物。它是将选择性$5-HT_{2A}$拮抗剂利坦色林（Ritanserin）和强效DA_2受体拮抗剂氟哌啶醇中的相关片段经过生物电子等排体替代之后拼合而成的。它不但是强有力的DA_2拮抗剂，可以改善幻觉、妄想等精神分裂症的阳性症状；而且对$5-HT_2$有一定的阻断作用，可改善思维贫乏、感情冷漠等精神分裂症的阴性症状。因此，利培酮适用于各种精神分裂症，对焦虑和抑郁症都有效。帕利哌酮（Paliperidone）是利培酮的羟基化活性代谢物，也具有抗精神病活性，半衰期24h，而原药半衰期仅3h，因此帕利哌酮作用时间较长。

齐拉西酮（Ziprasidone）也是根据拼合原理而设计的非经典抗精神病药。它是在具有高度DA_2亲和力的替螺酮（Tiospirone）的母核结构上连接对$5-HT_{2A}/DA_2$受体高亲和的氧代吲哚乙基所得。它还与大脑组织中的$5-HT_{2C}$、$5-HT_{1D}$和$5-HT_{1A}$具有高亲和力，对精神分裂症相关症状（包括视听幻觉、妄想、动机缺乏和逃避社会）有效。

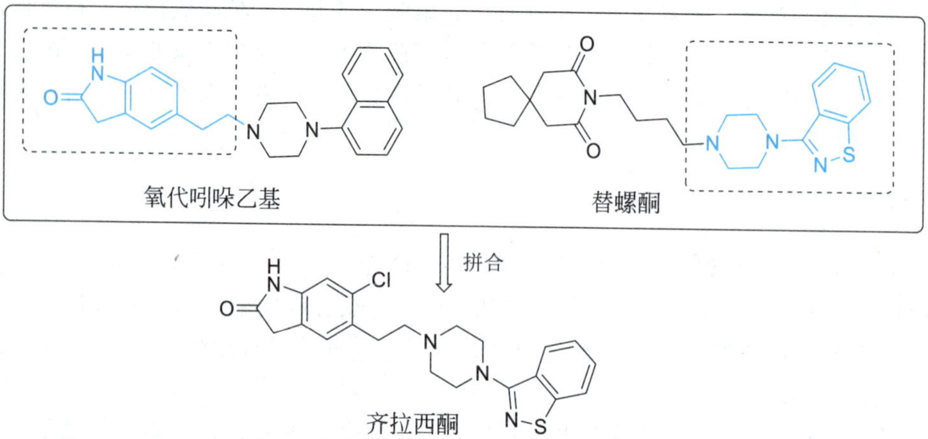

氧代吲哚乙基　　　　　　　　替螺酮

⇩ 拼合

齐拉西酮

阿立哌唑（Aripiprazole）与 DA_2、DA_3、$5-HT_{1A}$ 和 $5-HT_{2A}$ 受体均有很高的亲和力，与 DA_4、$5-HT_{2C}$、$5-HT_7$、H_1 受体及 5-HT 重吸收位点有中度亲和力，被称为 DA/5-HT 系统稳定剂。阿立哌唑通过 DA_2 和 $5-HT_{1A}$ 受体的部分激动作用及对 $5-HT_{2A}$ 受体的拮抗作用产生抗精神分裂症作用。用于治疗各类型的精神分裂症，也在国家基本药物之列。

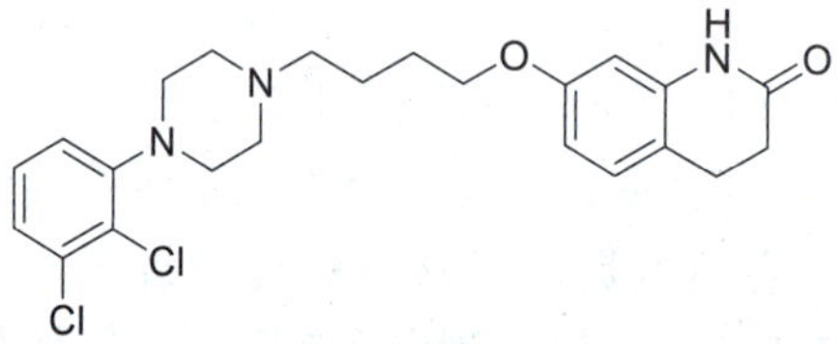

阿立哌唑

第二节　抗抑郁药

抑郁症是以显著而持久的心境低落、兴趣丧失、思维迟钝和意志行为的减少为主要特征的情感性精神病，常有强烈的自杀倾向，并有自主神经或躯体性伴随症状。目前抑郁症发病率逐年升高，已成为世界第二大疾病。抑郁症的病因复杂，病理生理学机制研究认为可能是脑内单胺类神经递质 5-羟色胺（5-HT）和去甲肾上腺素（NE）的浓度降低导致。抗抑郁药物可按照作用机制分为单胺氧化酶抑制剂、去甲肾上腺素重摄取抑制剂、选择性 5-羟色胺重摄取抑制剂等。

一、单胺氧化酶抑制剂

体内单胺类神经递质会在单胺氧化酶（monoamine oxidase，MAO）的催化下氧化脱氨代谢失活；单胺氧化酶抑制剂（monoamine oxidase inhibitors，MAOIs）通过抑制 MAO 阻止单胺类神经递质的降解，使其积蓄在突触前膜，增加单胺神经递质的浓度。单胺氧化酶抑制剂的出现始于 20 世纪 50 年代初的抗结核药异烟肼（Isoniazid），在治疗过程中偶然发现该药可以提高患者的精神状态，故将其用于抗抑郁。在此基础上，又合成了苯乙肼

(Phenelzine)、异卡波肼（Isocarboxazid）等一系列药物。这些药物缺点较多，能引起肝脏毒性和心脏毒性，且因其对 MAO 的不可逆抑制作用，与富含酪胺的食物（如酵母、干酪、大豆发酵食品等）和拟交感胺类药物合用时会引起高压危象，即 5-HT 综合征，限制了在临床中的应用。

异烟肼　　　苯乙肼　　　异卡波肼

20 世纪 80 年代发现脑内 MAO 有 A 和 B 两种亚型，其中 MAO-A 与 NE 和 5-HT 的代谢有关。因此开发特异性 MAO-A 的可逆抑制剂，能增强抗抑郁作用，减少 5-HT 综合征副反应，如吗氯贝胺（Moclobemide）和托洛沙酮（Toloxatone）。

吗氯贝胺　　　托洛沙酮

吗氯贝胺可提高脑内 NE、DA 和 5-HT 的水平，安全性高，无明显的镇静作用。优点是作用快，口服达峰时间为 1～2h，停药后单胺氧化酶活性恢复快。缺点是在体内代谢速率快，首次给药需要加大剂量。托洛沙酮可阻断 NE 和 5-HT 的代谢，口服吸收迅速，给药 30min 即可达到血药浓度高峰。

二、去甲肾上腺素重摄取抑制剂

脑内去甲肾上腺素功能亢进时表现为躁狂，而功能低下则表现为抑郁。去甲肾上腺素重摄取抑制剂（norepinephrine-reuptake inhibitors，NRIs）可以抑制突触前膜对去甲肾上腺素的重摄取，增高脑内神经递质的含量，是一类重要的抗抑郁药。此类药物是运用生物电子等排原理对吩噻嗪类药物的母核进行改造后得到的，因其结构中都含有三环，也称为三环类抗抑郁药。去甲肾上腺素重摄取抑制剂按作用机制可分为非选择性和选择性两类；按照结构不同主要分为二苯并氮杂䓬类、二苯并氮氧杂䓬类、二苯并环庚二烯类、二苯并噁庚英类和其他类等，见表 4-2。

表 4-2　常用的去甲肾上腺素重摄取抑制剂

类别	名称	结构	特点
二苯并氮杂䓬类	丙米嗪（Imipramine）		是以电子等排体—CH_2—CH_2—置换吩噻嗪母核中的 S 原子构成的衍生物；具有较强的抗抑郁作用，同时拮抗肾上腺素 α 受体和胆碱受体，产生心脏抑制的副作用

续表

类别	名称	结构	特点
二苯并氮杂䓬类	地昔帕明（Desipramine）	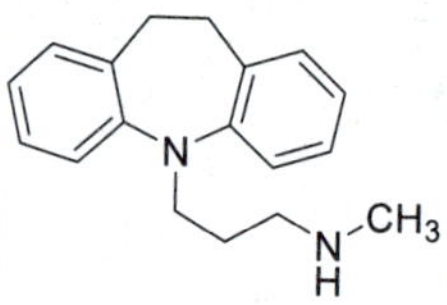	• 为丙米嗪的体内脱甲基活性代谢产物； • 为选择性去甲肾上腺素重摄取抑制剂，临床用于治疗抑郁症
	氯米帕明（Clomipramine）	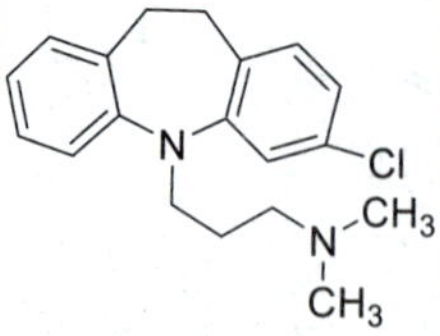	• 双重抑制剂，抑制 5-HT 再摄取作用强于其他同类药物，抗胆碱作用中等； • 起效快，广谱抗抑郁药，同时还能抗焦虑； • 代谢产物去甲基氯米帕明也有抗抑郁作用，并用于临床
	曲米帕明（Trimipramine）	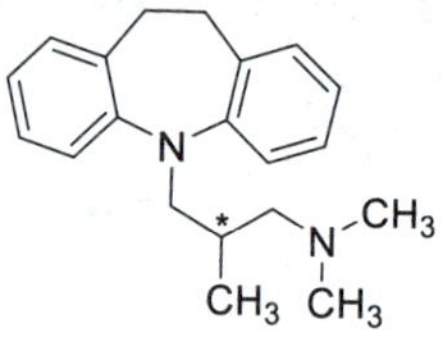	• 对脑内 5-HT 受体有高度亲和力，除用于治疗抑郁症，还对精神分裂症有效
二苯并氮氧杂䓬类	阿莫沙平（Amoxapine）	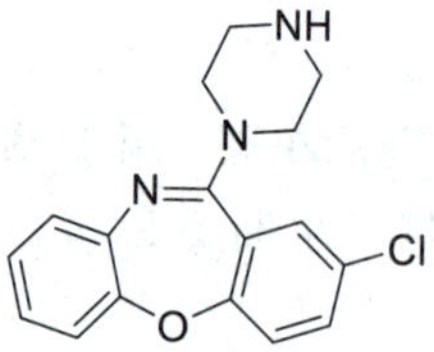	• 是抗精神病药洛沙平的脱甲基活性代谢物，阿莫沙平的代谢物 7-羟基阿莫沙平和 8-羟基阿莫沙平也有活性，且半衰期较长； • 作用与丙米嗪相似，但起效快、对心脏毒性低、抗胆碱作用弱； • 抗抑郁谱广，对其他抗抑郁药治疗无效的患者也有效
二苯并环庚二烯类	阿米替林（Amitriptyline）	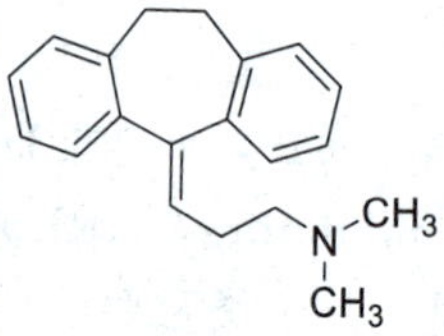	• 抗抑郁作用与丙米嗪极为相似，抑制 NE 和 5-HT 的再摄取，镇静作用与抗胆碱作用较明显； • 体内吸收迅速，肝脏中代谢
	去甲替林（Nortriptyline）	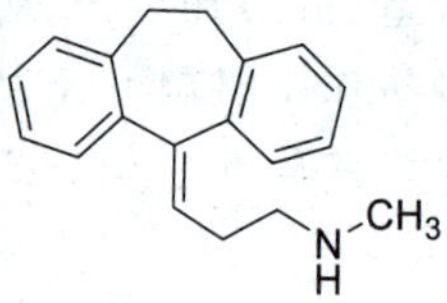	• 阿米替林的活性代谢产物； • 抗抑郁作用比丙米嗪强，可提高患者的情绪； • 是选择性去甲肾上腺素重摄取抑制剂
二苯并噁庚英类	多塞平（Doxepin）	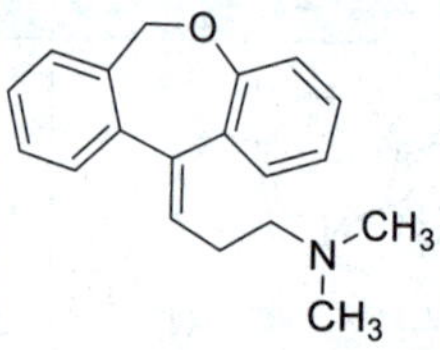	• 存在几何异构，以 85：15 的 E 和 Z 的异构体混合物给药，其中 Z 异构体抑制 5-HT 活性较强，E 异构体抑制 NE 重摄取活性较强； • N-去甲基代谢仍然有活性； • 抗抑郁作用与阿米替林相似，是镇静作用较强的抗抑郁药之一，有抗焦虑作用，用于抑郁症、焦虑性神经症和失眠症； • 还具有抗组胺作用，可用于治疗皮肤过敏性疾病

续表

类别	名称	结构	特点
其他类	马普替林 (Maprotiline)		● 为 9,10-二氢蒽的 9,10-亚乙基桥环衍生物，也称四环类抗抑郁药； ● 为选择性 NE 重摄取抑制剂，对 5-HT 几乎没有作用； ● 抗抑郁效果与丙米嗪相似，但奏效快，不良反应小
	瑞波西汀 (Reboxetine)		● 选择性去甲肾上腺素重摄取抑制剂，对 DA 和 5-HT 的重摄取没有作用，耐受性好，副作用较少； ● 含两个手性碳，是 (R,R)-(−)-异构体和 (S,S)-(+)-异构体的混合物，两个异构体口服生物利用度都大于 90%，后者是前者活性的 2 倍； ● O-去乙基是主要的代谢途径，代谢物均没有抗抑郁作用

盐酸阿米替林 Amitriptyline Hydrochloride

化学名为 N,N-二甲基-3-(10,11-二氢-5H-二苯并[a,d]环庚烯-5-亚基)-1-丙胺盐酸盐，3-(10,11-dihydro-5H-dibenzo[a,d]cycloheptene-5-ylidene)-N,N-dimethyl-1-propanamine hydrochloride。

本品为白色结晶性粉末；mp 196～197℃，pK_a 为 9.4；易溶于水、乙醇、甲醇、氯仿，不溶于乙醚；无臭，味苦，有烧灼感，随后有麻木感。

盐酸阿米替林具有双苯并稠环共轭体系，并且侧链含有脂肪族叔胺结构。对日光较敏感，易被氧化变成黄色，故需避光保存。加氧化剂硫酸时，溶液可显红色。其水溶液不稳定，在缓冲溶液中能分解，某些金属离子能催化本品降解。

盐酸阿米替林的合成以二苯并[a,d]环庚酮为原料，经 Grignard 反应，再用浓盐酸脱水并成盐而制得。

盐酸阿米替林口服吸收完全，可透过胎盘屏障，可从乳汁排泄。主要在肝脏代谢，代谢途径主要为 N-脱甲基、N-氧化和羟基化。N-脱甲基活性代谢产物去甲替林活性相当而毒性较低，已在临床使用。去甲替林进一步脱甲基的代谢物没有活性，其他的氧化代谢物也没有活性。排泄较慢，停药 3 周仍可在尿中检出。

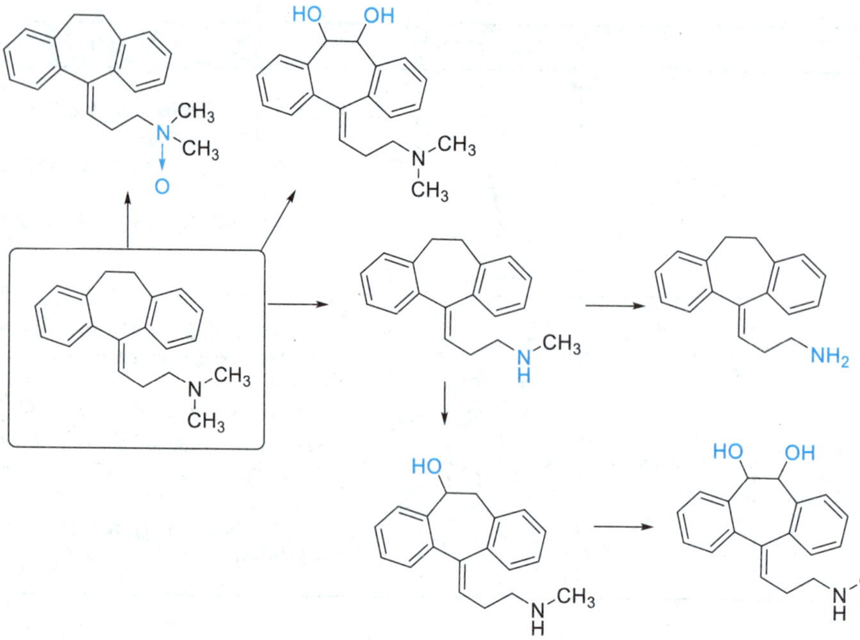

盐酸阿米替林可抑制 NE 和 5-HT 的重摄取，适用于各种抑郁症的治疗，尤其对内因性抑郁症和更年期抑郁的疗效好。不良反应少，能明显改善或消除抑郁症状。

三、选择性 5-羟色胺重摄取抑制剂

选择性 5-羟色胺重摄取抑制剂（selective serotonin reuptake inhibitors，SSRIs）选择性地抑制 5-HT 转运体，拮抗突触前膜对 5-HT 的重摄取，提高其在突触间隙的浓度，延长 5-HT 的作用时间，从而改善患者的低落情绪，达到抗抑郁作用。SSRIs 禁止与 MAOIs 类药物合用，在停用 SSRIs 或 MAOIs 两周内禁止使用其他抗抑郁药物，否则可能引起 5-HT 综合征。

SSRIs 选择性强，对胆碱受体、组胺受体亲和力小，故副作用明显低于三环类，且口服吸收良好、服用方便，是适用于各种抑郁症治疗的首选一线药物。目前 SSRIs 的 5 个产品氟西汀（Fluoxetine）、帕罗西汀（Paroxetine）、氟伏沙明（Fluvoxamine）、舍曲林（Sertraline）和西酞普兰（Citalopram）被我国精神医学界形象地称为 SSRIs 类的"五朵金花"，见表 4-3。此类药物结构差异较大，似无共同的结构特征，但作用机制相似，尚未见构效关系的研究。

表 4-3 常用的选择性 5-羟色胺重摄取抑制剂

名称	结构	特点
氟西汀 （Fluoxetine）	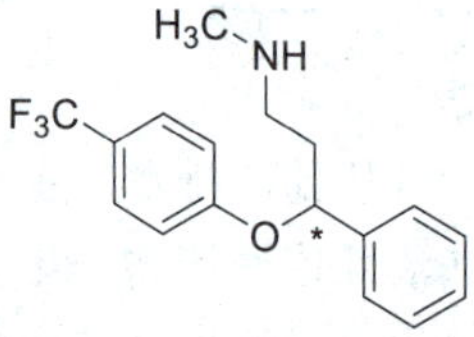	应用广泛的抗抑郁药； 强烈抑制 5-HT 的再吸收，而不影响 NE 和多巴胺的再摄取； 疗效好、不良反应轻、安全性高、耐受性好； 临床上常用其盐酸盐。能明显改善抑郁症状，以及焦虑和睡眠障碍，尤其适用于老年性抑郁症和伴随躯体疾病的抑郁症； 代谢产物去甲氟西汀也有活性并用于临床，但半衰期长，会产生药物蓄积和排泄缓慢的现象，因此肝肾疾病患者需考虑用药安全问题

名称	结构	特点
帕罗西汀 （Paroxetine）		• 选择性抑制 5-HT 的重吸收，是唯一具有治疗抑郁症和所有焦虑症作用的药物，作用比三环类快，而且远期疗效好； • 停药时应逐渐减量，以免发生停药综合征； • 用盐酸盐，含两个手性中心，市售的是 (3S,4R)-(－)-异构体
氟伏沙明 （Fluvoxamine）		• 选择性最高的 SSRIs 之一，既无兴奋镇静作用，也无抗胆碱、抗组胺作用，亦不影响 MAO 活性及 NE 的重吸收，对心血管系统无影响； • 耐受性良好； • 不仅能够治疗抑郁性疾病还能治疗焦虑症和强迫症等相关症状，对老年抑郁患者疗效尤佳； • 由于紫外线光照可致活性 E 异构体异构化为无活性的 Z 异构体，故需避光保存
舍曲林 （Sertraline）		• 结构中有两个手性中心，市售为 (S,S)-(＋)-异构体； • 是新型抗抑郁药，强效 5-HT 再摄取抑制剂，也是唯一对 DA 再摄取产生作用的 SSRIs，能有效缓解伴焦虑抑郁原发性高血压患者的焦虑抑郁情绪； • N-去甲基代谢物的活性是舍曲林的 10%～20%，半衰期长达 62～104h
西酞普兰 （Citalopram）		• 选择性地阻断 5-HT 的再摄取，对胆碱组胺受体、NE 及 DA 受体无明显抑制作用，对肝脏 CYP450 影响很小； • 艾司西酞普兰是其 S-异构体，选择性更强，起效时间、临床治疗缓解率和有效率更优； • 体内代谢产物 N-去甲基西酞普兰活性约为西酞普兰的 50%
曲米帕明 （Trimipramine）		• "第二代"抗抑郁药； • 副作用小，显效快，没有中枢抑制作用； • 与脑内 5-HT$_2$ 受体有高度亲和力，可直接作用于受体，而不影响 5-HT 和 NE 的再摄取； • 除治疗抑郁，还可用于治疗焦虑、失眠和精神分裂症
曲唑酮 （Trazodone）		• "第二代"抗抑郁药； • 选择性抑制 5-HT 再摄取，还可能加速脑内 DA 的更新，有显著的镇静作用，心血管毒性小，比较适合用于老年或有心血管病的抑郁症患者

> **知识拓展**
>
> **百忧之解——氟西汀的诞生**
>
> 　　百忧解（或百优解，Prozac）是盐酸氟西汀的商品名，它的问世在当时被誉为世界药物开发史上的一大里程碑。在氟西汀的早期研究中，抗抑郁动物模型大多是在三环类去甲肾上腺素重摄取抑制剂的基础上建立的，由于作用机制不同，氟西汀在这类动物模型上并没有表现出显著的体内活性。之后科学家们建立了新的药理评价模型，经过不懈努力最终证实氟西汀为选择性的 5-羟色胺再摄取抑制剂。从最初的研究到最后成功上市，氟西汀的研究经历了整整 16 年时间，这期间研发人员经历了数次挫折、打击和嘲讽，但最终凭借坚韧的毅力和不懈的追求取得了成功。

四、其他药物

1. 5-羟色胺和去甲肾上腺素重摄取抑制剂

　　近年来的研究表明，去甲肾上腺素能系统和 5-羟色胺系统共同参与了抑郁症的发病机制，同时影响 5-HT 和 NE 这两个系统的抗抑郁药在疗效和不良反应方面优于单一作用于 5-HT 的抗抑郁药。因此，研究具有 5-HT 和 NE 双重抑制作用的新型抗抑郁药已成为寻找新抗抑郁药的方向之一。5-羟色胺和去甲肾上腺素重摄取抑制剂主要有文拉法辛（Venlafaxine）和度洛西汀（Duloxetine）。

　　文拉法辛是苯乙胺衍生物，小剂量时主要抑制 5-HT 的再摄取，大剂量时对 5-HT 和 NE 的再摄取均有抑制作用，对 M_1、H_1、α_1 受体几乎没有亲和力，在此类药物中不良反应最少。适用于各种类型抑郁症，起效快，在高剂量时对严重抑郁症疗效优于 SSRIs。它经 O-去甲基代谢生成地文拉法辛，药理活性和功能几乎与文拉法辛等价，用于成人重度抑郁障碍（MDD）和抑郁症的治疗。

文拉法辛　　　　地文拉法辛

　　度洛西汀用于治疗严重抑郁性疾病，是强效而平衡的 5-HT 和 NE 重摄取抑制剂，能使大脑和脊髓中的 5-HT 和 NE 浓度升高，可改善抑郁患者的病情，并提高 5-HT 和 NE 两种神经递质在调控情感和对疼痛敏感程度方面的作用，提高机体对疼痛的耐受力，可缓解糖尿病周围神经病所引起的疼痛，起效快、治愈率高，具有较高有效性与安全性，对于缓解糖尿病伴随抑郁症疼痛的躯体症状特别有效。度洛西汀萘环上的 4-羟基代谢产物与原药具有相似的药理活性。

度洛西汀　　→　　4-羟基度洛西汀

2. 去甲肾上腺素能和特异性 5-羟色胺能抗抑郁药

去甲肾上腺素能和特异性 5-羟色胺能抗抑郁药（noradrenergic specific serotonergic antidepressants，NaSSAs）又称 α_2 肾上腺素受体拮抗剂，通过阻断 α_2 受体，使 NE 和 5-HT 两种递质浓度升高。NaSSAs 不是阻断 NE 和 5-HT 再摄取，而是具有促进两种递质释放的双重作用，是具有崭新药理学特性的药物。

米氮平（Mirtazapine）是第一个也是目前唯一的去甲肾上腺素能和 5-羟色胺能的抗抑郁药，结构中有一个手性碳，两种光学异构体都具有抗抑郁活性，市售为外消旋体。具有良好的抗抑郁疗效和安全性，口服起效迅速，耐受性好。主要代谢方式为脱甲基及氧化反应。脱甲基后的代谢产物与原化合物一样仍具药理活性。米氮平既能去甲肾上腺素能系统传导，也增强 5-HT_1 介导的 5-羟色胺能神经传导，这是其全面抗抑郁活性的原因。米氮平对组胺 H_1 受体有高度亲和力，并有镇静作用，还有抗焦虑作用，是中重度抑郁、伴焦虑、失眠及长期治疗的患者的首选药物，为严重抑郁的一线治疗药物。

米氮平

本章小结

抗精神病药和抗抑郁药都是治疗精神障碍的药物。

抗精神病药通过抑制中枢的多巴胺受体产生安定作用，控制兴奋、躁动、幻觉及妄想等症状。按照结构主要可分为吩噻嗪类、硫杂蒽类、丁酰苯类、苯甲酰胺类、二苯并二氮䓬类等。锥体外系副反应是抗精神病药物最常见的不良反应，按照锥体外系副反应发生率可分为经典的抗精神病药和非经典的抗精神病药物。

抗抑郁药能消除抑郁患者抑郁症状，而不能使正常人的情绪提高。抗抑郁药按照作用机制主要分为单胺氧化酶抑制剂（MAOIs）、去甲肾上腺素重摄取抑制剂（NRIs）和选择性 5-羟色胺重摄取抑制剂（SSRIs）三类。NRIs 类药物大部分是运用生物电子等排原理对吩噻嗪类药物的母核进行改造后得到的，也称为三环类抗抑郁药；按照结构不同主要分为二苯并氮杂䓬类、二苯并氮氧杂䓬类、二苯并环庚二烯类、二苯并噁庚英类和其他类。SSRIs 类药物安全性高，且口服吸收良好，服用方便，是适用于各种抑郁症治疗的首选一线药物。此类药物结构差异较大，尚未发现共同的结构。

思考题

1. 服用氯丙嗪后为什么要减少户外活动？
2. 按化学结构分类，抗精神失常药有哪些结构类型？每类各列举一个代表性药物。
3. 简述抗抑郁症药物作用机制分类及代表性药物。
4. 结合抗抑郁药的研究解释通过药物代谢途经发现新药的方法。

第五章

镇痛药和局部麻醉药

疼痛是实际或潜在的组织损伤产生的心理生理活动，是一种保护性警觉功能。疼痛是多种疾病的常见症状之一，剧烈疼痛会引起血压下降、呼吸衰竭，甚至导致休克。治疗和缓解疼痛的药物有多种，包括：①阿片类镇痛药（opioid agents），主要作用于中枢神经系统（CNS）的阿片受体，用于缓解剧烈疼痛；②非甾体抗炎药（NSAID），主要作用于外周神经系统，用于缓解中等程度的疼痛；③局部麻醉药通过阻滞钠离子通道抑制疼痛的传递，发挥局部麻醉和镇痛的作用。各类药物作用靶标不同，作用机制及用途也不同，本章介绍镇痛药和局部麻醉药。

第一节 镇痛药

镇痛药是指作用于中枢神经系统，选择性地抑制痛觉但并不影响意识，也不干扰神经冲动传导的药物。大多数镇痛药属于阿片类生物碱及其同类人工合成代用品，总称为阿片类药物（opioids），主要包括：阿片生物碱中的主要成分吗啡、对吗啡进行结构修饰或结构简化发展的合成镇痛药、体内存在的具有吗啡样镇痛作用的肽类物质。此类药物多通过激动体内存在的阿片受体（opioid receptors μ、κ 和 δ 等），而产生镇痛作用和呼吸抑制效应。

阿片类药物的镇痛作用强，副作用较为严重，长期使用会产生成瘾性、耐受性以及呼吸抑制等，停药会出现戒断症状，危害极大，因此阿片类药物又称麻醉性（或成瘾性）镇痛药（narcotic analgesices），应用受到限制，受国家颁布的《麻醉药物管理条例》管理。

镇痛药根据其与阿片受体相互作用的关系，可分为阿片受体激动剂、阿片受体部分激动剂。按结构和来源，镇痛药又可分作吗啡类生物碱、半合成镇痛药和全合成镇痛药三大类。

一、吗啡及其半合成衍生物

最早应用的镇痛药是阿片（opium）生物碱，是从罂粟或白花罂粟未成熟果实的乳汁中提取而得。吗啡（morphine）为其中的主要成分，另外还有可待因、蒂巴因、罂粟碱等20

余种生物碱以及三萜类和甾体类等多种复杂成分。1805 年德国药师 Sertuener 从阿片中分离出吗啡，1847 年确定吗啡的分子式，1925 年 Gulland 和 Robinson 确定了吗啡的化学结构，1952 年 Gazte 和 Tschudi 完成了吗啡的化学全合成工作，开创了吗啡类镇痛药研究的先河，为合成镇痛药的开发打下了基础。吗啡在临床上的应用已达百年，目前依然是使用最为广泛的阿片类镇痛药之一。

1. 吗啡

吗啡是由五个环（A、B、C、D、E）稠合而成的复杂结构，含有部分氢化的菲环，每个环上有固定的编号。环上有五个手性碳原子（5R、6S、9R、13S 和 14R）。天然存在的吗啡为左旋吗啡，为 μ 受体激动剂，B/C 环呈顺式，C/D 环呈反式，C/E 环呈顺式。C-5、C-6、C-14 上的氢均与胺链呈顺式，C-4、C-5 的氧桥与 C-9、C-13 的乙胺链为反式。左旋吗啡在质子化状态时的构象成三维的"T"形，环 A、B 和 E 构成"T"形的垂直部分，环 C、D 为其水平部分，环 D 为椅式构象，由于 7,8 位为双键相连，环 C 呈半船式构象，6α-羟基处于平伏键。吗啡及阿片类药物的镇痛活性与其立体结构严格相关，其右旋体（+）-吗啡已被合成，但无镇痛及其他生理活性。

吗啡　　　　吗啡的立体构象

盐酸吗啡 Morphine Hydrochloride

化学名为 7,8-二脱氢-4,5α-环氧-17-甲基吗啡喃-3,6α-二醇盐酸盐三水合物，7,8-didehydro-4,5α-epoxy-17-methylmorphinan-3,6α-diol hydrochloride trihydrate。

本品从植物罂粟（*Papaver somniferum*）的浆果浓缩物即阿片中提取，得到粗品吗啡后经精制成盐酸盐。

本品为白色、有丝光的针状结晶或结晶性粉末，无臭，遇光易变质。在水中溶解，在乙醇中略溶，在氯仿或乙醚中几乎不溶。天然存在的吗啡为左旋体，$[\alpha]_D^{20}$ 为 $-110°\sim-115°$，其右旋体无镇痛及其他生理活性。

吗啡结构中既有弱酸性的酚羟基，又有碱性的叔胺，为两性分子，其 pK_a（HA）、pK_a（HB^+）分别为 9.9、8.0。吗啡与酸可生成稳定的盐，临床上常用其盐酸盐。

吗啡及其盐的化学性质不稳定，具有还原性，在光照下能被空气氧化，可生成伪吗啡（Pseudomorphine，又称双吗啡，Dimorphine）和 N-氧化吗啡，其中伪吗啡的毒性较大。故吗啡及其盐应避光，密闭保存。

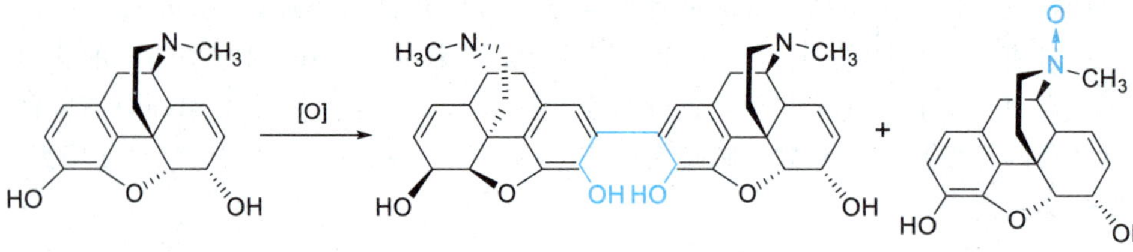

吗啡　　　　　　　　　　　伪吗啡　　　　　　　　　　　N-氧化吗啡

吗啡在酸性溶液中加热，可脱水并进行分子重排，生成阿扑吗啡（Apomorphine）。阿扑吗啡具有邻苯二酚的结构，极易被氧化，可用稀硝酸氧化成邻醌化合物而显红色，用作鉴别。阿扑吗啡为多巴胺受体的激动剂，可兴奋中枢的呕吐中心，临床上用作催吐剂。

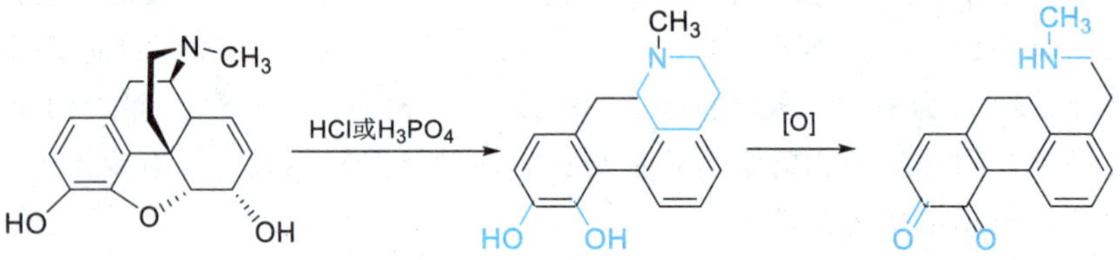

吗啡　　　　　　　　　　阿扑吗啡　　　　　　　　邻醌化合物（红色）

吗啡结构具有多种类型的化学官能团，因此可以与多种显色剂产生颜色反应，这些反应现仍是各国药典的法定鉴别方法。例如吗啡盐酸盐的水溶液与中性三氯化铁试液反应显蓝色；与甲醛硫酸反应显蓝紫色（Marquis 反应）；与钼硫酸试液反应呈紫色，继变为蓝色，最后变为绿色（Frohde 反应）。

吗啡的主要来源是从罂粟中提取，在提取过程中可能带入可待因（Codeine）、蒂巴因（Thebaine）和罂粟酸（Meconic Acid）等杂质。同时在储藏过程中可能产生伪吗啡、N-氧化吗啡，这些相关物质应作杂质限量检查。

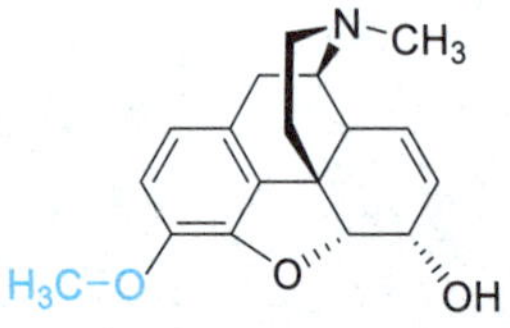

可待因 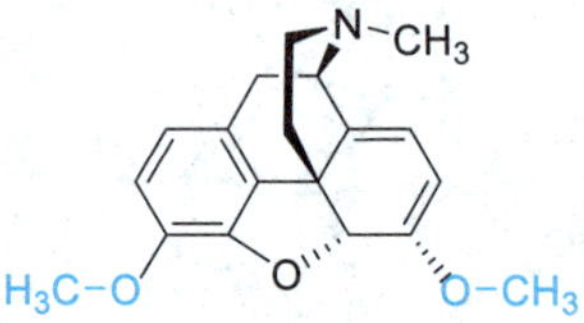　　　　　　　　　　蒂巴因 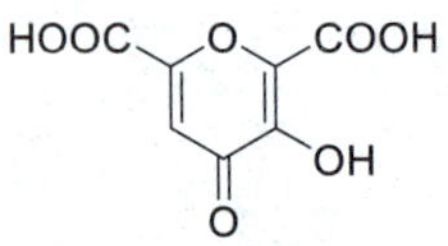　　　　　　　　　　罂粟酸

盐酸吗啡口服后，在胃肠道易吸收，但肝脏的首过效应显著，生物利用度低，故常用皮下注射。在肝脏，60%～70%的吗啡通过 3 位或 6 位羟基与葡萄糖醛酸结合，后者被认为是吗啡产生镇痛作用的形式。经体内代谢还可脱 N-甲基为去甲基吗啡，去甲基吗啡的活性低、毒性大。20%以游离的形式自肾脏排出。

吗啡作用于阿片受体，产生镇痛、镇咳、镇静作用。临床上主要用于抑制剧烈疼痛，亦用于麻醉前给药。已发现在肠道中存在有阿片受体，故吗啡能产生便秘的不良反应。

2. 吗啡的半合成衍生物

吗啡虽有优良的镇痛功效，但副作用较为严重，容易成瘾和抑制呼吸中枢，加之结构复杂，全合成困难，自 1833 年吗啡用于临床后，寻找成瘾性小、不良反应少的药物一直是研究开发新型镇痛药的目标。这方面的工作包括早期开展的对吗啡化学结构的修饰、由简化吗啡结构发展的合成镇痛药以及吗啡的拮抗剂等。

早期吗啡的结构改造多从其官能团或局部结构改造着手,合成了一系列半合成吗啡衍生物。吗啡结构中有几个重要的可被修饰的中心,如:3 位或 6 位羟基醚化、酰化,6 位羟基氧化成酮,17 位环状叔胺的改变,7 位、8 位的双键氢化以及新基团的引入等,这些结构改造使吗啡的药理作用发生明显的改变,为构效关系研究提供了有价值的资料,也发现不少更优良的新药。

(1) 3 位、6 位结构改造 吗啡结构中具有 3 位酚羟基和 6 位醇羟基,对其进行成酯、成醚的改造得到了以下结果。

3 位酚羟基烷基化得到可待因(Codeine)、乙基吗啡(Ethylmorphine)等,导致镇痛活性降低,成瘾性也降低。可待因是吗啡的一个重要衍生物,体内镇痛活性为吗啡的 20%,体外活性仅 0.1%。可待因为镇痛药和镇咳药,适用于中度疼痛,作为中枢麻醉性镇咳药,是临床上最有效的镇咳药之一,有轻度成瘾性。在体内,约有 8% 的可待因可代谢转化为吗啡而产生镇痛作用。研究表明,吗啡 3 位酚羟基是重要的活性官能团。

可待因　　　　　　乙基吗啡

对 6 位上羟基进行烷基化或者酰基化等衍生化得到一系列化合物,其镇痛活性增强,同时成瘾性等副作用也有所增大。异可待因(Heterocodeine)是 6 位甲基化的产物,其镇痛活性是吗啡的 5 倍,而 6-去羟基吗啡的活性与吗啡相似或略强。这表明 6 位羟基不是活性必需基团。

3 位、6 位羟基乙酰化得到海洛因(Heroin),其镇痛活性是吗啡的 2 倍,成瘾性也显著增加,曾一度以粉末、混合剂或栓剂的形式作为镇咳、镇定、镇痛药物被应用,造成了严重的社会危害。目前,海洛因是主要中枢麻醉性毒品之一,临床已禁用。

异可待因　　　　　　海洛因

(2) 6 位氧化,7 位、8 位还原结构改造 将吗啡结构中 6 位醇羟基氧化成酮,7 位、8 位间双键氢化还原,得氢吗啡酮(Hydromorphone),其镇痛作用为吗啡 8~10 倍,成瘾性也增强,起效较吗啡快,持续时间短,临床用于各种原因引起的中重度疼痛。在氢吗啡酮分子中 14 位引入羟基,得羟吗啡酮(Oxymorphone),镇痛作用和成瘾性进一步增强,无镇咳作用,是临床限制使用的镇痛药物。

氢吗啡酮　　　　　　羟吗啡酮

(3) 17 位 N-取代基的结构改造 将吗啡或羟吗啡酮的 N-甲基用烯丙基、环丙甲基取代后得到烯丙吗啡(Nalorphine)、纳洛酮(Naloxone)、纳曲酮(Naltrexone),它们的生物活性发生反转性变化。

烯丙吗啡是吗啡的 N-甲基用烯丙基取代的产物，为阿片受体激动-拮抗剂，拮抗 μ 和 δ 受体，激动 κ3 和 κ1 受体，小剂量时表现为阻断吗啡的作用，大剂量时有一定镇痛作用，临床主要用于吗啡过量的中毒解救。

将羟吗啡酮结构中的 17 位 N-甲基换成烯丙基或环丙甲基，分别得纳洛酮、纳曲酮，二者为阿片受体拮抗剂，无明显的药理效应和毒性，但对吗啡中毒者，小剂量至 $0.4 \sim 0.8$mg，经静脉注射即可产生反转吗啡的作用，临床用于吗啡类镇痛药物急性中毒，解救呼吸抑制和中枢抑制症状。纳洛酮是研究阿片受体功能的重要工具药，也可作为吗啡类药物中毒的解毒剂。

烯丙吗啡　　　　　　纳洛酮　　　　　　纳曲酮

> **知识拓展**
>
> **解毒醒酒利器——纳洛酮**
>
> 纳洛酮为阿片拮抗剂，本身无内在活性，但能竞争性拮抗各类阿片受体，具有阻断外源性阿片受体激动剂和内源性吗啡样物质的作用。大量饮酒后，进入大脑的乙醇刺激下丘脑释放大量 β-内啡肽，β-内啡肽与阿片受体结合，使大脑出现先兴奋后抑制的情况，导致一系列"醉酒"症状。由于纳洛酮与阿片受体的亲和性高于 β-内啡肽，可拮抗 β-内啡肽效应，解除因乙醇中毒时 β-内啡肽增高对大脑的抑制作用，改善患者呼吸抑制和昏迷状况。由于其具有阿片受体拮抗作用，临床上还用于吗啡类镇痛药物急性中毒解救。

经过早期对吗啡结构的改造和修饰，得到了一系列具有类似（相反）活性的吗啡衍生物，从而也基本确定了吗啡的构效关系，如图 5-1 所示。

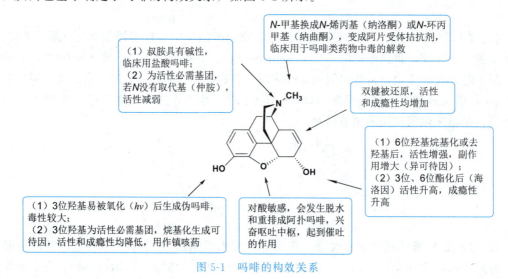

图 5-1　吗啡的构效关系

二、合成镇痛药

吗啡的半合成衍生物需要以吗啡作为原料,来源受限,并且多数半合成衍生物有吗啡样副作用,临床应用受到限制。合成镇痛药(Synthetic Analgesics)是对吗啡结构进行结构简化所得到的非天然镇痛药物。吗啡是复杂的多环结构,对其结构改造过程中,把五个环依次剖裂,将结构依次简化为四环、三环、二环,获得了吗啡喃类、苯并吗喃类、哌啶类、氨基酮类等系列合成镇痛药。

1. 吗啡喃类

吗啡喃类化合物是吗啡分子去除D环(呋喃环)后的衍生物,其立体构型与吗啡相同。N-甲基吗啡喃(N-Methylmorphinan)镇痛作用弱,在其结构中引入3-羟基,左旋体称左啡诺(Levorphanol),镇痛作用约为吗啡的4倍。

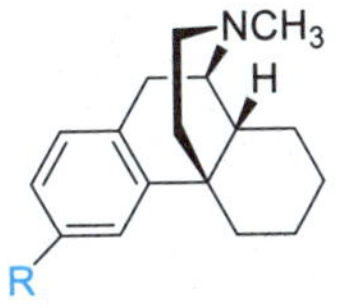

R=H, N-甲基吗啡喃
R=OH, 左啡诺

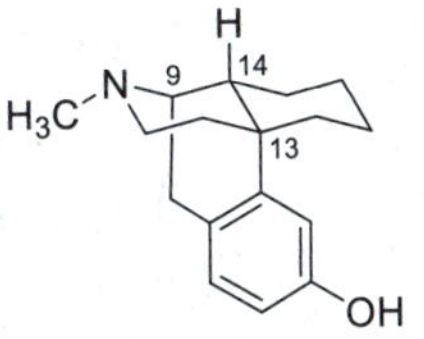

左啡诺的构型

2. 苯并吗喃类

在吗啡喃的基础上,进一步简化结构,打开C环,仅保留A、B、D环,形成苯并吗喃环,C环裂开后在原处保留小的烃基作为C环残基。该类药物立体构型与吗啡相似,镇痛作用增强,代表药物为非那佐辛(Phenazocine)、喷他佐辛(Pentazocine)、氟痛新(Fluopentazocine)等。其中非那佐辛为μ受体激动剂,镇痛作用是吗啡的10倍。喷他佐辛对μ受体有微弱拮抗作用,是阿片受体部分激动剂,作用于κ受体。喷他佐辛大剂量时有轻度拮抗吗啡的作用,镇痛效力为吗啡的1/3,但副作用少,成瘾性很小,是第一个用于临床的非成瘾性阿片类合成镇痛药。

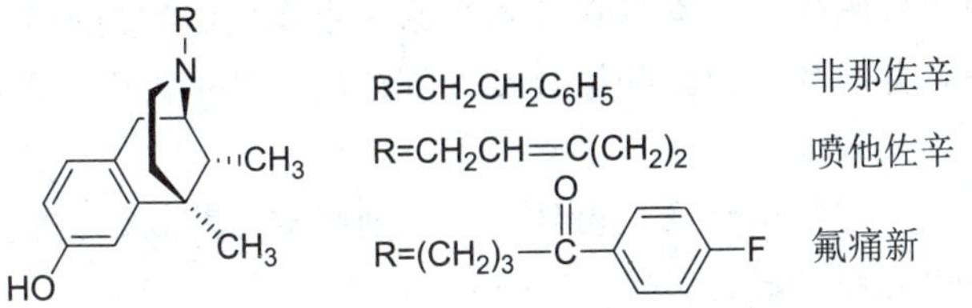

R=$CH_2CH_2C_6H_5$ 非那佐辛
R=$CH_2CH=C(CH_2)_2$ 喷他佐辛
R=$(CH_2)_3$-CO-C₆H₄-F 氟痛新

3. 哌啶类

哌替啶(Pethidine)是第一个哌啶类合成镇痛药,是在研究阿托品的类似物时意外发现的。这类药物都具有苯基哌啶的结构,被称为4-苯基哌啶类,也可以把它看作是吗啡结构中的A、E环类似物。哌替啶的活性构象与吗啡结构中4-芳基哌啶部分的空间结构一致。

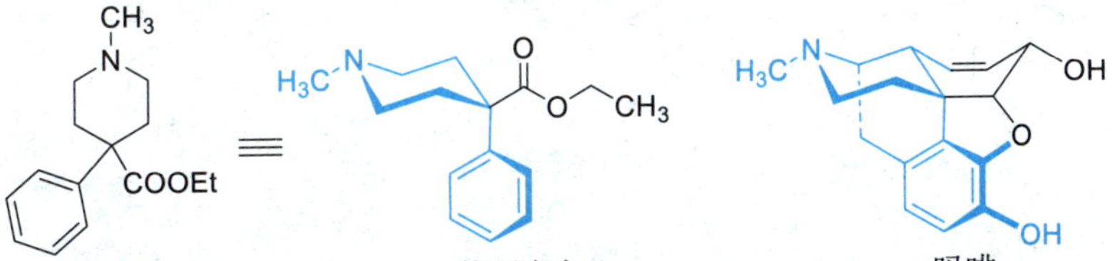

哌替啶   苯环直立   吗啡

盐酸哌替啶 Pethidine Hydrochloride

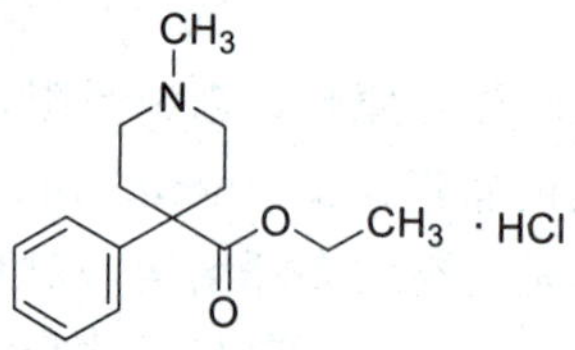

化学名为 1-甲基-4-苯基-4-哌啶甲酸乙酯盐酸盐，1-methyl-4-phenyl-4-piperidinecarboxylic acid ethyl ester hydrochloride，又名杜冷丁（Dolantin）。

本品为白色结晶性粉末，无臭或几乎无臭。在水或乙醇中易溶，在氯仿中溶解，在乙醚中几乎不溶，$pK_a(HB^+)=8.7$。易吸潮，遇光易变质，故应密闭保存。mp 186～190℃。其苦味酸盐 mp 188～191℃。

盐酸哌替啶分子中具有酯基结构，在酸催化下易水解，pH＝4 时最稳定。本品的乙醇溶液可与三硝基苯酚反应，生成黄色结晶性沉淀。沉淀物为其苦味酸盐，可用于鉴别哌替啶。

盐酸哌替啶的合成方法较多，最常用的是以苯乙腈和 N,N-二氯乙基甲胺为原料，经缩合/酸性水解、酯化、成盐制得目标化合物。

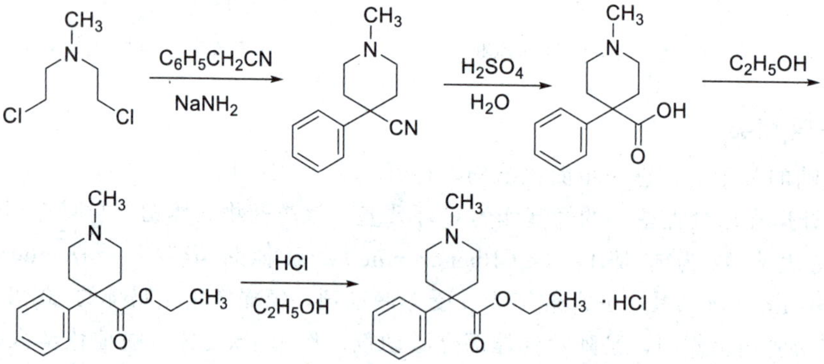

盐酸哌替啶为典型的阿片 μ 受体激动剂，镇痛作用是吗啡的 1/8～1/6，但成瘾性亦弱，不良反应较少。由于起效快，作用时间较短，常用于分娩时镇痛，对新生儿的呼吸抑制作用较小。本品的口服效果较吗啡好。本品在肝脏代谢，主要代谢物为水解的哌替啶酸、去甲哌替啶和去甲哌替啶酸，并与葡萄糖醛酸结合经肾脏排出。其中去甲哌替啶的镇痛活性仅为哌替啶的一半，而惊厥作用较大。

以哌替啶作为先导进行结构修饰，得到了一系列哌啶类药物，按化学结构又可分为 4-苯基哌啶、4-哌啶醇丙酸酯和 4-苯氨基哌啶三类。

（1）4-苯基哌啶类 此类化合物主要是哌啶环上 N-甲基被较大的基团取代得到的 N-苯基衍生物，其镇痛作用增强。例如阿尼利定（Anileridine）、苯哌利定（Phenoperidine）及匹米诺定（Piminodine）均已应用于临床。

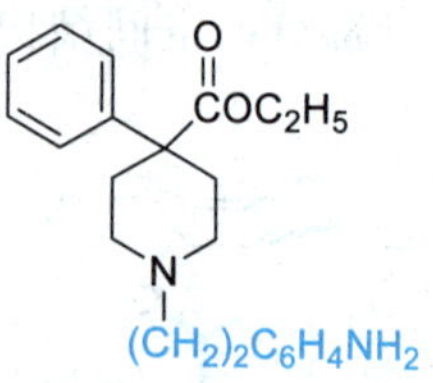

阿尼利定 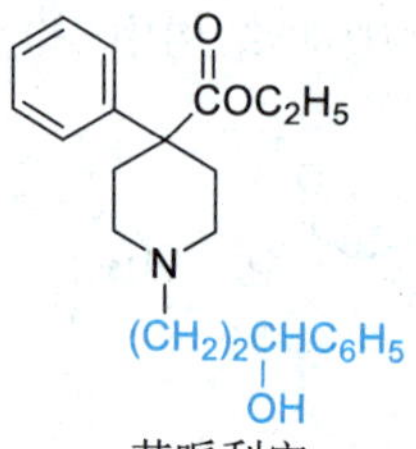　　　苯哌利定 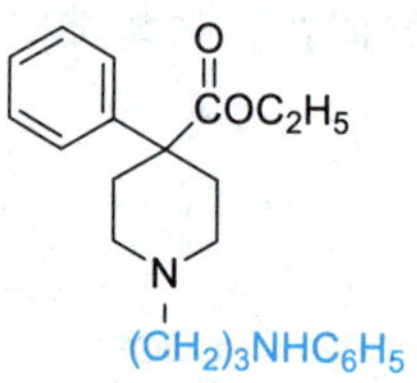　　　匹米诺定

(2) **4-哌啶醇丙酸酯类** 利用生物电子等排原理进行基团翻转，将哌替啶的4-甲酸乙酯部分转变为4-哌啶醇丙酸酯，同时在哌啶环3位引入甲基，得到一对对映异构体：阿法罗定（Alphaprodine）和倍他罗定（Betaprodine）。动物实验表明，阿法罗定作用与吗啡相当，而倍他罗定作用则是吗啡的5倍。但由于两者在人体内均能发生消除反应，生成类似神经毒剂的有害物质，临床上已经停止使用。

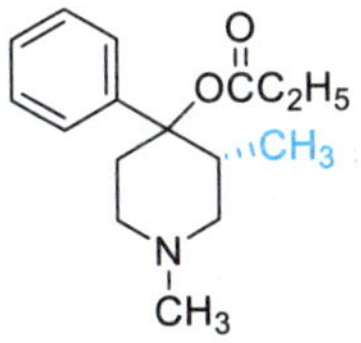

阿法罗定 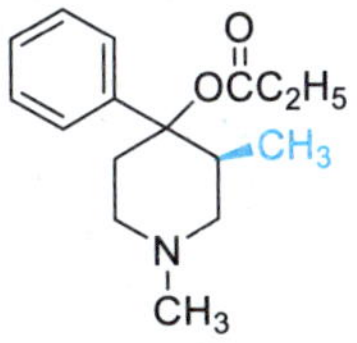　　　　倍他罗定

(3) **4-苯氨基哌啶类** 进一步对哌替啶的4位进行结构修饰，用苯氨基替代苯基，并将4位酯基移到苯氨基的N原子上形成酰胺，得到芬太尼（Fentanyl）结构，也称为4-苯氨基哌啶类。芬太尼是μ受体激动剂，镇痛作用约为哌替啶的500倍、吗啡的80倍。

以芬太尼为基础，开发了一系列芬太尼类药物，如阿芬太尼（Alfentanil）、舒芬太尼（Sufentanil）和瑞芬太尼（Remifentanil）等，其中舒芬太尼的治疗指数最高，安全性好，镇痛作用强度是吗啡的600~800倍。当在芬太尼结构中哌啶环3位引入甲基后，其镇痛作用显著提高。

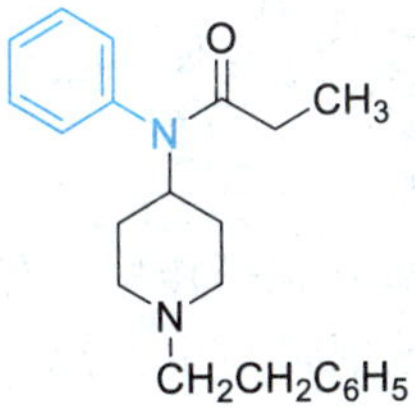

芬太尼 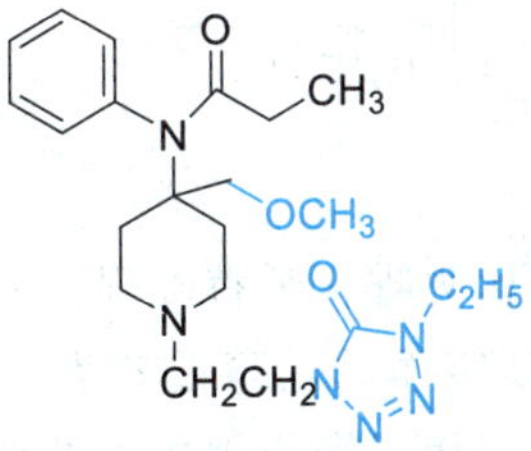　　　阿芬太尼 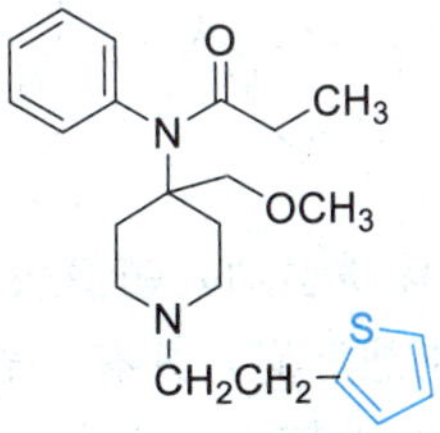　　　舒芬太尼 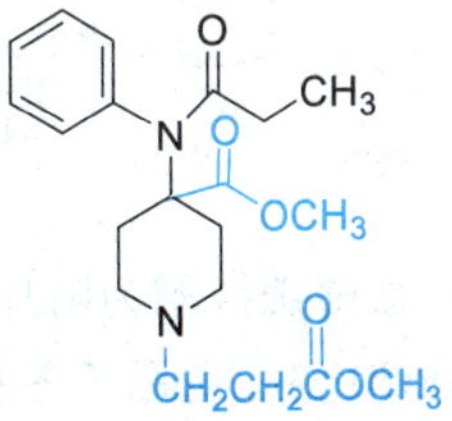　　　瑞芬太尼

4. 氨基酮类 （Phenylpropylamines）

具有碱性侧链的芴-9-羧酸酯类化合物也具有一定的镇痛作用。在此类化合物的构效关系研究基础上获得了镇痛药美沙酮（Methadone），其左旋体镇痛作用强，右旋体镇痛作用极弱，供药用的为其外消旋体。美沙酮为μ受体激动剂，其作用与吗啡相当，但耐受性、成瘾性发生较慢，戒断症状轻，可用作戒毒药。

盐酸美沙酮 Methadone Hydrochloride

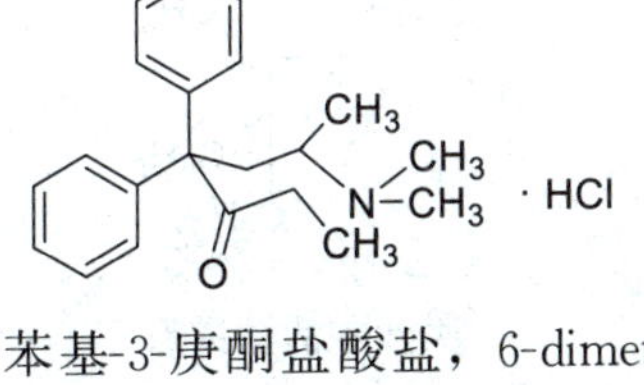

化学名为6-二甲氨基-4,4-二苯基-3-庚酮盐酸盐，6-dimethylamino-4,4-diphenyl-3-heptanone hydrochloride。

本品为无色结晶或白色结晶性粉末；无臭，味苦。易溶于醇和氯仿，溶于水，不溶于醚和甘油。美沙酮具有旋光性，其左旋体（$[\alpha]_D^{25} = -145°$）镇痛活性大于右旋体，临床上常用其外消旋体。

盐酸美沙酮的水溶液加入甲基橙试液，可生成黄色复盐沉淀；与苦酮酸产生沉淀。盐酸美沙酮加入过量氢氧化钠液，析出游离碱，其 mp 为 76℃。盐酸美沙酮水溶液光照射部分分解，溶液变成棕色，pH 值发生改变，旋光率降低。

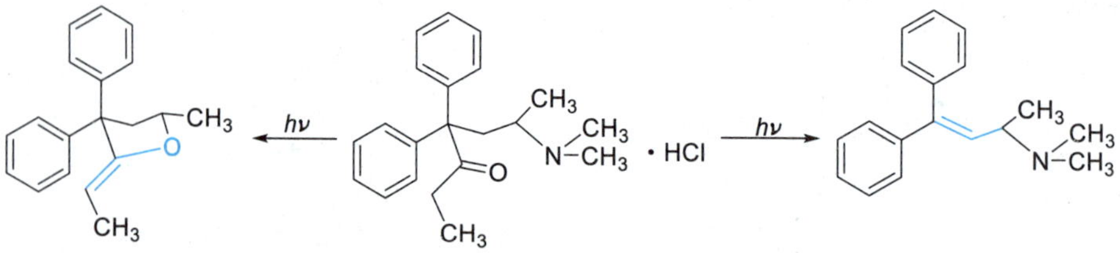

美沙酮的制备是由环氧丙烷与二甲胺进行氨化反应，经氯化、缩合，制得 4-二甲氨基-2,2-二苯基戊腈（可将不溶于正己烷的异构体分离），再与溴化乙基镁反应经水解、成盐即得本品。

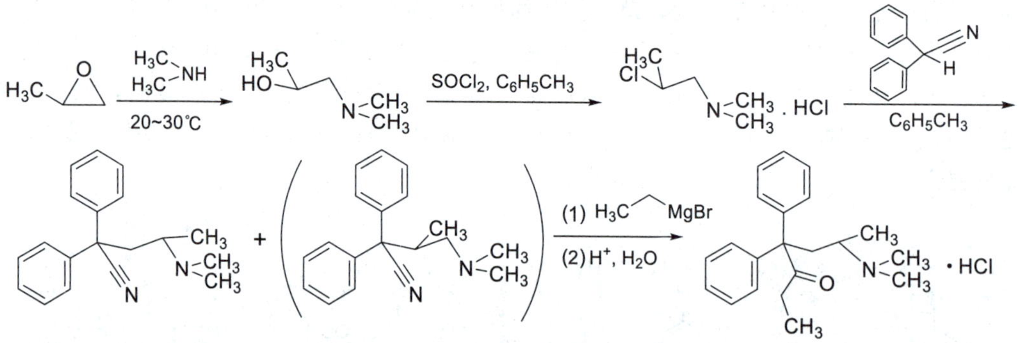

盐酸美沙酮为阿片受体激动剂，镇痛效果比吗啡、哌替啶强，其左旋体镇痛作用比右旋体强 20 倍。适用于各种剧烈疼痛，并有显著镇咳作用，毒性较大，有效剂量与中毒剂量比较接近，安全度小，但成瘾性较小，临床上主要用于海洛因成瘾的戒除治疗（脱瘾疗法）。

> **知识拓展**
>
> **美沙酮的活性构象**
>
> 美沙酮为阿片受体非环状配体，是一个高度柔性分子，质子化后，氮原子上带有正电荷，能与羰基氧原子上孤对电子相互吸引，通过非共价键相互作用形成与哌替啶相似的活性构象。 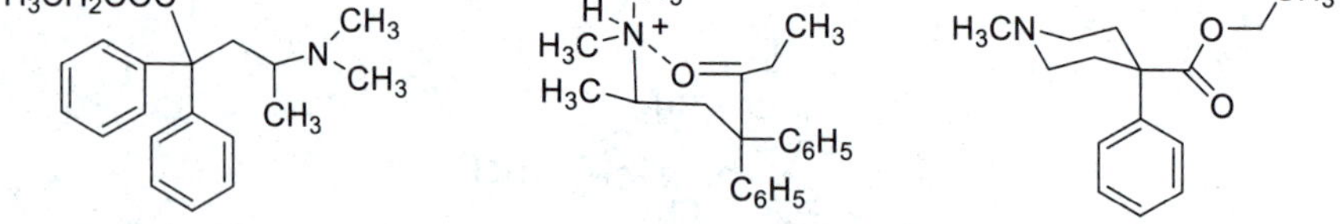
>
> 美沙酮　　　　美沙酮活性构象　　　　哌替啶

5. 其他类

其他合成镇痛药还包括氨基四氢萘衍生物和环己烷衍生物，其代表药物分别为地佐辛

(Dezocine）和曲马朵（Tramadol）。地佐辛临床用作镇痛药，具有激动-拮抗双重作用，镇痛作用强于喷他佐辛，成瘾性小，用于术后镇痛以及由内脏、癌症引发的疼痛。曲马朵具有吗啡样作用，也可看作是 4-苯基哌啶类似物。曲马朵为 μ 阿片受体激动剂，它还能通过抑制单胺重摄取，阻断疼痛脉冲的传导，为中枢性镇痛药。曲马朵的作用强度为吗啡的 1/10～1/8，无抑制呼吸作用，镇痛作用显著；有镇咳作用，强度为可待因的 50%；依赖性小，可以替代吗啡或哌替啶，用于中重度急、慢性疼痛的止痛。

地佐辛　　　　　　曲马朵

第二节　局部麻醉药

局部麻醉药（local anesthetics）简称局麻药，是指局部作用于神经末梢或神经干，能够可逆性阻断周围神经冲动从局部向大脑的传递，使局部痛觉暂时消失的药物。局部麻醉药常以表面麻醉、浸润麻醉、传导麻醉、腰椎麻醉、硬膜外麻醉等方式，应用于五官科手术、妇科和外科浅表小手术中以缓解疼痛。

> **知识拓展**
>
> **麻醉药的分类**
>
> 麻醉药分为全身麻醉药和局部麻醉药，全身麻醉药主要作用于中枢神经系统，使意识、感觉特别是痛觉消失以及骨骼肌松弛；局部麻醉药则作用于神经末梢或神经干，可逆性地阻断周围神经冲动从局部向大脑传递，在意识清醒的情况下使局部痛觉暂时消失。根据给药途径的不同，全身麻醉药可分为吸入麻醉药和静脉麻醉药。吸入麻醉药是一类挥发性液体或气体，通过呼吸道而进入人体内发挥由浅至深的麻醉作用，常见药物有氟烷、恩氟烷、异氟烷等；静脉麻醉药经静脉注射进入体内，通过血液循环作用于中枢神经系统而产生全身麻醉作用，常见药物有硫喷妥纳、氯胺酮、依托咪酯、羟丁酸等。

最初的局部麻醉药起源于可卡因（Cocaine）的发现和应用。1532 年秘鲁人通过咀嚼南美洲古柯树叶来止痛；1859 年德国化学家 Niemann 从古柯树中提取到一种生物碱晶体，并命名为可卡因；1884 年可卡因作为局部麻醉药正式应用于临床。由于可卡因具有成瘾性及其他一些毒副反应，如致变态反应性、组织刺激性及水溶液不稳定等，限制了其临床使用。

采用结构简化策略，展开对可卡因的结构改造和构效关系研究，寻找更好的局部麻醉药。首先将可卡因水解，得爱康宁（Ecgonine）、苯甲酸及甲醇，药理实验显示三者都不具局部麻醉作用；进一步用其他羧酸代替苯甲酸与爱康宁成酯后，麻醉作用降低或完全消失，推测苯甲酸酯是可卡因表现出局部麻醉作用的重要基团。此外，可卡因的类似物托哌可卡因（Tropacocaine）也具有局麻活性，这表明可卡因的甲氧羰基并非活性所必需的基团。

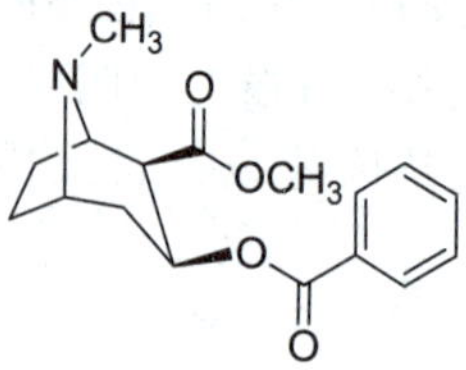

可卡因 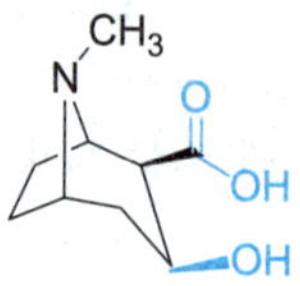　　　　　爱康宁 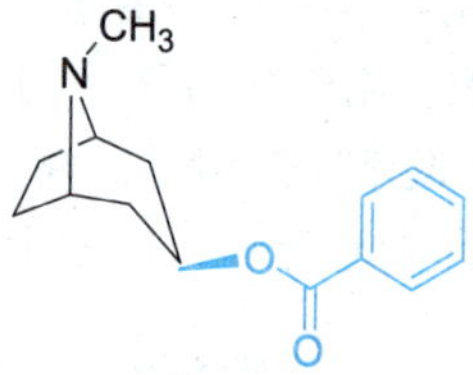　　　　　托哌可卡因

在保留可卡因的苯甲酸酯结构基础上，进一步简化结构，打开爱康宁结构中的四氢吡咯环，合成了六氢吡啶的衍生物 α-优卡因（α-Eucaine）和 β-优卡因（β-Eucaine），二者都具有局部麻醉作用，这说明莨菪烷双环结构、N 原子上甲基及羧酸甲醇酯并不是产生局部麻醉作用的必需结构。

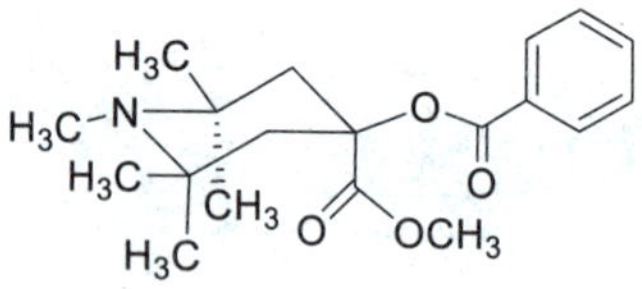

α-优卡因 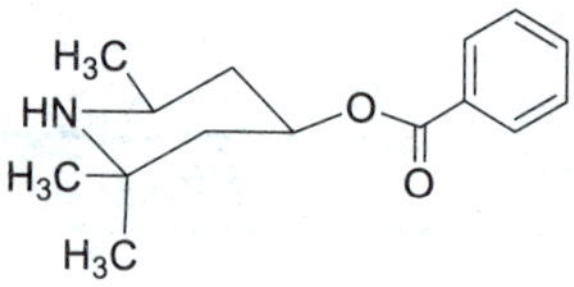　　　　　β-优卡因

在上述研究基础上，1890 年药物化学家发现对氨基苯甲酸乙酯即苯佐卡因（Benzocaine）具有良好的局部麻醉作用并且毒性很低，之后又发现氨基羟基苯甲酸酯类具有较强的局部麻醉作用，如奥索卡因（Orthocaine）。但此类化合物溶解度较小，不能注射应用；与可卡因相比，缺乏碱性较强的脂肪族氨基，若制成盐酸盐其酸性又太强，也不能应用。为了克服这一缺点，通过酯键引入碱性较强的脂肪族氨基结构，成功开发出了普鲁卡因（Procaine）。普鲁卡因的成功研发，使得人们认识到可卡因分子中复杂的爱康宁结构只不过相当于脂肪族氨基侧链。从可卡因结构的研究到普鲁卡因的发现，提供了从剖析活性天然产物分子结构入手进行药物化学研究的一个经典例证。

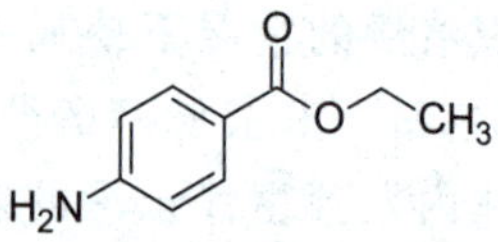

苯佐卡因 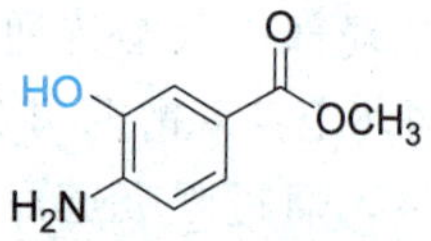　　　　　奥索卡因 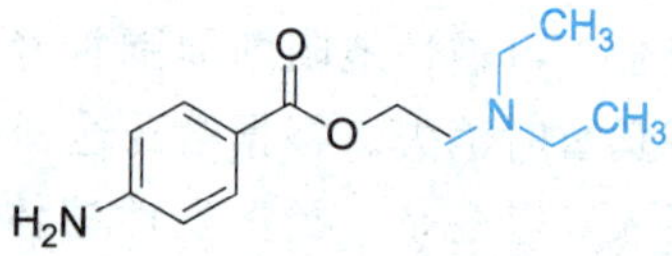　　　　　普鲁卡因

局麻药的化学结构通常包括三个部分：①亲脂性芳香环；②中间连接功能基；③亲水性氨基。根据中间连接功能团结构类型的不同，目前临床上使用的局麻药按化学结构可分为芳酸类（对氨基苯甲酸酯类）、酰胺类、氨基醚类、氨基酮类等。

一、对氨基苯甲酸酯类

盐酸普鲁卡因 Procaine Hydrochloride

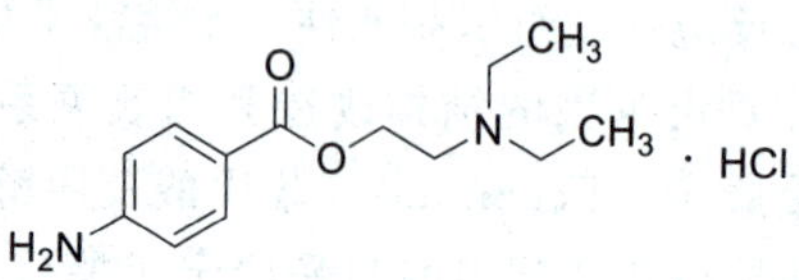

化学名为 2-(二乙氨基)乙基-4-氨基苯甲酸酯盐酸盐，2-(diethylamino)ethyl-4-aminobenzoate hydrochloride。

本品为白色结晶或结晶性粉末，无臭，味微苦，随后有麻痹感。mp 154～157℃。易溶于水（1∶1），略溶于乙醇（1∶30），微溶于氯仿，几乎不溶于乙醚。其 0.1mol/L 水溶液的 pH 为 6.0，呈中性反应。本品在空气中稳定，但对光线敏感，宜避光贮存。

普鲁卡因结构中含有芳伯胺，易被氧化变色，pH 及温度升高、紫外线、氧、重金属离子等均可加速氧化。在普鲁卡因注射剂的制备中要控制 pH 和温度，通入惰性气体，加入抗氧剂及金属离子掩蔽剂等稳定剂。普鲁卡因显芳香第一胺类反应，在稀盐酸中与亚硝酸钠生成重氮盐，加碱性 β-萘酚试液，生成猩红色偶氮染料，可用于鉴别反应。

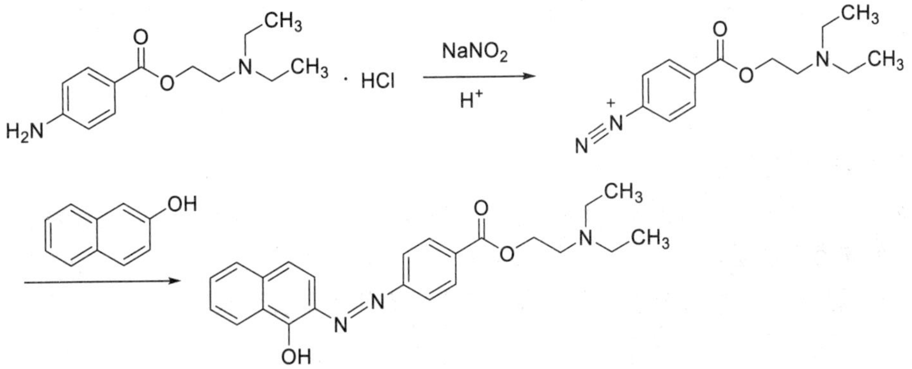

普鲁卡因的化学结构中含有酯基，酸、碱和体内酯酶均能促使其水解。在 pH=3～3.5 时最稳定；pH<2.5 时，水解速率增加；pH>4 时，随着 pH 的增高，水解速率加快。pH 相同时，温度升高，水解速率加快。盐酸普鲁卡因的水溶液加氢氧化钠溶液，析出油状的普鲁卡因，放置后形成结晶（mp 57～59℃）。若不经放置继续加热则水解生成二乙氨基乙醇，酸化后析出对氨基苯甲酸。普鲁卡因易水解失效，这一结构上的不稳定性，不仅给贮存带来问题，也是造成局部麻醉作用持续时间短的原因之一。

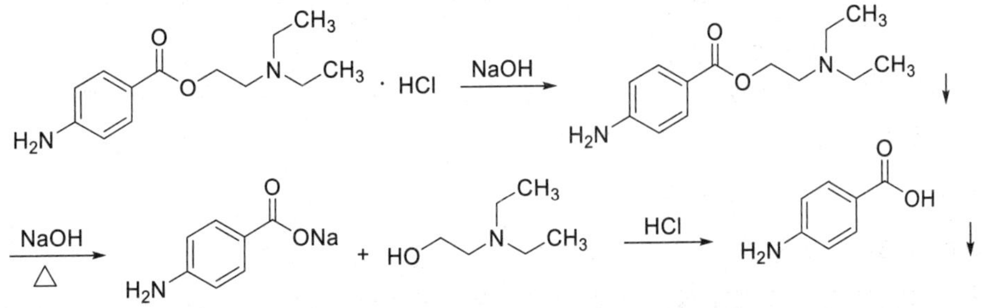

普鲁卡因在体内的代谢过程主要由血浆假性胆碱酯酶催化水解生成对氨基苯甲酸和二乙氨基乙醇。对氨基苯甲酸是普鲁卡因引起过敏反应的主要原因，80％可随尿排出，或形成结合物后排出。二乙氨基乙醇有微弱的麻醉作用，30％随尿排出，其余可在肝脏继续脱氨、脱羟和氧化后排出。

普鲁卡因至今仍为临床广泛使用的局部麻醉药，具有良好的局部麻醉作用，毒性低，无成瘾性，用于局部浸润麻醉、蛛网膜下腔阻滞麻醉、腰麻、表面麻醉和局部封闭疗法。

为了克服普鲁卡因这种麻醉强度低、作用持续时间短、易氧化水解的缺点，以普鲁卡因作为先导物，对苯环、酯键、侧链进行变化获得了一系列苯甲酸酯类局麻药。这些药物具有共同的基本结构,即构成酯的两部分分别是苯甲酸和氨基醇。

1. 苯环结构改造

在普鲁卡因苯环上以其他基团取代时,可因电性效应和空间位阻的综合影响而使酯基水解减慢,因而局部麻醉作用增强。例如氯普鲁卡因(Chloroprocaine)的局部麻醉作用比普鲁卡因强2倍,毒性小约1/3,穿透力强,作用迅速、持久,临床上用于浸润麻醉、硬膜外麻醉和阻滞麻醉。引入羟基后得到羟普鲁卡因(Hydroxyprocaine),水溶性增加的同时局麻活性也增强,主要用于浸润麻醉。

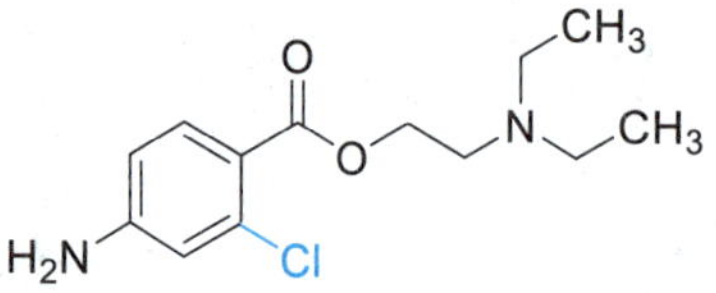

氯普鲁卡因 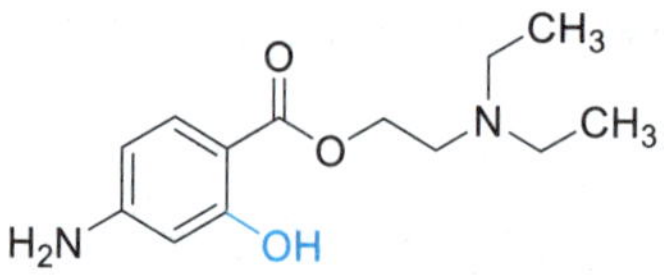　　　　　　羟普鲁卡因

2. 芳氨基结构改造

普鲁卡因苯环上氨基引入取代烷基可形成仲胺,分子脂溶性增加,局部麻醉作用增强,对神经膜的穿透力增强,如丁卡因(Tetracaine)比普鲁卡因强约10倍,可用于浸润麻醉、阻滞麻醉和五官科的眼膜麻醉等,弥补了普鲁卡因不能用于表面麻醉的不足。

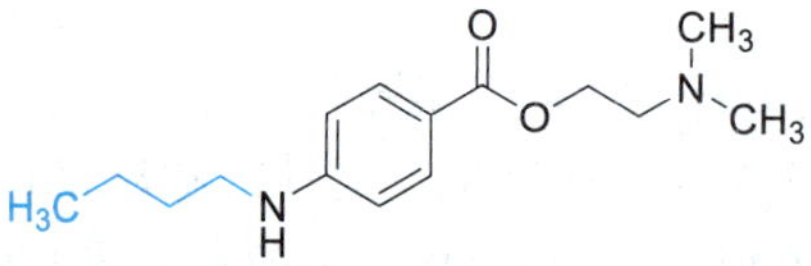

丁卡因

3. 酯基邻位结构改造

在酯基侧链碳链上引入甲基或者其他烷基,得到徒托卡因(Tutocaine)和二甲卡因(Dimethocaine),因其立体位阻增加而使酯键不易水解,故使麻醉作用延长。

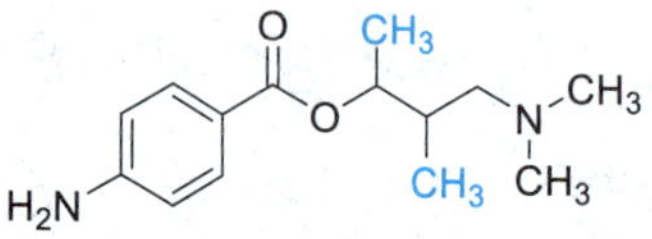

徒托卡因 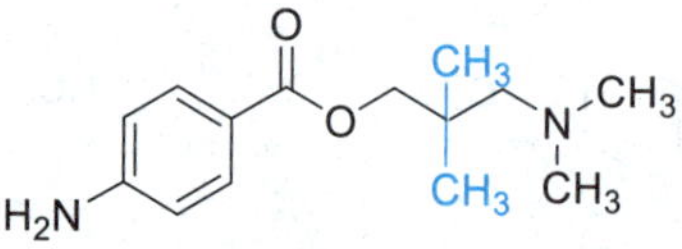　　　　　　二甲卡因

4. 脂肪氨基结构改造

将普鲁卡因侧链二乙氨基延长变成二正丁氨基得到布他卡因(Butacaine),由于脂溶性增强,使得局麻活性增加至普鲁卡因的3倍,主要用于浸润麻醉和表面麻醉。将侧链上的氮原子包含在杂环中得到哌罗卡因(Piperocaine)和环美卡因(Cyclomethycaine),活性也可保持不变。

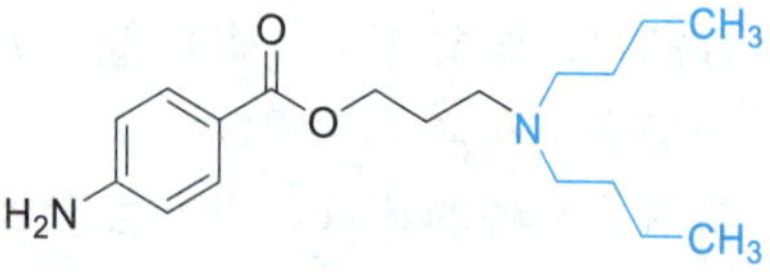

布他卡因 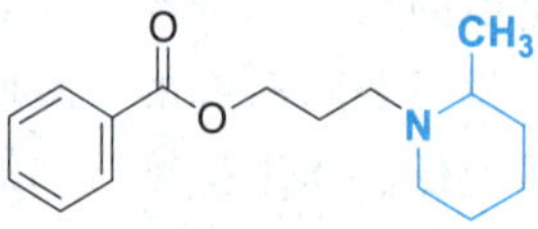　　　　　　哌罗卡因 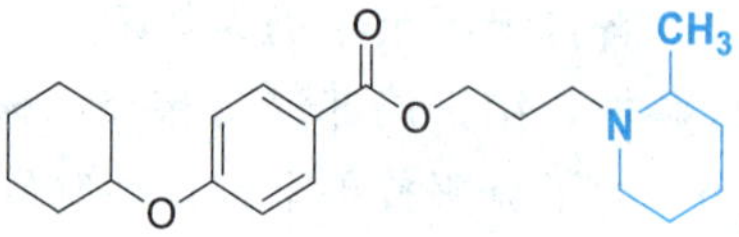　　　　　　环美卡因

5. 酯基结构改造

将普鲁卡因酯基的 O 用其电子等排体 S 取代得到硫卡因（Thiocaine），局部麻醉作用比普鲁卡因强 2 倍，因脂溶性增大，起效时间也缩短，但毒性也较大。用—NH—代替普鲁卡因酯基的—O—得到普鲁卡因胺（Procainamide），其局部麻醉作用仅为普鲁卡因的 1%，目前主要用于治疗心律失常。

硫卡因　　　　　　　　普鲁卡因胺

二、酰胺类

由于酯基较酰胺更易水解，因此氨基甲酸酯类局部麻醉药作用持续时间短，随后发展起来的酰胺类局部麻醉药具有长效、强效的特点，在临床上有着重要的用途。酰胺类（amides）局部麻醉药的发展源于生物碱芦竹碱（Gramine）的化学结构研究，合成其异构体异芦竹碱（Isogramine），发现其可使舌头产生麻痹感，于是合成了 57 个类似物，并从中发现了利多卡因（Lidocaine）。利多卡因是第一个酰胺类局部麻醉药，1948 年上市后，以其作用快速、非刺激性和较高安全性成为最重要的局麻药之一。

芦竹碱　　　　　异芦竹碱　　　　　利多卡因

在前述苯甲酸酯类局麻药中，一个芳香酸通过酯键连接一个含氮侧链。酰胺类局麻药用酰胺键来代替酯键，并将氨基和羰基的位置互换，使氮原子连接在芳环上，羰基为侧链一部分，就构成了酰胺类局部麻醉药的基本结构。

盐酸利多卡因 Lidocaine Hydrochloride

化学名为 2-(二乙氨基)-N-(2,6-二甲苯基)乙酰胺盐酸盐一水合物，2-(diethylamino)-N-(2,6-dimethylphenyl) acetamide hydrochloride monohydrate。

本品为白色结晶性粉末；无臭，味苦，继有麻木感。mp 75～79℃，无水物 mp 127～129℃。本品易溶于水（1∶0.7）和乙醇（1∶1.5），在氯仿中溶解（1∶40），在乙醚中不溶。其 4.42% 溶液为等渗溶液，其 0.5% 水溶液 pH 为 4.0～5.5。

盐酸利多卡因以其结构中的酰胺键区别于普鲁卡因的酯键。酰胺键较酯键稳定，另外，利多卡因酰胺键的两个邻位均有甲基，存在空间位阻，使利多卡因的酸或碱性溶液均不易水解，体内酶解速率也比较慢。利多卡因局部麻醉作用比普鲁卡因强 2～9 倍，作用快，通透性强，维持时间延长一倍，毒性也相应较大。

盐酸利多卡因的合成以间二甲苯为原料，经硝化反应、铁粉还原生成2,6-二甲基苯胺，再依次与氯乙酰氯、二乙胺缩合，最后与盐酸成盐制得。

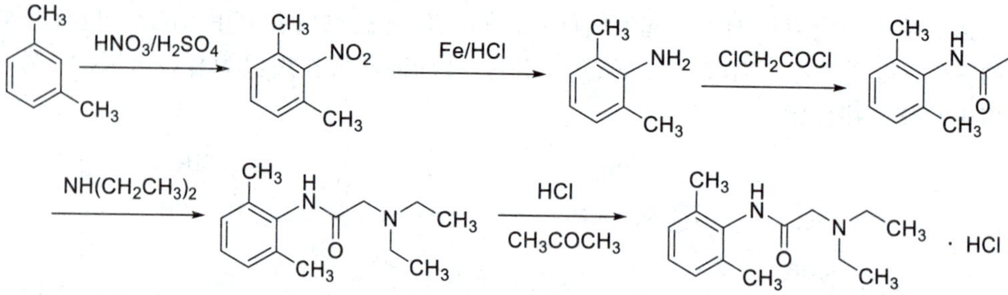

利多卡因还具有抗心律失常作用，尤其对室性心律失常疗效较好，作用时间短暂，无蓄积性，不抑制心肌收缩力，治疗剂量下血压不降低。故1960年以后，静脉注射用于治疗室性心动过速和频发室性早搏，是治疗室性心律失常和强心苷中毒引起的心律失常的首选药物；还可用于顽固性癫痫、功能性眩晕症以及各种疼痛的治疗。

自利多卡因成功应用于临床，开始了酰胺类局部麻醉药的发展，至今已有多种药物在临床使用，并成为注射用局部麻醉药的重要组成部分。临床上常用的酰胺类局麻药还有甲哌卡因（Mepivacaine）、布比卡因（Bupivacaine）、罗哌卡因（Ropivacaine）和左布比卡因（Levobupivacaine）等。

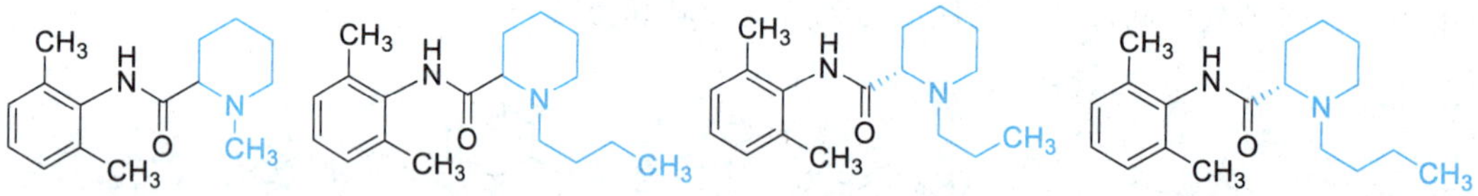

甲哌卡因　　布比卡因　　罗哌卡因　　左布比卡因

三、氨基酮类

采用生物电子等排原理，以—CH$_2$—代替普鲁卡因中酯基的—O—形成酮类化合物。由于酮基较酯基更难代谢，因此表现出强效的局部麻醉作用，且起效快、持续作用时间长。这类结构类型药物称为氨基酮类（amino ketones）局部麻醉药，代表药物达克罗宁（Dyclonine）具有很强的表面麻醉作用，对黏膜穿透力强，见效快，作用较持久，毒性较普鲁卡因为低。但由于刺激性较大，不宜作静脉注射和肌内注射，只作为表面麻醉药，制成软膏、乳膏或者溶液，用于火伤、擦伤、痒症、虫咬伤等镇痛止痒，及喉镜、气管镜、膀胱镜等内窥镜检查前的准备。

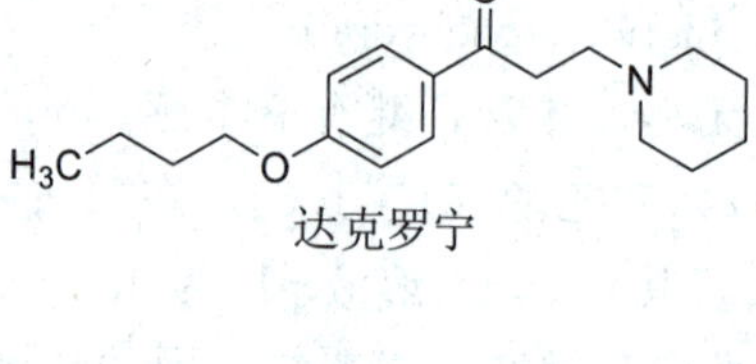

达克罗宁

四、氨基醚类

以醚键代替普鲁卡因中酯基得到氨基醚类（amino ethers）局部麻醉药物，此类代表药物有普莫卡因（Pramocaine）和奎尼卡因（Quinisocaine）。由于醚键的高度稳定性，难以代谢，可产生持久的麻醉作用，临床上用作表面麻醉药。其中奎尼卡因的表面麻醉作用比可卡因强约 1000 倍，毒性仅为后者的 2 倍。

普莫卡因　　　　　　　奎尼卡因

另外，氨基甲酸酯类的地哌冬（Diperodon）和卡比佐卡因（Carbizocaine）具有很强的局部麻醉作用。后者的表面麻醉作用比可卡因强 251 倍，浸润麻醉作用比普鲁卡因强 416 倍，可用于有炎症的组织的麻醉。

卡比佐卡因　　　　　　　地哌冬

五、局部麻醉药的构效关系

如上所述，局部麻醉药的化学结构类型很多，很难表示它们的基本结构。但是临床使用的局麻药通常含有如下三个基本结构：亲脂性芳香环；中间连接功能基；亲水性氨基。但大多数局部麻醉药有图 5-2 所示的结构骨架，局部麻醉药的化学结构与其活性的关系可归纳于图 5-2。

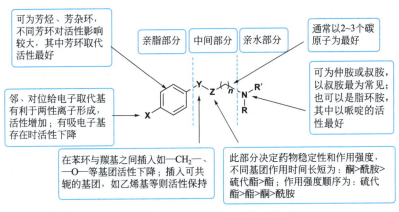

图 5-2　局部麻醉药的构效关系

本章小结

镇痛药作用于阿片受体，按结构和来源，分为吗啡类生物碱、半合成镇痛药和全合成镇痛药三大类。其中吗啡类生物碱代表药物是吗啡，半合成镇痛药代表药物有海洛因、烯丙吗啡、纳诺酮等，全合成镇痛药代表药物有哌替啶、芬太尼、美沙酮等。本章重点学习代表药物的化学名、化学结构、理化性质和用途。

　　局部麻醉药起源于可卡因的研究,通过对其结构简化研究得到普鲁卡因,在普鲁卡因的基础上进行结构修饰得到种类丰富的局部麻醉药,目前临床上使用的局麻药按化学结构可分为对氨基甲酸酯类、酰胺类、氨基醚类、氨基酮类等,重点学习代表药物普鲁卡因、利多卡因的化学名、化学结构、理化性质和用途。

思 考 题

1. 结合吗啡的立体构型,简述合成镇痛药的研发思路。
2. 局部麻醉药根据化学结构可分为哪几类,各举一例代表药物。
3. 比较普鲁卡因和利多卡因结构上的异同,并分析它们的化学稳定性与体内作用时间的关系。
4. 请写出盐酸哌替啶的合成路线。
5. 请写出盐酸普鲁卡因的合成路线。

第六章 解热镇痛药、非甾体抗炎药及抗痛风药

炎症是机体对于刺激的自动防御反应，是一种常见的病理过程，主要表现为红、肿、热、痛等症状。一般而言，炎症是有益的，但有时也表现出危害性，如对人体自身组织的攻击、发生在透明组织的炎症等。组织损伤或发炎时，局部产生并释放组胺、缓激肽、前列腺素（prostaglandins，PG）、白三烯（leukotrienes，LT）等炎症介质和致痛物质，引起局部疼痛、红肿和发热。

花生四烯酸（arachidonic acid，AA）的体内代谢途径在炎症过程中起着重要作用（图6-1）。当细胞膜受到刺激时，磷脂酶 A2 和磷脂酶 C 催化细胞膜磷脂水解释放出花生四烯酸。在环氧合酶（cyclooxygenase，COX）的催化下，花生四烯酸氧化代谢成前列腺素和血栓素（thromboxanes，TX）等；在脂氧合酶（lipoxygenase，LOX）的催化下生成白三烯，这些代谢产物对炎症的发生发展起着重要作用。

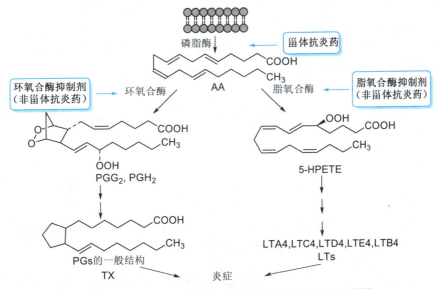

图 6-1 花生四烯酸的代谢途径及抗炎药物作用机理示意图

对于炎症的治疗，临床上主要有甾体抗炎药（糖皮质激素类，steroidal antiinflammatory drugs，SAIDs）和非甾体抗炎药（nonsteroidal antiinflammatory drugs，NSAIDs）两大类。甾体抗炎药的作用是阻断花生四烯酸的释放。糖皮质激素类药物虽然具有较好的抗炎效果，但长期使用会产生依赖性，且易引起肾上腺皮质功能衰退等严重的副作用。非甾体抗炎药是一类不含甾体结构的抗炎药，其作用主要是通过抑制环氧合酶和/或脂氧合酶阻断花生四烯酸的代谢过程，即阻断前列腺素和白三烯的生物合成，从而达到抗炎作用。非甾体抗炎药无皮质激素样副作用，以抗炎作用为主，兼有解热镇痛作用，临床上主要用于治疗关节炎、类风湿性关节炎和多种免疫功能紊乱的炎性疾病等，并能缓解各种疼痛症状。而除苯胺类药物外，解热镇痛药大多也具有抗炎作用，此外抗痛风药物也可用于风湿性关节炎的治疗，因此，本章主要介绍解热镇痛药、非甾体抗炎药和抗痛风药。

第一节　解热镇痛药

解热镇痛药（antipyretic analgesics）作用于下丘脑的体温调节中枢，可降低发热病人的体温至正常而不影响正常人的体温。该类药物对常见的慢性钝痛如头痛、牙痛、神经痛和关节痛等效果较好，而对创伤性剧痛及内脏平滑肌痉挛引起的绞痛无效。按照化学结构可以将解热镇痛药分为苯胺类、水杨酸类和吡唑酮类。其中苯胺类无抗炎作用，吡唑酮类药物放在第二节中讲解。

一、苯胺类

对乙酰氨基酚（Paracetamol，扑热息痛）是目前苯胺类（anilines）化合物中唯一在临床应用的解热镇痛药，它的发现源于一系列同系物的研究。早在 1886 年，乙酰苯胺（Acetanilide）就用于解热镇痛，又称退热冰，但不久发现其有较大的毒性，尤其是在高剂量应用时，后被淘汰。对氨基酚（p-Aminophenol）是在研究乙酰苯胺体内代谢的过程中发现的氧化代谢产物，亦具有解热镇痛效果，但毒性仍较大。非那西汀（Phenacetin）是将对氨基酚的羟基乙醚化、氨基乙酰化后的产物，解热镇痛作用增强，曾广泛用于临床，但长期服用对肾脏及膀胱有致癌作用，对血红蛋白与视网膜有毒性，各国先后废除使用，我国于 1983 年淘汰了该药物。1948 年 Brodie 发现非那西汀的代谢产物对乙酰氨基酚的毒性及副作用都较低，临床上广泛用于镇痛和退热。

乙酰苯胺　　　对氨基酚　　　非那西汀　　　对乙酰氨基酚

对乙酰氨基酚 Paracetamol

化学名为 N-(4-羟基苯基)乙酰胺，N-(4-hydroxyphenyl)acetamide，又名扑热息痛。

本品为白色结晶或结晶性粉末，无臭，味微苦。mp 168～172℃，pK_a 9.51。在热水或乙醇中易溶，在丙酮中溶解，在冷水中略溶。

对乙酰氨基酚具有弱酸性，在空气中稳定。在水溶液中的稳定性与溶液的 pH 有关，在酸及碱性条件下，稳定性较差；pH＝6 和 25℃下半衰期可达 21.8 年，最稳定。在潮湿的条件下，对乙酰氨基酚易水解成对氨基酚，并进一步发生氧化生成亚胺醌类化合物，颜色由黄色变成红色至棕色，最后成黑色，故在贮存及制剂过程中要特别注意。

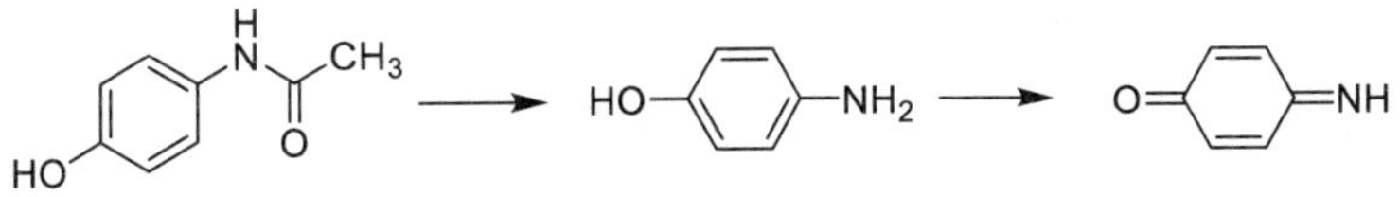

对乙酰氨基酚的合成方法很多。现以苯酚为起始原料举例，苯酚经硝化、硝基还原生成对氨基酚，最后用冰醋酸乙酰化得到对乙酰氨基酚。

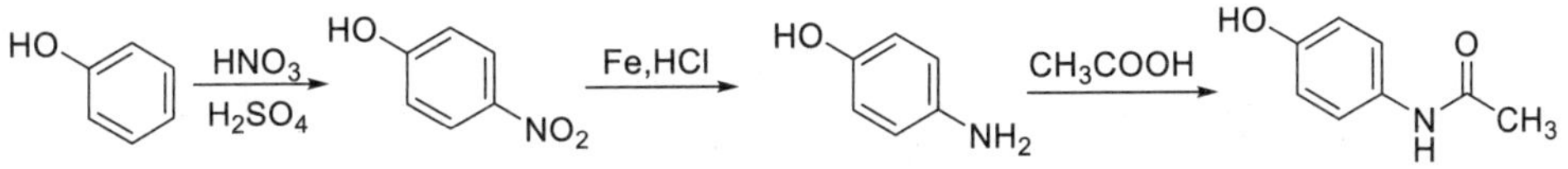

以苯酚为原料，还可以先经乙酰化、Fries 重排、肟化、Beckmann 重排得到对乙酰氨基酚。

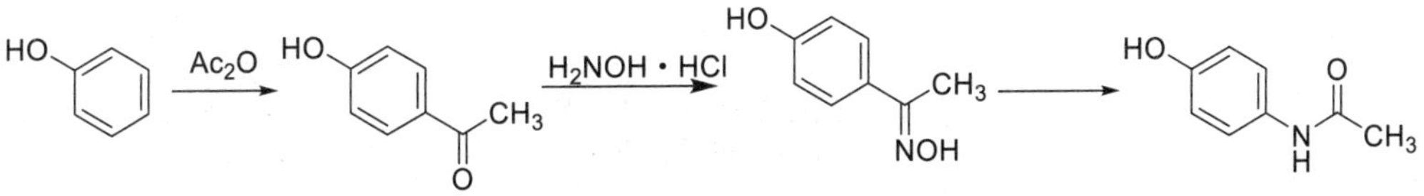

2010 年俄罗斯科学家又提出以苯酚为原料，在多聚磷酸（PPA）中与硝基乙烷反应即得对乙酰氨基酚。

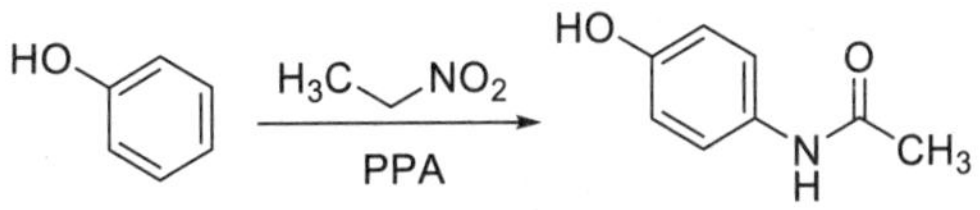

对氨基酚是制备过程的中间体，也是贮存过程中的水解产物，其毒性较大，故药典规定应检查其含量。可以利用对氨基酚的芳香伯胺与亚硝基铁氰化钠在碱性条件下生成蓝紫色配位化合物这一原理来检查。

在体内，对乙酰氨基酚的酚羟基与葡萄糖醛酸结合（55％～75％）以及与硫酸结合（20％～24％）被代谢，还有少量生成对肝细胞有毒害的 N-羟基乙酰氨基酚，进一步转化成具毒性的 N-乙酰基亚胺醌。该代谢产物正常情况下可被内源性的谷胱甘肽共价结合而解毒，但如果大量或过量服用对乙酰氨基酚，肝脏内的谷胱甘肽会被耗竭，N-乙酰基亚胺醌会与肝蛋白的亲核基团（如—SH）共价结合而引起肝坏死（图 6-2）。因此，过量服用对乙酰氨基酚会导致肝坏死、低血糖和昏迷。此外，对乙酰氨基酚的服用时间不宜过长，剂量也不宜太大。各种含巯基的药物（如 N-乙酰半胱氨酸）可用作对乙酰氨基酚过量服用时的解毒剂。

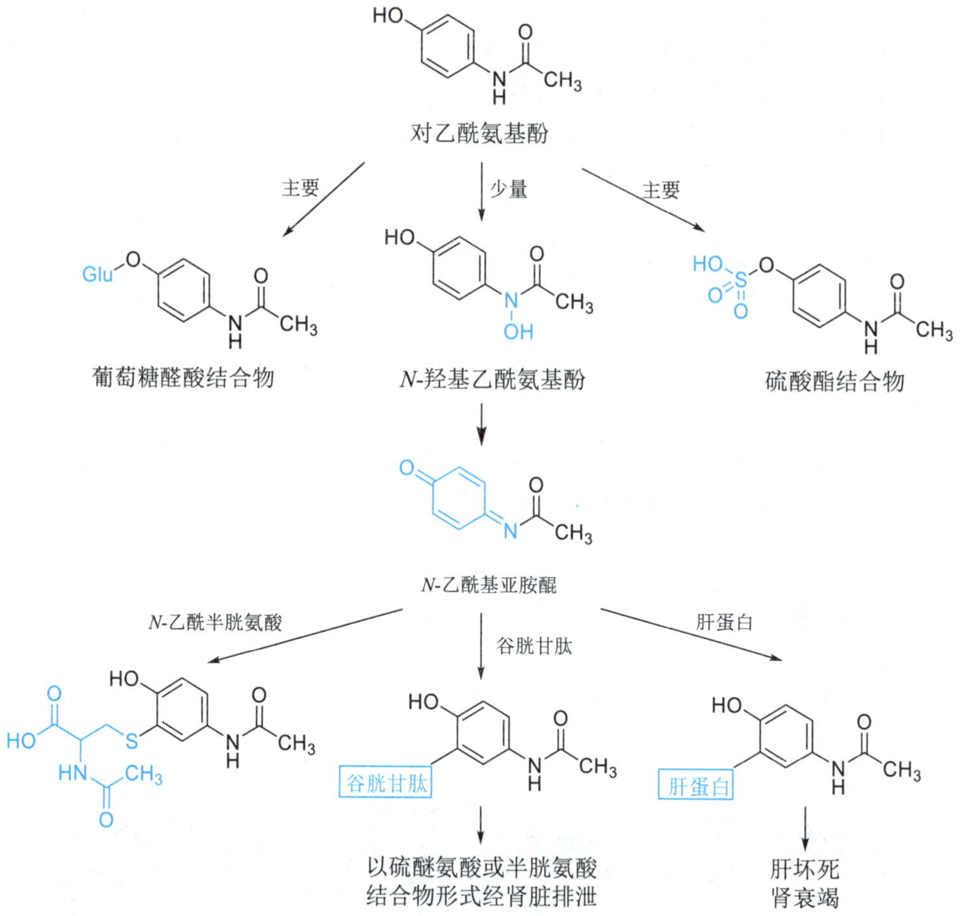

图 6-2 对乙酰氨基酚的代谢途径

对乙酰氨基酚具有较强的解热镇痛作用，能缓解轻度至中度疼痛。临床上主要用于发热、头痛、神经痛、关节痛以及偏头痛、痛经等。可作为多种抗感冒复方制剂的活性成分。

二、水杨酸类

水杨酸（Salicylic Acid）是人类最早使用的药物之一。1828 年，人们从柳树皮中分离得到了水杨苷，随后水解水杨苷获得了水杨酸。1860 年首次用苯酚钠和二氧化碳成功化学合成了水杨酸。1875 年首次将水杨酸钠作为解热镇痛药和抗风湿药物用于临床，但水杨酸酸性较强（pK_a=3.0），胃肠道刺激性较大，因此，需要对水杨酸进行结构改造。

乙酰水杨酸在 1859 年首次合成，但直到 1899 年 Bayer 公司才将其命名为阿司匹林（Aspirin）应用到临床，至今已有 100 多年的历史。阿司匹林呈弱酸性（pK_a=3.5），解热镇痛作用优于水杨酸钠，副作用相对较少，但若大剂量或长期服用仍对胃黏膜产生刺激，甚至引起胃出血、胃穿孔。

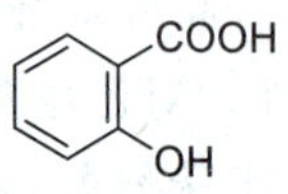

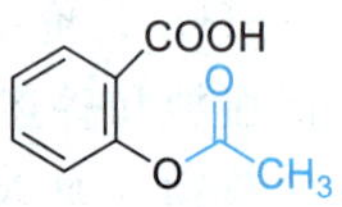

起初人们普遍认为游离羧基的酸性是造成水杨酸类化合物对胃肠道刺激性的主要原因，因此将水杨酸类药物改造成盐、酰胺或酯以克服此缺点。例如，将阿司匹林与氢氧化铝或赖氨酸成盐得到阿司匹林铝（Aluminum Acetylsalicylate）、赖氨匹林（Lysine Acetylsalicylate），其中赖氨匹林吸收良好，对胃肠道的刺激性小，且水溶性增大，可以制成注射剂使用；将水杨酸的羧基改成酰胺基得到水杨酰胺（Salicylamide），对胃肠道几乎无刺激性，有镇痛作用，但抗炎作用消失。再如，将阿司匹林和对乙酰氨基酚缩合得到贝诺酯（Benorilate，扑炎痛，又名苯乐来），副作用较小，口服对胃无刺激作用，适合老人和儿童使用。在水杨酸的 5 位引入间二氟苯基得到二氟尼柳（Diflunisal），其抗炎和镇痛活性增强，均比阿司匹林强 4 倍，体内维持时间长达 8～12h，且胃肠道的刺激性小，可用于关节炎、手术后或癌症引发的疼痛的治疗。

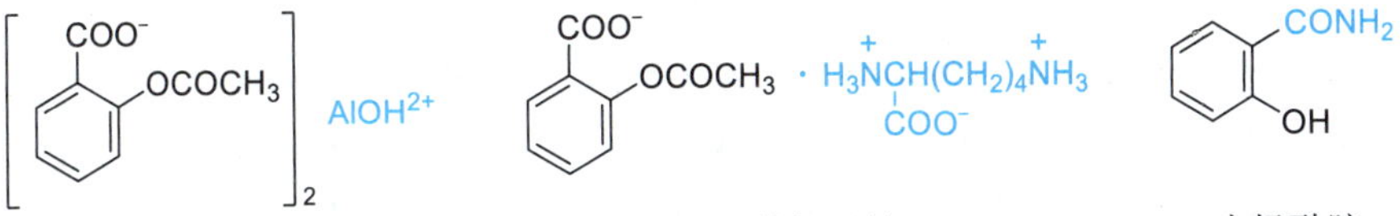

阿司匹林铝　　赖氨匹林　　水杨酰胺

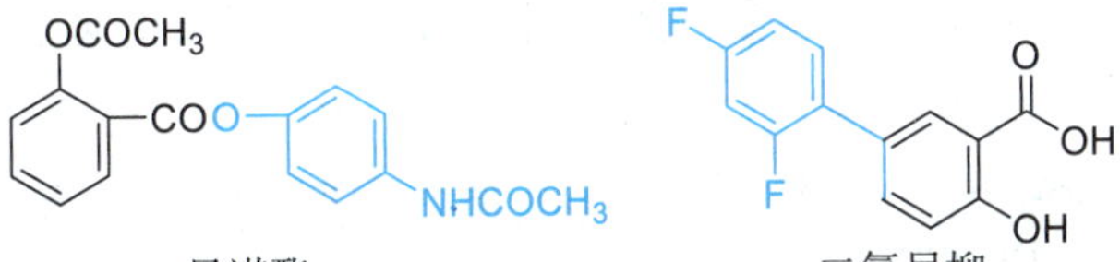

贝诺酯　　二氟尼柳

阿司匹林 Aspirin

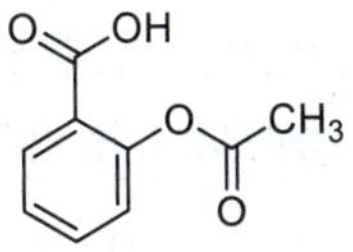

化学名为 2-(乙酰氧基)苯甲酸，2-(acetyloxy)benzoic acid，又称乙酰水杨酸。

本品为白色结晶或结晶性粉末，无臭或微带醋酸臭，味微酸。$pK_a = 3.5$，mp 135～140℃。微溶于水，溶于乙醇、乙醚、氯仿，在氢氧化钠或碳酸钠溶液中溶解，同时分解；遇湿气缓慢分解。

阿司匹林加碳酸钠试液煮沸放冷后，用硫酸酸化可析出水杨酸的白色沉淀，可供鉴别。阿司匹林加水煮沸放冷，加三氯化铁试液即显紫堇色，这是由于水解之后得到的水杨酸的酚羟基与三价铁离子结合所致。

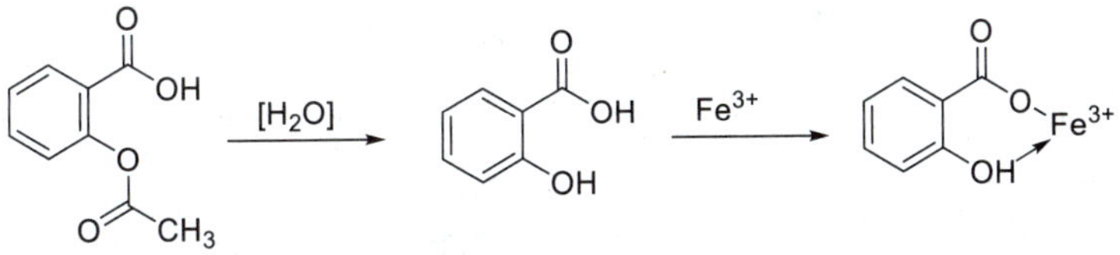

阿司匹林是以水杨酸为原料，在硫酸催化下用醋酐乙酰化制备得到的。

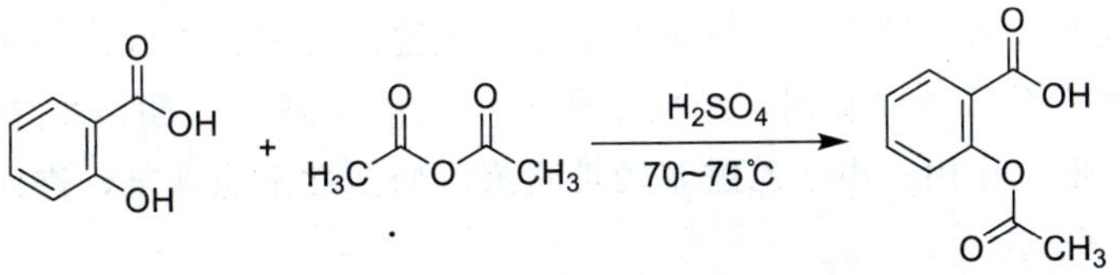

阿司匹林因在生产中带入或贮存中水解而含有水杨酸。水杨酸易氧化，在空气中可逐渐变为淡黄、红棕甚至深棕色，其原因是分子中的酚羟基易氧化成醌类物质。碱、光线、高温、微量金属离子均可促进该氧化反应。因此，成品制剂需控制水杨酸的限量。

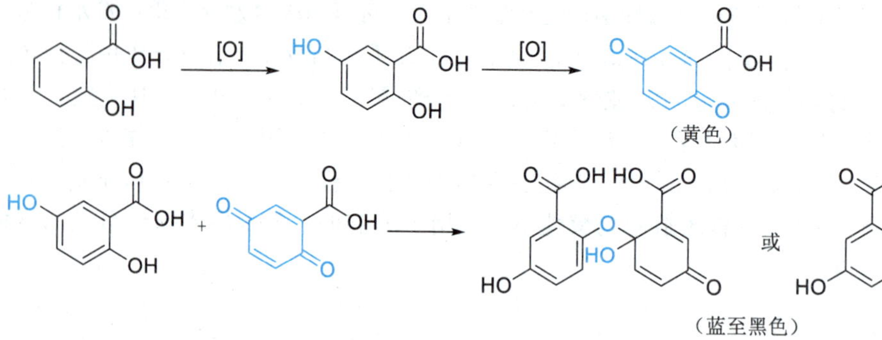

阿司匹林在生产中可能从原料中带入苯酚类物质，从而产生水杨酸苯酯、乙酰苯酯和乙酰水杨酸苯酯等副产物，由于这些杂质的酸性均小于阿司匹林，不溶于碳酸钠试液，故药典规定通过检查碳酸钠不溶物来控制上述杂质的含量。在生产过程中还可能会产生少量的副产物乙酰水杨酸酐，该副产物含量（质量分数）超过0.003%时会引起过敏反应，故其含量应控制在此限量以下。

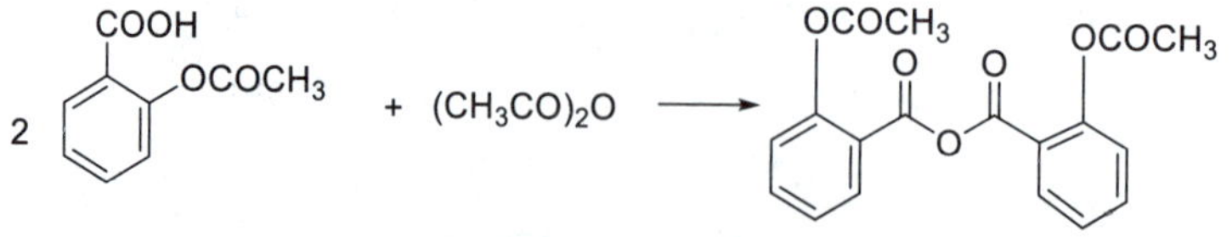

阿司匹林口服易吸收，服后2h，血药浓度达到峰值。它在肝脏代谢，先水解成水杨酸，再和甘氨酸或葡萄糖醛酸结合，以结合物的形式排出体外。

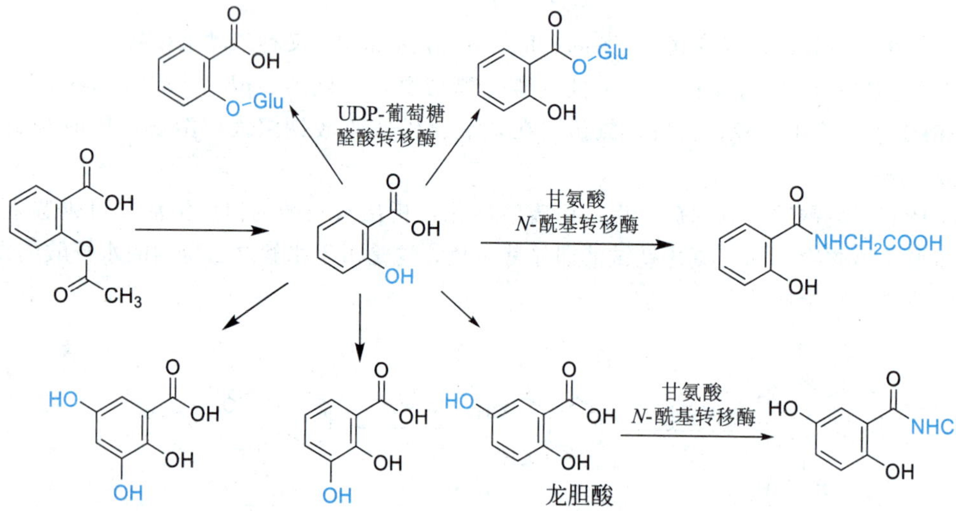

阿司匹林具有较强的解热镇痛作用和抗炎、抗风湿作用。临床上用于感冒发热、头痛、牙痛、神经痛、肌肉痛和痛经等，是风湿及活动型风湿性关节炎的首选药物。阿司匹林是花生四烯酸环氧合酶的不可逆抑制剂，结构中的乙酰基能使环氧合酶活性中心的丝氨酸乙酰化，从而阻断酶的催化作用；由于乙酰基较难脱落，酶活性不能恢复，进而抑制了前列腺素的生物合成。

$$\underset{\text{乙酰水杨酸}}{\text{COOH}\text{—}\text{O}\text{—}\text{C}(\text{O})\text{CH}_3} + \text{COX-Ser-OH} \longrightarrow \underset{\text{水杨酸}}{\text{COOH}\text{—}\text{OH}} + \text{COX-Ser-O-C}(\text{O})\text{CH}_3$$

阿司匹林长期服用会引起胃肠道出血，这主要是由于阿司匹林抑制了胃壁前列腺素的生物合成，致使黏膜易受损伤；另外，阿司匹林较常见的过敏性哮喘副作用也与前列腺素的生物合成受抑制有关，这是因为前列腺素 E 对支气管平滑肌有很强的舒张作用。

阿司匹林对血小板有特异性的抑制作用，可抑制血小板中血栓素（TXA_2）的合成，具有强效的抗血小板聚集作用，因此可用于心血管系统疾病的预防和治疗。

研究还表明，阿司匹林及其他非甾体抗炎药对结肠癌亦有预防作用。

第二节 非甾体抗炎药

非甾体抗炎药（nonsteroidal antiinflammatory drugs，NSAIDs）的研究始于 19 世纪末水杨酸钠的使用，20 世纪 40 年代后非甾体抗炎药发展迅速。早期的非甾体抗炎药多数为非选择性环氧合酶抑制剂，对环氧合酶的 2 个亚型 COX-1 和 COX-2 均有作用，同时胃肠道的前列腺素合成也受到了抑制，因而副作用较多，易引起胃肠道的刺激性。

20 世纪 90 年代末，研究者确认了 COX 存在两种同工酶——COX-1 和 COX-2。进一步研究发现：COX-1 是原生型的酶，正常状态下就存在于胃肠道、肾脏等部位，其功能是促进生理性 PGs 的合成，调节正常组织细胞的生理活动，如对消化道黏膜起保护作用、改变血管张力等。COX-2 是诱生型酶，在正常组织细胞内的活性极低，当细胞受到炎症等刺激时，其在炎症细胞中的表达水平可升高至正常水平的 10～80 倍，引起炎症部位 PEG_2、PGI_2 和 PGE_1 含量的增加，导致炎症反应和组织损伤。

由于风湿等炎症性疾病是慢性病，对症治疗需长期服药。非选择性非甾体抗炎药可抑制 COX-1，会引起胃肠道溃疡。对 COX-2 的选择性抑制有望消除由对 COX-1 的抑制而产生的胃肠道损伤等副作用。

一、非选择性的非甾体抗炎药

1. 吡唑酮类

在研究抗疟药奎宁类似物的过程中，偶然发现了具有解热镇痛作用的药物安替比林（Antipyrine），并于 1884 年应用于临床，由于其毒性大，未能在临床长期使用。在安替比林的分子中引入二甲氨基，得到氨基比林（Aminopyrine），其解热镇痛作用比安替比林强，且对胃肠道无刺激性，曾广泛用于临床；后来发现该药毒性大，可引起白细胞减少及粒细胞缺乏症等，现已被淘汰。为了寻找水溶性更大的药物，在氨基比林结构引入亚甲基磺酸钠，得到水溶性的安乃近（Analgin），可供注射用；其解热镇痛作用强而迅速，但仍会引起粒细胞减少，对造血系统毒性较大，故不作首选药，仅在病情危重、其他药物无效时，用于紧急退热，目前美国等国家已完全禁用。为了增加这类药物的解热镇痛作用，降低毒副作用，药物化学家合成了一系列的 3-吡唑酮类化合物，如异丙基安替比林（Isopropylantipyrine）、烟酰氨基安替比林（Nicotinoylaminoantipyine）等，它们的解热镇痛作用较强，毒性较小。

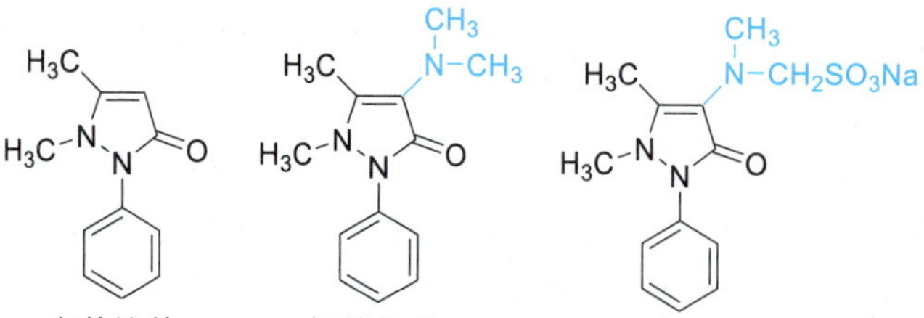

安替比林　　氨基比林　　安乃近

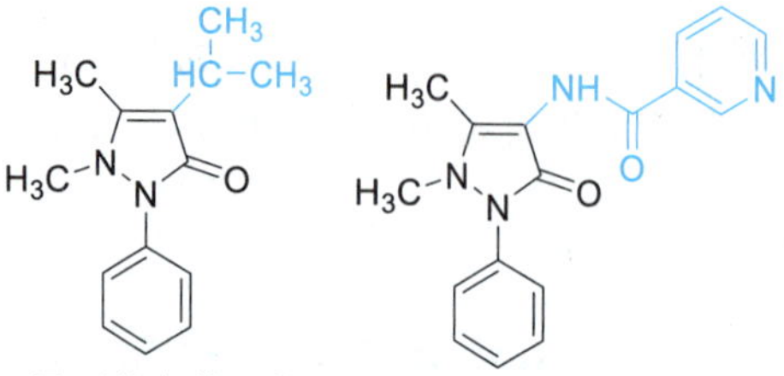

异丙基安替比林　　烟酰氨基安替比林

为了提高吡唑酮类化合物的镇痛活性，瑞士科学家在解热镇痛药吡唑酮的结构中引入了第二个酮基即得到3,5-吡唑烷二酮类化合物。研究发现，由于结构中具有两个羰基，酸性增强的同时抗炎作用也增强。保泰松（Phenylbutazone）的解热镇痛作用不强，却有良好的抗炎镇痛作用，兼具促尿酸排泄作用，被认为是关节炎治疗研究中具有里程碑意义的发现。但该药毒副作用大，除胃肠道刺激及过敏反应外，长期用药对肝、肾及心脏均有不良影响，也可引起再生障碍性贫血和粒细胞缺乏症。保泰松的代谢产物羟布宗（Oxyphenbutazone，羟基保泰松）同样具有抗炎抗风湿作用，且毒副作用较小。它的另一个代谢产物 γ-酮基保泰松（γ-Ketophenylbutazone）也有较强的消炎镇痛作用和促尿酸排泄作用。保泰松的体内代谢见图6-3。

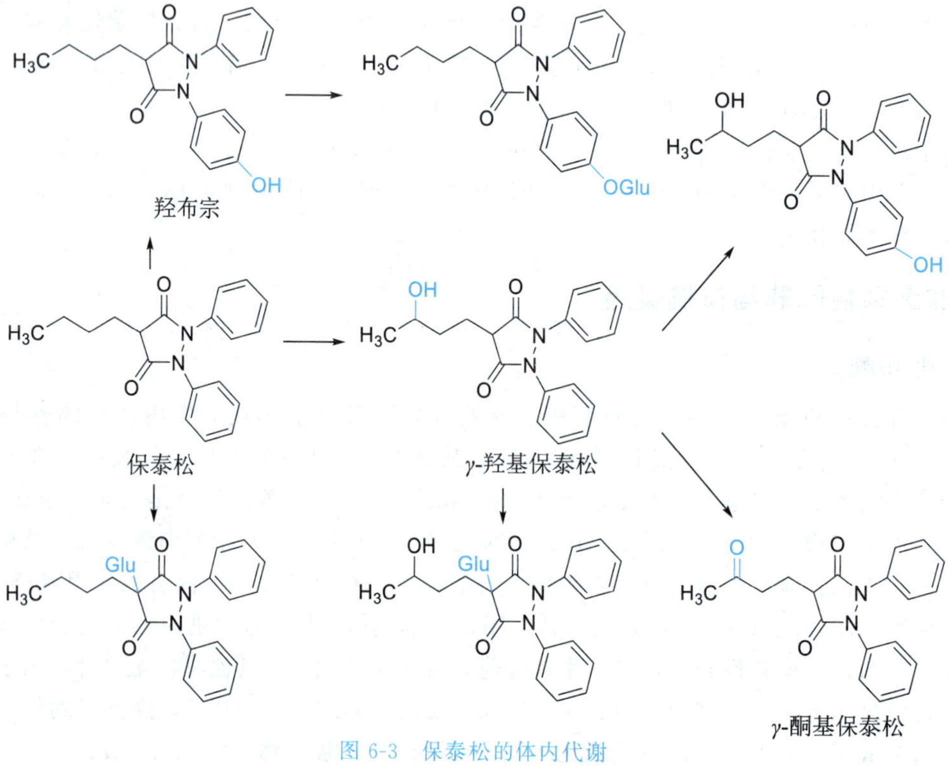

羟布宗

保泰松　　γ-羟基保泰松　　γ-酮基保泰松

图 6-3　保泰松的体内代谢

一般认为，3,5-吡唑烷二酮类药物的抗炎作用与化合物的酸性密切相关。3位、5位的两个羰基增强了4位氢的酸性（羟布宗的pK_a为4.5，保泰松的pK_a为4.4），可能是增加其抗炎活性的原因。

2. 芳基烷酸类

(1) 芳基乙酸类 20世纪50年代，研究者考虑到5-羟色胺是重要的炎症介质之一，它的生物来源与色氨酸有关，同时发现风湿患者体内色氨酸的代谢水平较高，由此设计合成了近350个吲哚乙酸衍生物，从中筛选出了吲哚美辛（Indometacin），其抗炎活性比保泰松强2.5倍。后来的研究发现，吲哚美辛的抗炎作用并不是之前所设想的对抗5-HT，而是和其他大多数非甾体抗炎药一样，通过作用于环氧合酶来抑制前列腺素的生物合成从而具有抗炎活性。

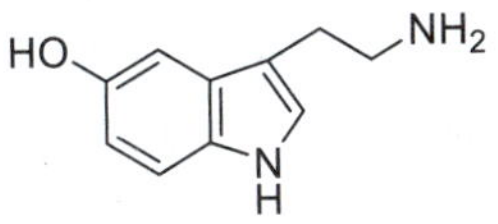

5-羟色胺 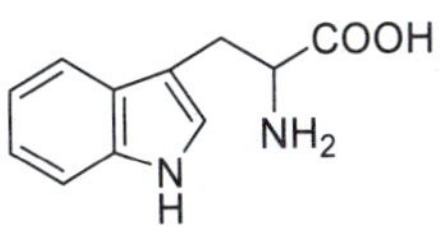　　　　　色氨酸 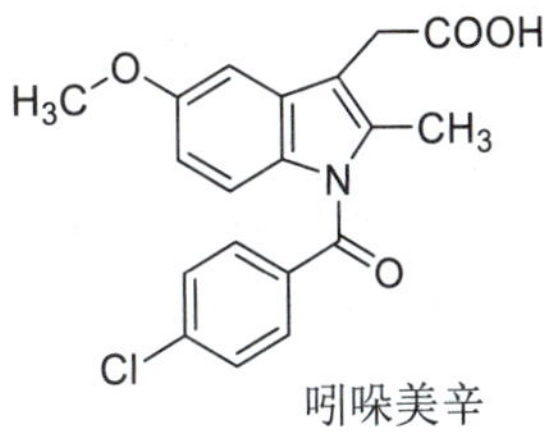　　　　　吲哚美辛

利用生物电子等排原理将吲哚美辛结构中的—N═替换为—CH═，得到了茚乙酸类衍生物舒林酸（Sulindac），其镇痛效果略强于吲哚美辛，抗炎效果是吲哚美辛的1/2。舒林酸是一个前药，结构中的甲基亚砜基经肝脏还原代谢为甲硫基化合物后才产生生物活性（图6-4）。甲硫基化合物自肾脏排泄较慢、半衰期长，因此舒林酸临床使用时起效慢、作用持久、副作用小、耐受性较好。

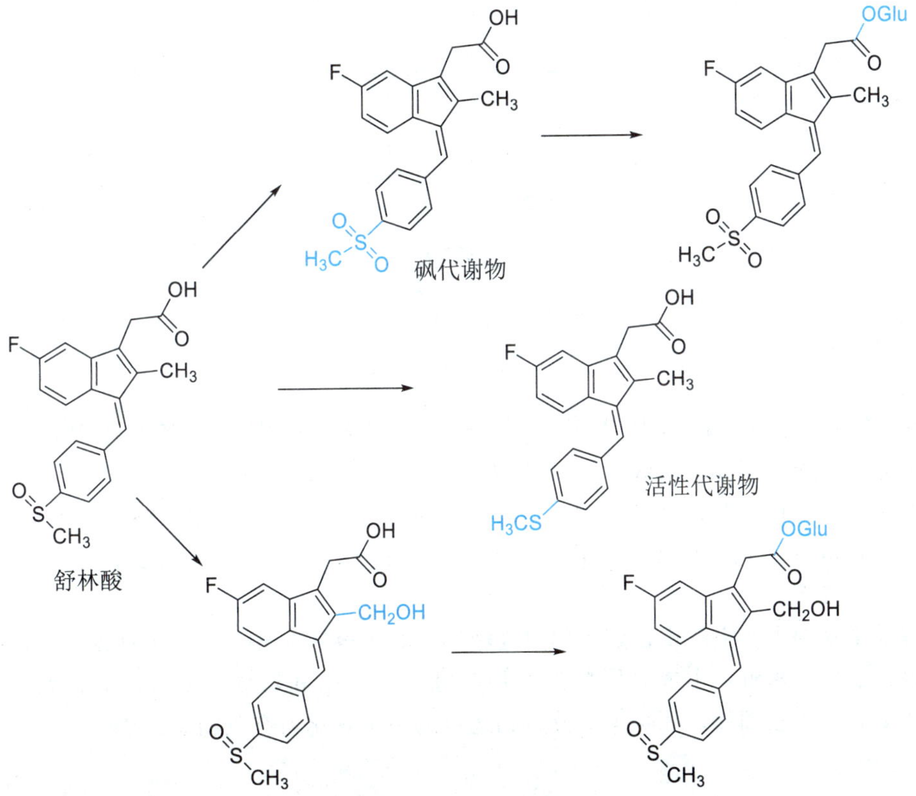

图6-4　舒林酸的代谢

萘丁美酮（Nabumetone）是非酸性的前体化合物，是一个典型的前药设计实例。萘丁美酮在体内经肝脏代谢后产生活性代谢物 6-甲氧基-2-萘乙酸而起效。因其本身不具酸性，不会对胃肠道产生原发性损伤（直接的酸损伤），并可选择性地作用于引起炎症反应的 COX-2，对胃肠道的 COX-1 无影响。萘丁美酮的抗炎作用是阿司匹林的 13 倍、吲哚美辛的 1/3，临床上主要用于类风湿性关节炎的治疗。

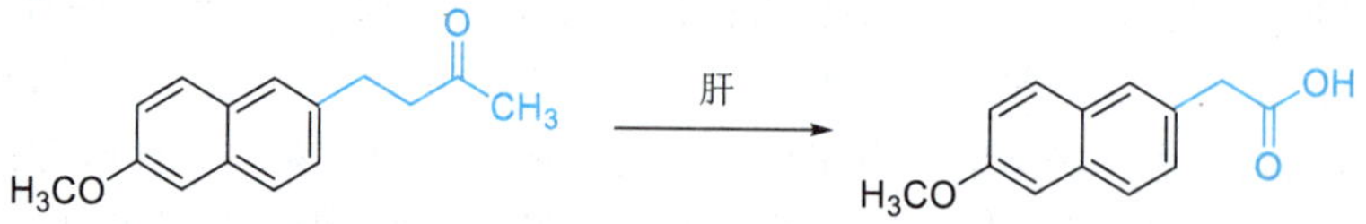

萘丁美酮 → 6-甲氧基-2-萘乙酸

芬布芬（Fenbufen）也是一个前体药物，具有酮酸类结构，在体内代谢生成联苯乙酸而发挥作用，其抗炎作用的强度介于吲哚美辛与阿司匹林之间。口服芬布芬胃肠道反应较小，临床上用于类风湿性关节炎、风湿性关节炎；亦可用于牙痛、手术后疼痛及外伤疼痛。

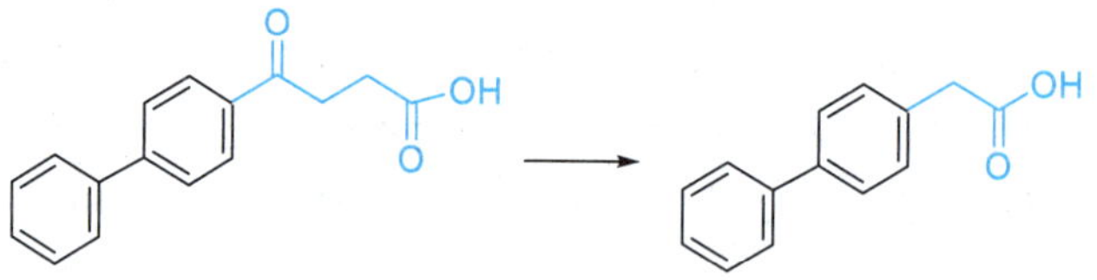

芬布芬　　　　　　　联苯乙酸

吲哚美辛 Indometacin

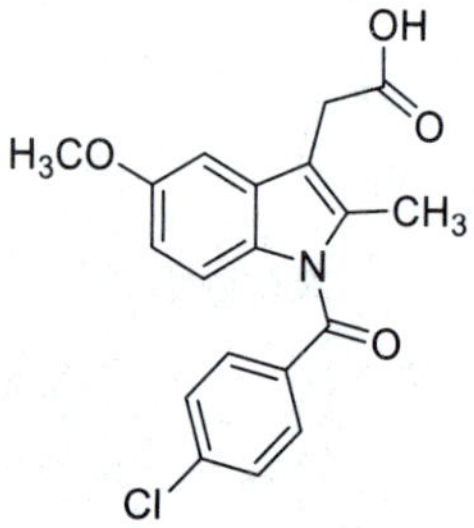

化学名为 2-[1-(4-氯苯基羰基)-5-甲氧基-2-甲基-1H-吲哚-3-基]乙酸，2-[1-(4-chlorophenyl carbonyl)-5-methoxy-2-methyl-1H-indol-3-yl] acetic acid。

本品为类白色或微黄色结晶性粉末，几乎无臭，无味。溶于丙酮，略溶于乙醇、乙醚、氯仿和甲醇，微溶于苯，极微溶于甲苯，几乎不溶于水，可溶于氢氧化钠溶液。mp 158～162℃，pK_a=4.5。

吲哚美辛室温下在空气中稳定，但对光敏感。其水溶液在 pH=2～8 时较稳定，强酸或强碱条件下会发生水解，生成 5-甲氧基-2-甲基吲哚-3-乙酸和对氯苯甲酸。前者可脱羧生成 5-甲氧基-2,3-二甲基吲哚，吲哚类的分解物还可进一步氧化为有色物质。

吲哚美辛的合成以对甲氧基苯胺为原料，经重氮化、还原得对甲氧基苯肼，再与乙醛缩合得1-亚乙基-2-(4-甲氧基苯基)肼。接着经对氯苯甲酰氯酰化，酸水解去保护基，得4-氯-N-(4-甲氧基苯基)苯甲酰肼，最后与4-氧代戊酸环合得吲哚美辛。

吲哚美辛口服吸收较好，2~3h后血药浓度达到峰值。在体内与血浆蛋白具有高度的结合力。大约50%代谢转化为O-脱甲基产物，10%与葡萄糖醛酸共价结合，这两种代谢产物均无活性。

吲哚美辛对缓解炎症疼痛作用明显，是强效的前列腺素合成抑制剂之一，作用较阿司匹林和保泰松强，但胃肠道反应、中枢神经系统的毒副作用较大。主要作为对水杨酸类有耐受性、疗效不显著时的替代药物，也可用于急性痛风和炎症发热。

吲哚美辛及其衍生物的构效关系如下：

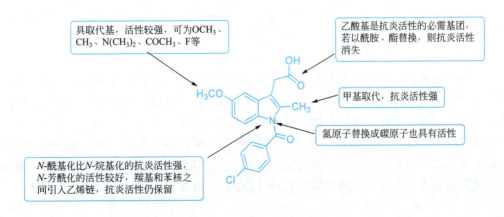

双氯芬酸钠 Diclofenac Sodium

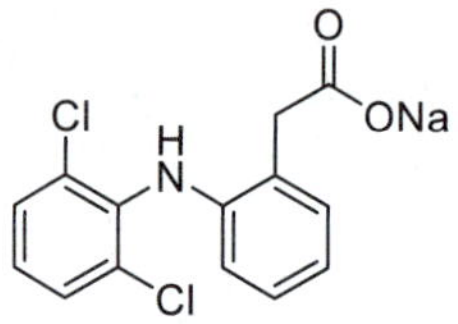

化学名为 2-[(2,6-二氯苯基)氨基]苯乙酸钠,2-[(2,6-dichlorophenyl)amino] phenyl acetic acid sodium salt,又名双氯灭痛。

本品为白色或类白色结晶性粉末,无臭。熔点 283~285℃,pK_a 4.5。略溶于水,易溶于乙醇。

双氯芬酸钠的合成是将 2,6-二氯苯酚和苯胺缩合得到 2,6-二氯二苯胺,再与氯乙酰氯环合得到 1-(2,6-二氯苯基)吲哚-2-酮,最后水解得到。该合成路线是众多合成方法中成本最低廉的一种。

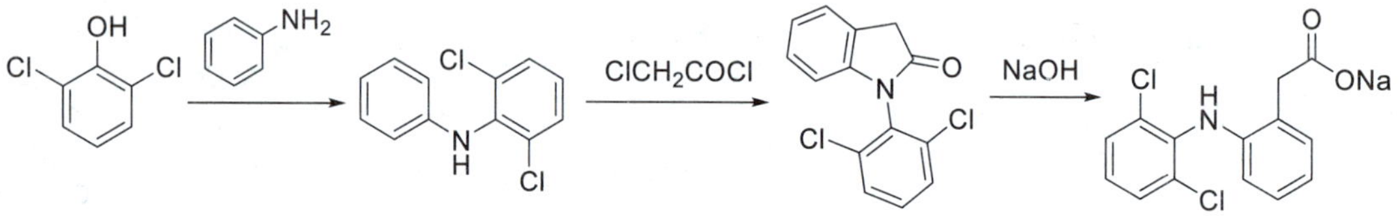

双氯芬酸钠口服吸收完全迅速,服药后 1~2h 内血药浓度可达到峰值。双氯芬酸钠的代谢主要是以两个苯环的氧化为主,代谢产物的活性低于双氯芬酸钠。双氯芬酸钠排泄快,长期应用无蓄积作用。临床上主要用于类风湿性关节炎、神经炎、红斑狼疮、癌症和手术后疼痛以及各种原因引起的发热。主要副作用为胃肠道反应、肝肾损害,因此有溃疡病史者慎用。

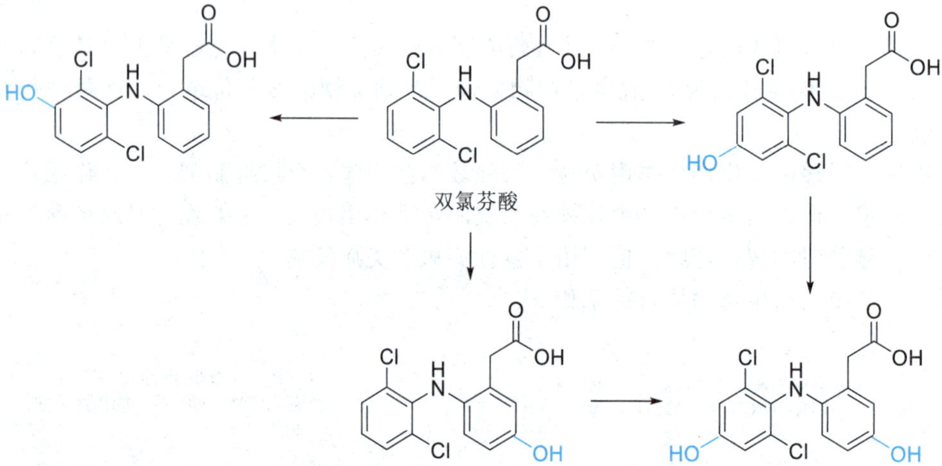

双氯芬酸钠的抗炎、镇痛和解热作用很强,镇痛活性为吲哚美辛的 6 倍、阿司匹林的 40 倍,解热作用为吲哚美辛的 2 倍、阿司匹林的 350 倍。双氯芬酸钠不良反应少,剂量小,个体差异小,是国际上使用最广泛的非甾体抗炎药之一。

双氯芬酸钠的作用机制特别,是非甾体抗炎药中唯一一个具有三种作用机理的药物:①抑制花生四烯酸的释放,同时刺激花生四烯酸的再摄取;②抑制 COX,减少前列腺素的生物合成和血小板的生成;③抑制脂氧合酶(LOX),减少白三烯尤其是 LTB_4 的生成。对

COX 和 LOX 的双重抑制作用，可避免由单纯抑制 COX 而导致 LOX 活性突增而引起的不良反应。

双氯芬酸钠及其衍生物的构效关系研究表明，两个间位氯原子的存在迫使两个苯环非共平面，这种构象确保其能与环氧合酶的活性位点更好地相互作用，对抗炎活性是十分重要的。

> **知识拓展**
>
> **抗炎药物研究热点**
>
> 花生四烯酸的另一条代谢途径是经 5-脂氧合酶催化生成白三烯，白三烯类化合物也是一类炎症介质，其中 LTC_4、LTD_4、LTE_4 是过敏性慢反应物质的主要成分，能增加血管通透性，促进血浆渗出。
>
> 环氧合酶与脂氧合酶催化的代谢产物间存在着一定的平衡制约关系，单纯抑制其中一条代谢途径将引起花生四烯酸进入其他代谢途径，从而造成炎症的进一步发展。因此，设计对环氧合酶和脂氧合酶具双重阻断作用的抑制剂，通过同时阻断炎症介质前列腺素和白三烯的形成，产生协同的抗炎作用，有望提高疗效，同时避免 COX 抑制剂引发的副作用，这是目前抗炎药研究的热点方向之一。

(2) 芳基丙酸类 4-异丁基苯乙酸作为镇痛消炎药，长期或大剂量使用后，会导致谷草转氨酶增高而显示肝脏毒性。在其乙酸基 α 碳原子上引入甲基得 4-异丁基-α-甲基苯乙酸，又称布洛芬（Ibuprofen），不但解热镇痛作用增强，毒性也有所降低，在临床上得到广泛的应用，适用于治疗风湿性及类风湿性关节炎、骨关节炎、神经炎等疾病。常见的芳基丙酸类抗炎药见表 6-1。

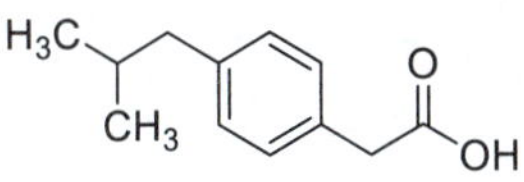

4-异丁基苯乙酸 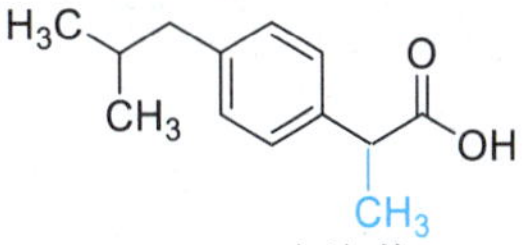　　布洛芬

表 6-1　常见的芳基丙酸类抗炎药

药物名称	化学结构	作用强度	药物名称	化学结构	作用强度
布洛芬（Ibuprofen）	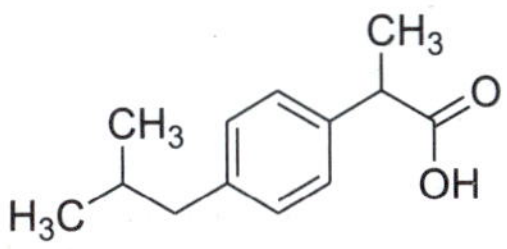	0.1	酮洛芬（Ketoprofen）	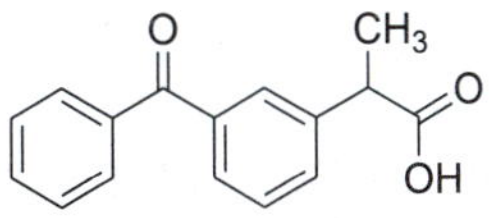	1.5
氟比洛芬（Flurbiprofen）	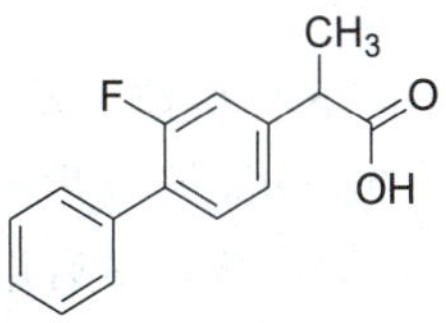	5	萘普生（Naproxen）	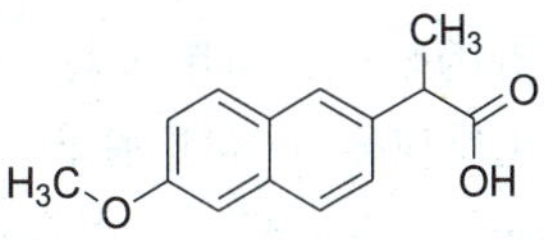	1

药物名称	化学结构	作用强度	药物名称	化学结构	作用强度
吲哚布芬 (Indobufen)		2	舒洛芬 (Suprofen)		0.5
非诺洛芬 (Fenoprofen)		0.1	噻洛芬酸 (Tiaprofenic acid)		—
吡洛芬 (Pirprofen)		1	奥沙普秦 (Oxaprozin)		—

芳基丙酸类药物的构效关系如下：

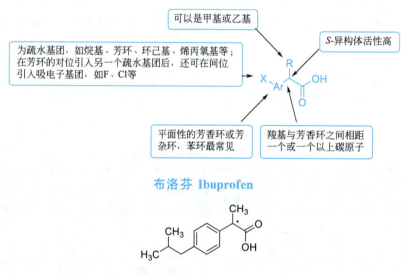

布洛芬 Ibuprofen

化学名为 2-[4-(2-甲基丙基)苯基]丙酸，2-[4-(2-methylpropyl)phenyl]propionic acid。

本品为白色结晶性粉末，稍有特异臭。mp 75~78℃，pK_a=5.2。几乎不溶于水，可溶于丙酮、乙醚、二氯甲烷，可溶于氢氧化钠或碳酸钠水溶液。

布洛芬的合成先由甲苯与丙烯在钠-碳（钠-氧化铝）催化下制得异丁基苯，经 Friedel-Crafts 酰化反应得 4-异丁基苯乙酮，再与氯乙酸乙酯进行 Darzens 缩合生成 3-(4'-异丁基苯)-2,3-环氧丁酸乙酯，经水解、脱羧、重排为 2-(4'-异丁基苯)丙醛，最后用硝酸银氧化得到布洛芬。

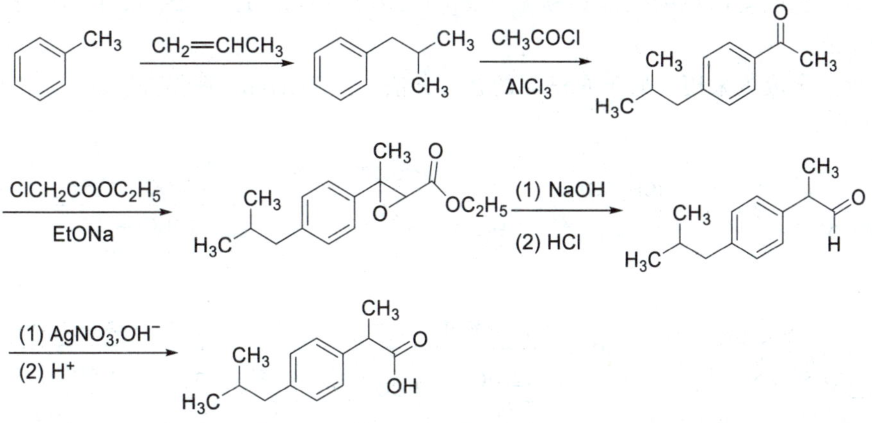

布洛芬口服吸收快，半衰期短，约 2h 血药浓度达到峰值。与血浆蛋白的结合率较高。体内消除快速，在服药 24h 后，药物基本上以原形和氧化产物形式被完全排出。其代谢产物主要是异丁基侧链的氧化（羟基化产物），进而羟基化产物进一步被氧化成羧酸代谢物。所有的代谢物均无活性。布洛芬的药理作用主要来自 S-$(+)$-布洛芬，但在体内酶的催化下，无效的 R-$(-)$-布洛芬发生构型翻转，可转变为 S-$(+)$-布洛芬，故布洛芬使用消旋体。

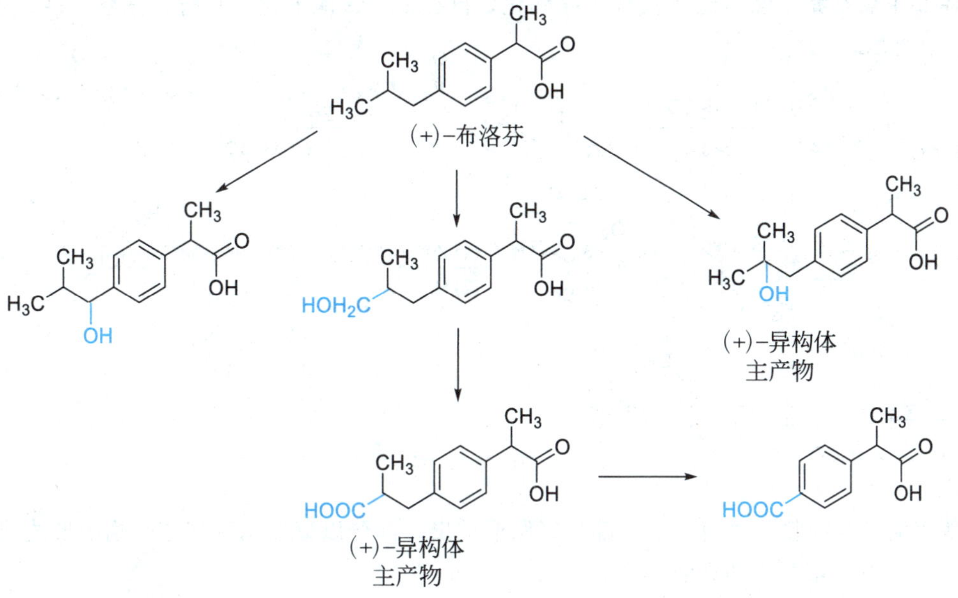

布洛芬的消炎、镇痛和解热作用均大于阿司匹林，是阿司匹林的 16～32 倍，胃肠道副作用小，对肝、胃及造血系统无明显副作用。临床上广泛用于类风湿关节炎、风湿性关节炎等，一般患者耐受性良好。

萘普生 Naproxen

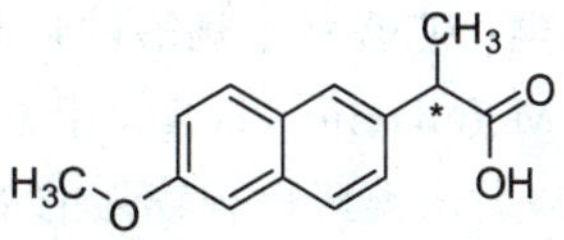

化学名为 $(+)$-(S)-2-(6-甲氧基萘-2-基)丙酸，$(+)$-(S)-2-(6-methoxynaphthalen-2-yl) propanic acid。

本品为白色或类白色的结晶性粉末。mp 153~158℃，pK_a 4.2。几乎不溶于水，溶于醇，略溶于醚。

萘普生的合成可采用类似于布洛芬的合成方法，经 Darzens 缩合制备。

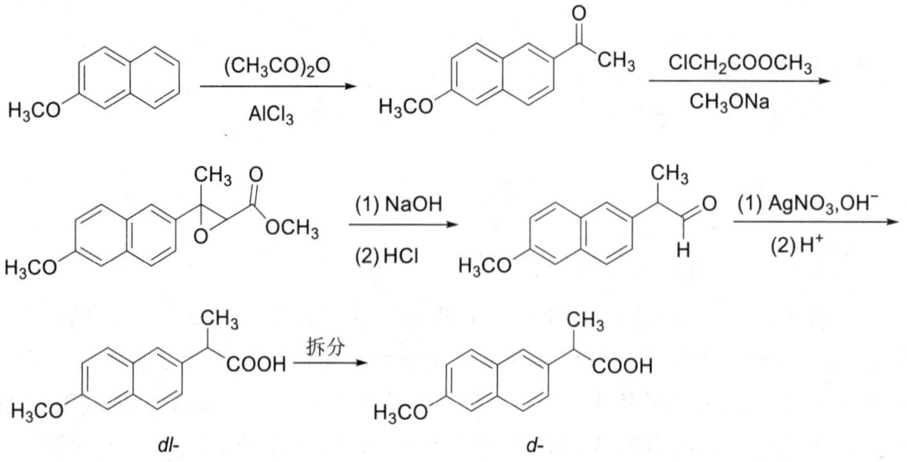

此外，还可采用 α-卤代酰萘重排法。以 2-甲氧基萘为原料，经 Friedel-Crafts 酰化得 2-丙酰基-6-甲氧基萘，然后经 α-溴代、缩酮化，再在 Lewis 酸催化下重排、水解、拆分得到。

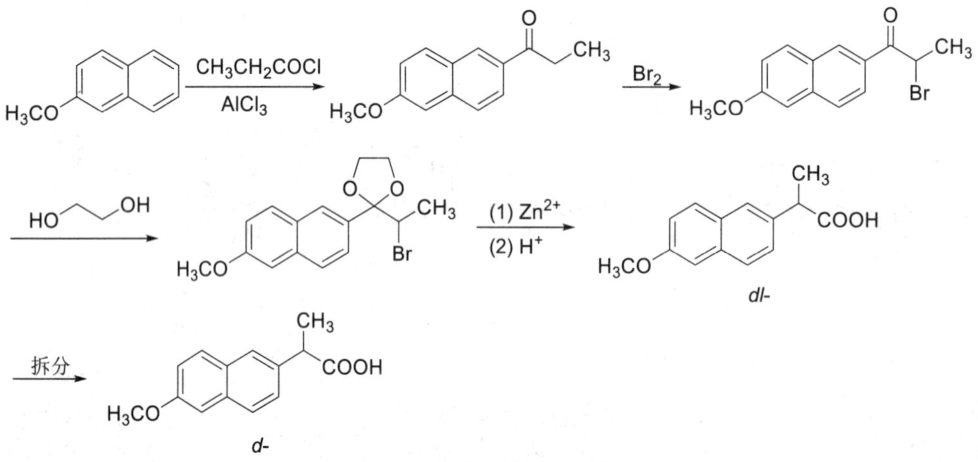

萘普生口服吸收迅速而完全，部分以原形排出，部分以葡萄糖醛酸结合物的形式或以无活性的 6-去甲基萘普生随尿液排出。

萘普生的生物活性是阿司匹林的 12 倍，布洛芬的 3~4 倍，但比吲哚美辛低，仅为其 1/300。临床上用 S-异构体，适用于风湿性关节炎、类风湿性关节炎、风湿性脊椎炎等疾病。

3. 邻氨基苯甲酸类

邻氨基苯甲酸类药物又称灭酸类，它是将水杨酸的羟基按照生物电子等排原理置换成氨基而得到，代表药物有甲芬那酸（Mefenamic Acid）、甲氯芬酸（Meclofenamic acid）、氟尼辛（Flunixin）和氯尼辛（Clonixin）。该类药物有较强的消炎镇痛作用，临床上用于风湿性及类风湿性关节炎的治疗。与水杨酸类药物相比，其抗炎和镇痛活性并无明显的优势，且副作用较多，因此在临床上的应用已大大减少。

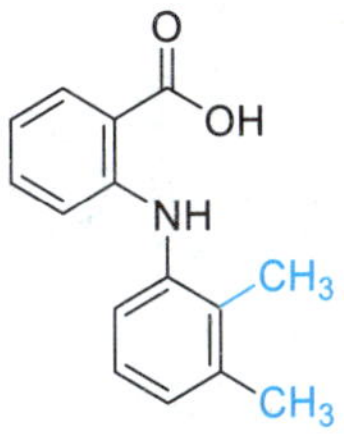

甲芬那酸 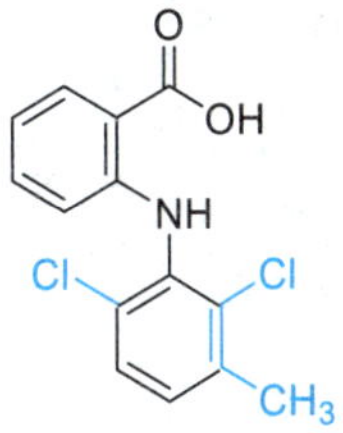　　　　甲氯芬酸 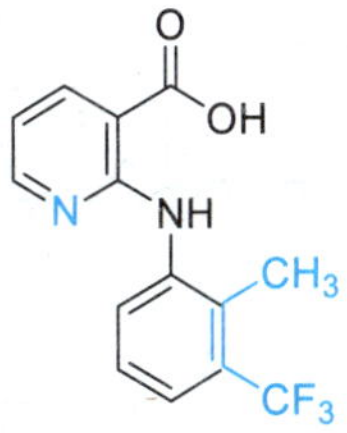　　　　氟尼辛 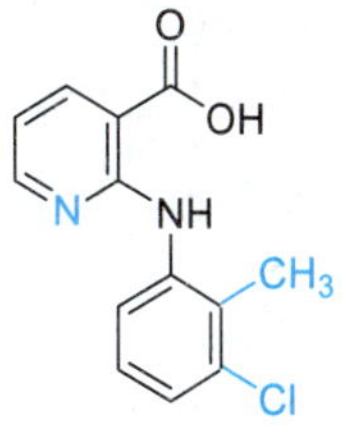　　　　氯尼辛

4. 1,2-苯并噻嗪类

1,2-苯并噻嗪结构的抗炎药又称为昔康类（Oxicams），它是一类结构中含有烯醇型羟基的化合物。此类药物具有酸性，pK_a 在 4～6 之间。该类药物对 COX-2 的抑制作用比对 COX-1 的作用强，有一定的选择性，且半衰期较长；副反应发生率较高，但该类药物引起胃肠道刺激反应比常见的非甾体抗炎药要小。

吡罗昔康（Piroxicam）是这类化合物中第一个上市的药物，具有与吲哚美辛相似的抗炎作用，还能抑制多核白细胞向炎症部位迁移以及这些细胞中溶酶体的释放，具有显效迅速且持久、副反应较小、长期服用耐受性好等特点。辛诺昔康（Cinnoxicam）和安吡昔康（Ampiroxicam）是吡罗昔康的前药，副作用比原药低。舒多昔康（Sudoxicam）口服吸收快，胃肠道耐受性好。美洛昔康（Meloxicam）对 COX-2 的选择性较高，因而致胃溃疡的副作用小。替诺昔康（Tenoxicam）和氯诺昔康（Lornoxicam）是长效的抗炎药。

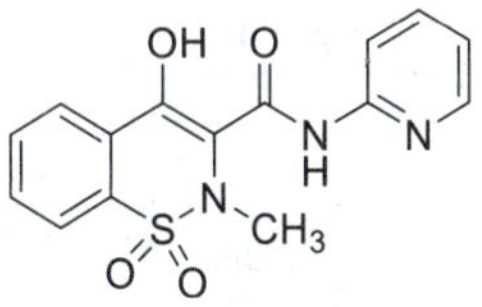

吡罗昔康 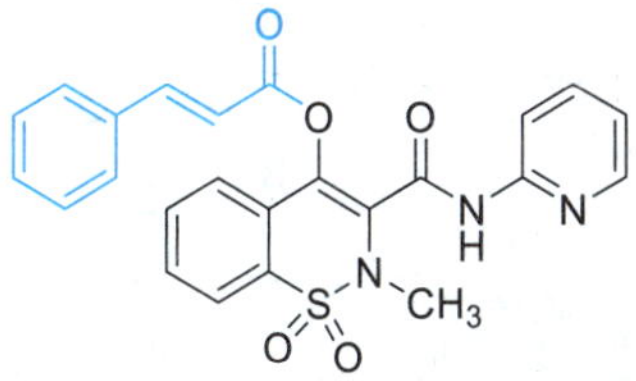　　　　辛诺昔康 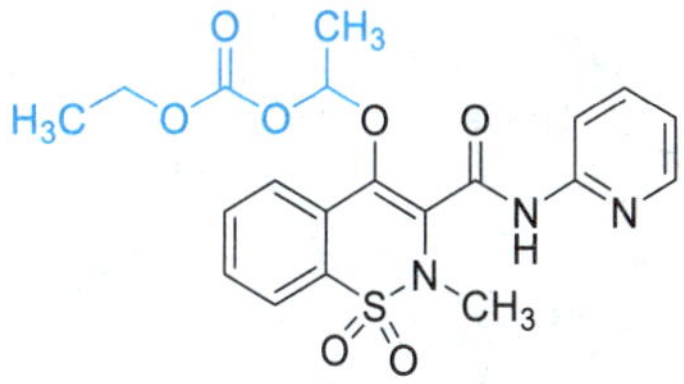　　　　安吡昔康

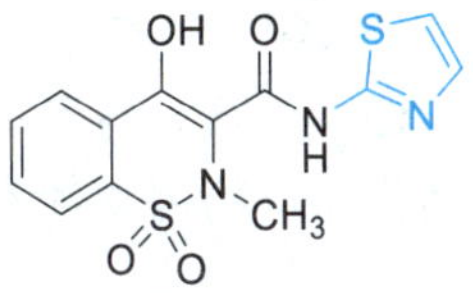

舒多昔康 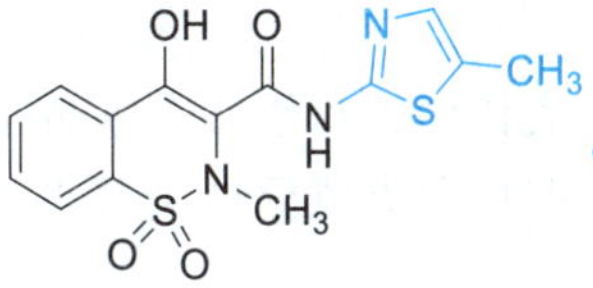　　　　美洛昔康 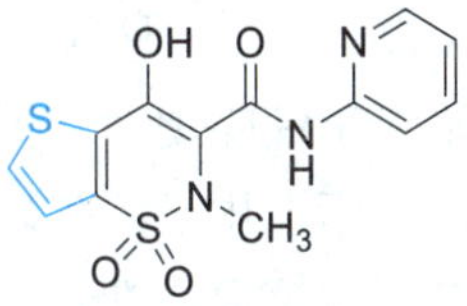　　　　替诺昔康 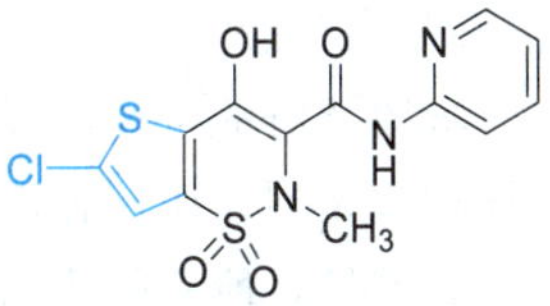　　　　氯诺昔康

昔康类药物的构效关系如下图所示：

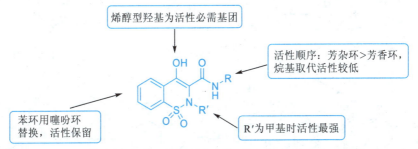

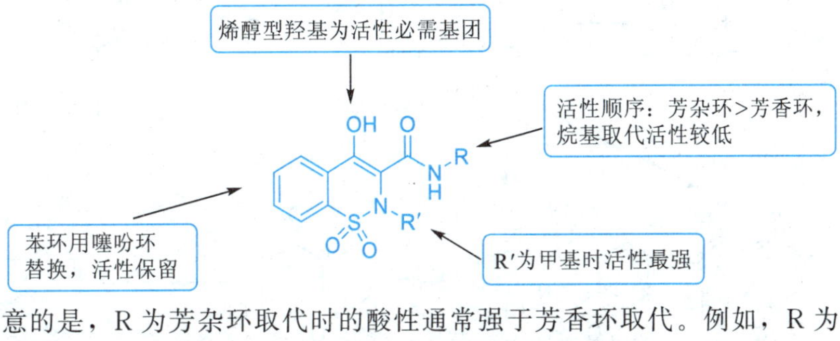

值得注意的是，R 为芳杂环取代时的酸性通常强于芳香环取代。例如，R 为吡啶环时吡啶氮原子可进一步稳定烯醇负离子，使产生的异构体 B 更为稳定。

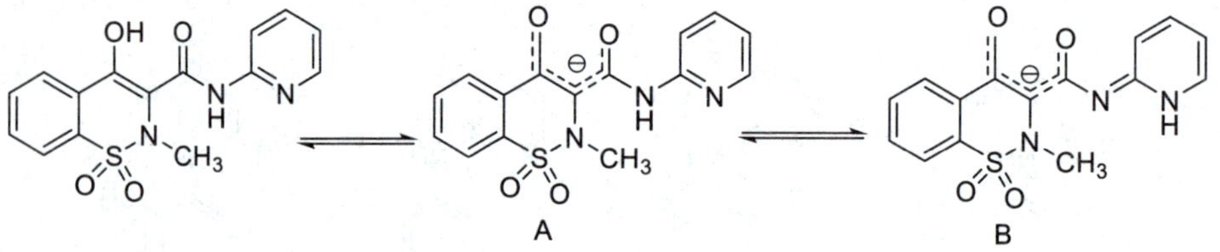

吡罗昔康 Piroxicam

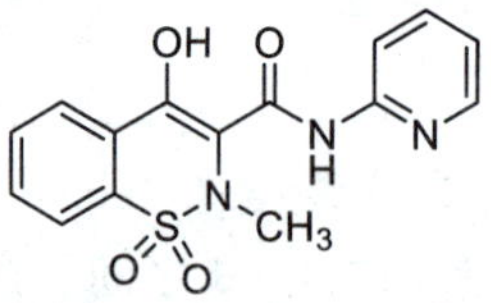

化学名为 2-甲基-4-羟基-N-(2-吡啶基)-2H-1,2-苯并噻嗪-3-甲酰胺-1,1-二氧化物，4-hydroxy-2-methyl-N-(2-pyridinyl)-2H-1,2-benzothiazine-3-carboxamide-1,1-dioxide，又名炎痛喜康。

本品为类白色结晶性粉末。mp 198～202℃，pK_a=6.3。氯仿中易溶，丙酮中略溶，乙醇或乙醚中微溶，水中难溶；酸中溶解，碱中略溶。

吡罗昔康的合成以糖精钠为原料，与 α-氯代乙酸乙酯反应得到糖精的 N-乙氧羰甲基衍生物，经 Gabriel-Colman 重排扩环得 4-羟基-2H-1,2-苯并噻嗪-3-羧酸乙酯基-1,1-二氧化物，最后用硫酸二甲酯甲基化，再与 α-氨基吡啶反应得吡罗昔康。

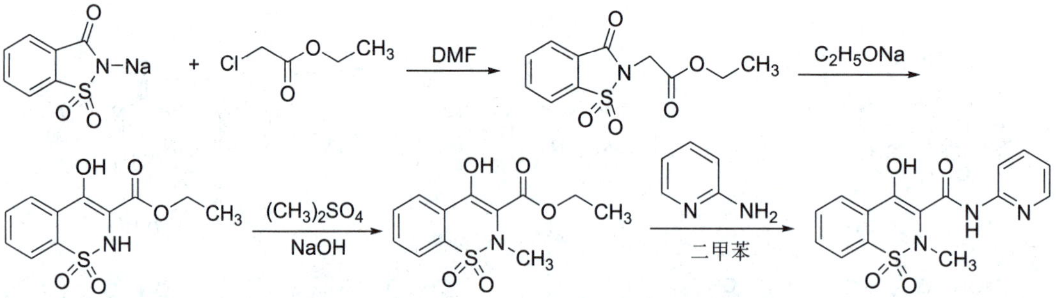

吡罗昔康的抗炎活性略强于吲哚美辛，镇痛作用比布洛芬、萘普生、保泰松强，与阿司匹林相似，副作用较轻微。临床上用于治疗风湿性及类风湿性关节炎。其代谢产物因物种不同而有差异，所有的代谢物都无抗炎活性。

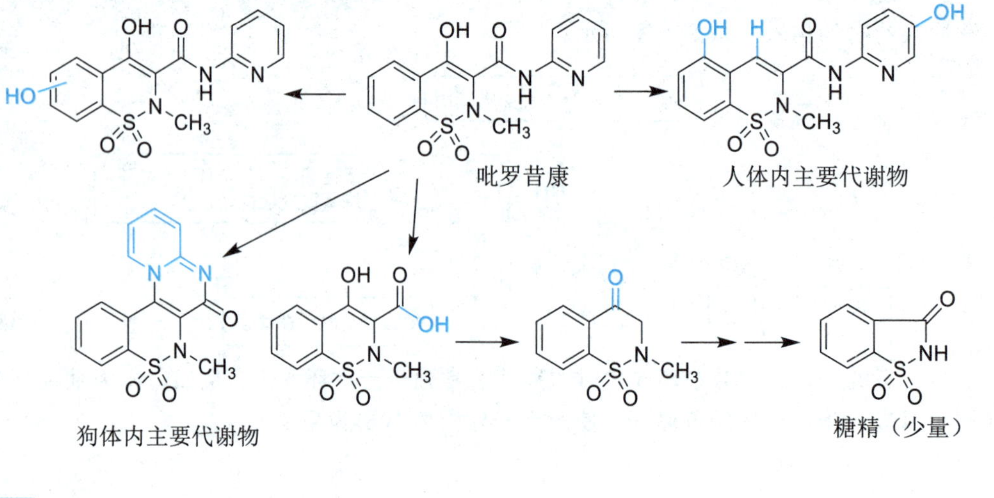

二、选择性 COX-2 抑制剂

非甾体抗炎药通过抑制环氧合酶,抑制炎症部位前列腺素的生物合成,从而产生抗炎作用,但由于胃肠道的前列腺素合成也受到了抑制,因而副作用较多。这是由于对 COX-1 和 COX-2 不加选择性抑制的结果。由于 COX-2 是一个诱导酶,在炎症部位被诱导使活性增高,从而使炎症组织的前列腺素含量增加,产生炎症。因此,研究选择性 COX-2 抑制剂能避免药物对胃肠道的副作用。

塞来昔布　　　　　罗非昔布　　　　　伐地昔布

帕瑞昔布　　　　　依托昔布　　　　　艾瑞昔布

现已经有多个 COX-2 抑制剂用于临床,如塞来昔布(Celecoxib)和罗非昔布(Rofecoxib)等,主要为二苯基取代杂环类衍生物。虽然这类抑制剂结构多样,但往往都具有以下结构特征:在芳杂环或不饱和脂肪环的邻位连接两个苯环,其中一个苯环的对位连有甲磺酰基或氨磺酰基,可作用于 COX-2 通道上由 Val 523 所形成的侧袋,这是具 COX-2 选择性的必需药效团。

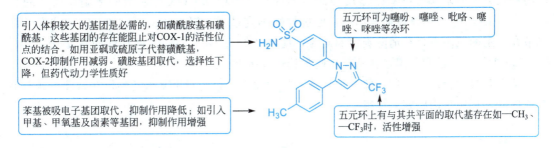

- 引入体积较大的基团是必需的,如磺酰胺基和磺酰基,这些基团的存在能阻止对COX-1的活性位点的结合。如用亚砜或硫原子代替磺酰基,COX-2抑制作用减弱。磺胺基团取代,选择性下降,但药代动力学性质好
- 苯基被吸电子基团取代,抑制作用降低;如引入甲基、甲氧基及卤素等基团,抑制作用增强
- 五元环可为噻吩、噻唑、吡咯、噻唑、咪唑等杂环
- 五元环上有与其共平面的取代基存在如—CH₃、—CF₃时,活性增强

> **案例分析**
>
> **选择性 COX-2 抑制剂引发严重不良反应**
>
> 选择性 COX-2 抑制剂在疗效及胃肠道不良反应方面优于传统的非甾体抗炎药。但同时发现肾脏、心血管的不良反应依然存在,甚至有用药导致死亡的个体报道,并无预期高效低毒的特性。罗非昔布曾被认为是非常成功的选择性 COX-2 抑制剂,但上市仅短短的 5 年,因出现严重的心血管事件,2004 年 Merck 公司宣布全球撤回;随后伐地昔布也因增加血管栓塞的风险被美国 FDA 勒令撤出市场;FDA 还要求修改塞来昔布的药品使用说明书,强调其心血管不良反应的风险,建议在效益超过风险的情况下选择使用。近年来,临

床应用中发现其他的选择性 COX-2 抑制剂也有诱发心脏病的风险,主要原因是由于 COX-2 选择性抑制剂抑制血管内皮的前列腺素生成,使血管内的前列腺素和血小板中的血栓素动态平衡失调,导致血栓素升高,促进血栓的形成。另外,还发现 COX-2 在维持肾脏的结构、功能方面发挥着重要作用,可调节电解质平衡,并维持肾血流量,使用选择性 COX-2 抑制剂可影响对肾脏具有保护作用的前列腺素的生成,导致药物相关的肾脏不良反应。

综上所述,虽然选择性 COX-2 抑制剂已经广泛用于镇痛和抗炎治疗,但临床应用产生的心血管和肾脏等方面的副作用,依然没有解决人们对非甾体抗炎药高效低毒的需求,因此还需要投入更多的资金和人力去研究环氧合酶,开发出疗效更好、毒副作用更低的 COX 抑制剂。

艾瑞昔布 Imrecoxib

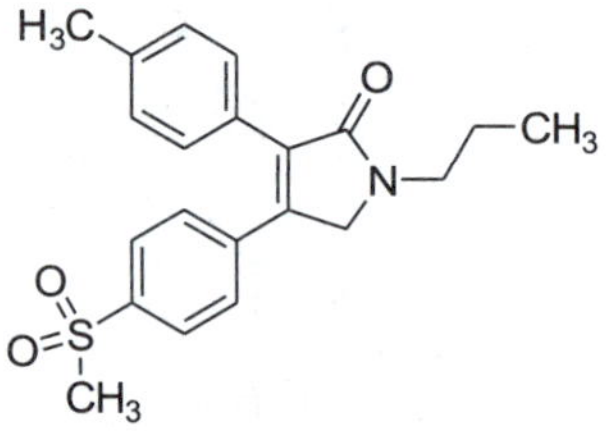

化学名为 4-(4-甲磺酰基苯基)-3-(4-甲基苯基)-1-丙基-2,5-二氢-1H-吡咯-2-酮,4-(4-methanesulfonylphenyl)-3-(4-methylphenyl)-1-propyl-2,5-dihydro-1H-pyrrol-2-one。

艾瑞昔布是我国自主研发的国家一类新药,是治疗人骨关节炎安全有效的药物。它是我国药物化学家郭宗儒教授将"适度抑制"的理念作为研制 COX 抑制剂的原则所研发的药物,即对 COX-2 有选择性抑制作用,但选择性不宜过强,对 COX-2 和 COX-1 的抑制活性调节在一定的范围内,在消除炎症的同时,应维持 PGI_2 和 TXA_2 之间功能的平衡。艾瑞昔布于 2011 年 5 月经我国国家食品药品监督管理局批准上市。

艾瑞昔布的合成以 4-甲磺酰基溴代苯乙酮为原料,经与对甲基苯乙酰氯在碱性条件下缩合成内酯,再用正丙胺氨解而得。

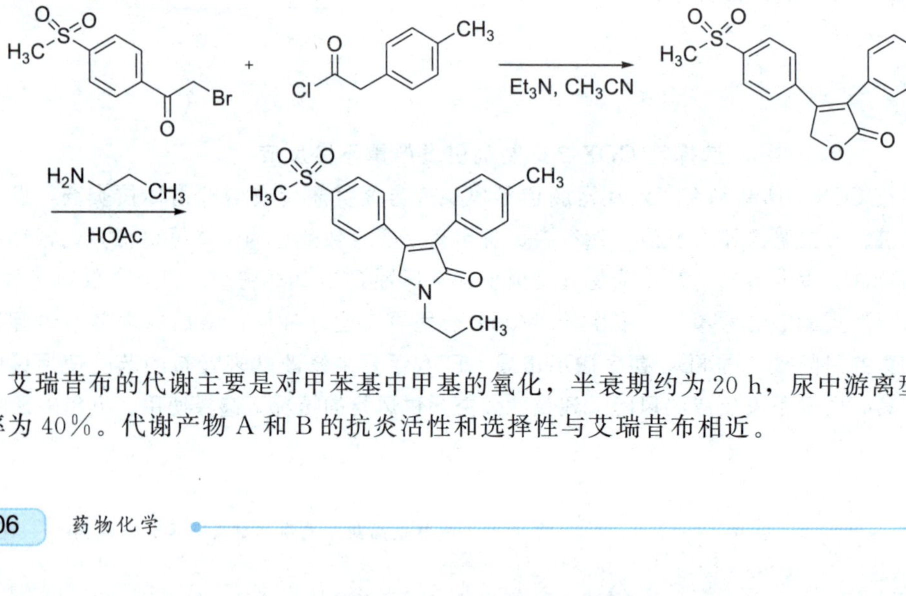

艾瑞昔布的代谢主要是对甲苯基中甲基的氧化,半衰期约为 20 h,尿中游离型代谢物排泄率为 40%。代谢产物 A 和 B 的抗炎活性和选择性与艾瑞昔布相近。

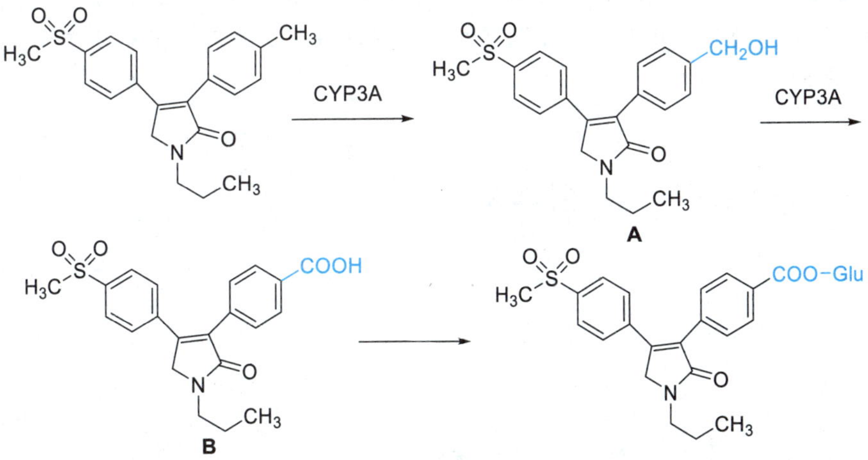

艾瑞昔布用于缓解骨关节炎的疼痛症状，适用于男性及治疗期间无生育要求的妇女。

第三节 抗痛风药

痛风（gout）是一种嘌呤代谢性疾病，主要特征是持续性高尿酸血症导致尿酸钠晶体在关节及其周围组织沉积引起的炎症反应。人体的尿酸是由嘌呤类化合物如腺嘌呤或鸟嘌呤经代谢产生，如图 6-5 所示。根据作用机制，可将临床上使用的抗痛风药分为三类：抑制尿酸生成的药物、促进尿酸排泄的药物、急性痛风期治疗药物。

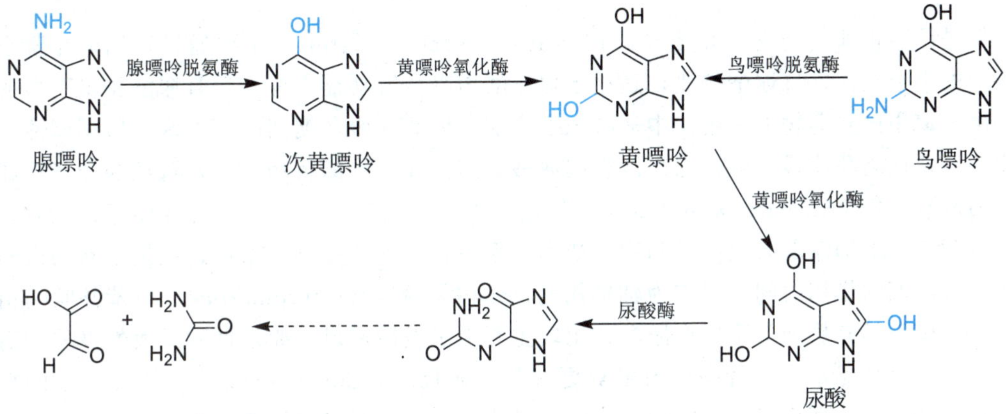

图 6-5 尿酸的生物合成途径

一、抑制尿酸生成的药物

抑制尿酸生成的药物（drugs that inhibit uric acid formation）可阻断尿酸体内生物合成的最终阶段，从而减少尿酸的产生。在尿酸的生物合成途径中，黄嘌呤氧化酶是关键的酶。次黄嘌呤及黄嘌呤的类似物别嘌醇（Allopurinol）及其代谢产物奥昔嘌醇（Oxypurinol）可抑制黄嘌呤氧化酶，进而使尿酸的生物合成减少，降低血液中尿酸浓度，减少尿酸盐在骨、关节及肾脏的沉着。临床用于痛风、痛风性肾病的治疗。非嘌呤类的非布索坦（Febuxostat）对黄嘌呤氧化酶具高度选择性，耐受性好，对大部分患有高尿酸血症和痛风的患者安全有效。

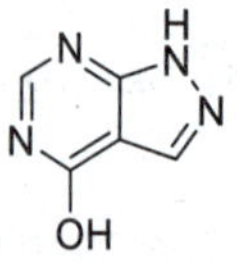

别嘌醇 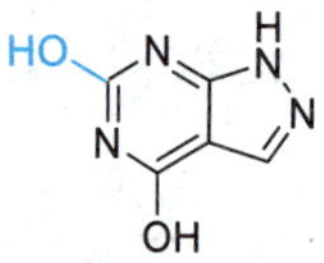　　　　奥昔嘌醇 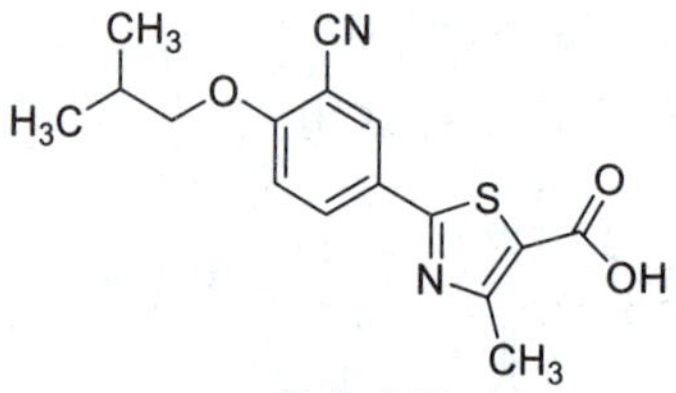　　　　非布索坦

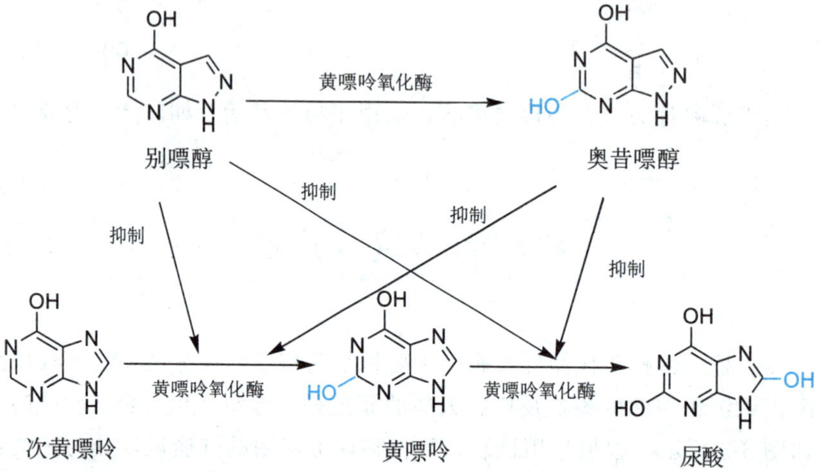

别嘌醇 —黄嘌呤氧化酶→ 奥昔嘌醇

次黄嘌呤 —黄嘌呤氧化酶→ 黄嘌呤 —黄嘌呤氧化酶→ 尿酸

（别嘌醇、奥昔嘌醇均可抑制黄嘌呤氧化酶）

二、促进尿酸排泄的药物

促进尿酸排泄的药物（drug that increase uric acid secretion）主要通过抑制近端肾小管对尿酸的重吸收而促进尿酸排泄，适用于血尿酸增高、肾功能尚好、每日尿酸排出不多的患者。由于使用该类药物的患者尿中尿酸浓度增加，因此在服药期间应多饮水，服用碱性药物碱化尿液。该类药物最大的缺点是能引起尿酸盐晶体在尿路的沉积，引发肾绞痛和肾功能损害。丙磺舒（Probenecid）无镇痛、抗炎作用，用于慢性痛风的治疗，对急性痛风无效。丙磺舒可竞争性地抑制弱有机酸类药物，如青霉素在肾小管的分泌，增加这些抗生素的血药浓度和延长它们的作用时间，可作为辅助用药。苯溴马隆（Benzbromarone）为苯并呋喃衍生物，比丙磺舒具有更强的降低血尿酸作用，主要用于慢性痛风、原发性和继发性高尿酸血症的治疗，在肾功能不全患者中比丙磺舒更有效。磺吡酮（Sulfinpyrazone）为保泰松的衍生物，排尿酸作用较丙磺舒强，对丙磺舒有过敏或毒性反应者可改用磺吡酮。

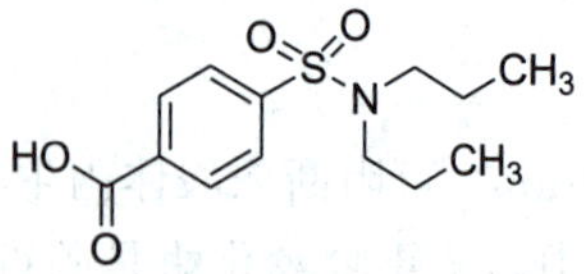

丙磺舒 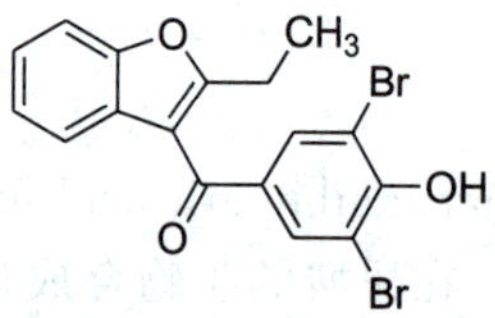　　　　苯溴马隆 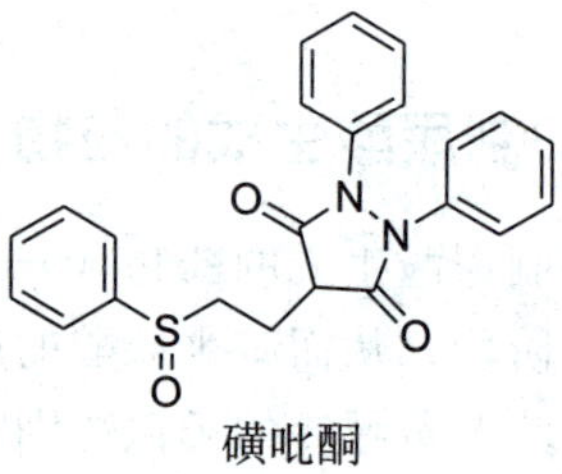　　　　磺吡酮

三、急性痛风期治疗药物

急性痛风期治疗药物（drug for acute gout treatment）的主要作用是控制症状，常用药物主要有秋水仙碱、非甾体抗炎药、糖皮质激素和其他镇痛药等。急性痛风的首选药物为秋水仙碱和非甾体抗炎药，由于后者副作用较前者小，临床应用相对较多。秋水仙碱（Colchicine）是从秋水仙的球茎和种子中提取的一种生物碱，通过与粒细胞微管蛋白结合，妨碍粒细胞的活动，消炎和抑制粒细胞的浸润。秋水仙碱为治疗痛风急性发作的特效药，对痛风的急性发作有选择性抗炎作用。因安全窗较窄，副作用很大，常见不良反应有恶心、呕吐、腹泻、痉挛性腹痛。

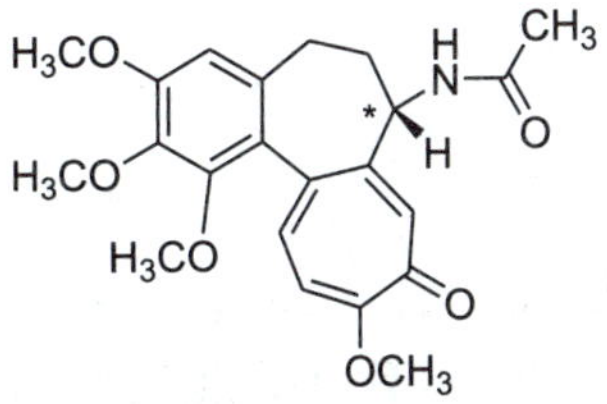

秋水仙碱

本章小结

本章包括解热镇痛药、非甾体抗炎药和抗痛风药，总称非甾体抗炎药。

解热镇痛药按化学结构分为水杨酸类、苯胺类及吡唑酮类；除苯胺类外大多也具有抗炎作用。非甾体抗炎药以抗炎作用为主，兼有解热镇痛的作用，主要作用于体内环氧合酶，抑制体内前列腺素的合成，可分为非选择性COX-2抑制剂（如3,5-吡唑烷二酮类、邻氨基苯甲酸类、芳基烷酸类、1,2-苯并噻嗪类）和选择性COX-2抑制剂等。非甾体抗炎药只能缓解痛风的疼痛症状，抗痛风药可抑制尿酸生成、促进尿酸排泄、降低血浆中的尿酸浓度，对抗痛风的发作。

思考题

1. 结合所学知识分析如何能更好地设计出理想的非甾体抗炎药物。
2. 为什么临床上使用的布洛芬为消旋体？
3. 从现代科学的角度分析将阿司匹林制成钙盐，是否能降低胃肠道的副作用？
4. 从双氯酚酸钠合成工艺的研究结果分析，药物合成工艺的进展应向哪个方向发展？
5. 从保泰松的代谢过程的研究中，体验从药物代谢过程中发现新药。

第七章 抗变态反应药物

变态反应（allergy），又称过敏（anaphylaxis），是一种即刻的超敏反应（hypersensitivity reaction），与曾接触过的某外源性物质（或称过敏原）再次接触时，发生的一种以组织细胞损伤或机体生理功能紊乱为主的特异性免疫应答。常见的变态反应有荨麻疹、支气管收缩、哮喘和过敏性休克等。

当过敏原作用于 B 细胞膜后，释放出免疫球蛋白（immunoglobulin E，IgE），IgE 与人体自身的血清嗜碱性粒细胞和肥大细胞表面的 FCERI 受体结合，而成为致敏细胞。当再次遇到相同过敏原时就会与致敏细胞上的抗体相结合，引发细胞膜的一系列生化反应，导致细胞膜损伤和细胞脱颗粒并释放出过敏介质。过敏介质包括组胺、白三烯、缓激肽、血小板活化因子、前列腺素、血栓素、内皮素、趋化因子、白介素、细胞因子等，其与相应受体结合会导致毛细管扩张和通透性增加、胃肠道平滑肌痉挛等生物效应。因此，拮抗或抑制组胺和过敏介质可产生抗变态反应作用。抗变态反应药物根据作用机制可分为组胺 H_1 受体拮抗剂、过敏介质释放抑制剂、过敏介质拮抗剂等。其中，组胺 H_1 受体拮抗剂是目前最常用的抗变态反应治疗药物。

第一节 组胺 H_1 受体拮抗剂

组胺（Histamine）的化学名为 4(5)-(2-氨乙基)咪唑，是一种存在于人体细胞组织中的生物活性物质，以结缔组织中的肥大细胞和血液中的嗜碱粒细胞含量为最高，作为重要的化学递质参与多种复杂的生理过程。组胺是水溶性分子，呈碱性。组胺分子存在互变异构现象，在水溶液中 80% 以 N^τ-H 的形式存在，20% 以 N^π-H 的形式存在，通过质子化中间体达到互变异构平衡。

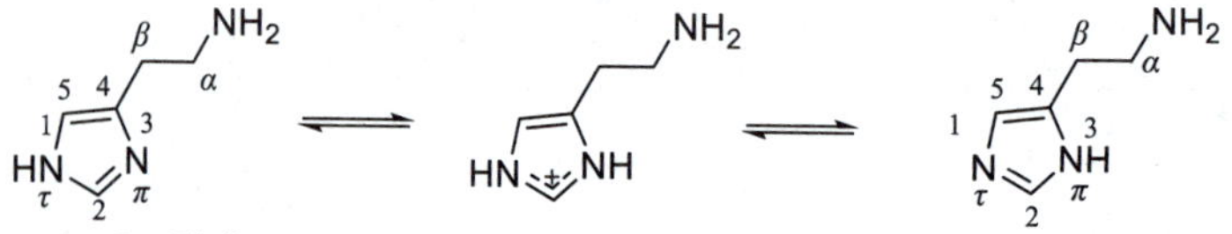

抗组胺药（anti-histamines）是通过拮抗组胺与受体的作用，来治疗相应疾病。组胺受体分为 H_1、H_2、H_3、H_4 等亚型，均为 G 蛋白偶联受体（gprotein coupling receptor，GPCR），其生理作用各不相同。组胺受体的类型、分布及生理功能见表 7-1。

表 7-1 组胺受体类型、分布及生理功能

受体类型	分布	生理功能
组胺 H_1 受体	皮肤和黏膜的血管内皮细胞、平滑肌细胞、神经元及免疫细胞表面	调节血管扩张、血管通透性、睡眠、记忆、血压、头痛、心动过速等
组胺 H_2 受体	胃黏膜壁细胞底膜表面	引起胃酸和胃蛋白酶分泌增加
组胺 H_3 受体	中枢和外周神经末梢突触前膜	对心功能、胃酸分泌、过敏反应、睡眠和觉醒、认知和记忆、惊厥抽搐等都有调节作用
组胺 H_4 受体	血细胞和肠道	在免疫性疾病治疗中有重要作用

一、经典 H_1 受体拮抗剂

1933 年，Forneau 和 Bovet 在动物试验中发现了具有抗组胺活性的哌罗克生（Piperoxan），其对组胺诱导的支气管痉挛有缓解作用，但其毒性太大，不能应用于临床。在进行了大量结构改造和构效关系研究后，开发研制了第一代抗组胺药，又称为经典 H_1 受体拮抗剂（classical H_1-receptor antagonists）。它们能够抑制组胺 H_1 受体，减轻过敏反应，主要用于治疗荨麻疹、过敏性鼻炎等变态反应。经典 H_1 受体拮抗剂按化学结构可分为乙二胺类、氨基醚类、丙胺类和三环类。

哌罗克生

1. 乙二胺类（ethylenediamines analogs）

1943 年，Mosnier 报道了第一个有临床应用价值的乙二胺类抗组胺药芬苯扎胺（Phenbenzamine）。随后以芬苯扎胺为模型，改造得到了疗效更强、副作用更小的抗过敏药曲吡那敏（Tripelennamine）。曲吡那敏的抗组胺活性强而持久，且副作用较少，它具有一般抗组胺药没有的治疗哮喘的作用，是至今临床常用的抗过敏药之一。

芬苯扎胺   曲吡那敏

乙二胺类 H_1 受体拮抗剂的抗组胺作用弱于其他结构类型，且有中等程度的中枢镇静作用。将乙二胺结构环化成哌嗪环后，则构成哌嗪类 H_1 受体拮抗剂，同样具有很好的抗组胺活性，并且作用时间较长，此类代表药物有布克利嗪（Buclizine）、美克洛嗪（Chlorcyclizine），布克利嗪镇吐作用显著，有安定作用，还具有抗晕动作用。

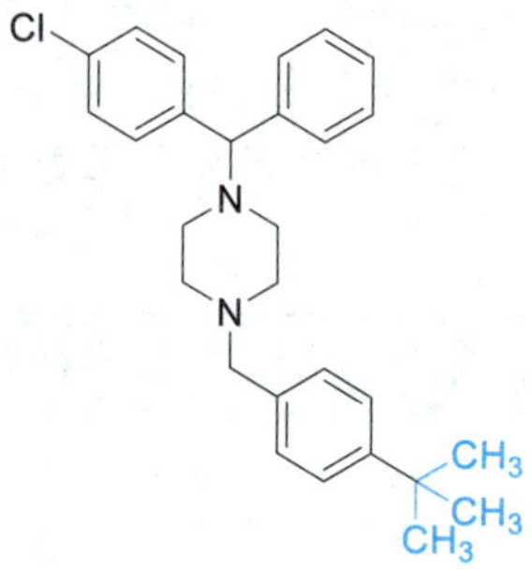

布克利嗪 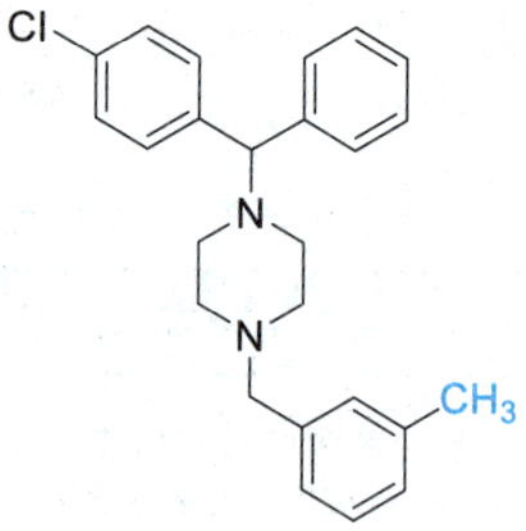　　　　　　　　　　美克洛嗪

2. 氨基醚类（aminoalkyl ether analogs）

氨基醚类抗组胺药是将乙二胺类抗组胺药的 $Ar^1CH_2(Ar^2)N$— 部分换 $Ar^1(Ar^2)CHO$—，其抗组胺活性较好。

盐酸苯海拉明（Diphenhydramine Hydrochloride）曾是临床上最常用的抗组胺药物之一，能竞争性阻断组胺 H_1 受体而产生抗组胺作用。临床上主要用于皮肤、黏膜的过敏性疾病，但其中枢抑制作用显著，对支气管哮喘的效果较差。为了克服苯海拉明的嗜睡和中枢抑制副作用，将其与具有中枢兴奋作用的嘌呤衍生物 8-氯茶碱（8-chlorotheopyIline）结合成盐得到茶苯海明（Dimenhydrinate，晕海宁），已广泛用于晕动病。

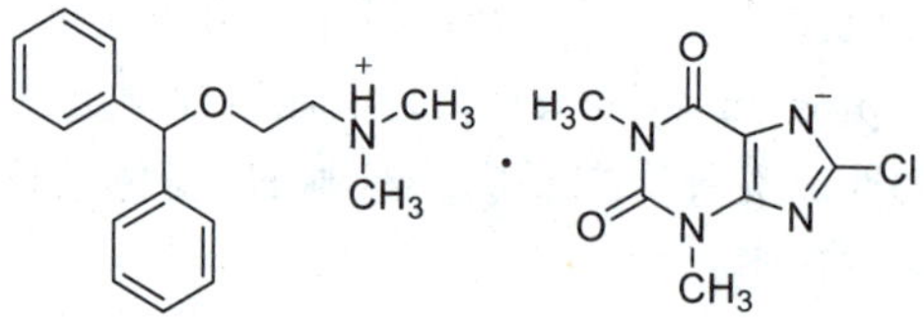

茶苯海明

盐酸苯海拉明 Diphenhydramine Hydrochloride

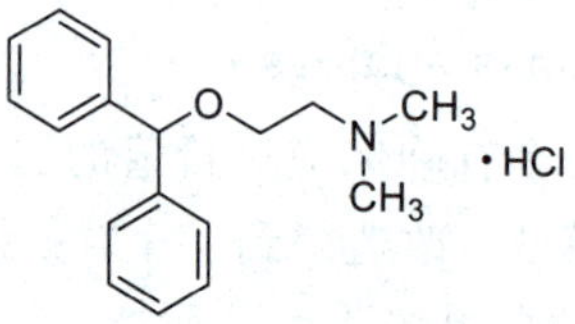

化学名为 N,N-二甲基-2-(二苯甲氧基)乙胺盐酸盐，2-dipheny lmethoxy-N,N-dimethylethanamine hydrochloride，亦名可他敏。

本品为白色结晶性粉末；无臭，味苦。mp 167～171℃。在水中极易溶解，乙醇或三氯甲烷中易溶，丙酮中略溶，乙醚或苯中微溶。水溶液呈中性，遇酸易水解成二苯甲醇，在碱性水溶液中稳定，纯品对光稳定。当含有二苯甲醇等杂质时，遇光会逐渐变色。

盐酸苯海拉明可竞争性阻断组胺 H_1 受体，临床上主要用于治疗皮肤黏膜过敏性疾病，如荨麻疹、皮肤瘙痒、过敏性鼻炎等。有镇静、防晕动、止吐作用，可预防晕动病及治疗妊娠呕吐。其中枢抑制作用显著，主要副作用为嗜睡。

盐酸苯海拉明的合成以苄氯为原料，经傅-克烷基化、氧化、还原、醚化、胺化、N-烷基化、盐酸成盐制得。

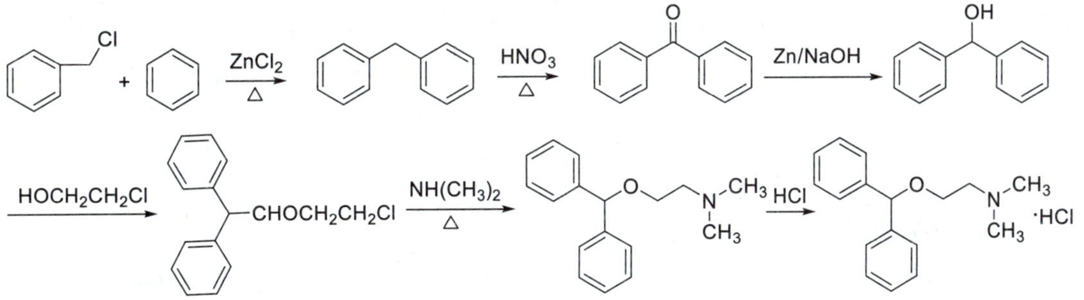

3. 丙胺类（monoaminopropyl analogs）

运用生物电子等排原理，将乙二胺和氨基醚类结构中—NH—或—O—用—CH—替代，获得一系列丙胺类 H_1 受体拮抗剂。丙胺类 H_1 受体拮抗剂与乙二胺类、氨基醚类、三环类传统抗组胺药相比，其抗组胺作用更强，中枢镇静作用较弱，嗜睡作用较轻。此类代表药物有非尼拉敏（Pheniramine），其拮抗 H_1 受体的作用虽较弱，但毒性也较低，治疗指数高。随后又找到它的氯代类似物氯苯那敏（Chlorphenamine）和溴代类似物溴苯那敏（Bromphenamine），作用较非尼拉敏强，而且毒副作用未见相应增加。

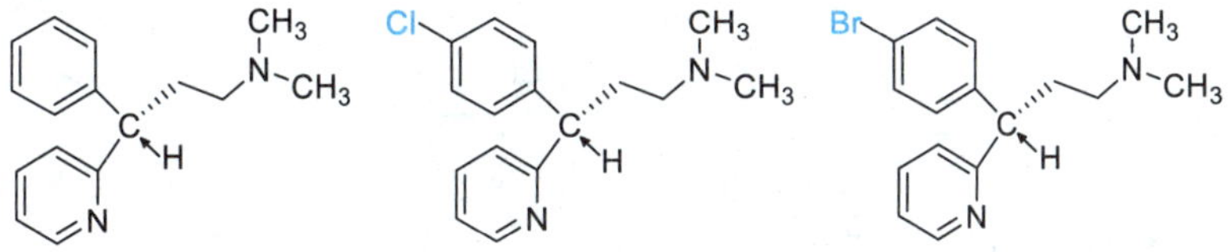

非尼拉敏　　　　氯苯那敏　　　　溴苯那敏

马来酸氯苯那敏 Chlorphenamine Maleate

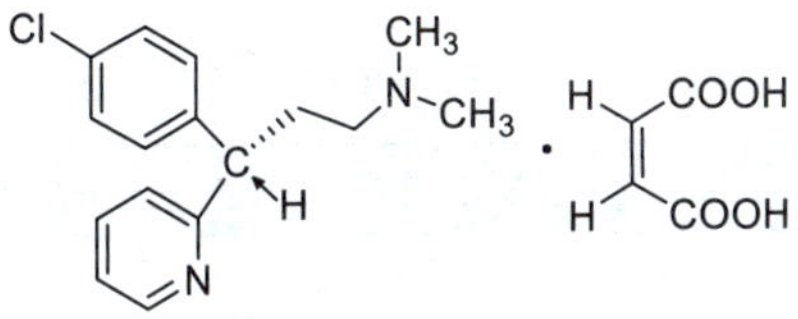

化学名为 （±）-3-(4-氯苯基)-N,N-二甲基-3-(吡啶-2-基)丙-1-胺顺丁烯二酸盐，（±）-3-(4-chlorophenyl)-N,N-dimethyl-3-(pyridine-2-yl)-propan-1-amine（Z）-2-butenedioate，亦名扑尔敏。

本品为白色结晶性粉末；无臭，味苦。mp 131～135℃，有升华性。水溶液的 pH 值为 4.0～5.0；易溶于水、乙醇或三氯甲烷，微溶于乙醚及苯。

氯苯那敏对组胺 H_1 受体的竞争性阻断作用很强，且作用持久。对中枢抑制作用较轻，嗜睡副作用较小，抗胆碱作用也较弱，适用于日间服用。临床上用于治疗荨麻疹、过敏性鼻炎、结膜炎等。其优映体为 S-(+) 异构体，其 S-构型的右旋体比消旋体活性强，急性毒性较小。

氯苯那敏结构中的叔胺结构和马来酸的烯键可用于药物的鉴别反应。

氯苯那敏的合成有两条路线。路线一以 2-氯甲基吡啶为起始原料，在酸催化下与苯胺缩合，再由 Sandmeyer 反应得 2-对氯苯基吡啶，与溴代乙醛缩二乙醇发生取代反应，最后在 DMF 中由甲酸催化进行 Leuckart 反应得氯苯那敏。

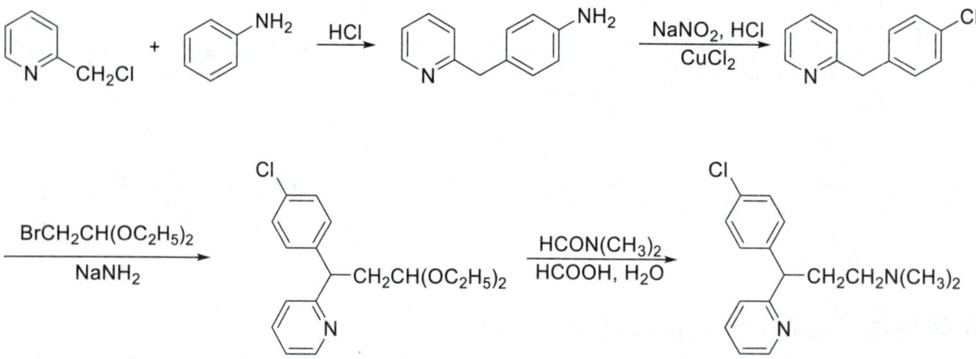

路线二以盐酸吡啶盐和对氯苄氯为起始原料，经铜催化合成2-对氯苄基吡啶，与溴代乙醛缩二乙醇发生取代反应，最后在DMF中由甲酸催化进行Leuckart反应得氯苯那敏。路线二的合成比路线一更简单经济。

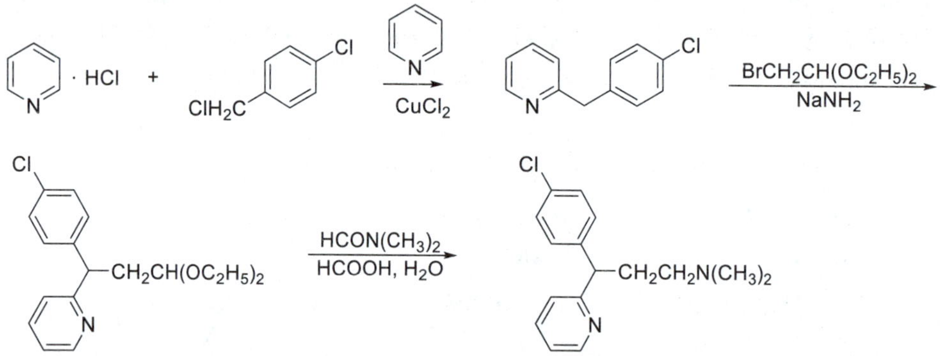

目前报道的马来酸氯苯那敏特定杂质有4种，马来酸氯苯那敏杂质及其杂质来源见表7-2。

表 7-2 马来酸氯苯那敏杂质及其杂质来源

马来酸氯苯那敏杂质	杂质结构	杂质来源
A	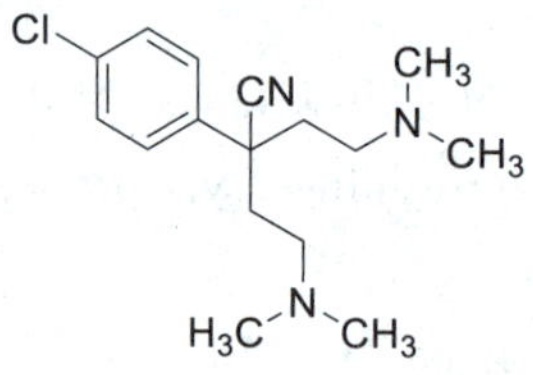	路线一中对氯苄氯直接与溴代乙醛缩二乙醇及DMF发生取代
B	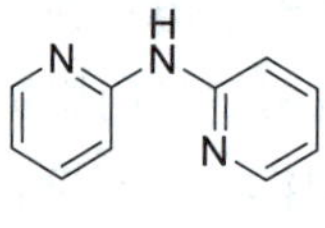	路线二中残留吡啶在碱性氨基钠条件下两分子吡啶与氨基钠的取代产物
C	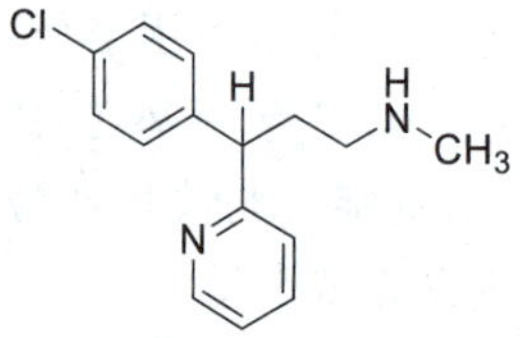	产物的脱甲基产物

马来酸氯苯那敏杂质	杂质结构	杂质来源
D	(结构：4-氯苯基、2-吡啶基、CN、N(CH₃)₂取代的季碳化合物)	最后一步引入二甲胺反应过程使用 DMF 产生的 CN 取代副产物

4. 三环类（tricyclines analogs）

将乙二胺类、氨基醚类和丙胺类 H_1 受体拮抗剂的两个芳环的邻位相互连接，形成三环结构，再运用生物电子等排原理加以修饰，获得了很多新的三环类抗组胺药。

通过硫原子相连构成吩噻嗪类 H_1 受体拮抗剂，这是应用最早的三环类抗组胺药。其中异丙嗪（Promethazine，又名非那根）作用强而持久，但镇静和安定副作用较明显。后来在此基础上发现了抗精神病药氯丙嗪（Chlorpromazine）和盐酸赛庚啶（Cyproheptadine Hydrochloride），盐酸赛庚啶对 H_1 受体的拮抗作用比异丙嗪强，具有轻、中度的抗 5-羟色胺及抗胆碱作用，用于各种过敏性疾病。

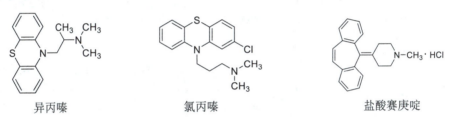

异丙嗪　　　　　氯丙嗪　　　　　盐酸赛庚啶

> **知识拓展**
>
> **从异丙嗪到人工冬眠合剂**
>
> 异丙嗪能够阻断组胺 H_1 受体而产生抗组胺作用，且镇静止吐效果好，是治疗胃肠型荨麻疹的首选药物。其与氯丙嗪、哌替啶组成的药物合剂，称为人工冬眠合剂。物理降温配合人工冬眠合剂，可以使机体进入人工冬眠状态，可降低机体对各种病理刺激的反应，提高各组织对缺氧的耐受力。人工冬眠具有强有力的中枢神经保护性抑制作用，能使机体沉睡、降温、代谢率降低、耗氧量减少。人工冬眠疗法主要适用于重症感染所致的持续高热不退或伴惊厥者，使机体处于保护性抑制状态，以度过危险的缺氧和缺能阶段，为争取其他治疗赢得时间。

盐酸赛庚啶 Cyproheptadine Hydrochloride

(盐酸赛庚啶结构式) $\cdot HCl \cdot 1\frac{1}{2} H_2O$

化学名为 4-(5H-二苯并[a,d]环庚三烯-5-亚基)-1-甲基哌啶盐酸盐倍半水合物，4-

(5H-dibenzo[a,d]cyclohepten-5-ylidene)-1-methylpiperidine hydrochloride sesquihydrate。

本品为白色或微黄色结晶性粉末；几乎无臭，味微苦。mp 183～198℃。在甲醇中易溶，氯仿中溶解，水中微溶。

盐酸赛庚啶可治疗荨麻疹、湿疹、过敏性和接触性皮炎、皮肤瘙痒、过敏性鼻炎、支气管哮喘等过敏性疾病。其对 H_1 受体的拮抗作用强，尚有抗 5-羟色胺和抗胆碱作用，并可抑制醛固酮和促肾上腺皮质激素（adrenocorticotrophin, ACTH）的分泌，故亦可用于治疗偏头痛、肾上腺皮质功能亢进症及肢端肥大症等。

赛庚啶的合成以苯乙酸与邻苯二甲酸酐为起始物料，反应得亚苄基酞，经水解、还原、脱水、氢化、环合等反应制得二苯并环庚酮，再经溴代、消除、格氏反应和脱水反应而制得。

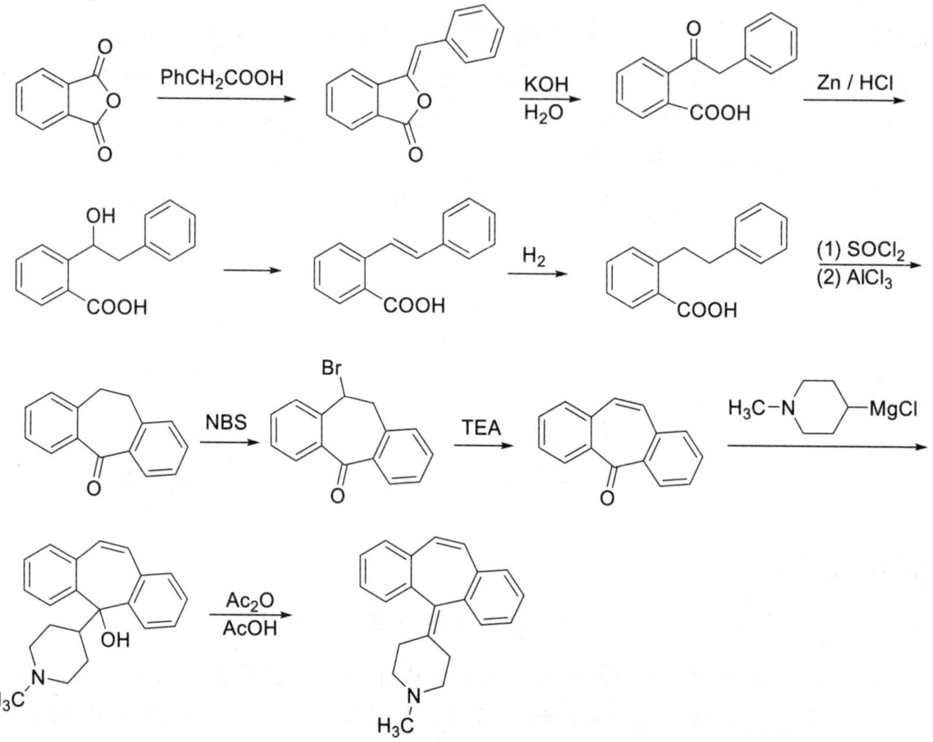

二、非镇静 H_1 受体拮抗剂

经典的 H_1 受体拮抗剂由于均含脂溶性较强的基团，易于通过血脑屏障而进入中枢，易产生中枢抑制和镇静作用；其与组胺受体的结合缺乏特异性，常呈现不同程度的局部麻醉、抗肾上腺素能、抗 5-羟色胺等副作用，有些药物还由于抗胆碱作用出现胃肠道不适或口干等副作用；此外，多数药物作用时间较短，使临床应用受到限制。因此提高药物对 H_1 受体的选择性以及限制药物进入中枢是解决上述问题的关键。

20 世纪 80 年代后开发和生产的第二代抗组胺药物具有亲脂性低、H_1 受体选择性高、无镇静作用等特点，因此又称为非镇静抗过敏药。第二代抗组胺药物代表药物有西替利嗪、氯雷他定等，其作用时间长，用药剂量相对较小，在临床上得到广泛应用。但第二代抗组胺药物会引起一定程度的嗜睡，并有明显的心脏毒性。因此，又开发出了第三代 H_1 受体拮抗剂，代表药物有非索非那定、地氯雷他定等，其对 H_1 受体的选择性更高，无镇静作用，同时还具有抗过敏介质作用，无肝脏的首过效应。第三代 H_1 受体拮抗剂相比第二代更加安全，治疗过敏性疾病的疗效更好。许多第三代 H_1 受体拮抗剂是第二代 H_1 受体拮抗剂的体内活性代谢物，还有一些是第二代 H_1 受体拮抗剂的活性光学异构体。非镇静 H_1 受体拮抗剂（nonsedative H_1-receptor antagonists）按化学结构可分为哌啶类、哌嗪类、吡咯胺类。

1. **哌啶类（piperidine analogs）**

哌啶类 H_1 受体拮抗剂是非镇静性抗组胺药的主要类型，其具有选择性高、中枢抑制作用及抗胆碱作用低的特点。特非那定（Terfenadine）是从中枢抑制药研究中发现的第一个上市应用的第二代抗组胺药，无中枢镇静作用，且与受体结合、解离均较缓慢，药效持久。临床用于治疗过敏性鼻炎、荨麻疹和哮喘。但近年来发现特非那定有严重的心脏毒性，于1998年撤出市场。特非那定的代谢物羧酸衍生物非索非那定（Fexofenadine）具有比原形药物更强的抗组胺活性，无中枢副作用，且无心脏不良反应，因此成为特非那定的替代物。

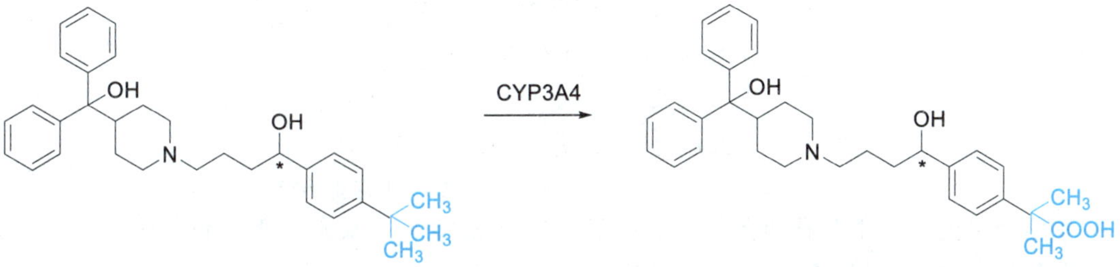

特非那定　　　　　　　　　　非索非那定

将特非那定分子中二苯羟甲基替换为二苯甲氧基，得到其生物电子等排体依巴斯汀（Ebastine），于1990年上市，是一个比特非那定选择性更高、作用持续时间更长的非镇静抗过敏药，可治疗各种过敏性疾病，包括鼻炎、结膜炎、荨麻疹等。左卡巴斯汀（Levocabastine）为高活性异构体，具有较高 H_1 拮抗活性，用药量极低，作用快且持久，主要用于治疗结膜炎、鼻炎等过敏疾病。

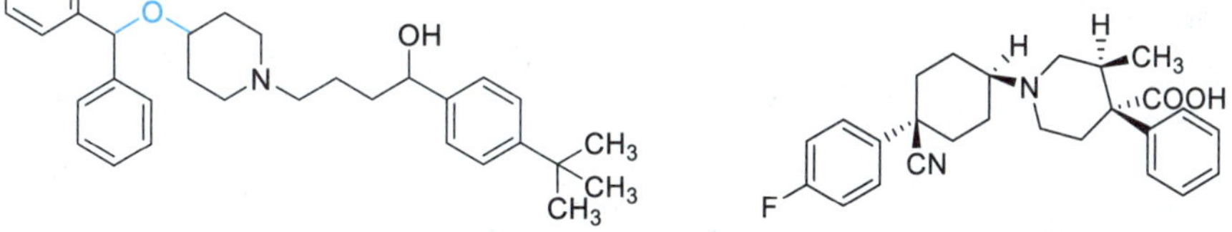

依巴斯汀　　　　　　　　　　左卡巴斯汀

氯雷他定 Loratadine

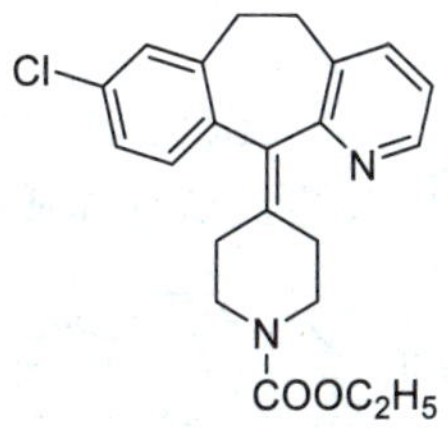

化学名 4-(8-氯-5,6-二氢-11H-苯并[5,6]环庚并[1,2-b]吡啶-11-亚基)-1-哌啶羧酸乙酯，ethyl 4-(8-chloro-5,6-dihydro-11H-benzo[5,6]cyclohepta[1,2-b]pyridine-11-ylidene)-1-piperidine carboxylate。

本品为白色或类白色结晶性粉末，mp 134～136℃，不溶于水，易溶于乙醇、丙酮和三氯甲烷。

氯雷他定为强效、长效、选择性对抗外周 H_1 受体的非镇静类 H_1 受体拮抗剂，为第二代抗组胺药。无抗肾上腺素能和抗胆碱能活性及中枢神经抑制作用。临床上用于治疗过敏性鼻炎、慢性荨麻疹及其他过敏性皮肤病。氯雷他定口服吸收迅速，持续时间长，不能通过血脑屏障，无明显镇静作用，罕见嗜睡、肝功能改变等不良反应。

氯雷他定在体内的主要代谢产物为去乙氧羰基氯雷他定，又称地氯雷他定（Desloratadine），对 H_1 受体选择性更好、药效更强，现已开发成新型第三代抗组胺药。地氯雷他定无心脏毒性，且有起效快、效力强、药物相互作用少等优点。同时，其生产相对简单。许多临床试验证实了地氯雷他定在治疗过敏性鼻炎和慢性荨麻疹中，具有疗效好和安全性高的优点。

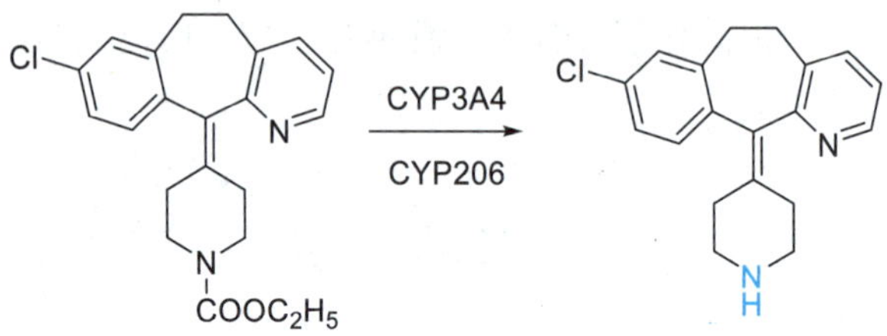

氯雷他定的合成主要有两条路线。路线一以 2-氰基-3-甲基吡啶为原料，经醇解、烷基化、脱醇反应得到中间体 A，再经格氏反应、环合制得。

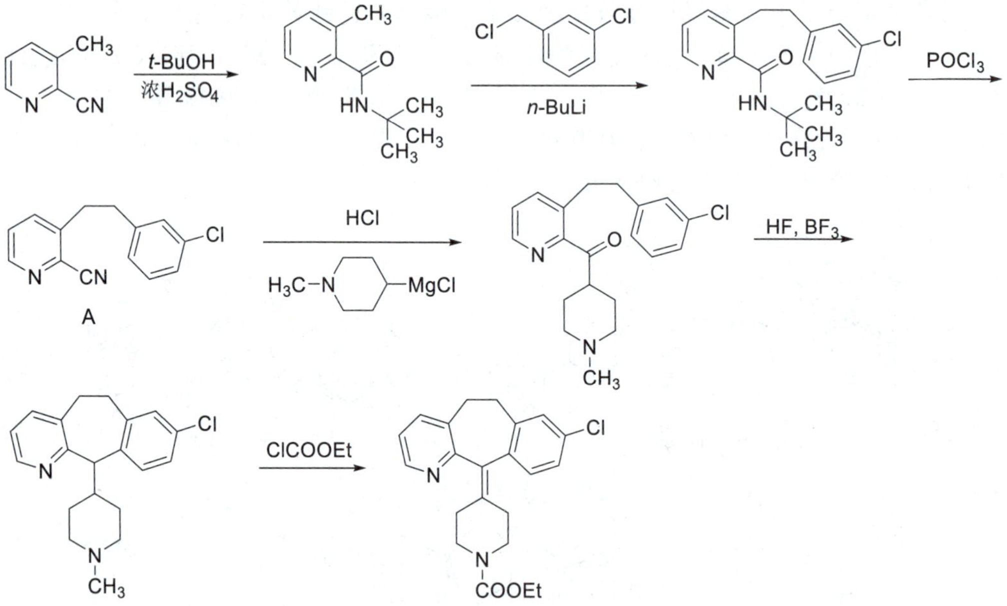

路线二是以相应的三环酮与甲基哌啶格氏试剂加成消除后，再与氯甲酸乙酯反应得到。

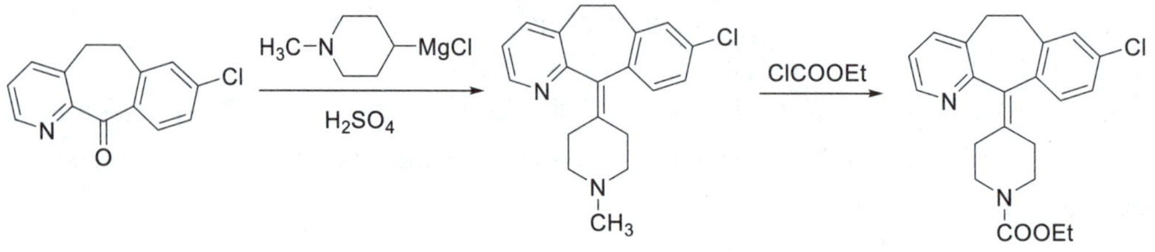

2. 哌嗪类（piperazine analogs）

西替利嗪（Cetirizine）为安定药羟嗪（Hydroxyzine）的代谢物，是第二代抗组胺药中分子量最小的一种，其高效、长效、低毒，对中枢无镇静作用，并能特异性地拮抗 H_1 受体。其左旋体（R 型）称为左西替利嗪（Levocetirizine），为第三代抗组胺药物，对 H_1 受体拮抗活性比右旋体更强，不良反应更少。左西替利嗪于 2001 年在德国上市，克服了外消旋体常出现的镇静、嗜睡、肠胃紊乱等抗胆碱能不良反应及心律失常等心血管不良反应，治疗剂量低，而抗组胺活性与西替利嗪相当，上市后成为西替利嗪的换代产品。

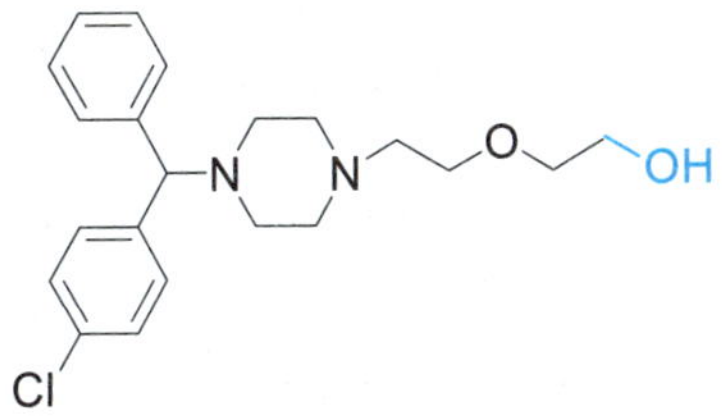

羟嗪

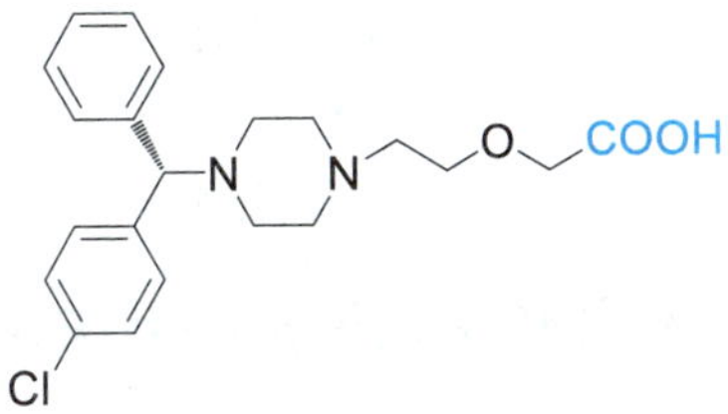

左西替利嗪

盐酸西替利嗪 Cetirizine Dihydrochloride

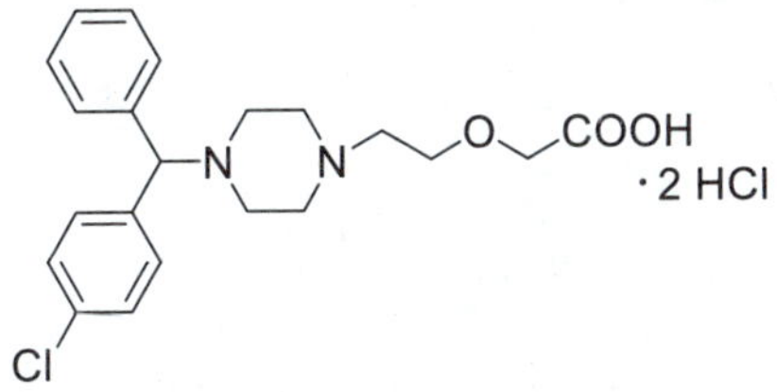

化学名为［2-［4-［(4-氯苯基)苯甲基］-1-哌嗪基］乙氧基］乙酸二盐酸盐，［2-［4-［(4-chlorophenyl)phenylmethyl］-1-piperazinyl］ethoxy］acetic acid dihydrochloride。

本品为白色结晶性粉末；mp 225℃。在水中溶解，三氯甲烷和丙酮中几乎不溶。

盐酸西替利嗪选择性高、作用强而持久，对 M 受体和 5-HT 受体的作用极小。临床上主要用于治疗过敏性鼻炎、过敏性结膜炎、皮肤瘙痒、荨麻疹等。未见心脏毒副作用。

盐酸西替利嗪的合成以氯苯和苯甲酰氯为起始原料，经傅-克酰基化、还原、卤代，得到中间体 1-氯-(4-氯苯基)甲苯，再进行取代反应、氧化、与盐酸成盐制得。

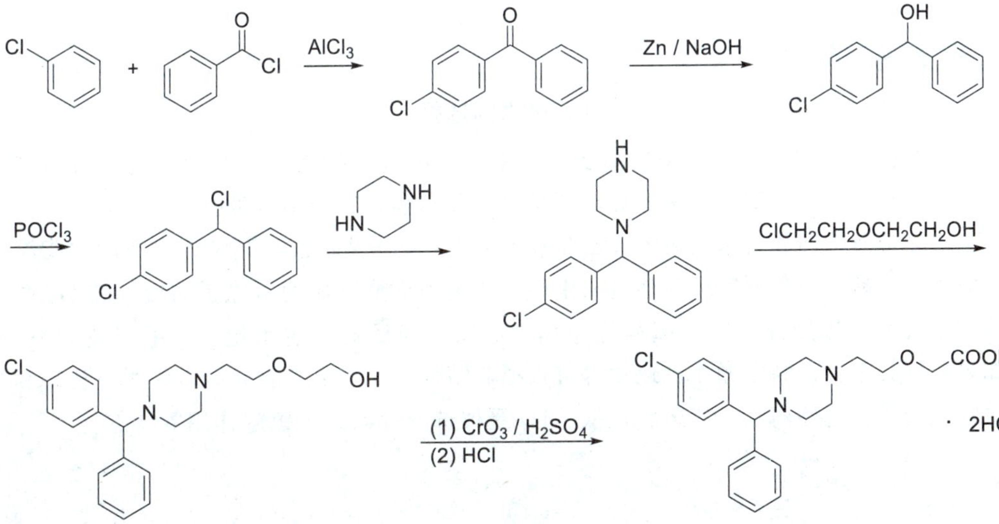

3. 吡咯胺类（pyrrolamide analogs）

吡咯胺类代表药物有曲普利啶（Triprolidine）、阿伐斯汀（Acrivastine）。阿伐斯汀是在曲普利啶的吡啶环上增加一个亲水的丙烯酸基团，分子呈两性离子，难以通过血脑屏障，一般不引起嗜睡不良反应。

曲普利啶　　　　　　　　阿伐斯汀

三、组胺 H_1 受体拮抗剂的构效关系

经典的 H_1 受体拮抗剂结构类似，药效基团为叔胺和两个芳环。H_1 受体拮抗剂的光学及几何异构体之间的抗组胺活性有很大差别，两个芳（杂）环 Ar^1 和 Ar^2 的空间位置不同，药物的抗组胺活性也有很大差异。

组胺 H_1 受体拮抗剂的构效关系总结如图 7-1。

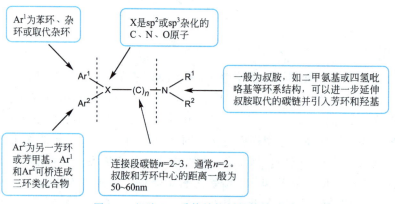

图 7-1　组胺 H_1 受体拮抗剂的构效关系

知识拓展

过敏药物的选择

某司机经诊断为皮炎湿疹样病变伴感染，服用抗过敏药苯海拉明和马来酸氯苯那敏为什么暂时不能驾驶车辆？如果司机要驾驶车辆，应选用哪种抗过敏药？

因为苯海拉明和马来酸氯苯那敏是经典的 H_1 受体拮抗剂，其结构含有较大脂溶性的基团，易于通过血脑屏障而进入中枢，产生中枢抑制作用。除了拮抗组胺 H_1 受体产生抗过敏作用外，还有镇静等作用，所以服药后易产生困倦，影响车辆驾驶。如果要驾驶车辆、高空操作、运动等可选择非镇静的 H_1 受体拮抗剂，如西替利嗪和氯雷他定等。这些药物具有亲脂性低、H_1 受体选择性高、无镇静作用等特点。

第二节 过敏介质与抗变态反应药物

抗原抗体反应除使靶细胞释放组胺之外，还能释放其他过敏介质，如白三烯、缓激肽、血小板活化因子等，这些体内活性物质均可引发变态反应。因此抑制变态反应除拮抗 H_1 受体之外，还应考虑其他过敏介质。

一、过敏介质释放抑制剂

过敏介质释放抑制剂（inhibitors of allergic medicator release）是一类能阻止过敏介质释放，进而达到减轻过敏反应症状的药物。色甘酸钠（Cromolyn Sodium）是最早应用于临床的过敏介质释放抑制剂，可抑制特定抗原的致敏肥大细胞的脱粒作用，阻止过敏介质的释放。临床上主要用于治疗过敏性哮喘、过敏性湿疹、过敏性鼻炎和季节性枯草热等。

酮替芬（Ketotifen）除具有较强的 H_1 受体拮抗剂作用，还有抑制过敏反应介质释放的作用。该阻释作用是通过抑制肥大细胞摄取胞外 Ca^{2+} 和抑制胞内 Ca^{2+} 的释放，避免胞内 Ca^{2+} 增加而造成的组胺释放。该药主要用于预防支气管哮喘、鼻炎、皮炎、结膜炎、荨麻疹等。但酮替芬有较强的中枢抑制、嗜睡、头晕等不良反应。

二、过敏介质拮抗剂

过敏介质拮抗剂（allergic mediator antagonists）主要包括白三烯拮抗剂、缓激肽拮抗剂、血小板活化因子拮抗剂等抗过敏药。

白三烯（Leukotriene，LTs）是一类含三个共轭双键的二十碳直链不饱和羧酸化合物，由内源性花生四烯酸级联代谢产生。抗原抗体反应会激发肥大细胞或嗜碱性细胞内磷脂酶 A_2 的活化，裂解为膜磷脂，释放出花生四烯酸，5-脂氧合酶激活蛋白（5-lipoxygenase activation protein，FLAP）促进花生四烯酸的转移，在关键酶 5-脂氧合酶（5-Lipoxygenase，5-LO）催化下花生四烯酸被氧化，进而经一系列酶促反应，形成 LTs。LTC_4、LTD_4、LTE_4 和 LTF_4 的结构中都含有半胱氨酸残基，称半胱氨酰白三烯（cysLT），也称过敏的慢反应物质（slow-reacting substance of anaphylaxis，SRS-A），是重要的过敏介质，有着比组胺更强的收缩支气管和增加微血管通透性的活性。

研究证实抑制白三烯有助于治疗哮喘，抗白三烯药物有直接 LTs 受体拮抗剂和抑制 LTs 生成的药物，包括 5-脂氧合酶抑制剂、FLAP 抑制剂和磷脂酶 A_2 抑制剂。抗白三烯药物的代表药物有扎鲁司特（Zafirlukast）、孟鲁司特钠（Montelukast Sodium）等。扎鲁司特是以天然白三烯为模型，经结构衍化而得的一种常用的特异性的 LTD_4 拮抗剂，可有效治疗轻中度哮喘。孟鲁司特钠是一种强效 cysLT 拮抗剂，能特异性抑制半胱氨酰白三烯受体，选择性高、耐受性好，能明显改善肺功能，治疗哮喘，且副作用轻微。齐留通（Zileuton）是目前唯一上市的抑制 5-脂氧合酶的白三烯合成抑制剂，主要作用是抑制 LTs 的合成，同时还能抑制过敏反应引起的嗜酸性细胞向肺部的浸润。给药后作用迅速，明显降低血中嗜酸性细胞的水平，还有扩张支气管和抗炎作用，可作为哮喘的长期用药。

扎鲁司特　　　　　　　　　孟鲁司特钠

齐留通

抗白三烯药物可有效地用于过敏性反应。但白三烯仅是构成变态反应的过敏介质之一，单独使用抗白三烯药物不是理想的治疗过敏反应的方法，应从病因出发与其他药物联合使用才能全面治疗疾病。

> **知识拓展**
>
> **孟鲁司特的研发——从禁忌到合理**
>
> 1930 年，澳大利亚科学家从豚鼠肺部发现了一类对哮喘有重要作用的"慢反应物质"——白三烯类化合物，进一步研究推测白三烯受体拮抗剂有可能利于治疗哮喘。1980 年，默沙东将第一代白三烯受体拮抗剂候选药物进行临床试验，结果没有达到临床应用标准。时隔 9 年，默沙东又开发了第二代白三烯受体拮抗剂，结果第二代药物能够明显改善哮喘症，患者肺活量得到提高，但肝肿副作用显著，需寻找安全有效的药物。1991 年，第三代第四个白三烯受体拮抗剂候选药物——孟鲁司特进入临床试验。临床数据表明，孟鲁司特没有副作用，安全指数很高。在后续的儿科临床研究中，孟鲁司特咀嚼剂型在婴幼儿患者中也表现出了良好的疗效，且安全性很高。1998 年孟鲁司特上市，同年 5 月的第一个周二，世界哮喘日成立，主题是"帮助我们的儿童呼吸"。处方药孟鲁司特钠有不同的剂型和规格，应根据患者的情况合理用药。

除组胺 H_1 受体拮抗剂和抗过敏介质药物外，抗过敏药还有钙通道阻滞剂、糖皮质激素类、$β_2$ 肾上腺素受体激动剂和抗胆碱药。钙通道阻断剂可抑制 Ca^{2+} 内流，从而抑制过敏性支气管痉挛；糖皮质激素广泛用于治疗局部过敏反应，其全身使用副作用较多，不宜长期使用；β_2肾上腺素受体激动剂可以松弛平滑肌，主要用于治疗急性支气管痉挛；抗胆碱药能抑制被动致敏的肥大细胞释放组胺，从而产生抗过敏作用。

本章小结

过敏反应是临床的常见病和多发病，发病率有逐年升高的趋势。抗变态反应药物根据作用机制可分为组胺 H_1 受体拮抗剂、过敏介质释放抑制剂、过敏介质拮抗剂等，其中以组胺 H_1 受体拮抗剂最为常用。组胺 H_1 受体拮抗剂按化学结构可分为乙二胺类、氨基醚类、丙胺类、三环类、哌嗪类和哌啶类等。

经典的 H_1 受体拮抗剂（如苯海拉明、氯苯那敏等）具有抗过敏疗效确切、口服吸收快、廉价等优点，但会产生不同程度的中枢抑制、抗胆碱等副作用；第二代 H_1 受体拮抗剂（如西替利嗪、氯雷他定等）对 H_1 受体拮抗剂选择性高、无镇静作用，但此类药物仍存在一些不良反应，如一定程度的嗜睡、心脏毒性反应等；第三代 H_1 受体拮抗剂（如非索非那定、左西替利嗪等）安全性更高，毒副作用更少，同时具有抗过敏介质作用，无肝脏的首过效应，应用范围不断扩大。

本章需重点掌握组胺 H_1 受体拮抗剂苯海拉明、氯苯那敏、氯雷他定、西替利嗪的化学结构、理化性质及用途。

思考题

1. 简述组胺 H_1 受体拮抗剂的结构特点和构效关系。
2. 第二代 H_1 受体拮抗剂与第一代 H_1 受体拮抗剂相比，有什么优点？
3. 组胺 H_1 受体拮抗剂按结构分为哪几类，分别列举一个代表药物。
4. 除了组胺 H_1 受体拮抗剂外，抗过敏药还有哪几类？

第八章 抗溃疡药物

消化性溃疡主要是指发生于胃幽门和十二指肠，由胃酸或胃蛋白酶破坏而引起的慢性溃疡。消化性溃疡的发生与很多因素有关，包括损伤因素和保护因素，其中损伤因素有胃酸、胃蛋白酶、幽门螺旋杆菌感染、非甾体抗炎药、吸烟、刺激性食物等，保护因素有前列腺素、碳酸氢盐、胃黏液细胞分泌的黏液等。正常情况下，二者处于动态平衡状态，当这一平衡机制被破坏，损伤因素增强或保护因素降低，将导致胃酸或胃蛋白酶侵蚀黏膜造成溃疡。

胃酸过量分泌是溃疡形成的主要原因。在胃黏膜壁细胞底膜表面存在组胺 H_2、乙酰胆碱（M）和胃泌素（G）受体，当组胺、乙酰胆碱、胃泌素与相应的受体作用后，可激活泌酸作用。组胺与受体结合后腺苷酸环化酶使环腺苷酸（cAMP）增加，乙酰胆碱和胃泌素与受体结合会引起 Ca^{2+} 浓度增高，从而引发胞内一系列生化和生物物理过程，最后在蛋白激酶参与下，激活位于胃壁细胞小管膜上的 H^+/K^+-ATP 酶，将 H^+ 从胞质泵向胃腔，分泌胃酸（图 8-1）。前列腺素 E（PGE）可抑制胃壁细胞中腺苷酸环化酶，可抑制胃酸分泌。

抗酸、抑制胃酸分泌和保护黏膜是治疗消化性溃疡的有效途径，根据作用机制可将抗溃疡药物分为中和过量胃酸的抗酸药、抑制胃酸分泌的抑酸药、加强胃黏膜抵抗力的胃黏膜保护药以及抗幽门螺杆菌感染药物。

1. 抗酸药

此类药物是一类碱性药物，代表药物有碳酸氢钠、碳酸镁、氢氧化铝等，可中和胃内容物的酸度，减少疼痛，但不能减少胃酸分泌，因此单一抗酸药不能满足临床要求。

2. 抑制胃酸分泌的抑酸药

此类药物可分为受体拮抗剂和质子泵抑制剂。受体拮抗剂包括 H_2 受体拮抗剂（如西咪替丁）、M 受体拮抗剂（如哌仑西平）、胃泌素受体拮抗剂（如丙谷胺）。因组胺刺激增加 cAMP 的作用远比乙酰胆碱和胃泌素刺激增加 Ca^{2+} 的作用大得多，所以 H_2 受体拮抗剂的抑酸作用比胃泌素受体拮抗剂和 M 受体拮抗剂更强。质子泵抑制剂（如奥美拉唑），作用于胃酸分泌的最后一步，可有效阻断胃酸分泌。

3. 胃黏膜保护药

保护胃及十二指肠黏膜屏障，加强黏膜抵抗力是治疗消化性溃疡的重要手段，常见的胃黏膜保护剂有硫糖铝、枸橼酸铋钾、米索前列醇等。

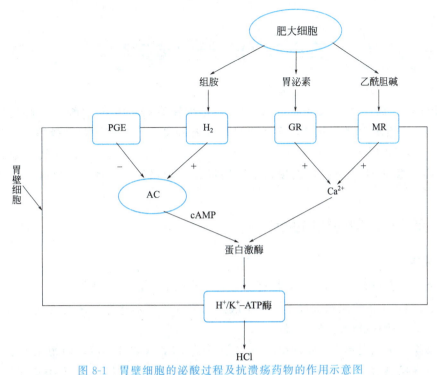

图 8-1 胃壁细胞的泌酸过程及抗溃疡药物的作用示意图
MR—M 胆碱受体；GR—胃泌素受体；PGE—前列腺素 E；AC—腺苷酸环化酶

4. 抗幽门螺杆菌感染药物

幽门螺杆菌（*Helicobacter pylori*，Hp）也是引起消化性溃疡的一个重要因素，通过促进胃黏膜 G 细胞增生和胃泌素分泌增加胃酸分泌。单独使用传统的抗菌药物治疗胃溃疡很难有满意的治疗效果，在治疗中还需联合应用其他药物，如抑酸剂、胃黏膜保护剂等。

> **知识拓展**
>
> **幽门螺杆菌的发现**
>
> 1982 年，澳大利亚科学家巴里·马歇尔与罗宾·沃伦发现了幽门螺杆菌，但这个发现让人非常难以相信，因为当时主流的医学认为不会有细菌存活在酸性很强的胃里。经过研究，马歇尔等又提出了一个更加惊人的观点：幽门螺杆菌是导致胃炎、消化性胃溃疡甚至胃癌等多种胃病的元凶。后来为了证明幽门螺杆菌可以导致胃炎和溃疡，马歇尔甘愿当小白鼠，服用了试管里的幽门螺杆菌培养液，并且在不久后罹患消化性胃溃疡，更重要的是而后使用抗生素治愈了胃溃疡。这一研究成果从根本上打破了传统的"无酸无溃疡"观念。正是这种大无畏的牺牲奉献精神、这种非凡的勇气和信念，造福了千万个消化性溃疡患者，让胃溃疡不再是难以治愈的疾病，这两位科学家因此成为 2005 年诺贝尔生理学与医学奖得主。

本章主要介绍组胺 H_2 受体拮抗剂和质子泵抑制剂。

第一节 H₂ 受体拮抗剂

H₂ 受体拮抗剂（H₂-receptor antagonists）是抑制胃酸分泌的抑酸药，通过选择性抑制组胺 H₂ 受体而减少胃酸分泌，降低胃酸和胃蛋白酶活性。其具有选择性高、疗效好的优点，临床上主要用于治疗胃及十二指肠溃疡、反流性食管炎、上消化道出血、慢性结肠炎等疾病。组胺 H₂ 受体拮抗剂按化学结构可分为咪唑类、呋喃类、噻唑类、哌啶甲苯醚类。

一、H₂ 受体拮抗剂的结构类型

1. 咪唑类

咪唑类 H₂ 受体拮抗剂的代表药物有西咪替丁（Cimetidine），其是第一个上市的高活性 H₂ 受体拮抗剂，上市后很快取代了传统抗酸药，成为治疗消化性溃疡的首选药物。西咪替丁的发现是学习药物设计的经典案例。

在胃黏膜壁细胞底膜表面发现组胺 H₂ 受体能够增加胃酸分泌后，药物化学家试图改造组胺结构，寻找具有组胺 H₂ 受体拮抗活性的抗溃疡药物。以组胺（Histamine）为模型，保留咪唑环，改变侧链，发现了组胺的胍类似物 $N^α$-胍基组胺（$N^α$-Guanylhistamine），其具有 H₂ 受体激动活性和较弱拮抗活性。随后以 $N^α$-胍基组胺为先导化合物，将 $N^α$-胍基组胺上的胍基替换以及改变侧链的长度进行研究，结果发现分子侧链的长度会引起激动或拮抗活性改变，且 H₂ 受体中咪唑结合位点与产生激动作用的结合位点相距较近，约间隔 2 个原子，而与产生拮抗作用的结合位点相距较远，约间隔 4 个原子。

组胺 $N^α$-胍基组胺

考虑到胍基是一个强碱性基团，在体内易质子化而带电荷。将侧链端基换成碱性较弱的甲基硫脲，将侧链增长至 4 个碳原子，得到 H₂ 受体拮抗剂布立马胺（Burimamide），拮抗作用强、选择性高，成为第一个投入临床使用的 H₂ 受体拮抗剂。但其口服活性小，难以有效治疗消化道疾病，因此需要寻找更加有效的药物。

布立马胺咪唑环的碱性较强，离子化倾向较大。如在侧链引入吸电子基，使咪唑环的 pK_a 值接近于组胺，可与受体更好作用，增加拮抗活性。因此以电负性较大的硫原子代替布立马胺侧链中的一个亚甲基，得到硫代布立马胺（Thiaburimamide），其咪唑环的 pK_a 接近于组胺，拮抗活性高于布立马胺。接着在硫代布立马胺的咪唑环上引入 4(5)-甲基，得到了具有较高活性的甲硫米特（Metiamide），其抑制胃酸分泌作用比布立马胺强 10 倍。但高剂量慢性毒性试验发现，甲硫米特对肾脏有损害作用，并能引起粒细胞减少，这一副作用可能是分子中的硫脲基所致。

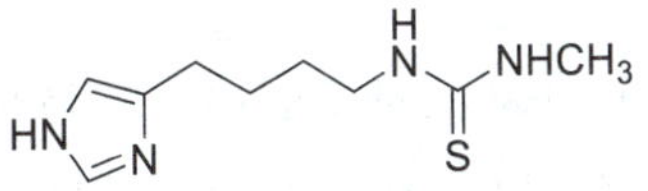

布立马胺 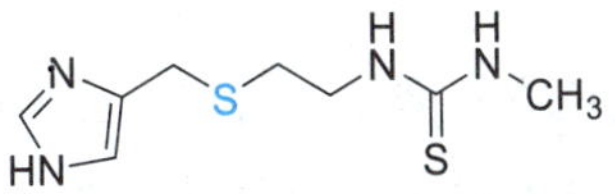　　　　　　　　硫代布立马胺 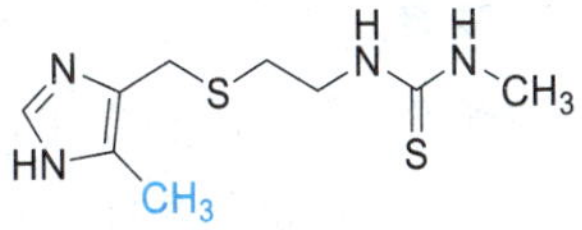　　　　　　　　甲硫米特

于是转而寻找非硫脲结构的 H_2 受体拮抗剂。用硫脲的电子等排体胍基来取代甲硫米特的硫脲基，在胍基的亚氨基氮原子上引入强吸电子的氰基和硝基使碱性降低，得到具有拮抗活性的甲硫米特硝基胍和氰基胍的衍生物。其中氰胍衍生物西咪替丁活性最强，且无毒副作用。

西咪替丁 Cimetidine

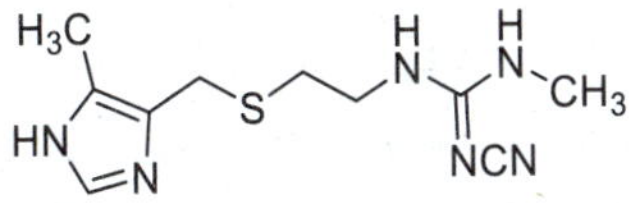

化学名为 N-氰基-N'-甲基-N''-[2-[[(5-甲基-1H-咪唑-4-基)甲基]硫代]乙基]胍，N-cyano-N'-methyl-N''-[2-[[(5-methyl-1H-imidazol-4-yl)methyl]thio]ethyl] guanidine，亦名甲氰咪胍、泰胃美。

本品为白色粉末；几乎无臭，味苦。mp 139～144℃；易溶于甲醇，溶解于乙醇，微溶于水，在稀盐酸中易溶。

西咪替丁是咪唑类 H_2 受体拮抗剂的代表药，于 1976 年上市。它能显著抑制基础胃酸分泌和各种刺激引起的胃酸分泌，使酸度降低，对应激状态下的胃黏膜出血有明显疗效。临床用于治疗胃及十二指肠球部溃疡、上消化道出血、慢性结肠炎等，对应激性溃疡也有效。西咪替丁的副反应较多，长期应用因抑制雄激素作用，可引起男性轻微性功能障碍、乳房发育，妇女溢乳等，停药后即消失。本品中断用药后复发率高，故需维持治疗。

西咪替丁口服吸收迅速，生物利用度约为 70%，$t_{1/2}$ 为 1.5～2.3h。药物进入体内后，大部分以原形从尿中排出，主要代谢产物为硫氧化物。

西咪替丁的合成以乙酰乙酸乙酯为原料，经氯代、环合、还原、巯基乙胺取代，再与氰亚胺荒酸二甲酯、甲胺反应或直接与 N-氰基-N,S-二甲基异硫脲反应后制得。

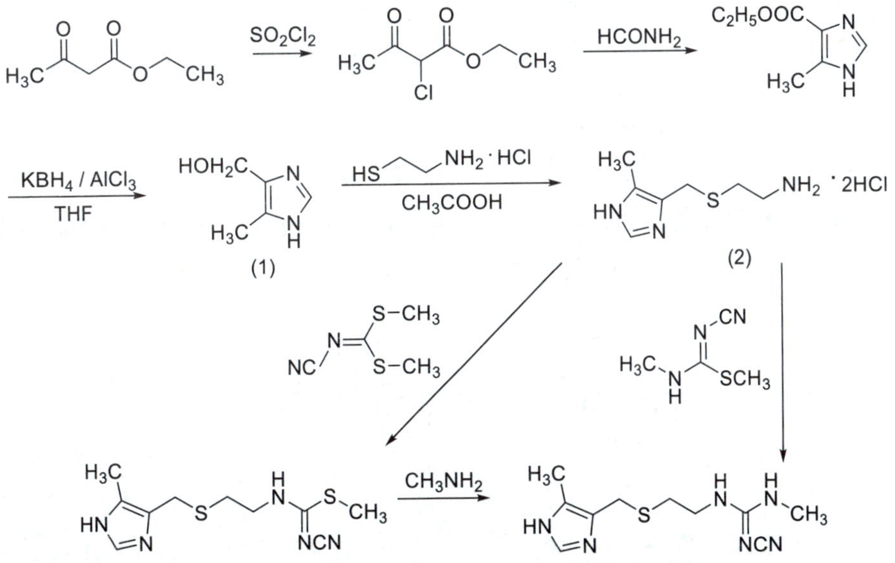

第八章　抗溃疡药物

2. 呋喃类

呋喃类 H_2 受体拮抗剂的代表药有盐酸雷尼替丁（Ranitidine Hydrochloride），其是在第一代 H_2 受体拮抗剂西咪替丁的结构基础上，以呋喃替换分子中的咪唑环，进一步进行结构改造得到，具有选择性更强、疗效更好、毒副作用更小的优点。

盐酸雷尼替丁 Ranitidine Hydrochloride

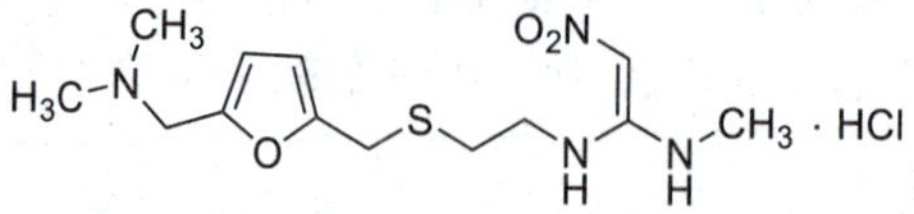

化学名为 N-[2-[[[5-[（二甲氨基）甲基]-2-呋喃基]甲基]硫代]乙基]-N′-甲基-2-硝基-1,1-乙烯二胺盐酸盐，N-[2-[[[5-[(dimethylamino)methyl]-2-furanyl]methyl]thio]ethyl]-N′-methyl-2-nitro-1,1-ethenediamine hydrochloride，又名甲硝呋胍、善胃得。

本品为类白色至淡黄棕色结晶性粉末；有异臭，味微苦带涩。mp 137～143℃，极易潮解。在水或甲醇中易溶，乙醇中略溶，在丙酮中几乎不溶。

雷尼替丁是在西咪替丁的基础上开发出来的第二代 H_2 受体拮抗剂，于1981年上市，到1987年其全球销量超过西咪替丁，跃居 H_2 受体拮抗剂的首位。其性能优于第一代药物西咪替丁，抑制胃酸分泌的强度约为西咪替丁的5～10倍，具有速效和长效的特点。生物利用度为50%～60%，体内分布广泛。雷尼替丁大部分以原药形式由肾脏经尿排泄，少量经肝脏代谢为氮氧化物、去甲基物和硫氧化物等。对 H_1 受体和胆碱受体均无拮抗作用，无抗雄激素不良反应。临床用于治疗胃及十二指肠溃疡、消化道出血、反流性食管炎、胃炎、吻合口溃疡及卓-艾氏综合征等。停药后也可能出现复发，但复发率低于西咪替丁。

雷尼替丁的合成以 2-呋喃甲醇为起始原料，经 Mannich 反应，与半胱胺缩合得到 S-烷基化物，再与 N-甲基-1-甲硫基-2-硝基乙烯胺缩合而制得。

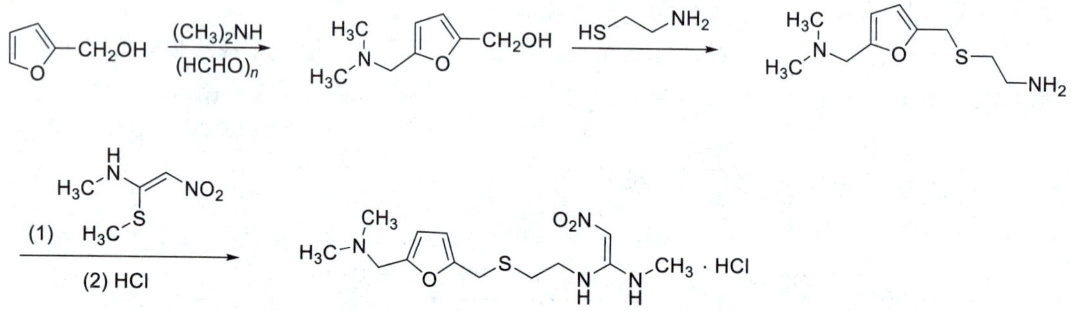

对雷尼替丁作结构改造发现，将二氨基硝基乙烯结构替换成5-取代异胞嘧啶基团，可获得鲁匹替丁（Lupitidine），其抑制胃酸分泌作用强于雷尼替丁。

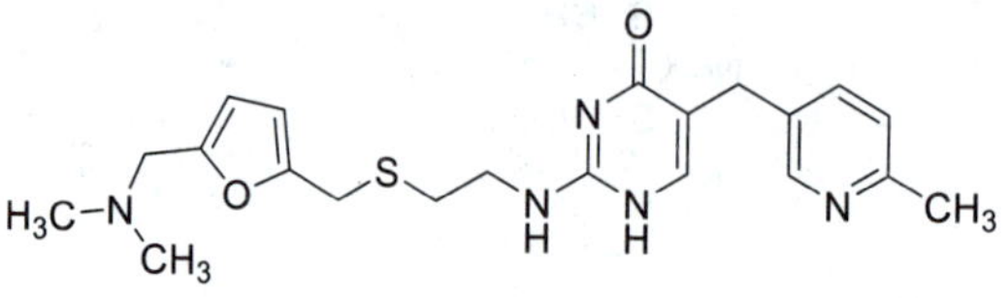

鲁匹替丁

3. 噻唑类

尼扎替丁（Nizaiidine）、法莫替丁（Famotidine）和乙溴替丁（Ebrotidine）为噻唑类 H_2 受体拮抗剂的代表药物。将雷尼替丁分子中的呋喃环用亲脂性较大的噻唑环代替得到尼扎替丁，于 1998 年上市，其可显著抑制胃酸分泌，作用时间长。活性与雷尼替丁相仿，生物利用度却高达 95%。法莫替丁作用强于西咪替丁和雷尼替丁，性能更为优良，对 H_1、M、N、5-HT 受体均无协同或拮抗作用，无抗雄激素作用，是目前选择性最高和作用最强的首选 H_2 受体拮抗剂。此外，法莫替丁还能增加胃黏膜的血流，加强防御机制，提高止血效果。临床用于治疗胃及十二指肠溃疡、胃炎、反流性食管炎、消化道出血、卓-艾氏综合征等。乙溴替丁是具有胃黏膜保护作用的新一代 H_2 受体拮抗剂，可拮抗组胺 H_2 受体，提高上皮细胞增生活性，保护胃黏膜，还具有杀灭幽门螺杆菌的作用。抗胃酸分泌作用与雷尼替丁相似，不良反应少，无雄性激素拮抗活性，与细胞色素 P450 的结合较少。

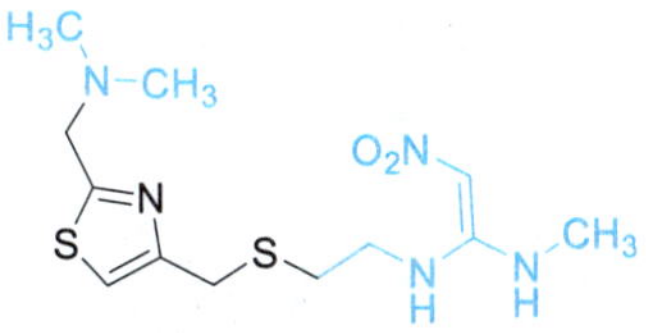

尼扎替丁

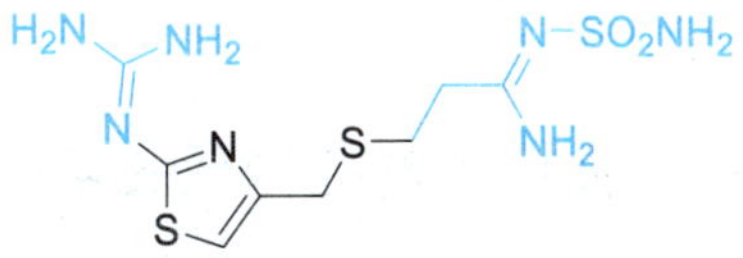

法莫替丁

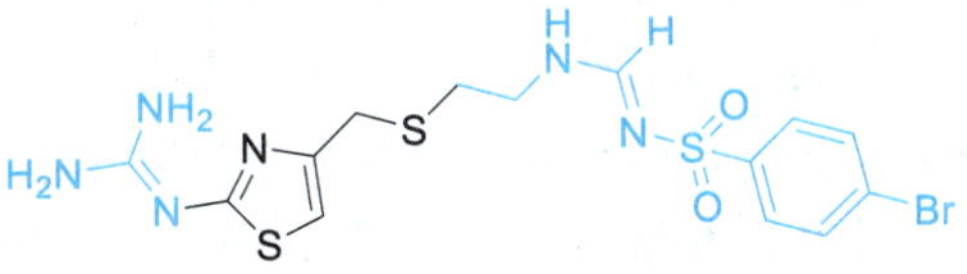

乙溴替丁

4. 哌啶甲苯醚类

将雷尼替丁结构中呋喃环氧原子移到环外，变为醚结构，并用哌啶替代二甲氨基的结构，可得到哌啶甲苯醚类药物。代表药物有兰替丁（Lamtidine）、罗沙替丁（Roxatidine）、吡法替丁（Pifatidine）。兰替丁抑制胃酸分泌的作用较雷尼替丁强 8 倍，作用持续达 24 h。罗沙替丁具强效抑制胃酸分泌作用，且生物利用度高达 90% 以上。吡法替丁为罗沙替丁的乙酸酯，其作用快，治疗剂量小，不良反应少，复发率低。

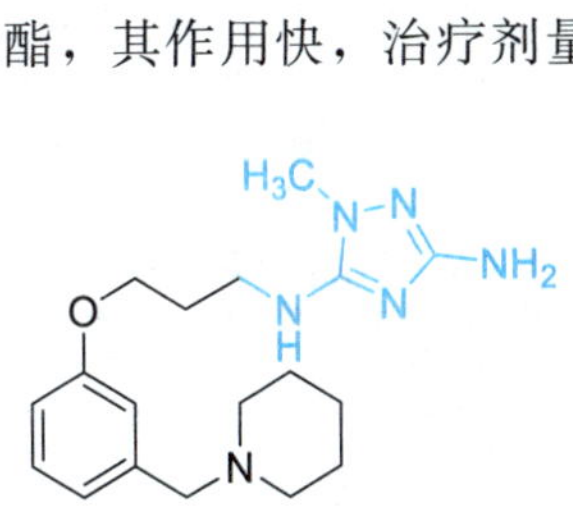

兰替丁

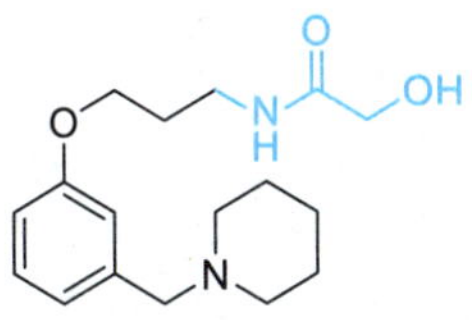

罗沙替丁

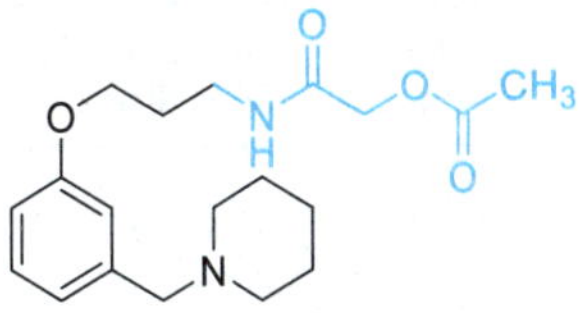

吡法替丁

> **知识拓展**
>
> "Me-too" 药物
>
> "Me-too"药物是指以现有的药物为先导物进行研究,运用前药原理、生物电子等排体替换、抗代谢理论及同型化合物研制等手段,对母体药物进行结构修饰和结构改造,寻找作用机理相同或相似、在治疗上有某些特点的新化学实体,得到比原型药物活性更好或有药代动力学特色的药物。H_2受体抑制剂西咪替丁上市之后,通过对其进行结构改造,成功研制了第二代 H_2 受体抑制剂雷尼替丁、法莫替丁等,抑酸作用更强,副作用更小。质子泵抑制剂奥美拉唑上市后,全球多家药厂采用"Me-too"方法,对奥美拉唑进行结构改造,得到了比奥美拉唑活性更强、稳定性和生物利用度更高的一系列的质子泵抑制剂,如兰索拉唑、雷贝拉唑等。"Me-too"药物具有投资少、周期短、成功率高等特点,是新药研究的一条途径,也是仿制向创制转轨的捷径。

二、组胺 H_2 受体拮抗剂的构效关系

组胺 H_2 受体拮抗剂（histamine H_2-receptor antagonists）都具有两个药效部位：具碱性的芳环结构和含氮的平面极性基团。碱性芳环与 H_2 受体上谷氨酸残基阴离子部位进行结合,而平面极性基团通过氢键与受体结合。两个药效基团按其连接方式的不同,分成柔性的链状连接和刚性的芳环连接两大类,其活性都与整个分子的几何形状和药效基团的立体定向密切相关。亲脂性与其吸收分布相关,影响着疗效和生物利用度。

常见有效的氢键键合的极性基团有氰胍、二氨基硝基乙烯、氨磺酰脒、异胞嘧啶、氨硝吡咯,与药效学密切相关。它们的特点有：①不易旋转,呈平面状排列；②具偶极和亲水性质；③弱两性结构,在生理 pH(7.4) 时处于非离子化状态。

H_2 受体拮抗剂的基本结构与构效关系总结如图 8-2。

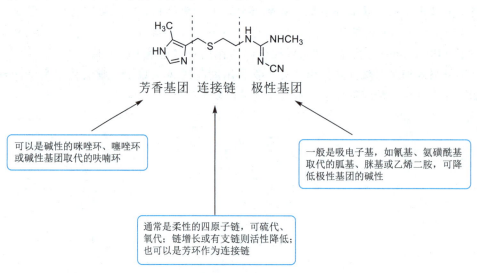

图 8-2　H_2 受体拮抗剂的基本结构与构效关系

第二节 质子泵抑制剂

1972年,科学家在研究抗病毒药物时,偶然发现吡啶硫代乙酰胺(Pyridineethanethioamide)有抑制胃酸分泌的作用,但该化合物对肝脏有毒副作用,推测可能与硫代酰胺有关。随后改用硫醚取代硫代酰胺得到H7767,具有抑制胃酸的作用。以此为基础进行改造研究,又发现了抗酸分泌作用很强的替莫拉唑(Timoprazole),但其因阻断甲状腺对碘的摄取而未能用于临床。为分离阻断碘摄取作用,对替莫拉唑进行结构改造得到吡考拉唑(Picoprazole),没有该副作用。药理研究发现吡考拉唑抗酸分泌作用不是通过拮抗 H_2 受体产生,而是抑制胃壁细胞 H^+/K^+-ATP 酶的结果,是一类新型的抗消化道溃疡药物,吡考拉唑的发现开辟了 H^+/K^+-ATP 酶抑制剂研究开发的新领域。

吡啶硫代乙酰胺　　替莫拉唑　　H7767　　吡考拉唑

H^+/K^+-ATP 酶,又称为质子泵(proton pump inhibitor,PPI),是一种存在于胃壁伸入到细胞分泌细管膜的微绒毛内的跨膜蛋白,由 α 和 β 两个亚基组成,α 亚单位作为触酶,使ATP水解,产生能量并输出 H^+。H^+/K^+-ATP 酶可经历磷酸化和去磷酸化,同时发生 H^+ 的向外和 K^+ 的向内输送。质子泵抑制剂阻断了胃酸分泌的最后通道,对各种刺激引起的胃酸分泌都有抑制作用,临床治疗效果明显优于 H_2 受体拮抗剂,具有抑酸作用强、特异性高、起效快、持续时间长、服用方便等优点。

根据质子泵抑制剂与 H^+/K^+-ATP 酶结合方式,质子泵抑制剂分为不可逆型质子泵抑制剂和可逆型质子泵抑制剂两大类。

一、不可逆型质子泵抑制剂

不可逆型质子泵抑制剂(irreversible proton pump inhibitors)是与 H^+/K^+-ATP 酶不可逆结合的质子泵抑制剂,其为弱碱性化合物,容易通过细胞膜。到达胃壁细胞后,在酸性环境下被 H^+ 激活,形成活性形式在体内胃中泌酸小管口通过共价键与 H^+/K^+-ATP 酶结合。现在临床使用的绝大部分不可逆质子泵抑制剂都具有苯并咪唑结构。吡考拉唑是苯并咪唑类药物的先驱,由于其含有芳酸酯结构,化学稳定性较差,对其结构改造发现了第一个成功上市的质子泵抑制剂奥美拉唑(Omeprazole)。

奥美拉唑 Omeprazole

化学名为 5-甲氧基-2[[(4-甲氧基-3,5-二甲基-2-吡啶基)甲基]亚磺酰基]-1H-苯并咪唑，5-methoxy-2-[[(4-methoxy-3,5-dimethyl-2-pyridinyl)methyl]sulfinyl]-1H-benzimid-azole，亦名洛赛克。

本品为白色结晶或结晶性粉末；mp 156℃；在甲醇、三氯甲烷中易溶，水中难溶。

奥美拉唑为第一个质子泵抑制剂，于1987年在瑞典上市。与以往临床应用的抗溃疡药物 H_2 受体拮抗剂相比较疗效更佳，其具有抑酸作用强、服用方便、能够持续控制胃酸分泌的特点。在治疗胃和十二指肠溃疡的愈合率、症状缓解程度、疗程长短、耐受性和复发率方面均优于 H_2 受体拮抗剂西咪替丁和雷尼替丁。但药物起效时间较慢，且个体差异很大。本品主要用于治疗胃和十二指肠溃疡、反流性食管炎、卓-艾氏综合征、幽门螺杆菌感染等疾病。

在治疗幽门螺杆菌感染时常与2~3种抗生素联合使用，如克拉霉素、阿莫西林和甲硝唑。本品不良反应主要有胃肠道反应，如腹痛、腹胀、食欲减退、恶心、腹泻；皮肤损害，如皮疹、皮肤瘙痒；神经内分泌系统反应，如头痛、头晕、口干、失眠、疲倦、嗜睡；易出现夜间酸突破。

奥美拉唑合成有两种方法。第一种合成方法以3,5-二甲基吡啶为原料，经甲基化、氧化、硝化、取代、乙酰酰化重排、水解、卤代、成硫醚，用间氯过氧苯甲酸（MCPBA）再将硫醚氧化成亚砜即制得。

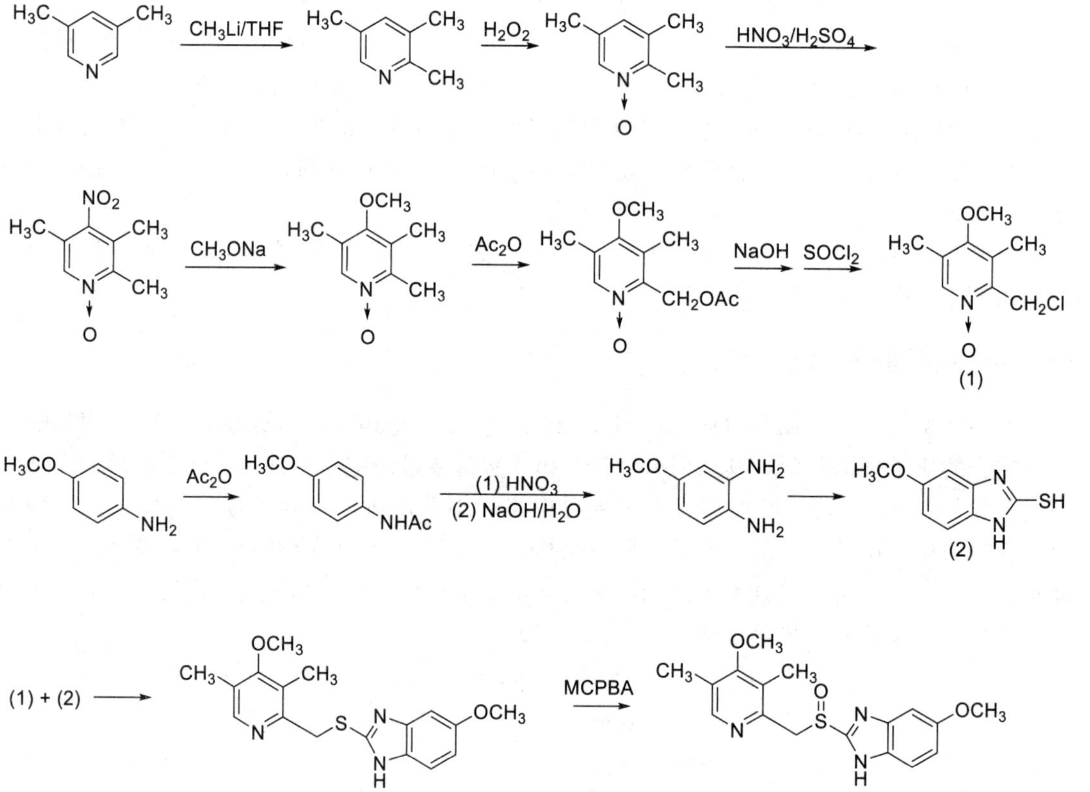

第二种合成方法是以甲氧基邻苯二胺为起始物料制备中间体硫醚，用间氯过氧苯甲酸再将硫醚氧化成亚砜即得。

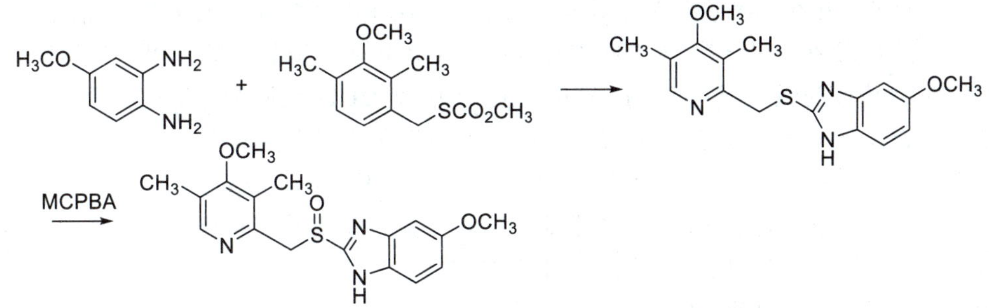

奥美拉唑为前药，在体外无抑制 H^+/K^+-ATP 酶的作用。由于奥美拉唑对酸不稳定，进入胃壁细胞后，可选择性集中于强酸性的壁细胞泌酸小管口，在酸质子对苯并咪唑环上 N 原子的催化下，发生斯迈尔斯重排（Smiles 重排），形成两种活性形式次磺酸和次磺酰胺。然后与 H^+/K^+-ATP 酶上 Cys 813 和 Cys 892 的巯基形成以二硫键连接的药物酶复合物，阻断质子泵分泌 H^+。该复合物在 pH < 6 时为稳定的状态，但可被谷胱甘肽和半胱氨酸等巯基的内源性活性物质还原而复活，但在壁细胞酸性空室中谷胱甘肽极少，故本品的抑酶作用具有持久、不可逆的特点。所得巯基化合物，经第二次 Smiles 重排反应生成硫醚化合物，在肝脏可再被氧化成奥美拉唑。奥美拉唑可看成是两种活性物的前药，表现出选择性和专一性的抑制胃酸分泌作用。这种奥美拉唑体内循环（图 8-3），称为前药循环（prodrug cycle）。

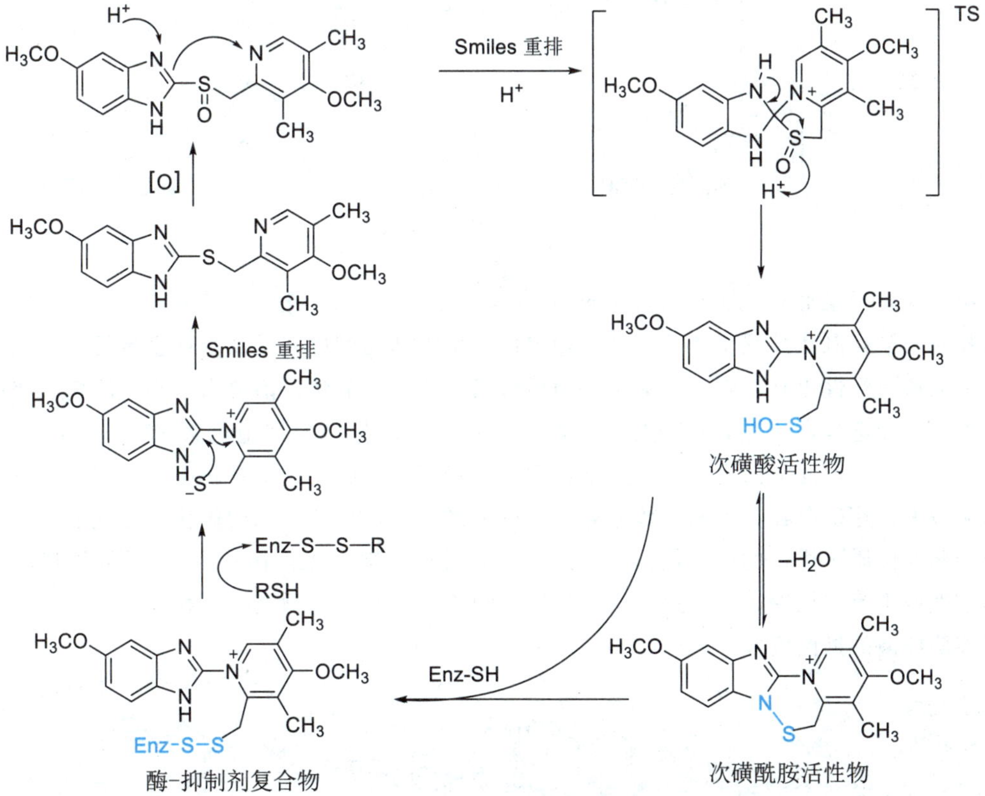

图 8-3 奥美拉唑体内循环

Enz-SH—H^+/K^+-ATP；RSH—谷胱甘肽或半胱氨酸；[O]—肝脏中氧化

奥美拉唑的口服生物利用度为 54%，$t_{1/2}$ 为 1h，在体内经肝细胞色素 P450 酶系统代谢。其中，98% 由 CYP2C19 代谢为苯并咪唑环 6 位羟化物和两个甲氧基的去甲基代谢物，小部分由 CYP3A4 代谢为砜（图 8-4）。R-异构体主要由 CYP2C19 代谢为非活性物质；S-异构体更多地由 CYP3A4 代谢，由于比 R-异构体在体内的代谢慢，维持时间更长，并且经体内循环更易重复生成，有更优良的药理性质。埃索美拉唑（Esomeprazole）为奥美拉唑的 S-异构体，是第一个上市的光学活性质子泵抑制剂。与消旋的奥美拉唑相比，埃索美拉唑的抑酸作用强 1.6 倍，持续控制胃酸时间更长，肝脏首过效应较小，内在清除率低，代谢较慢，易经体内循环重复生成，血药浓度较高，$t_{1/2}$ 更长。

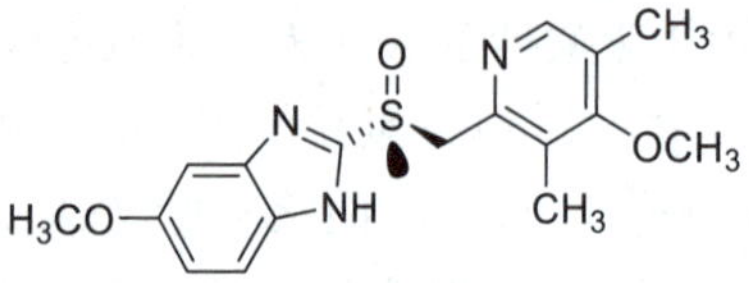

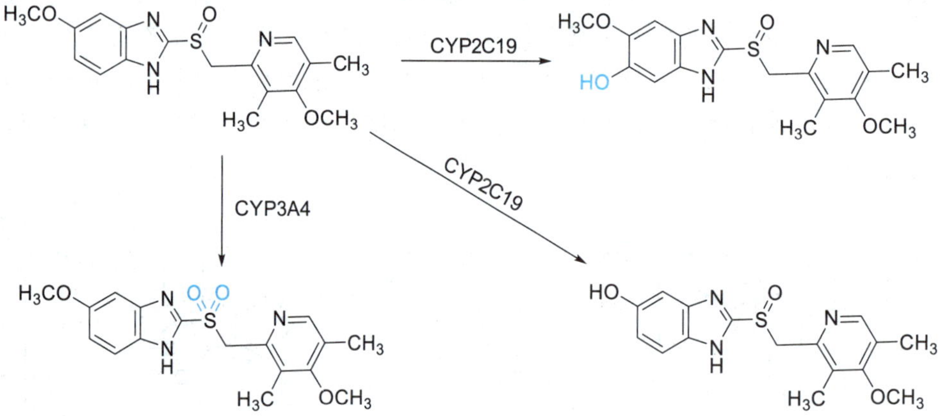

图 8-4 奥美拉唑的代谢途径

第一代质子泵抑制剂还有兰索拉唑（Lansoprazole）、泮托拉唑（Pantoprazole）等。兰索拉唑质子泵抑制活性强于奥美拉唑，稳定性和生物利用度更高，亲脂性也更强，对幽门螺旋杆菌的抑菌活性更高，临床上能更快地缓解溃疡和反流症状，治愈率更高。泮托拉唑的疗效、稳定性和选择性比兰索拉唑更优，耐受性更好，而且它与细胞色素 P450 相互作用少，配伍应用面广。但此类药物抑酸作用不稳定，半衰期短，起效慢，缓解率不稳定，药效受代谢影响极大，疗效存在显著的个体差异。随后又对奥美拉唑分子结构优化，发现了一批药效性质和药代性质更优良的第二代拉唑类药物，如雷贝拉唑（Rabeprazole）。雷贝拉唑质子泵抑制活性强于奥美拉唑，抑酸速度快，作用时间长，与其他药物之间的相互作用小，还具有幽门螺旋杆菌的抑菌活性。

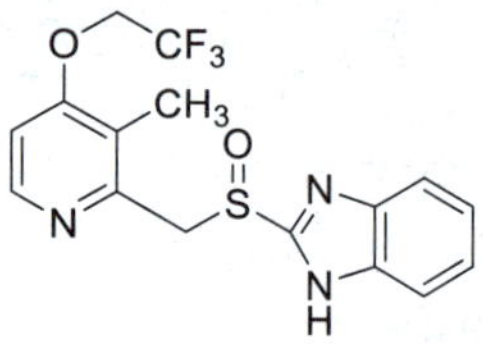

兰索拉唑 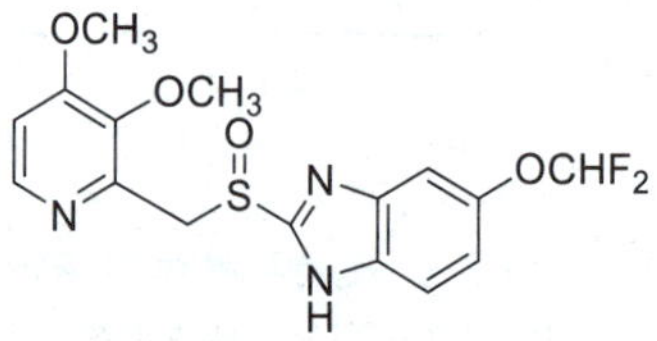　　　　　泮托拉唑 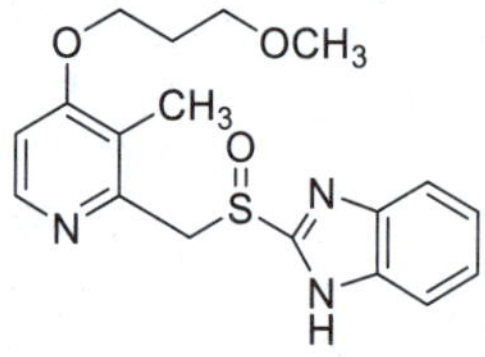　　　　　雷贝拉唑

> **知识拓展**
>
> **联合用药在胃溃疡中的应用**
>
> 联合用药是指为了达到治疗目的而采用的两种或两种以上药物,主要是为了增加药物的疗效。合理的联合用药可提高疗效和(或)降低不良反应。
>
> 幽门螺旋杆菌的感染是胃溃疡的致病因素之一,持续感染可导致胃溃疡不断复发,是致癌的诱因。质子泵抑制剂如奥美拉唑、兰索拉唑、雷贝拉唑等,可抑制幽门螺旋杆菌活性,但单独使用质子泵抑制剂或者传统的抗菌药物治疗胃溃疡很难有满意的治疗效果。
>
> 为提高治疗效果,根除幽门螺旋杆菌感染需联合应用抑酸剂、抗菌药、胃黏膜保护剂等。治疗幽门螺旋杆菌多采用三联疗法:一种抑酸药或铋剂,抑酸药多采用质子泵抑制剂或 H_2 受体拮抗剂,如奥美拉唑;一种合成抗菌药,如甲硝唑;一种抗生素,如克林霉素、阿莫西林等。联合用药可清除幽门螺旋杆菌感染,加速溃疡愈合,降低复发率。

二、不可逆型质子泵抑制剂的构效关系

苯并咪唑类不可逆型质子泵抑制剂的基本药效基团由三部分组成:取代的芳环(如吡啶环)、取代的苯并咪唑环和连接链(硫甲基或亚砜甲基)。这些基团都是与质子泵结合必需的基团,且在酸性环境中容易活化,发生 Smiles 重排。

吡啶环上的取代基对活性影响很大,吡啶氮原子的碱性或亲核性决定螺环形成是否容易,从而影响活性。在吡啶环 6′位引入取代基,将因空间位阻效应不利于螺环中间体的形成;在 3′、4′和 5′位引入推电子基,吡啶氮原子的亲核性增大,利于形成螺环中间体进行 Smiles 重排,药物活性增加。

不可逆型质子泵抑制剂的构效关系总结如图 8-5。

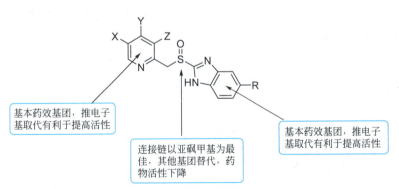

图 8-5 不可逆型质子泵抑制剂的构效关系

三、可逆型质子泵抑制剂

可逆型质子泵抑制剂(reversible proton pump inhibitors),又称钾离子竞争性酸阻滞剂(P-CAB),是与 H^+/K^+-ATP 酶可逆结合的质子泵抑制剂。其多为弱碱性杂环化合物,质

子化后能与 K^+ 可逆性地竞争 H^+/K^+-ATP 酶上的 K^+ 高亲和部位，抑制酶的活性，调节性减少胃酸的分泌。P-CAB 具有亲脂性强、碱性弱、解离常数高、在低 pH 时稳定的特点。可逆型质子泵抑制剂的抑酸效果与质子泵活化情况无关，临床上可明显减少夜间酸突破的发生。此类药物的代表有瑞伐拉赞（Revaprazan），2007 年在韩国上市，用于治疗十二指肠溃疡和胃炎。它起效速度快、抑酸作用强及持久度高，可明显减少夜间酸突破的发生，是目前唯一用于临床的钾竞争性酸阻滞剂。

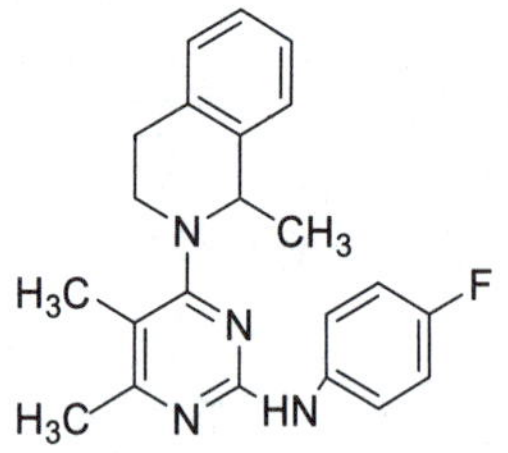

瑞伐拉赞

本章小结

消化性溃疡是一种常见病和多发病，主要发生在胃幽门及十二指肠处。根据作用机制抗溃疡药可分为抗酸药、抑制胃酸分泌的抑酸药、黏膜保护药、抗幽门螺杆菌感染药物。目前临床上抗溃疡药以 H_2 受体拮抗剂和质子泵抑制剂为主。

H_2 受体拮抗剂抑制组胺 H_2 受体兴奋引起的胃酸分泌作用，代表药物有西咪替丁、雷尼替丁、法莫替丁等。质子泵抑制剂是阻断胃酸分泌的最后环节，是目前作用最强的胃酸分泌抑制剂。与 H_2 受体拮抗剂相比，此类药物作用专一、选择性高、毒性低。质子泵抑制剂包括不可逆型质子泵抑制剂和可逆型质子泵抑制剂，其中不可逆型质子泵抑制剂的代表药物有奥美拉唑、兰索拉唑、雷贝拉唑等；可逆型质子泵抑制剂可明显减少夜间酸突破的发生，代表药物有瑞伐拉赞。

本章需重点掌握组胺 H_2 受体拮抗剂西咪替丁、雷尼替丁及质子泵抑制剂奥美拉唑的化学结构、理化性质和用途。

思考题

1. 抑制胃酸分泌的药物有哪几类，各举一例。
2. 简述 H_2 受体拮抗剂的结构类型及其构效关系。
3. 为什么说奥美拉唑是一种前药，简述其循环代谢过程。
4. 什么是可逆的质子泵抑制剂，请举一例代表药物。
5. 奥美拉唑为什么具有手性，为什么 S-异构体在临床上更有优越性？

第九章 拟胆碱药和抗胆碱药

第一节 胆碱能神经递质与乙酰胆碱受体

外周神经分为传入神经和传出神经。传出神经系统包括自主神经系统（含交感神经系统和副交感神经系统）和运动神经系统。根据神经末梢释放的递质不同，传出神经可分为胆碱能神经和肾上腺素能神经，前者主要释放乙酰胆碱，后者主要释放去甲肾上腺素和肾上腺素。

乙酰胆碱（acetylcholine，ACh）是绝大多数传出神经纤维的递质。乙酰胆碱以丝氨酸为原料，首先在丝氨酸脱羧酶及胆碱 N-甲基转移酶作用下生成胆碱，再与乙酰辅酶 A（CoA）在胆碱乙酰基转移酶（ChAT）的催化下生成乙酰胆碱，并贮存于胆碱能神经末梢近膜处的囊泡内。当神经冲动到达神经末梢，引起乙酰胆碱释放，乙酰胆碱与突触前、后膜上的胆碱能受体结合，使之激动而产生效应。产生效应之后，突触间隙的乙酰胆碱被乙酰胆碱酯酶催化水解为胆碱和乙酸失活，胆碱大部分被神经末梢重摄取，重新被利用合成乙酰胆碱（见图 9-1）。

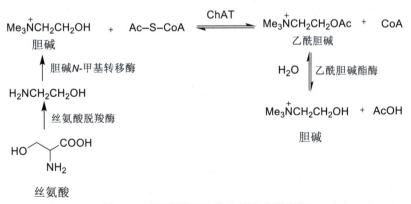

图 9-1　乙酰胆碱的生物合成和代谢途径

乙酰胆碱受体根据对不同生物碱反应的不同，分为两类：一类对毒蕈碱（Muscarine）较为敏感，称为毒蕈碱乙酰胆碱受体（muscarinic acetylcholine receptor，mAChR），简称毒蕈碱受体（muscarinic receptor）即 M 受体；另一类对烟碱（Nicotine）更敏感，称为烟碱乙酰胆碱受体（nicotinic acetylcholine receptor，nAChR），简称烟碱受体（nicotinic receptor），即 N 受体。乙酰胆碱本身可产生 M 样作用和 N 样作用，在一定程度上，乙酰胆碱的药理作用与烟碱和毒蕈碱的混合作用相似。

毒蕈碱　　　　　　烟碱

M 受体广泛分布于中枢和周围神经系统，它在调节副交感神经系统靶器官的功能中起着关键性的作用。现已确认 M 受体有 5 个亚型，各亚型有着不同的解剖部位分布、化学特异性和作用。N 受体分为 N_1 受体和 N_2 受体。N_1 受体又称为 N_N 受体（nicotinic neuronal receptor）；N_2 受体又称为 N_M 受体（nicotinic muscle receptor）。它们的分布、功能见表 9-1。

表 9-1　乙酰胆碱受体分布及其性质

亚型		分布	生理功能
M	M_1	神经节、分泌腺体	与传递神经元的兴奋冲动有关,调节大脑的各种功能,调节汗腺、消化腺体的分泌
	M_2	心肌、平滑肌	引起心肌收缩力减弱、心率降低、传导减慢
	M_3	分泌腺体和平滑肌	血管平滑肌舒张、胃肠道和膀胱平滑肌收缩、括约肌松弛、瞳孔缩小、腺体分泌增加
	M_4	分泌腺体和平滑肌	抑制钙离子通道
	M_5	大脑	孤儿受体
N	N_1	神经节	释放乙酰胆碱
	N_2	神经骨骼肌接头	

近年来的研究表明，乙酰胆碱受体与许多人类重大疾病和病理生理现象如阿尔茨海默病、帕金森综合征、精神分裂症、抑郁症等诸多中枢神经系统（CNS）疾病的发病机制有密切关系，因此该受体成为神经功能障碍调节药的重要作用靶标。

第二节　拟胆碱药

拟胆碱药（cholinergic drugs）是一类可产生与乙酰胆碱相似作用的药物，按其作用环节和机制的不同，可分为胆碱受体激动剂和乙酰胆碱酯酶抑制剂两种类型。

一、胆碱受体激动剂

胆碱受体激动剂（cholinoceptor agonists）包括 M 受体激动剂和 N 受体激动剂，但 N 受体激动剂只用作实验室工具药，临床使用的主要是 M 受体激动剂。按化学结构分类，M

受体激动剂可分为胆碱酯类和生物碱类。

1. 胆碱酯类胆碱受体激动剂

乙酰胆碱具有十分重要的生理作用，但由于结构中具有酯键，在胃部极易被水解，在血液中也极易经化学水解或胆碱酯酶水解。此外乙酰胆碱的作用选择性不高，无临床实用价值。为解决以上问题，以乙酰胆碱作为先导物进行结构改造，寻找性质较稳定、同时具有较高选择性的拟胆碱药物，得到了胆碱酯类 M 受体激动剂，代表药物有氯醋甲胆碱（Methacholine Chloride）、卡巴胆碱（Carbachol）、氯贝胆碱（Bethanechol Chloride）。

氯醋甲胆碱　　　　　卡巴胆碱　　　　　氯贝胆碱

在乙酰胆碱的乙酰氧基连接的碳上引入一个甲基取代，得到氯醋甲胆碱。当酯键邻位甲基取代时，由于空间位阻，在体内酯键不易被胆碱酯酶所破坏，因而作用时间可延长；同时由于甲基取代，M 样作用与乙酰胆碱相同，但 N 样作用大大减弱，成为选择性 M 受体激动剂。此外，亚乙基桥上的氢原子若被乙基或含碳更多的烷基取代则导致活性下降。氯醋甲胆碱在临床上主要用于口腔黏膜干燥症或偶用于支气管高敏性的诊断，还用于外周血管痉挛性疾病。

乙酰胆碱作用短暂和不稳定是由于其分子中酯基的快速水解。于是以相对不易水解的基团取代乙酰氧基就成为一条合理途径，以氨甲酰基代替乙酰胆碱的乙酰基得到的卡巴胆碱。氨甲酰基由于氮上孤电子对的参与，其羰基碳的亲电性较乙酰基为低，因此不易被化学和酶促水解。卡巴胆碱可以口服，作用强而较持久，但兼具 M 样作用和 N 样作用，因而毒副反应较大，仅限应用于青光眼的治疗。

同时将乙酰氧基用氨甲酰基替换和引入甲基，组合起来就得到了氯贝胆碱，不易被胆碱酯酶水解，它的作用时间较乙酰胆碱长，口服有效。氯贝胆碱为选择性 M 受体激动剂，尤其对胃肠道和膀胱平滑肌的选择性较高，对心血管系统几无影响，其 S-异构体的活性大大高于 R-异构体。氯贝胆碱临床主要用于手术后腹气胀、尿潴留以及其他原因所致的胃肠道或膀胱功能异常。胆碱酯类受体激动剂的构效关系如图 9-2。

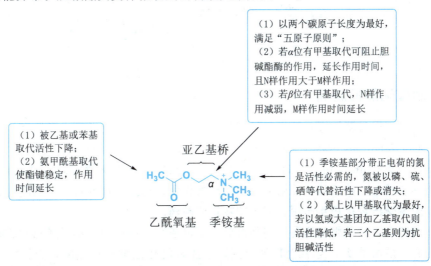

图 9-2　胆碱酯类受体激动剂的构效关系

2. 生物碱类胆碱受体激动剂

临床使用的天然生物碱类 M 受体激动剂主要是毛果芸香碱（pilocarpine）。毛果芸香碱的化学结构与乙酰胆碱明显不同，属叔胺类化合物。此类药物脂溶性较强，具有多种给药途径。

硝酸毛果芸香碱 Pilocarpine Nitrat

化学名 (3S,4R)-3-乙基-4-[(1-甲基-1H-咪唑-5-基)甲基] 二氢-2(3H)-呋喃酮硝酸盐，(3S,4R)-3-ethyl-4-[(1-methyl-1H-imidazol-5-yl)methyl]dihydrofuran-2(3H)-one nitrate，又名匹鲁卡品。它是芸香科植物毛果芸香（*Pilocarpus jaborandi*）叶中提取的一种生物碱。

本品为无色结晶或白色结晶性粉末，无臭，味略苦。遇光易变质；$pK_1 = 7.15$，$pK_2 = 12.57$（20℃），$\lg P$ 为 1.1，在水中易溶，在乙醇中微溶，在三氯甲烷或乙醚中不溶。

毛果芸香碱主要表现为毒蕈碱样作用，是 M_1 受体的部分激动剂和弱的 M_2 受体拮抗剂，对汗腺、唾液腺的作用特别强，有缩小瞳孔和降低眼压的作用。临床上主要用于缓解或消除青光眼的各种症状。

毛果芸香碱结构中的内酯环在碱性条件下可被水解开环，生成无药理活性的毛果芸香酸钠盐而溶解。毛果芸香碱内酯环上的乙基与甲基咪唑处于顺式构型，空间位阻较大，在碱性或加热条件下，毛果芸香碱的 C-3 位可迅速发生差向异构化，生成无活性的异毛果芸香碱。

二、乙酰胆碱酯酶抑制剂

胆碱能神经兴奋时释放进入神经突触间隙的未结合于受体上的游离乙酰胆碱，会被乙酰胆碱酯酶（acetylcholinesterase，AChE）迅速催化水解，终结神经冲动的传递。乙酰胆碱酯酶抑制剂（AChE inhibitors），通过抑制 AChE 的活性，减少突触间隙乙酰胆碱的降解，导致乙酰胆碱的积聚，从而延长并增强乙酰胆碱的作用，达到治疗的目的。乙酰胆碱酯酶抑制剂因不与胆碱受体直接相互作用，属于间接拟胆碱药。

根据作用特点，乙酰胆碱酯酶抑制剂可分为不可逆和可逆两种。不可逆乙酰胆碱酯酶抑制剂主要为有机磷酸酯类，与 AChE 结合后，生成磷酰化乙酰胆碱酯酶，难被水解，使酶活性难以恢复，致使体内 ACh 浓度长时间异常增高，作用于胆碱受体，产生严重的神经功能紊乱，特别是呼吸功能障碍，从而影响生命活动。由于副交感神经兴奋造成的 M 样作用使患者呼吸道大量腺体分泌，造成严重的肺水肿，加重了缺氧，患者会因呼吸衰竭和缺氧死亡。目前，有机磷酸酯类多用作杀虫剂和神经毒剂，如敌敌畏、乐果等。可逆性乙酰胆碱酯酶抑制剂与胆碱酯酶结合之后，容易从酶的部位离去，胆碱酯酶可恢复活性，临床上主要用于治疗重症肌无力和青光眼等，主要包括天然来源的生物碱类和合成的季铵类药物，代表药物为毒扁豆碱和溴新斯的明。

新斯的明（Neostigmine）来自对毒扁豆碱的结构简化，结构中保留了毒扁豆碱（Physostigmine）和乙酰胆碱的共同特征，用芳香胺代替三环结构，引入季铵离子增强与胆碱酯酶的结合，降低中枢作用。新斯的明的化学结构由三部分组成，即季铵碱阳离子部分、芳香环部分及氨甲酸酯部分。此外，阴离子部分可以是 Br^- 或 $CH_3SO_4^-$。

毒扁豆碱

新斯的明

X = Br, CH_3SO_4

知识拓展

乙酰胆碱酯酶抑制剂的发现

毒扁豆碱（Physostigmine）是西非洲出产的毒扁豆中提取的一种生物碱，是临床上第一个抗胆碱酯酶药。1929 年，Stedman 发现其作为底物可使乙酰胆碱酯酶乙酰化，抑制乙酰胆碱酯酶的活性，拟胆碱作用比乙酰胆碱强数百倍。毒扁豆碱曾在眼科使用多年，用于治疗青光眼，但因作用选择性低，毒性较大，现已少用。与其他抗胆碱酯酶药不同的是，毒扁豆碱分子中不具有季铵离子，脂溶性较大，易于穿过血脑屏障，发挥中枢拟胆碱作用。所以近来急诊时用其作为中枢抗胆碱药（如阿托品、三环抗抑郁药等）中毒的解毒剂。

溴新斯的明 Neostigmine Bromide

化学名为溴化 3-[(二甲氨基)甲酰氧基]-N,N,N-三甲基苯铵，3-[[(dimethylamino)carbonyl]oxy]-N,N,N-trimethylbenzenaminium bromide。

本品为白色结晶性粉末；无臭，味苦。mp 171～176℃，熔融时同时分解。极易溶于水（1∶1），水溶液呈中性；易溶于乙醇和三氯甲烷（1∶10）；几乎不溶于乙醚。

溴新斯的明在氢氧化钠溶液中加热，氨甲酸酯键会水解生成 3-二甲氨基酚钠盐，加入重氮苯磺酸试液后，生成偶氮化合物而显红色，此反应可用于溴新斯的明的鉴别。

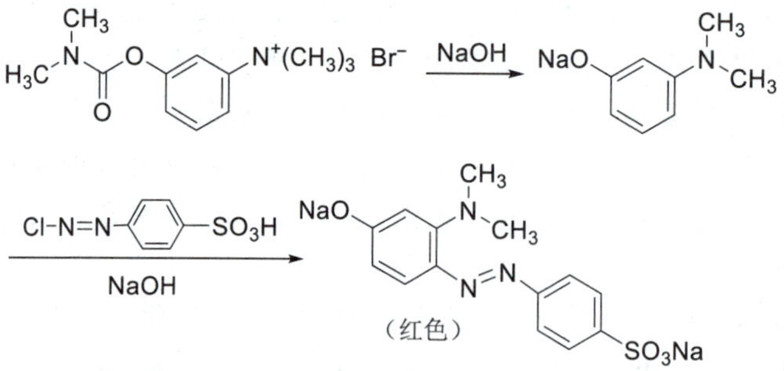

溴新斯的明的合成以间氨基苯酚为原料，经甲基化、成盐，与二甲氨基甲酰氯成酯，再经季铵化制得。此合成路线在成甲酸酯的过程中选用了氢氧化钠和二甲氨基甲酰氯，避免了传统路线的光气和二甲胺，使反应更加安全、环保。

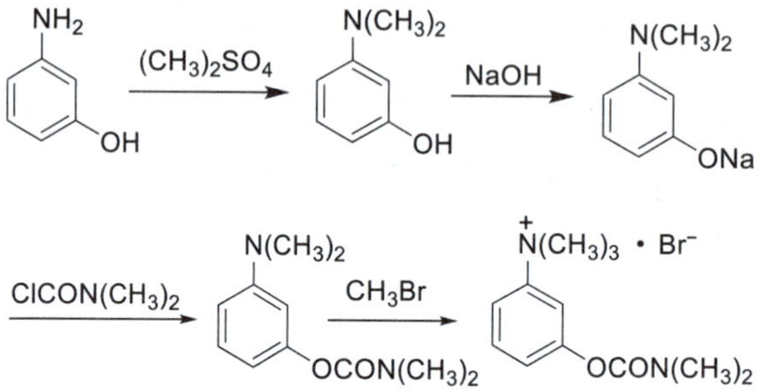

溴新斯的明属于可逆性胆碱酯酶抑制剂，临床常用溴新斯的明供口服，用于重症肌无力和术后腹气胀及尿潴留。大剂量时可引起恶心、呕吐、腹泻、流泪、流涎等，可用阿托品解除其作用。溴新斯的明口服后在肠内有一部分被破坏，故口服剂量远大于注射剂量。

新斯的明可逆性抑制 AChE 的过程与 AChE 水解乙酰胆碱的过程（图 9-3）十分相似。溴新斯的明在体内与 AChE 结合后，形成二甲氨基甲酰化酶。由于氮上孤电子对的参与，其水解释出原酶和二甲氨基甲酸的速度很慢，需要几分钟，而乙酰化酶的水解只需要几十毫秒。因此导致乙酰胆碱的积聚，延长并增强了乙酰胆碱的作用，属于 AChE 可逆抑制剂。

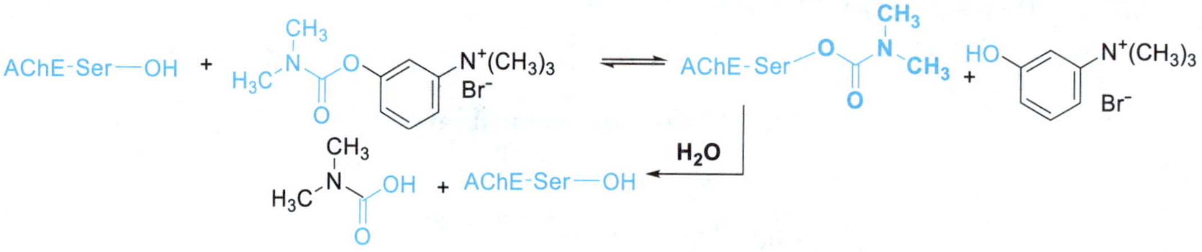

图 9-3 溴新斯的明与乙酰胆碱酯酶的相互作用过程

溴新斯的明代表了经典的抗胆碱酯酶药，即药物本身也是 AChE 催化反应的底物。近年来，相继有新型抗胆碱酯酶药开发出来。这些药物比乙酰胆碱对 AChE 具有更高的亲和力，但药物分子本身却不一定是 AChE 催化反应的底物，它们只是在一段时间内占据了酶的活性部位使之不能催化乙酰胆碱的水解。相对于新斯的明类，这些药物被称为非经典的抗胆碱酯酶药，仍属于可逆性 AChE 抑制剂。新近开发上市的乙酰胆碱酯酶抑制剂类药物，则主要用于抗老年性痴呆。

> **知识拓展**
>
> **乙酰胆碱酯酶抑制剂在治疗阿尔兹海默中的应用**
>
> 阿尔兹海默症（Alzheimer's disease，AD）俗称老年痴呆症，是一种进行性神经退行疾病，会导致老龄化人群认知衰退和记忆障碍，具体表现为抽象思维能力、记忆能力以及认知能力等不可逆退化。乙酰胆碱酯酶抑制剂是目前唯一一类明确用于 AD 治疗的药物，通过抑制中枢突触间隙乙酰胆碱的降解，增加受体处乙酰胆碱的浓度，从而改善 AD 患者的认知能力。临床上常见的用于 AD 治疗的乙酰胆碱酯酶抑制剂有他克林、多奈哌齐、加兰他敏、石杉碱甲等。

第三节　抗胆碱药

胆碱能神经系统过度兴奋会引起一系列病理状态，对于因胆碱能神经系统过度兴奋造成的病理状态，可用抗胆碱药物（anticholinergic drugs）治疗。目前临床使用的抗胆碱药主要是阻断乙酰胆碱与胆碱受体的相互作用，即胆碱受体拮抗剂（cholinoceptor antagonists）。按照药物的作用部位及对胆碱受体亚型选择性的不同，抗胆碱药通常分为 M 受体拮抗剂和 N 受体拮抗剂。

一、M 受体拮抗剂

M 受体拮抗剂（muscarinic antagonists）能可逆性阻断节后胆碱能神经支配的效应器上的 M 受体，呈现抑制腺体（唾液腺、汗腺、胃液）分泌，散大瞳孔，加速心律，松弛支气管和胃肠道平滑肌等作用，临床用于治疗消化性溃疡、散瞳、平滑肌痉挛导致的内脏绞痛等。根据来源不同，M 受体拮抗剂包括茄科生物碱类 M 受体拮抗剂和合成 M 受体拮抗剂。

1. 茄科生物碱类 M 受体拮抗剂

此类药物主要是从茄科植物颠茄、曼陀罗及莨菪等分离提取出的生物碱，对 M 受体具有阻断作用，这些生物碱的基本结构均是由莨菪醇（Tropine，托品）与不同的有机酸形成的酯。其中氨基醇部分均含有基本骨架莨菪烷，也称托烷（Ttropane）。莨菪烷 3 位有 α-羟基取代时称为托品（Tropine，亦称莨菪醇），羟基位于 3β 位则为伪莨菪醇（Pseudotropine）。托烷和托品都有两种稳定构象，以托品为例，分别为椅式和船式，二者互为平衡。由于船式能量稍高于椅式，故通常写成椅式。

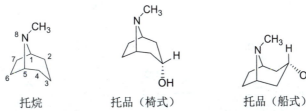

托烷　　　　托品（椅式）　　　　托品（船式）

硫酸阿托品 Atropine Sulphate

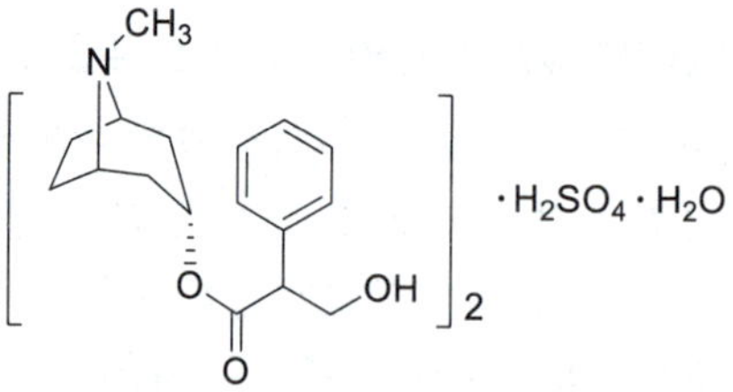

化学名为(±)-内型-α-(羟甲基)苯乙酸-8-甲基-8-氮杂双环[3.2.1]-3-辛酯硫酸盐一水合物，(±)-endo-α-(hydroxymethyl)benzeneacetic acid 8-methyl-8-azabicyclo[3.2.1]oct-3-yl ester sulfate monohydrate。

本品为无色结晶或白色结晶性粉末，无臭，味苦。mp 190～194℃，熔融时同时分解。极易溶于水，水溶液呈中性，能在100℃消毒30min，遇碱性药物（如硼砂）可引起分解。易溶于乙醇，不溶于乙醚或氯仿。

硫酸阿托品结构中含有4个手性碳原子，但莨菪醇部分有一个对称平面，无手性，整个分子的手性来自托品酸部分的α碳原子，其中左旋体的中枢兴奋作用比右旋体强8～10倍。为减少中枢副作用，供临床使用的为外消旋体的阿托品。

硫酸阿托品结构中含有叔胺基团，碱性较强，在水溶液中能使酚酞呈红色，能与多数生物碱显色剂及沉淀剂反应。阿托品结构中酯键在弱酸性、近中性条件下较稳定，pH＝3.5～4.0最稳定，碱性时易水解，生成莨菪醇和消旋莨菪酸[α-(羟甲基)苯乙酸]。

当硫酸阿托品用发烟硝酸加热处理时，可发生硝基化反应，生成三硝基衍生物；再加入氢氧化钾醇液和一小粒固体氢氧化钾，初显深紫色，后转暗红色，最后颜色消失。此反应称为Vitali反应，是莨菪酸的特异反应。

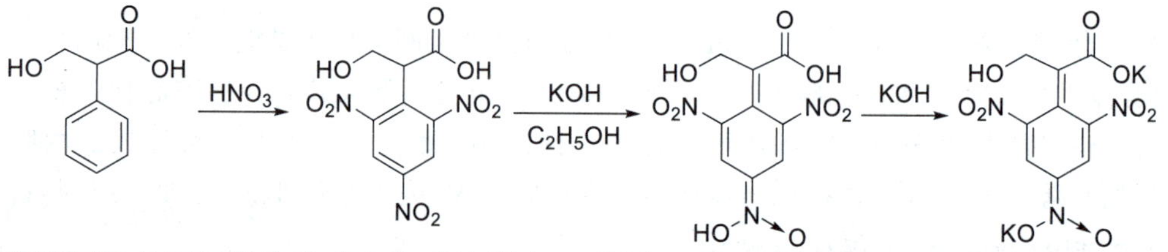

硫酸阿托品可经提取法或全合成法制备，采用2,5-二甲氧基-2,5-二氢呋喃为原料，经稀盐酸开环，再与甲胺、丙酮二羧酸环合成6-羟基莨菪酮，经乙酰化、氢化得6-乙酰氧基-3-莨菪醇，再与乙酰莨菪酰氯成酯，最后水解得山莨菪碱。目前我国主要从茄科植物颠茄、曼陀罗及莨菪中分离提取得粗品后，经三氯甲烷回流或冷稀碱处理使之消旋后制备阿托品。

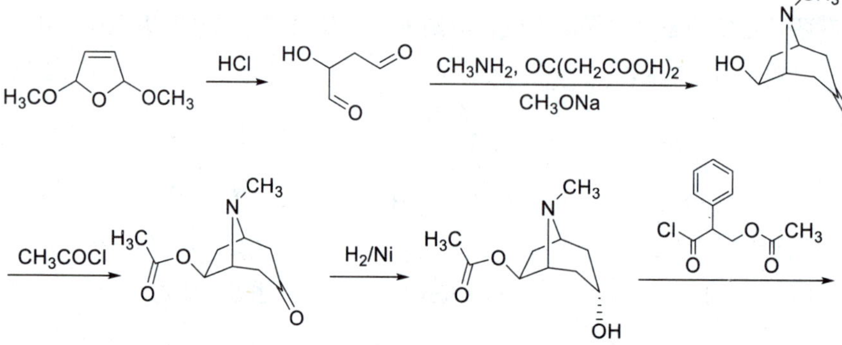

阿托品具有外周及中枢 M 受体拮抗作用，但对 M_1 和 M_2 受体无选择性，能解除平滑肌痉挛，抑制腺体分泌，抗心律失常，抗休克。阿托品临床用于治疗各种内脏绞痛、麻醉前给药、盗汗、心动过缓及多种感染中毒性休克，眼科用于治疗睫状肌炎症及散瞳，还用于有机磷酸酯类中毒的解救。

天然来源的茄科生物碱类 M 受体拮抗剂还包括东莨菪碱（Scopolamine）、山莨菪碱（Anisodamine）和樟柳碱（Anisodine）等，其中东莨菪碱和山莨菪碱的酸部分均为托品酸（Tropic Acid，亦称莨菪酸），即 α-(羟甲基)苯乙酸。

阿托品　　东莨菪碱　　山莨菪碱　　樟柳碱

东莨菪碱结构中氨基醇部分为莨菪品（Scopine，亦称东莨菪醇），与托品相比，在 6、7 位间多一个 β-取向的桥氧基团。东莨菪碱作用与阿托品相似，因易于透过血脑屏障和胎盘，与阿托品不同之处是对中枢神经系统有明显的抑制作用。临床用作镇静药，用于全麻前给药、预防和控制晕动症、震颤麻痹，还用于内脏平滑肌痉挛、睫状肌麻痹和有机磷酸酯中毒等。

山莨菪碱是从唐古特山莨菪根中提取得到的一种生物碱，其在托品的 6 位多一个羟基，阻断 M 受体的作用与阿托品相似或稍弱，外周作用较强，能解除乙酰胆碱所致平滑肌痉挛，也能解除微血管痉挛，改善微循环，对胃肠道平滑肌有松弛作用，并抑制其蠕动。山莨菪碱临床用于抢救感染中毒性休克，治疗血栓及各种神经痛等。

樟柳碱也是从山莨菪中分离出的一种生物碱，与东莨菪碱化学结构不同处是以樟柳酸（即 α-羟基托品酸）代替了托品酸，中枢作用弱于东莨菪碱。临床用其氢溴酸盐治疗血管性头痛、抗震颤、解痉、平喘、散瞳、抑制唾液分泌以及对抗有机磷农药中毒等。

分析阿托品、东莨菪碱、山莨菪碱和樟柳碱的化学结构，四者结构上的区别主要在于莨菪醇 6,7 位氧桥和 6 位羟基或莨菪酸 α 位羟基，氧桥和羟基的有无直接影响了分子的亲脂性，从而影响了中枢和外周作用的强弱。氧桥的存在使中枢抑制作用增强，而羟基使分子极性增强、中枢作用减弱。东莨菪碱有氧桥，中枢作用最强，对大脑皮层明显抑制，临床作为镇静药，是中药麻醉的主要成分，并且对呼吸中枢有兴奋作用。阿托品无氧桥、无羟基，仅有兴奋呼吸中枢作用。樟柳碱虽有氧桥，但莨菪酸 α 位还有羟基，综合影响的结果是中枢作用弱于阿托品。山莨菪碱有 6 位羟基，中枢作用是最弱的。

如何通过化学结构修饰降低阿托品衍生物的中枢作用？

阿托品具有中枢兴奋性，为了减少这一毒副作用，将其做成季铵盐，因难以通过血脑屏障，而不能进入中枢神经系统，不呈现中枢作用。溴甲阿托品（Atropine Methobromide）和异丙托溴铵（Ipratropium Bromide）均为阿托品的季铵盐，分别用于消化道和呼吸道解痉。后马托品（Homatropine）是另一个半合成的阿托品类似物，由托品与羟基苯乙酸成酯，属短时作用药，用于眼科散瞳。

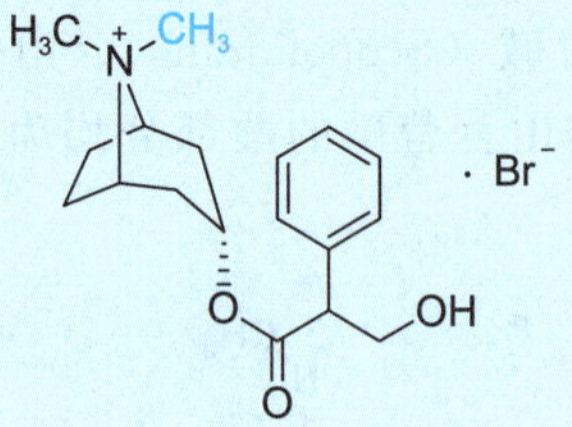

溴甲阿托品 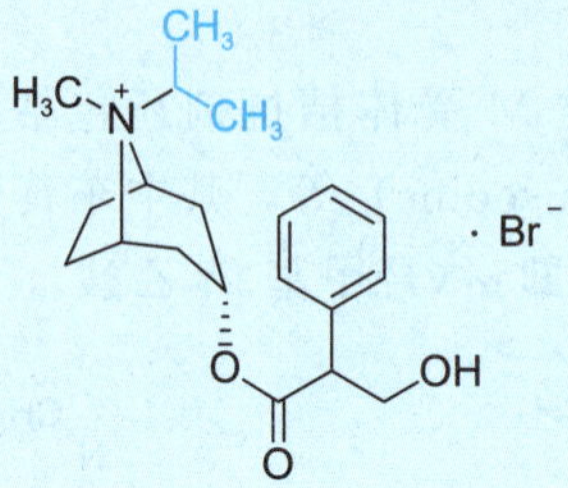　　　　异丙托溴铵 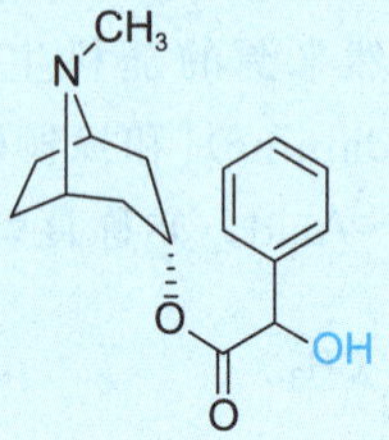　　　　后马托品

2. 合成M受体拮抗剂

茄科生物碱类虽然作用较强，但是对M受体亚型无选择性，药理作用广泛，临床应用中常引起口干、视力模糊、心悸等不良反应。对其进行结构改造，以寻找选择性高、作用强、不良反应小的M受体拮抗剂是胆碱能药物的重要研究方向。

以阿托品为原型，将阿托品的结构简化得到的氨基醇酯类衍生物为临床应用的合成M受体拮抗剂（synthetic M receptor antagonist）根据氨基醇酯类的氨基不同，可分为叔胺和季铵两类。

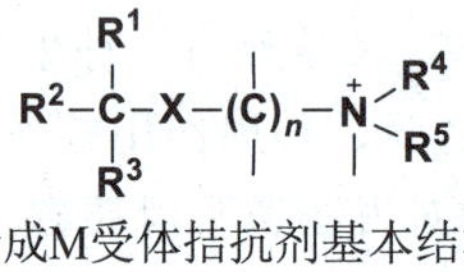

合成M受体拮抗剂基本结构

叔胺类M受体拮抗剂口服较易吸收，亲脂性较强，易通过血脑屏障，可抑制中枢内乙酰胆碱的作用，改善多巴胺含量减少而失调的状态，临床主要用于治疗帕金森症，也具抑制胃酸分泌的作用，其代表药物是苯海索（Benzhexol）、丙环定（Procyclidine）和比哌立登（Biperiden）等。

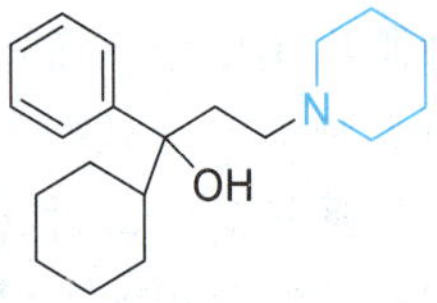

苯海索 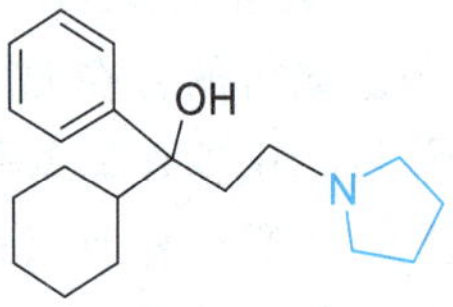　　　　丙环定 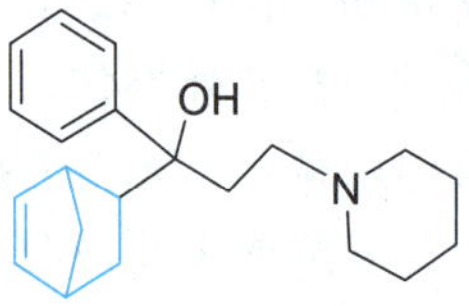　　　　比哌立登

盐酸苯海索 Benzhexol hydrochloride

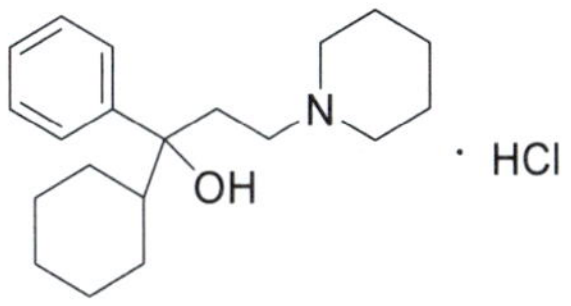

化学名为 1-环己基-1-苯基-1-哌啶丙醇盐酸盐，1-cyclohexyl-1-phenyl-3-(1-piperidyl)-1-propanol hydrochloride。

本品为白色结晶性粉末，无臭、味微苦，后有刺痛麻痹感。mp 250～256℃（分解），微溶于水，饱和水溶液的 pH 为 5～6，在甲醇、乙醇或三氯甲烷中溶解，在乙醚中不溶。

盐酸苯海索的合成是以苯乙酮为原料，与甲醛、盐酸哌啶在乙醇中进行 Mannich 反应得 β-哌啶基苯丙酮盐酸盐，再与氯代环己基镁进行 Grignard 反应而得到苯海索。

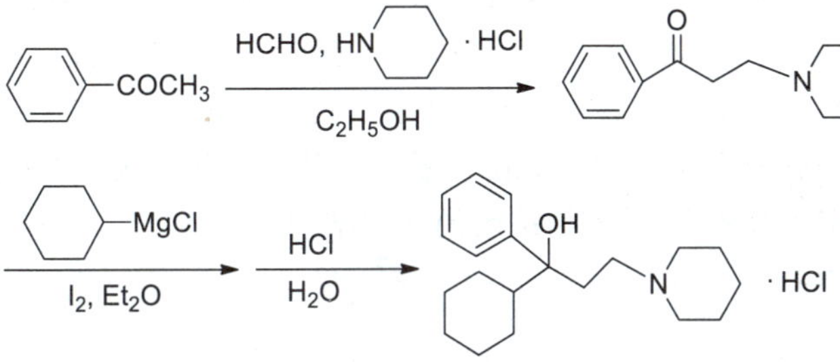

盐酸苯海索能阻断中枢神经系统和周围神经系统中的 M 受体，中枢作用强于外周作用，能够选择性阻断纹状体的胆碱能神经通路。临床主要用于治疗帕金森，有利于恢复帕金森病患者脑内多巴胺和乙酰胆碱的平衡，改善患者的帕金森病症状。

季铵类 M 受体拮抗剂极性较大，口服吸收差，不易通过血脑屏障，很少发生中枢副作用。和叔胺类 M 受体拮抗剂相比，季铵类 M 受体拮抗剂对胃肠道平滑肌的解痉作用较强，但是中毒剂量时可致神经肌肉传递阻断，引起呼吸麻痹。代表药物有格隆溴铵（Glycopyrronium Bromide）、奥芬溴铵（Oxyphenonium Bromide）和溴丙胺太林（Propantheline Bromide），临床用于缓解胃肠道痉挛和十二指肠溃疡的辅助治疗。

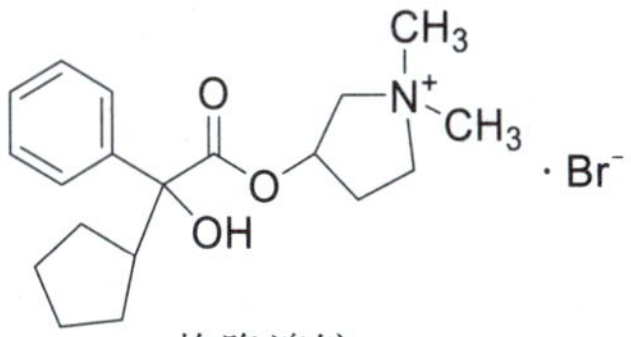

格隆溴铵 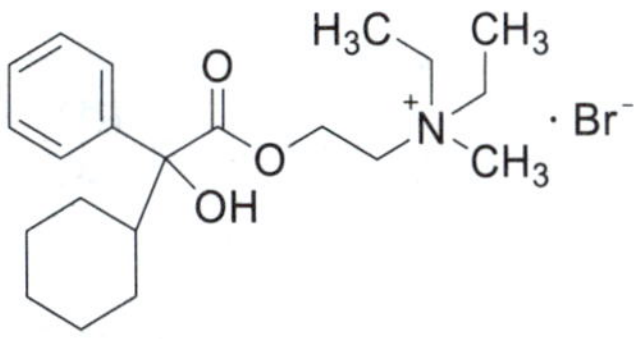　　　　　奥芬溴铵 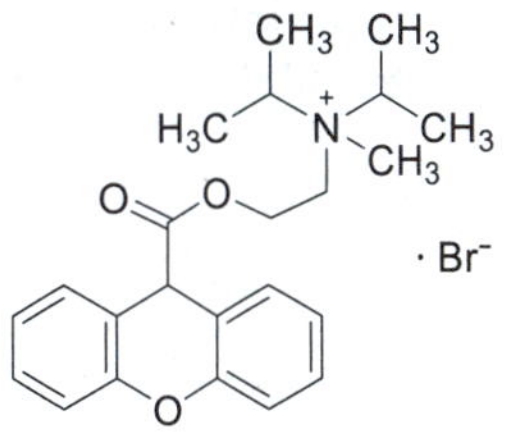　　　　　溴丙胺太林

阿托品及合成抗胆碱药对 M 受体有高选择性，但对受体亚型无选择性作用，副作用较多。近年来发展的 M_1 受体拮抗剂哌仑西平（Pirenzepine）和替仑西平（Telenzepine），选择性作用于胃肠道 M_1 受体，能减少胃酸分泌，用于治疗胃及十二指肠溃疡。它们的口干、视力模糊等副作用小。另一个哌仑西平类似物奥腾折帕（Otenzepad），选择性作用于心脏 M_2 受体，用于窦性心动过缓及心传导阻滞的治疗。

哌仑西平　　　　替仑西平　　　　奥腾折帕

3. M 胆碱受体拮抗剂的构效关系

阿托品作为抗胆碱药的原型，为指导设计合成抗胆碱药提供了结构模板。在阿托品结构中，虚线框中的部分为氨基醇酯，与乙酰胆碱很相似，因此氨基乙醇酯被认为是"药效基本结构"。虽然氮原子与酯基氧原子相隔 2 个以上原子，但在空间上距离近似于乙酰胆碱分子的长度。阿托品和乙酰胆碱的结构中最重要的差异在于分子中酰基的大小。阿托品的酰基部分带有苯基，这是与乙酰胆碱不同的关键所在，酰基上的大基团对阻断 M 受体功能十分重要，根据这一思路，确定了合成 M 受体拮抗剂的基本结构。

乙酰胆碱　　　　阿托品

M 受体拮抗剂的分子结构具有某些共同特征，分子一端有正离子基团，另一端为较大的环状基团，二者被一个一定长度的结构单元（例如酯基等）连接起来。M 受体拮抗剂基本结构和具体构效关系如图 9-4。

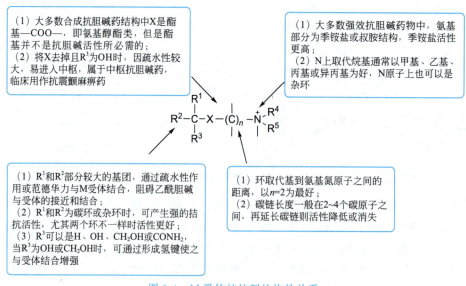

图 9-4　M 受体拮抗剂的构效关系

二、N 受体拮抗剂

N 胆碱受体分为 N_1 和 N_2，其中 N_1 受体主要分布在神经节，N_2 受体主要分布在神经骨骼肌接头。N 受体拮抗剂（N receptor antagonist）按照对受体亚型的选择性不同，可分为神经节 N_1 受体阻断剂和神经肌肉接头处 N_2 受体阻断剂，其中 N_1 受体阻断剂主要用于治疗高血压，但目前临床已很少用；N_2 受体阻断剂可使骨骼肌松弛，临床作为肌松药（skeletal muscular relaxants）用于辅助麻醉。本部分主要讨论 N_2 受体拮抗剂。

N_2 受体拮抗剂又称为神经肌肉阻断剂，与骨骼肌神经肌肉接头处的运动终板膜上的 N_2 受体结合，阻断神经冲动在神经肌肉接头处的传递，导致骨骼肌松弛，临床上用作麻醉辅助用药。该类药物按照作用机理不同可分为非去极化型（nondepolarizing）和去极化型（depolarizing）两大类。

1. 非去极化型肌松药

非去极化型肌松药和乙酰胆碱竞争经肌肉接头处的 N_2 受体结合，因无内在活性，不能激活受体，但是又阻断了乙酰胆碱与 N_2 受体的结合及去极化作用，使骨骼肌松弛，因此又称为竞争性肌松药。当给予抗胆碱酯酶药后，随着终板膜处乙酰胆碱水平增高，可以使神经肌肉阻断作用逆转，在使用中容易控制，比较安全。临床用肌松药多为此类，根据化学结构不同可分为四氢异喹啉类和甾类。

从防己科植物 *Chondrodendron tomentosum* 中提取出苄基异喹啉类生物碱右旋氯筒箭毒碱（*d*-Tubocurarine Chloride），为第一个非去极化型肌松药，作用较强，曾广泛用作肌松剂及辅助麻醉药。但由于其具有使心率降低、血压下降、麻痹呼吸肌的危险，现已少用。

右旋氯筒箭毒碱

右旋氯筒箭毒碱和其他苄基四氢异喹啉结构的天然生物碱类肌松药的结构特征为双季铵，两个季铵氮原子间隔 10~12 个原子。以此结构为先导，药物化学家们设计合成了一系列苄基四氢异喹啉类肌松药。其中以分子内对称的苄基四氢异喹啉的双季铵结构为母体，结合季铵类化合物特征反应之一的 Hofmann 消除反应，在季铵氮原子的 β 位引入酯基得到苯磺酸阿曲库铵，这也是运用软药原理设计新药的一个成功实例。

苯磺顺阿曲库铵 Cisatracurium Besilate

化学名为（1R,1'R,2R,2'R）-2,2'-(3,11-二氧代-4,10-二氧十三烷亚甲基)二(1,2,3,4)-四氢-6,7-二甲氧-2-甲基-1-藜芦基异喹啉)二苯磺酸盐，(1R,1'R,2R,2'R)-2,2'-[1,5-pentanediylbis[oxy(3-oxo-3,1-propanediyl)]]bis[1-[(3,4-dimethoxyphenyl)methyl]-1,2,3,4-tetrahydro-6,7-dimethoxy-2-methyl-1-isoquinolinium dibenzenesulfonate。

本品为白色或类白色粉末，无臭，有引湿性。在三氯甲烷或乙醇中易溶，丙酮中溶解，水中略溶。$[\alpha]_D = -54° \sim -60°$。

苯磺顺阿曲库铵的结构中具有 4 个手性中心：C-1、N-2、C-1'、N-2'，理论上存在 16 个旋光异构体。由于分子的对称因素等原因，异构体数目减少，其中以 1R-cis，1'R-cis 的苯磺顺阿曲库铵活性最强，为苯磺阿曲库铵的 3 倍，在等效剂量下所产生的副作用也小，现已成为上市新药。

季铵类化合物具有特征反应——Hofmann 消除反应，其机理如图 9-5 所示。当 X=H 时，在强碱性条件下（pH=12~14），反应温度约 100℃时发生；但是当季铵氮原子 β 位上有吸电子基团取代时，可以在体内生理条件下（pH=7.4，37℃）发生类似反应。

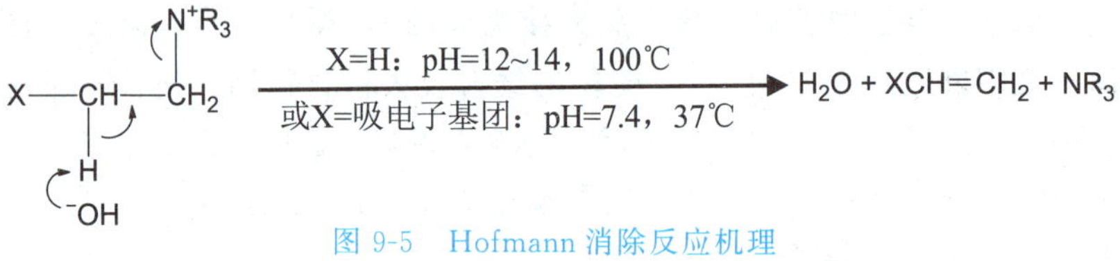

图 9-5　Hofmann 消除反应机理

阿曲库铵具有分子内对称的双季铵结构，在其季铵氮原子的 β 位上有吸电子基团取代，使其在体内生理条件下可以发生非酶性 Hofmann 消除反应；此外还可在血浆酯酶作用下发生非特异性酯水解反应，生成 N-甲基四氢罂粟碱（化合物 C）和其他代谢产物（见图 9-6），均无神经肌肉阻断作用。N-甲基四氢罂粟碱经 N-脱甲基化生成四氢罂粟碱后，与葡萄糖醛酸生成结合物由尿排出。阿曲库铵避免了对肝、肾代谢的依赖性，解决了其他神经肌肉阻断剂应用中的一大缺陷——蓄积中毒问题。

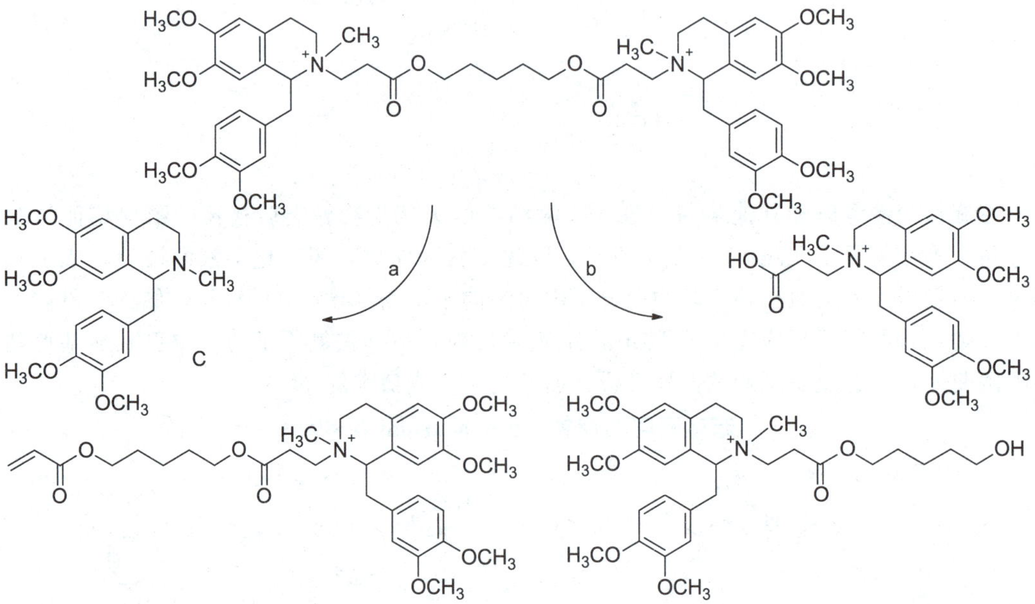

图 9-6　阿曲库铵的主要代谢方式
a—Hofmann 消除反应；b—酯水解反应

阿曲库铵因易发生碱催化的 Hofmann 消除反应和酸、碱催化的酯水解反应，因此制备其注射剂时应注意 pH 和温度对稳定性的影响。Hofmann 消除和酯水解均被碱催化，而酯水解被酸催化，因此 pH 3.5 时最稳定。温度降低时反应速度降低，所以制备注射液时应控制 pH≈3.5 并在 2~8℃贮存。

阿曲库铵为非去极化型神经肌肉阻断剂，药效强度约为氯筒箭毒碱的 1.5 倍，起效快，易代谢，维持时间短，不影响心、肝、肾功能，无蓄积性，是比较安全的肌松药，临床静脉注射用于辅助麻醉。

泮库溴铵是第一个上市的甾体类非去极化型神经肌肉阻断剂，起效快，无激素样作用，亦无乙酰胆碱样作用，因此对心血管系统作用小，不释放组胺，无明显副作用。临床使用甾体类非去极化型神经肌肉阻断剂还有如维库溴铵（Vecuronium Bromide）、罗库溴铵（Rocuronium Bromide）、哌库溴铵（Pipecuronium Bromide）和雷库溴铵（Rapacuronium Bromide）等，该类药物结构中甾环的 2 位和 16 位存在着季铵氮原子，其邻位（3 位和 17 位）被乙酰氧基取代，因此可看成具有乙酰胆碱结构片段，此类药物虽有雄甾烷骨架，但无雄性激素样作用，也无神经节阻滞作用。

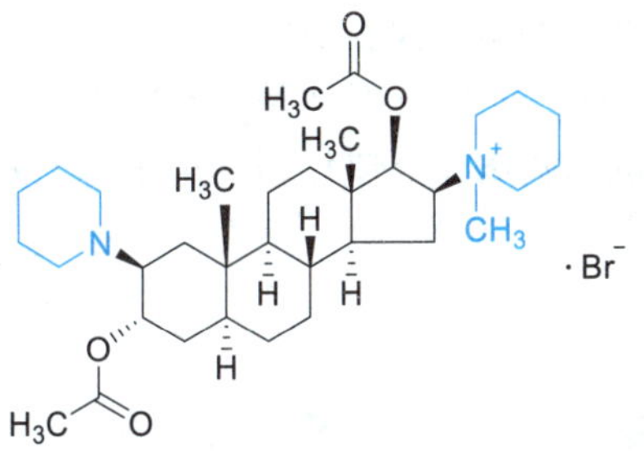

维库溴铵

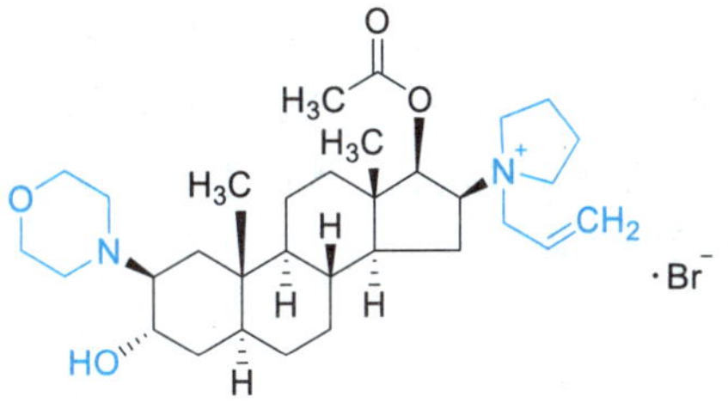

罗库溴铵

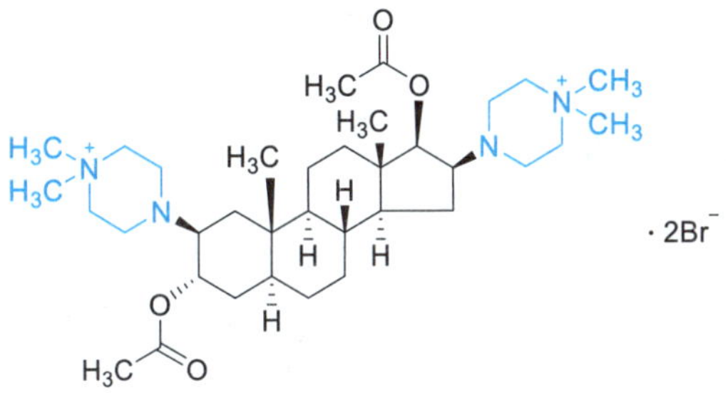

哌库溴铵

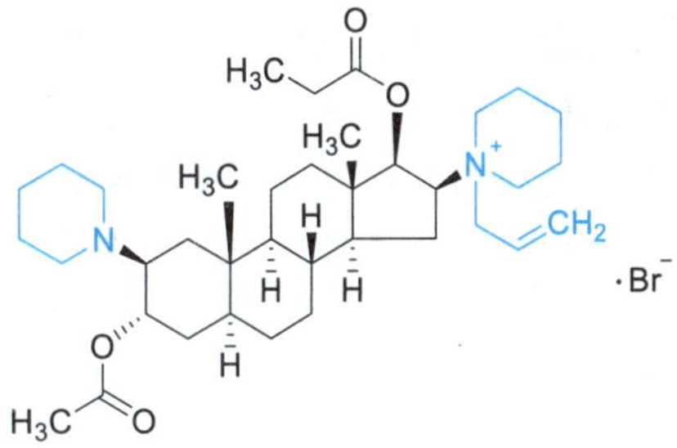

雷库溴铵

2. 去极化型肌松药

去极化型肌松药又称为非竞争性肌松药，能与运动终板膜上的 N_2 胆碱受体牢固而持久地结合，产生持久的去极化状态，并使运动终板膜对乙酰胆碱的反应性降低，阻断神经冲动的传递，使骨骼肌张力下降而产生肌肉松弛。去极化型肌松药不易被乙酰胆碱酯酶分解破坏，其作用类似过量的乙酰胆碱长时间作用于受体，因此本类药物过量时，不仅不能用抗胆碱酯酶药解救，反而会增强其作用，临床使用的去极化型肌松药只有氯琥珀胆碱（Suxamethonium Chloride）。氯琥珀胆碱起效快，且易被胆碱酯酶水解失活，故作用持续时间短，易于控制，临床静注用于气管内插管，静滴用于手术肌松。

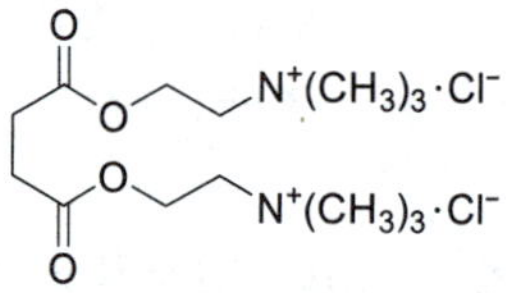

氯琥珀胆碱 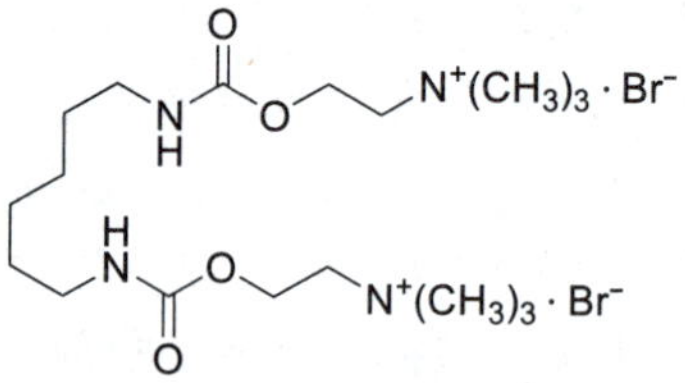　　　　　　　　　溴己氨胆碱

另外有的肌松药还具有去极化和非去极化双重作用，如溴己氨胆碱（Hexcarbacholine Bromide），起初发生短时间的去极化，持续几分钟，接着产生较长时间的非去极化作用，为长效肌松药，肌松程度稳定、持久，可用新斯的明拮抗，适用于大手术，但是要注意术后通气不足和呼吸停止。

本章小结

拟胆碱药主要有 M 受体激动剂和胆碱酯酶抑制剂，用于手术后腹气胀、尿潴留；降低眼内压，治疗青光眼，代表药物有卡巴胆碱、毛果芸香碱、溴新斯的明。

抗胆碱药主要有 M 受体拮抗剂和 N 受体拮抗剂。其中 M 受体拮抗剂主要用作散瞳、眼底检查，代表药物有阿托品、苯海索；N 受体拮抗剂临床作为肌松药，用于辅助麻醉，代表药物有苯磺顺阿曲库铵。

思考题

1. 天然茄科类 M 受体拮抗剂的结构与中枢作用强弱的规律是什么？比较阿托品、东莨菪碱、山莨菪碱和樟柳碱中枢作用强弱。
2. 胆碱能受体有几种？其受体的拮抗剂各有什么作用？
3. 什么是软药？试简述阿曲库铵的软药设计思路。
4. 请写出溴新斯的明的合成路线。

第十章

作用于肾上腺素能受体药物

第一节 肾上腺素能神经递质与肾上腺素受体

肾上腺素能神经递质主要包括去甲肾上腺素（Norepinephrine，NE）、肾上腺素（Epinephrine，E）和多巴胺（Dopamine，DA），其中去甲肾上腺素是交感神经节后神经元的神经递质，而多巴胺和肾上腺素是由锥体外系分泌的。由于它们都含有邻苯二酚结构，因此又被称为儿茶酚胺。

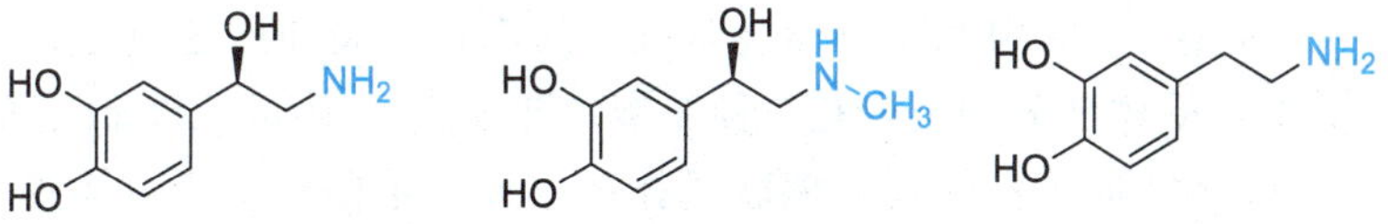

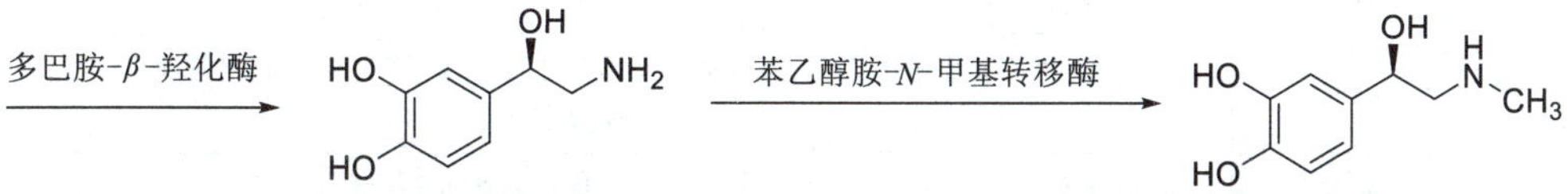

去甲肾上腺素　　　肾上腺素　　　多巴胺

三种儿茶酚胺递质在体内有共同的代谢途径，合成起始原料为 L-酪氨酸，在胞浆内经酪氨酸羟化酶作用形成左旋多巴，再经多巴脱羧酶催化而形成多巴胺，多巴胺进入囊泡后经多巴胺-β-羟化酶作用生成去甲肾上腺素，去甲肾上腺素在苯乙醇胺-N-甲基转移酶的作用下形成肾上腺素。

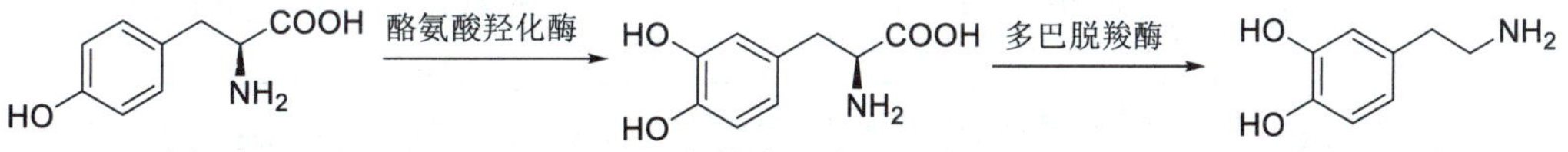

L-酪氨酸 → 酪氨酸羟化酶 → 左旋多巴 → 多巴脱羧酶 → 多巴胺

多巴胺-β-羟化酶 → 去甲肾上腺素 → 苯乙醇胺-N-甲基转移酶 → 肾上腺素

儿茶酚胺类递质合成后贮存于囊泡，神经冲动传导到达神经末梢后，产生去极化，递质从囊泡释放到突触间隙，与突触后膜上受体发生结合，通过级联放大而产生生理效应。发生作用后，突触间隙的肾儿茶酚胺类递质约有 75%～95% 被重新摄入神经末梢重新贮存于囊泡中，其余部分被为单胺氧化酶(MAO)，为儿茶酚-O-甲基转移酶(COMT)代谢失活（图 10-1）。

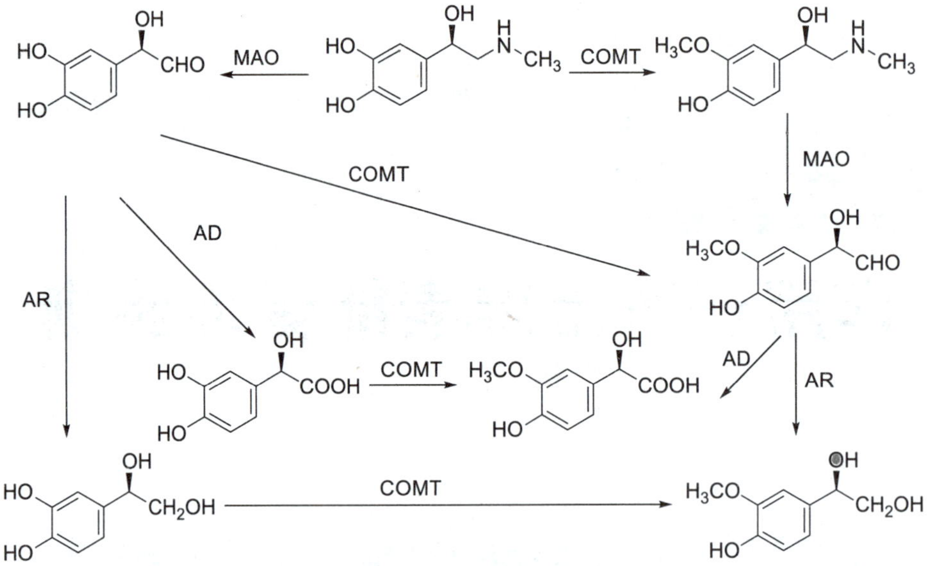

图 10-1　肾上腺素的代谢途径

MAO—单胺氧化酶；COMT—儿茶酚-O-甲基转移酶；AR—醛还原酶；AD—醛脱氢酶

肾上腺素受体（adrenergic receptor）是能与去甲肾上腺素或肾上腺素结合的受体总称。按其对肾上腺素、去甲肾上腺素和异丙肾上腺素（Isoproterenol）的反应性不同分为两大类，即 α 受体和 β 受体。α 受体对上述儿茶酚胺的反应性为：去甲肾上腺素＞肾上腺素＞异丙肾上腺素。β 受体则正好相反。之后根据生理效应的不同，又将 α 受体分为 α_1 和 α_2 亚型，β 受体分为 β_1 和 β_2 亚型。后来随着分子生物学技术的迅猛发展和广泛应用，又发现了 β_3 受体，而且发现 α_1 和 α_2 受体都分别至少有三种亚型，即 α_{1A}、α_{1B}、α_{1D} 和 α_{2A}、α_{2B}、α_{2C}。肾上腺素受体的所有已知亚型都属于 G 蛋白偶联受体超家族。不同的肾上腺素受体亚型偶联的 G 蛋白种类不同，激活的酶系不同，产生的第二信使物质及相应生物效应也不同。肾上腺素受体的类型、分布及其激动剂的生理效应见表 10-1。

表 10-1　肾上腺素受体的类型、分布及其激动剂的生理效应

受体分类		主要分布	激动后生理效应
α 受体	α_1 受体	突触后膜、心脏效应细胞、血管平滑肌、扩瞳肌、毛发运动平滑肌	收缩平滑肌、心肌收缩力增强、升压、缩瞳、毛发竖立
	α_2 受体	突触前膜、血小板、血管平滑肌、脂肪细胞	降压、血小板聚集、抑制脂肪分解
β 受体	β_1 受体	心脏、肾脏、脑干	增强心脏功能、升压
	β_2 受体	呼吸道、子宫和血管平滑肌、骨骼肌、肝脏	舒张支气管、子宫和血管平滑肌、平喘、加强糖原分解
	β_3 受体	脂肪细胞	促进脂肪分解、增加氧耗

肾上腺素能神经系统在调节血压、心律、心力、胃肠运动和支气管平滑肌张力等生理功能上起着重要的作用。影响肾上腺素能神经系统的药物包括拟肾上腺素药和抗肾上腺素药两大类，是通过影响肾上腺素能神经递质的生物合成、贮存、释放、再摄取或者直接作用于受体等不同环节发挥激动或拮抗作用。临床使用的肾上腺素能神经系统药物，主要作用于肾上

腺素受体这一环节，这些药物广泛用于抗休克、抗高血压、抗心律失常、治疗血管痉挛性疾病、平喘等疾病的治疗。

第二节　拟肾上腺素药物

拟肾上腺素药（adrenergic drugs）也称为肾上腺素受体激动剂（adrenoceptor antagonists）、拟交感作用药（sympathomimetics）或拟交感胺（sympathomimetic amines），这类药物通过兴奋肾上腺素受体或促进肾上腺素能神经末梢释放递质，产生与肾上腺素或去甲肾上腺素相似的生理作用。

根据拟肾上腺素药物激活肾上腺素能神经系统的不同机制，可将其分为直接作用药物、间接作用药物和混合作用药物三类。直接作用药物是通过药物与受体结合，直接兴奋受体而发挥作用；间接作用药物不与肾上腺素受体结合，但能促进肾上腺素能神经末梢释放递质，增加受体周围去甲肾上腺素浓度而发挥作用；混合作用药物是一类兼有直接和间接作用的药物，既可以与受体结合又可以促进末梢肾上腺素的释放。

该类药物的结构母核多具有β-苯乙胺结构骨架，根据这类药物对肾上腺素能受体亚型是否具有选择性，又可分为非选择性的肾上腺素能受体激动剂、α受体激动剂、β受体激动剂。

一、非选择性肾上腺素能受体激动剂

非选择性肾上腺素能受体激动剂（nonselective adrenergic receptor agonists）对肾上腺能受体无选择性激动作用，可直接或间接作用于α、β受体产生激动效应，又被称为α和β受体激动剂，代表药物有肾上腺素（Epinephrine）、麻黄碱（Ephedrine）和多巴胺（Dopamine）等。

肾上腺素 Epinephrine

化学名为（R）-4-[1-羟基-2-(甲氨基)乙基]苯-1,2-二酚，（R）-4-[1-Hydroxy-2-(methylamino)ethyl]benzene-1,2-diol。

本品为白色或类白色结晶性粉末；无臭，味苦。mp 206～212℃，熔融时同时分解。在水中极微溶解，在乙醇、三氯甲烷、乙醚、脂肪油和挥发油中不溶；在无机酸和碱溶液中易溶。在中性或碱性水溶液中不稳定，饱和水溶液显弱碱性反应。

肾上腺素存在手性碳原子，天然肾上腺素受体激动剂的β碳均为R-构型，合成药物也均以R-构型为活性体。R-构型肾上腺素为左旋体，其活性比右旋体约强12倍，消旋体的活性只有左旋体的一半。

肾上腺素具有邻苯二酚结构，遇空气中的氧或其他弱氧化剂，日光、热及微量金属离子均能使其氧化变质，生成红色的肾上腺素红，继而聚合成棕色多聚体。其水溶液露置空气及日光中也会氧化变色，加入焦亚硫酸钠等抗氧剂可防止氧化。贮藏时应避光并避免与空气接触。

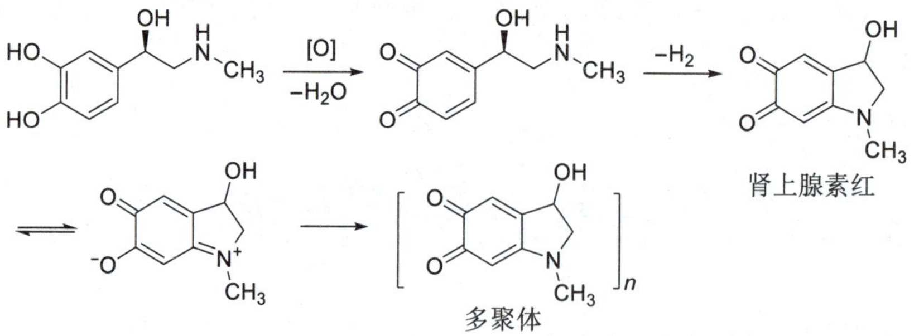

R-构型肾上腺素水溶液加热或室温放置后，可发生消旋化而致活性降低。R-构型消旋化速度与 pH 有关。在酸性条件下（pH＜4），消旋速度更快，故肾上腺素水溶液应注意控制 pH。

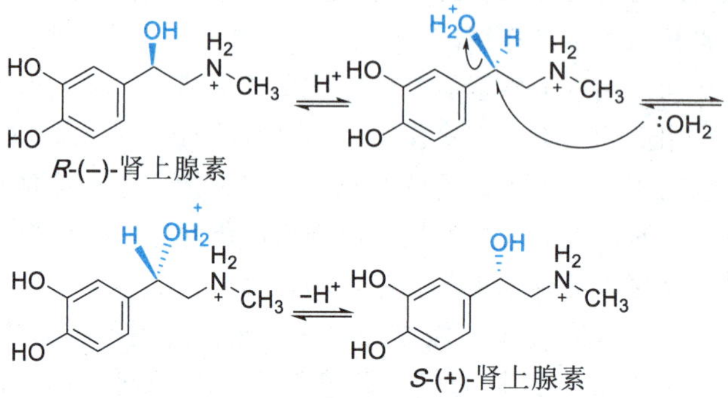

R-构型肾上腺素的合成以邻苯二酚为原料，在氧氯化磷存在下与氯乙酸缩合，再经甲胺胺化生成肾上腺素酮；经催化氢化，最后用酒石酸拆分即可制得 R-（−）-肾上腺素。

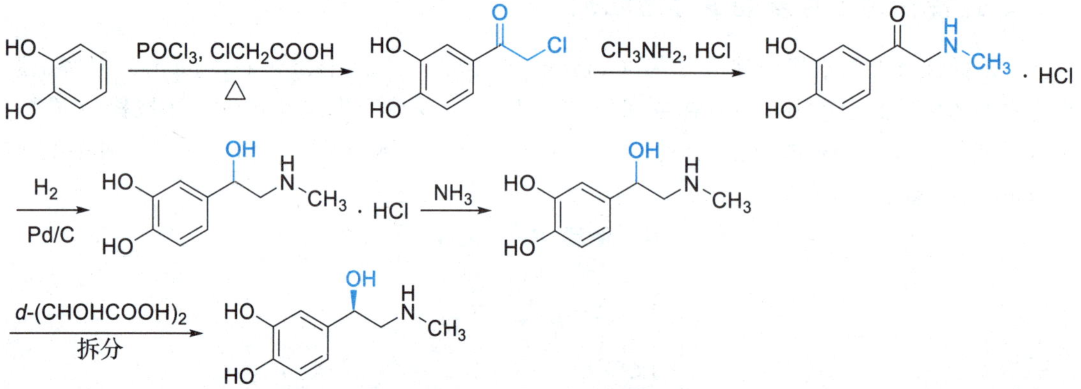

肾上腺素是内源性活性物质，同时具有较强的 α 受体和 β 受体兴奋作用，能兴奋心脏，收缩血管，松弛支气管平滑肌。临床上用于过敏性休克、心搏骤停的急救，控制支气管哮喘的急性发作。与局部麻醉药合用可减少其毒副作用，并减少手术部位的出血。因肾上腺素易被消化液分解，不宜口服，常用剂型为盐酸肾上腺素和酒石酸肾上腺素注射液。

> **知识拓展**
>
> **肾上腺素前药——地匹福林**
>
> 肾上腺素由于结构中的儿茶酚容易氧化、且极性较大，不利于局部利用。将肾上腺素苯环上的两个酚羟基酯化得到地匹福林（Dipivefrin），它是肾上腺素的前药，可改善透膜吸收，并延长作用时间。临床用于治疗开角型青光眼。其本身并无活性，

> **知识拓展**
>
> 渗入前房后，在眼内角膜酯酶的作用下，迅速水解为肾上腺素而发挥效应，产生散瞳、降眼压作用。
>
> 地匹福林

麻黄碱是存在于草麻黄和木贼麻黄等植物中的生物碱，1887 年被发现，1930 年用于临床。麻黄碱属于混合作用型药物，既能与肾上腺素受体结合，又能促进肾上腺素能神经末梢释放递质。

盐酸麻黄碱 Ephedrine Hydrochloride

化学名为 (1R,2S)-2-甲氨基-1-苯丙烷-1-醇盐酸盐，(1R,2S)-2-(methylamino)-1-phenylpropan-1-ol hydrochloride，又名麻黄素。

本品为白色针状结晶或结晶性粉末；无臭，味苦。mp 217～220℃。在水中易溶（1∶4），在乙醇中溶解（1∶17），在三氯甲烷和乙醚中不溶。水溶液呈左旋性，较稳定，遇光、空气、热不易被破坏。

盐酸麻黄碱含有 2 个手性碳原子，共有四个光学异构体，一对为赤藓糖型对映异构体，称为(±)-麻黄碱(Ephedrine)；另一对为苏阿糖型，称为(±)-伪麻黄碱(Pseudoephedrine)，以上四个异构体均具有拟肾上腺素作用，但强度有所区别。其中 (−)-麻黄碱的绝对构型为 (1R,2S)，又名赤藓糖型（erythro-），是四个异构体中活性最强的，为临床主要药用异构体。β 碳构型反转的 (＋)-伪麻黄碱为 (1S,2S)，没有直接作用，只有间接作用，但中枢副作用也较小，有些复方感冒药中用其作鼻充血减轻剂。

(−)-麻黄碱　　　(−)-伪麻黄碱　　　(＋)-麻黄碱　　　(＋)-伪麻黄碱

与肾上腺素类药物相比，麻黄碱具有两个结构特点：①苯环上不带有酚羟基，作用强度较肾上腺素低，但代谢不受 COMT 的影响，作用时间比肾上腺素长，且可口服。苯环上没有酚羟基，还使化合物极性大为降低，易通过血脑屏障进入中枢神经系统，所以麻黄碱具有较强的中枢兴奋作用。②α 碳上带有一个甲基，因空间位阻不易被单胺氧化酶代谢脱氨基，故也使稳定性增加，作用时间延长。但 α 碳上烷基亦使活性降低，中枢毒性增大。

麻黄碱口服后在肠内易吸收，并可进入脑脊液。吸收后极少量脱氨基氧化或 N-去甲基化，79％以原形经尿排泄。因代谢、排泄较慢，故作用较持久，$t_{1/2}$ 为 3～4h。

麻黄碱属于混合作用型药物，既能与肾上腺素受体结合，又能促进肾上腺素能神经末梢释放递质。其对α和β受体均有激动作用，呈现出松弛支气管平滑肌、收缩血管、兴奋心脏等作用。另外，麻黄碱还具有中枢兴奋作用。临床上用于支气管哮喘、过敏性反应、低血压及鼻黏膜出血肿胀引起的鼻塞等的治疗，主要剂型为盐酸麻黄碱片和盐酸麻黄碱注射液。

> **知识拓展**
>
> **麻黄的历史**
>
> 麻黄属于麻黄科草本植物，是我国一种具有悠久使用历史的中药材，常被用于伤风感冒、咳嗽气喘、咳痰等病症，方剂麻黄汤为解表剂，具有发汗解表、宣肺平喘之功效。麻黄碱就是从麻黄中提取得到的一种生物碱。我国著名药理学家、中药药理研究的创始人陈克恢教授首先发现了麻黄碱的药理作用，推动了交感胺类化合物的研究与应用。但是，麻黄碱容易进入中枢神经系统，具有较强的中枢兴奋作用，在我国是特殊管理药品，为二类精神药品，同时是易制毒化学品，对其生产和处方剂量均有特殊管理要求。麻黄碱的结构类似物有去氧麻黄碱、3,4-亚甲基二氧基甲基安非他明（MDMA）、去甲伪麻黄碱等。
>
> 去氧麻黄碱　　　　MDMA　　　　去甲伪麻黄碱

二、α受体激动剂

根据对α受体亚型选择性的不同，α受体激动剂（α adrenergic receptor agonists）分为非选择性α受体激动剂、选择性α_1受体激动剂、选择性α_2受体激动剂。

1. 非选择性α受体激动剂

此类药物对α受体亚型没有选择性，可同时与α_1和α_2受体结合，产生激动活性，代表药物主要有去甲肾上腺素、间羟胺（Metaraminol）等。去甲肾上腺素主要激动α受体，对β受体的亲和力稍弱，临床常用于休克、药物中毒性低血压及上消化道出血的治疗。间羟胺无儿茶酚结构，不被COMT所代谢，作用时间比儿茶酚胺类药物长得多，可口服。间羟胺还可被肾上腺素能神经末梢摄取，进入突触前膜附近囊泡，通过置换作用促使囊泡中贮存的去甲肾上腺素释放，间接地发挥拟交感作用。间羟胺主要激动α受体，升压效果比去甲肾上腺素稍弱，但较持久，有中等强度加强心脏收缩的作用，适用于各种休克及手术时低血压。

去甲肾上腺素　　　　间羟胺

2. 选择性α_1受体激动剂

α_1受体主要分布在突触后膜、心脏效应细胞、血管平滑肌等部位，受体激动可引起平滑肌收缩、心收缩力增加、血压升高，兴奋α_1受体的药物，临床用于升高血压和抗休克。甲氧明（Methoxamine）和去氧肾上腺素（Phenylephrine）是选择性α_1受体激动剂，可直接作用于肾上腺素能 α_1 受体产生拟肾上腺素作用。甲氧明临床主要用于低血压患者升压。去氧肾上腺素可兴奋虹膜瞳孔扩大肌引起散瞳，用于散瞳检查眼底。与去甲肾上腺素相比，甲氧明和去氧肾上腺素均无儿茶酚结构，故不被 COMT 所代谢，作用时间比儿茶酚胺类药物长。

甲氧明　　　　　　　去氧肾上腺素

3. 选择性 α_2 受体激动剂

α_2 受体主要分布于突触前膜和后膜、血小板细胞、血管平滑肌、脂肪细胞等，α_2 受体激动可抑制去甲肾上腺素释放，降低血压，促进血小板凝集，抑制脂肪分解等作用。兴奋外周 α_2 受体的药物，用于治疗鼻黏膜充血和降低眼压；兴奋中枢 α_2 受体的药物，用于降血压。α_2 受体激动剂的结构类型较前述拟肾上腺素药物丰富，根据化学结构不同包括 2-氨基咪唑啉类、胍类及甲基多巴等。

（1）2-氨基咪唑啉类　　代表药物为盐酸可乐定（Clonidine Hydrochloride），其 pK_a 为 8.0，在生理 pH 条件下约 80% 电离成阳离子形式。中性的可乐定分子有着亚胺型和氨基型两种互变异构体，主要以亚胺型形式存在。相比于非取代胍基的 pK_a 为 13.6 而言，在生理 pH 条件下有相当一部分可乐定未被离子化，易于进入中枢神经系统，作用于中枢 α_2 受体。而离子化的可乐定三个胍基氮原子共享其正电核，同时由于邻位氯原子的位阻效应，苯环与咪唑环不在同一平面。

盐酸可乐定

可乐定为良好的中枢性降压药，直接激动脑内 α_2 受体，使外周交感神经的张力降低，心率减慢，心输出量减少，外周阻力降低，从而导致血压下降，临床上用于治疗中度高血压，对原发性高血压疗效较好。可乐定还具有中枢镇静作用和镇痛作用，可治疗多动症及用于阿片成瘾者的戒毒；因其能降低眼压，也用于治疗开角型青光眼。由于可乐定也能兴奋 α_1 受体、胆碱受体、阿片受体和多巴胺受体，从而产生镇静、口干、嗜睡等副作用。

（2）胍类　　代表药物为胍法辛（Guanfacine）和胍那苄（Guanabenz），二者可看作可乐定的咪唑啉开环类似物，作用与可乐定相似，但胍法辛活性较弱。它们均适用于中、轻度高血压，不良反应也与可乐定相似。

胍法辛　　　　　　　胍那苄

（3）甲基多巴（Methyldopa）　　中枢性降血压药物，具有一个手性中心，其中 S-（＋）-甲基多巴的活性较强，特别对 α_2 受体有高度立体选择性，其 α_2 受体活性是 R-（－）-甲基多巴的 23 倍。甲基多巴为前体药物，在体内经代谢活化而产生降压作用。当甲基多巴被转运透过血脑屏障进入中枢后，在芳香氨基酸脱羧酶的作用下，脱羧转化成 α-甲基多巴胺，再经多巴胺β-羟化酶的氧化羟基化生成（1R,2S）-α-甲基去甲肾上腺素，具有α₂受体激动活性，能抑制交感神经冲动的传出，导致血压下降。同时代谢中间体α-甲基多巴胺和活性代谢物α-甲基去甲肾上腺素具较强的亲水性，不易透过血脑屏障而浓集于中枢，故降压作用温和、持久。由于甲基多巴须经代谢成α-甲基去甲肾上腺素后发挥作用，在服后 12～24h 内起效，作用可维持 2d。

三、β 受体激动剂

根据β受体激动剂（β adrenergic receptor agonists）对β受体选择性的不同，可分为非选择性β受体激动剂、选择性$β_1$受体激动剂、选择性$β_2$受体激动剂。兴奋$β_1$受体的药物，临床主要用于强心和抗休克；兴奋$β_2$受体的药物，临床主要用于平喘和改善微循环，及防止早产。

1. 非选择性 β 受体激动剂

盐酸异丙肾上腺素（Isoprenaline Hydrochloride）为最早得到应用的人工合成的拟肾上腺素类的药物，其外消旋体用于支气管哮喘的治疗。其作用机制为兴奋$β_1$、$β_2$受体，因此，在兴奋$β_1$受体产生松弛支气管平滑肌的同时，可因$β_2$受体的兴奋对心脏产生正性肌力作用，从而使心率加快，出现心悸、心动过速等副作用。

本品口服无效，但舌下含服吸收良好，经注射或制成喷雾剂给药容易吸收，吸收后主要在肝脏或其他组织中被代谢，其作用持续时间比肾上腺素长。

2. 选择性 $β_1$ 受体激动剂

$β_1$受体主要分布于心脏，当$β_1$受体激动时可增加心肌收缩性、自律性和传导功能，使血压升高，其代表药物主要有多巴酚丁胺（Dobutamine）、普瑞特罗（Prenalterol）和扎莫特罗（Xamoterol）。其中普瑞特罗和扎莫特罗与一般的β受体激动剂结构不同，在苯环和丙氨基之间插入了氧原子形成了芳氧基丙醇胺类化合物，使得分子具有β受体阻断剂的结构特征。由于不含有儿茶酚胺结构，可口服也可静脉注射，适用于治疗急性心力衰竭。扎莫特罗是普瑞特罗的结构类似物，也是芳氧基丙醇胺类化合物，选择性作用于心脏$β_1$受体，是$β_1$受体的部分激动剂，产生双向的心脏调节作用。临床用于治疗伴有交感神经功能低下的心衰病人。

盐酸多巴酚丁胺 Dobutamine Hydrochloride

化学名为(±)-4-[2-[[1-甲基-3-(4-羟苯基)丙基]氨基]乙基]-1,2-苯二酚盐酸盐,(±)-4-[2-[[3-(4-Hydroxyphenyl)-1-methylpropyl]amino] ethyl]-1,2-benzenediolhydrochloride。

本品分子结构含1个手性碳原子,右旋体和左旋体对 β_1 受体均有激动作用,且右旋体比左旋体作用更强。左旋体还有激动 α_1 受体作用,而右旋体对 α_1 受体显阻断作用。临床上使用的为外消旋体,这样使兴奋 α_1 受体产生的血管收缩副作用与兴奋 β 受体产生的血管舒张作用药效相抵,药理作用互补,故不影响心率和升高血压。

本品为选择性心脏 β_1 受体激动剂,能增加心肌收缩力,增加心排血量,很少增加心肌耗氧量,可降低外周血管阻力,能降低心室充盈压,促进房室结传导。临床用于治疗器质性心脏病所发生的心力衰竭、心肌梗死所致的心源性休克及术后低血压。

3. 选择性 β_2 受体激动剂

β_2 受体主要分布于支气管平滑肌、血管平滑肌和心肌等,介导支气管平滑肌松弛、血管扩张等作用。本类药物对 β_2 受体的选择性强,对心脏的不良反应轻微,代表药物有沙丁胺醇(Salbutamol)、特布他林(Terbutaline)、班布特罗(Bambutero)、克仑特罗(Clenbuterol)、吡布特罗(Pirbuterol)、丙卡特罗(Procaterol)等,均表现出较好的 β_2 受体选择性,主要用于舒张支气管平滑肌,临床主要用于治疗哮喘,少数品种因对子宫平滑肌或周围血管平滑肌作用较强,临床也用于抗早产及血管痉挛性疾病。儿茶酚胺类药物分子中氮原子上取代基的改变可以影响对不同亚型受体的亲和力。选择性 β_2 受体激动剂氮原子上取代基增大将减少心血管作用,而增加 β_2 受体激动作用,因此本类药物氮原子上多为叔丁基取代。

沙丁胺醇　　　　特布他林　　　　班布特罗

克仑特罗　　　　吡布特罗　　　　丙卡特罗

特布他林为间苯二酚的衍生物,对气管 β_2 受体选择性较高,扩张支气管作用与沙丁胺醇相近,临床用于治疗支气管哮喘、喘息性支气管炎、肺气肿等。连续静脉滴注本品还可激动子宫平滑肌 β_2 受体,抑制子宫收缩,预防早产。班布特罗是将特布他林苯环上两个酚羟基酯化制成的双二甲氨基甲酸酯前药,吸收后在体内经肝脏代谢成为有活性的特布他林而发挥作用。

克仑特罗为强效的选择性 β_2 受体激动剂,松弛支气管作用为沙丁胺醇的100倍,其特点为有效剂量小而作用时间持久,但对心血管系统影响较少,临床用于防治支气管哮喘以及哮喘型慢性支气管炎、肺气肿等呼吸系统疾病所致的支气管痉挛。

> **知识链接**
>
> **瘦肉精事件**
>
> 瘦肉精是一类药物的统称，任何能够抑制动物脂肪生成、促进瘦肉生长的物质都可以称为"瘦肉精"，在2010年以前被作为动物饲料添加剂用于生猪的养殖。但是猪肉及其内脏中如果瘦肉精药物残留过量，人食用后可能导致"瘦肉精"中毒，具体表现为心悸、血压升高，面颈、四肢肌肉颤动，手抖甚至不能站立，头晕、乏力等症状。在2011年3月15日，央视曝光双汇子公司河南济源双汇食品有限公司连续多年收购"瘦肉精"猪肉，引发社会各界广泛关注。2011年5月国务院食品安全委员会办公室发布了《"瘦肉精"专项整治方案》，其"瘦肉精"品种目录包括了盐酸克伦特罗、莱克多巴胺、沙丁胺醇、硫酸沙丁胺醇、盐酸多巴胺、西马特罗、硫酸特布他林、盐酸氯丙那林等16种β受体激动剂药物，以上药物均为"瘦肉精"，在国内禁止作为食品添加剂用于畜牧养殖业。

沙丁胺醇 Salbutamol

化学名为（R,S）-4-[2-(叔丁氨基)-1-羟乙基]-2-(羟甲基)苯酚，（R,S）-4-[2-(*tert*-butylamino)-1-hydroxyethyl]-2-(hydroxymethyl)phenol。

本品为白色结晶性粉末；无臭，几乎无味。mp 151～155℃，熔融时同时分解。在水中略溶，在乙醇中溶解，在三氯甲烷和乙醚中几乎不溶。

沙丁胺醇具有一个手性中心，临床使用为外消旋体。最近研究表明，沙丁胺醇的肌肉震颤等不良反应与消旋体中的右旋体相关，该右旋体会激动骨骼肌慢收缩纤维的 $β_2$ 受体，而左旋体无此不良反应，且对 $β_2$ 受体的亲和力较大，分别为消旋体和右旋体的2倍和100倍，目前左旋沙丁胺醇（Levalbuterol）已作为新药上市。

沙丁胺醇的结构中具有酚羟基，可与三氯化铁试液产生紫色沉淀，加碳酸氢钠试液产生橙黄色混浊。

沙丁胺醇从胃肠道吸收，主要在肠壁和肝代谢，进入循环的原形药物少于20%。在体内沙丁胺醇主要进行Ⅱ相代谢，形成4-*O*-葡萄糖醛酸结合物（4-*O*-glucuronide）或者4-*O*-硫酸酯（4-*O*-sulfate），二者无兴奋或抑制β受体活性，经肾脏排出体外。

4-*O*-硫酸酯　　　　4-*O*-葡萄糖醛酸结合物

本品能选择性地激动支气管平滑肌的 β_2 受体，有明显的支气管舒张作用，较异丙肾上腺素强 10 倍以上，且作用持久。对心脏的 β_1 受体激动作用较弱，增加心率的作用仅为异丙肾上腺素的 1/7。由于不含儿茶酚胺结构，故口服有效，且作用时间较长。临床上主要用于治疗喘息型支气管炎、支气管哮喘、肺气肿患者的支气管痉挛等。

沙丁胺醇结构中的叔丁氨基对其作用选择性至关重要，沙甲胺醇（Salmefamol）为沙丁胺醇类似物，采用对甲氧基苯异丙基替换沙丁胺醇叔丁基，活性强于沙丁胺醇，且作用时间延长。沙美特罗（Salmeterol）结构中氨基上连有较长但无极性的侧链也使作用强而持久，为目前治疗哮喘夜间发作和哮喘维持治疗的理想药物。

沙甲胺醇　　　　　　沙美特罗

四、肾上腺素受体激动剂的构效关系

目前临床应用的肾上腺素受体激动剂药物绝大多数都具有 β-苯乙醇胺的结构（图 10-2），即取代苯基与脂肪族伯胺或仲胺以二碳链相连，碳链增长或缩短均使作用降低；在一定范围内，N-取代基越大，对 β 受体选择性也越大，相对地对 α 受体的亲和力就愈小；碳链 α 碳原子上无烷基取代，将更有利于支气管扩张作用，α 位带有甲基时，成为苯异丙胺类，为典型的中枢兴奋剂；侧链氨基上烷基取代基的大小与药物对受体的选择性有密切关系；β-苯乙醇胺类肾上腺素受体激动剂的 β 碳上通常带有醇羟基，此醇羟基在激动剂与受体相互结合时，通过形成氢键发挥作用。因此 β 碳的绝对构型，即 β-OH 立体结构排列对活性有显著影响。苯乙醇胺结构的 β 位碳原子的立体构型与活性有关。R-构型为优映体（eutomer），S-构型为劣映体（distomer）。

苯乙醇胺类肾上腺素受体激动剂的构效关系总结于图 10-2。

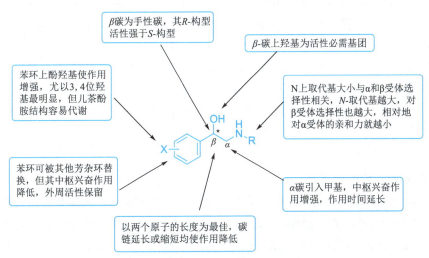

图 10-2　苯乙醇胺类肾上腺素受体激动剂的构效关系

第三节　抗肾上腺素药物

抗肾上腺素药也被称为肾上腺素受体拮抗剂，是一类能与肾上腺素能受体结合，不产生或较少产生拟肾上腺素作用，却能阻断肾上腺素能神经递质或外源性肾上腺素药与受体作用的药物。根据药物对肾上腺受体的选择性不同，分为 α 受体拮抗剂和 β 受体拮抗剂。

一、α 受体拮抗剂

α 受体拮抗剂（α Adrenergic Blockers）按对受体亚型的选择性不同分为非选择性 α 受体拮抗剂、选择性 $α_1$ 受体拮抗剂和选择性 $α_2$ 受体拮抗剂。

1. 非选择性 α 受体拮抗剂

非选择性 α 受体拮抗剂，也称为 α 受体阻断剂，对 $α_1$、$α_2$ 受体同时具有阻断作用，阻断 $α_2$ 受体可促使去甲肾上腺素的释放，引起心率和心肌收缩力的增加，这与阻断 $α_1$ 受体产生的降压作用部分抵消，因此，这类药物降压作用弱、时间短且不良反应多，临床使用的代表药物有妥拉唑林(Tolazoline)、酚妥拉明(Phentolamine)和酚苄明(Phenoxybenzamine)等。

酚妥拉明　　　　　　　妥拉唑林　　　　　　　酚苄明

妥拉唑林和酚妥拉明是短效 α 受体阻断剂，可与受体发生竞争性结合，作用较短暂，临床用于治疗外周血管痉挛性疾病，如肢端动脉痉挛症等。由于分子中含有组胺的部分结构，它们均有较强的组胺样作用，常见皮肤潮红、增加胃酸分泌、易诱发溃疡病等不良反应。

酚苄明是 β-氯代烷胺类 α 受体阻断剂，属于长效 α 受体拮抗剂。酚苄明化学结构与氮芥类抗肿瘤药物相似，但仅含有一个 N-β-氯代烷基。生理 pH 条件下，酚苄明存在着质子化和分子态游离碱的平衡，游离态的氨基具有亲核性，发生分子内反应形成吖丙啶离子，然后与受体的氨基酸残基上的富电子基团发生烷基化反应，生成稳定的共价键，该结合不能被肾上腺素能递质逆转，因此该药物是不可逆的 α 受体阻断剂，作用时间持久。由于 β-氯乙胺结构的化学活泼性强，可与体内多种酶作用，因此毒副作用较多。此外，酚苄明还能抑制去甲肾上腺素重摄取。临床用于嗜铬细胞瘤的治疗和术前准备、周围血管痉挛性疾病和前列腺增生引起的尿潴留的治疗。

2. 选择性 $α_1$ 受体拮抗剂

选择性 $α_1$ 受体阻断剂能选择性地作用于 $α_1$ 受体，使血管扩张，外周血管阻力降低，产生降压作用，这类药物对心排出量无明显影响，较少引起心动过速等副作用，降压效果较好。

哌唑嗪（Prazosin）、特拉唑嗪（Terazosin）和多沙唑嗪（Doxazosin）三种药物均含有 4-氨基-6,7-二甲氧基喹唑啉母核，其中哌唑嗪是第一个选择性 $α_1$ 受体拮抗剂，临床用于治疗各种病因引起的高血压和充血性心力衰竭。此类化合物在喹唑啉 2 位与哌嗪氮原子相连，结构差异仅在哌嗪另一个氮原子上所连的基团不同,导致了药物的药动学性质的不同。

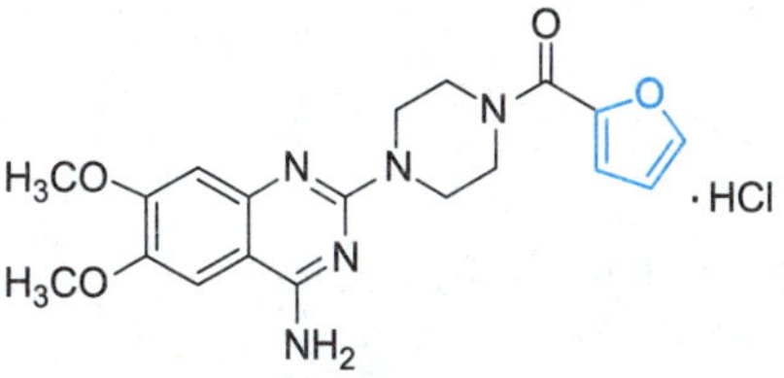

哌唑嗪 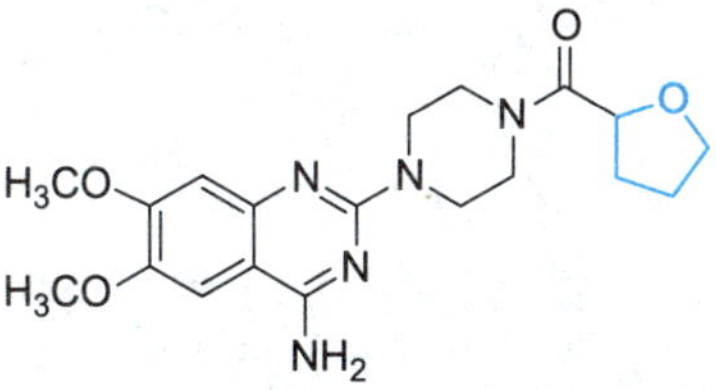　　　　　　　　特拉唑嗪 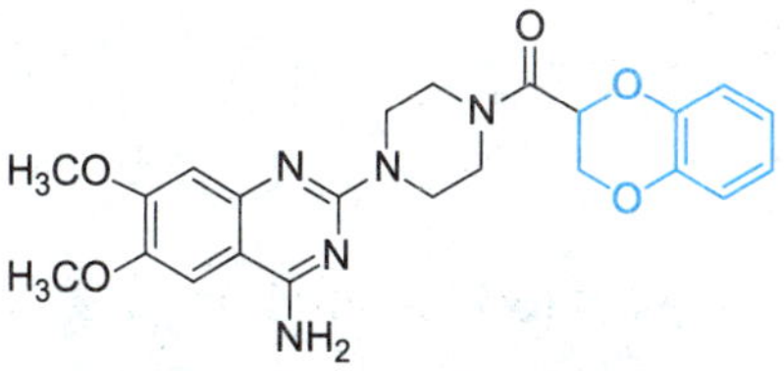　　　　　　　　多沙唑嗪

3. 选择性 α₂ 受体拮抗剂

育亨宾（Yohimbine）是从植物萝芙木干燥树皮中提取的一种生物碱,该生物碱能择性地阻断 α₂ 受体,能使血管平滑肌扩张,增加外周副交感神经张力,降低交感神经张力,因而扩张阴茎动脉,增加阴茎海绵体血流量。育亨宾常用作研究 α₂ 受体的工具药,也用于治疗体位低血压、动脉硬化、男性性功能障碍。

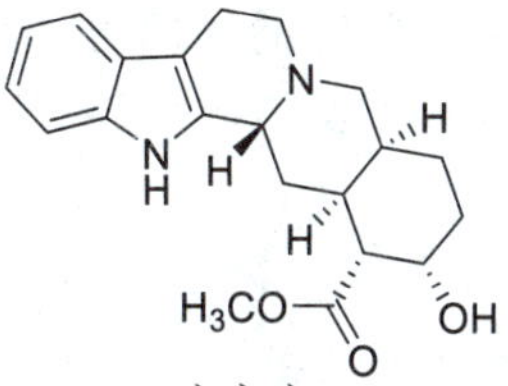

育亨宾

二、β 受体拮抗剂

β 受体拮抗剂（β adrenergic blockers）是一类重要的心血管疾病治疗药物,通过与肾上腺素类激动剂竞争性对 β 受体结合,产生对抗兴奋心脏的作用,使血压下降、心率减慢、心肌收缩力减弱、心肌耗氧量降低,临床上主要用于治疗心律失常、心绞痛、高血压、心肌梗死等心血管疾病。根据 β 受体阻断剂对受体亚型的选择性作用,又可以进一步分为非选择性 β 受体拮抗剂和选择性 β₁ 受体拮抗剂。

1. 非选择性 β 受体拮抗剂

非选择性 β 受体拮抗剂能同时阻断 β₁、β₂ 受体,也称为 β 受体阻断剂,在发挥阻断 β₁ 受体作用而起到治疗心血管疾病的同时,因阻断 β₂ 受体而引起支气管痉挛和糖代谢异常副反应,所以此类药物禁用于哮喘和糖尿病患者。这类药物芳环部分为各种芳香杂环,这样的结构使得药物对 β₁、β₂ 受体缺乏选择性,代表药物包括普萘洛尔（Propranolol）、纳多洛尔（Nadolol）、吲哚洛尔（Pindolol）、卡拉洛尔（Carazolol）和索他洛尔（Sotalol）等。

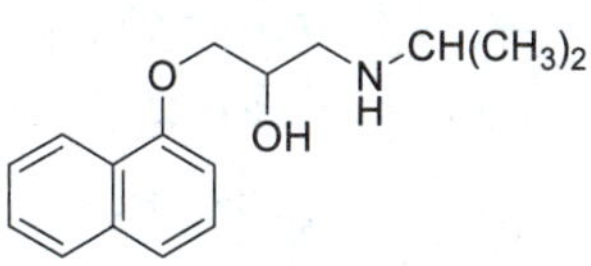

普萘洛尔 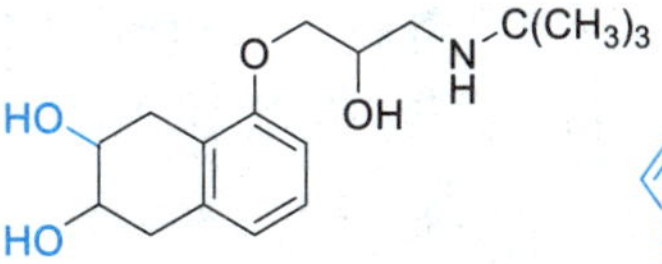　　　　　　　　纳多洛尔 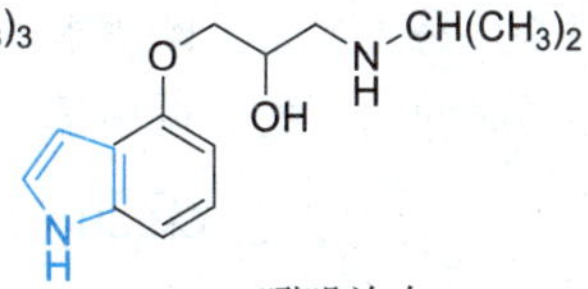　　　　　　　　吲哚洛尔

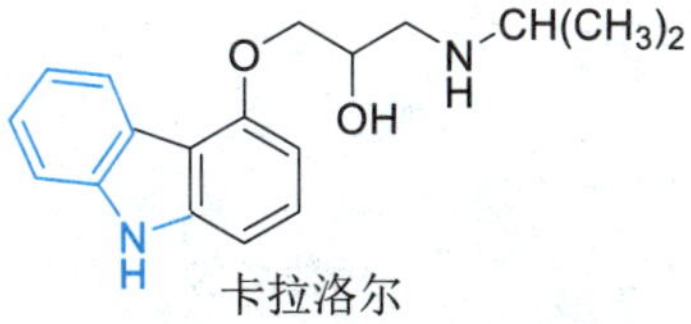

卡拉洛尔 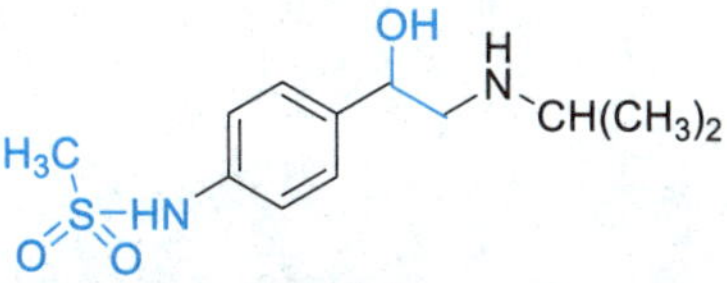　　　　　　　　索他洛尔

盐酸普萘洛尔 Propranolol Hydrochloride

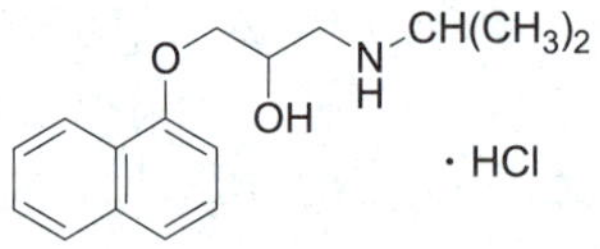

化学名为 1-异丙氨基-3-(1-萘氧基)-2-丙醇盐酸盐, (1-isopropylamino)-3-(1-naphthoxy)-propan-2-ol hydrochloride], 又名心得安。

本品为白色结晶性粉末；无臭，味微甜后苦。溶于水和乙醇，在三氯乙烷中微溶；mp162~165℃。

盐酸普萘洛尔的水溶液为酸性，游离碱解离常数（pK_a）为9.5，油水分配系数为3.48，在生理pH值条件下，几乎全部以离子形式存在，在稀酸中易分解，碱性时较稳定。

盐酸普萘洛尔的合成以α-萘酚作为原料，在碱性条件下与环氧氯丙烷反应，得到中间体1,2-环氧-3-(α-萘氧基)丙烷，再以异丙基胺氨化，最后与盐酸成盐即得。本路线是合成芳氧丙醇胺类肾上腺受体拮抗剂时引入侧链的通用方法。在O-烃化反应中α-萘酚在强碱下形成酚盐，优先进攻含正电荷较多的环氧氯丙烷中的氯甲基碳原子，而很少发生环氧基的开环反应，反应有较好的化学选择性。

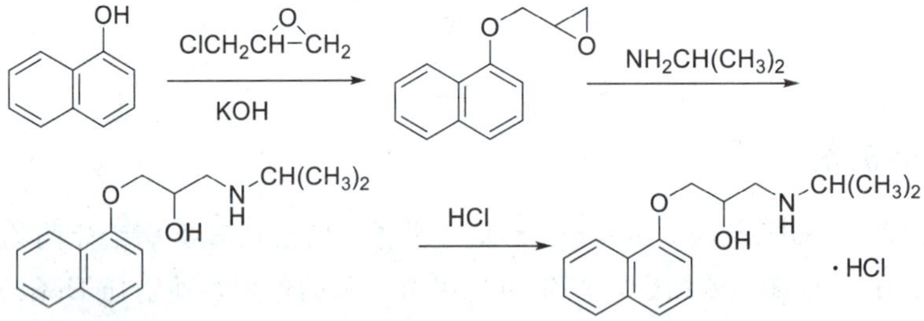

本品可使心率减慢、心肌收缩力减弱、心输出量减少、心肌耗氧量下降，能降低心肌自律性，还可使血压下降。临床上用于预防心绞痛，治疗心律失常。

普萘洛尔游离碱的亲脂性较大，主要在肝脏代谢，因此肝损害患者慎用。此外，由于游离碱的高度脂溶性，易产生中枢效应，还有较强的抑制心肌收缩力和引起支气管痉挛及哮喘的副作用。

2. 选择性 β_1 受体拮抗剂

该类药物能选择性地作用于β_1受体，主要影响心脏功能，而对支气管和糖代谢影响较小，可慎用于哮喘和糖尿病患者，临床用于心绞痛、高血压和心力衰竭的治疗，代表药物有美托洛尔（Metoprolol）、艾司洛尔（Esmolol）和阿替洛尔（Atenolol）等。其中艾司洛尔结构中含有酯基，易被血浆中酯酶水解失活，静脉滴注给药，停药后20min作用基本或全部消失，是一个超短时间的药物，适用于心房颤动和心房扑动时控制心室率以及窦性心动过速的治疗。

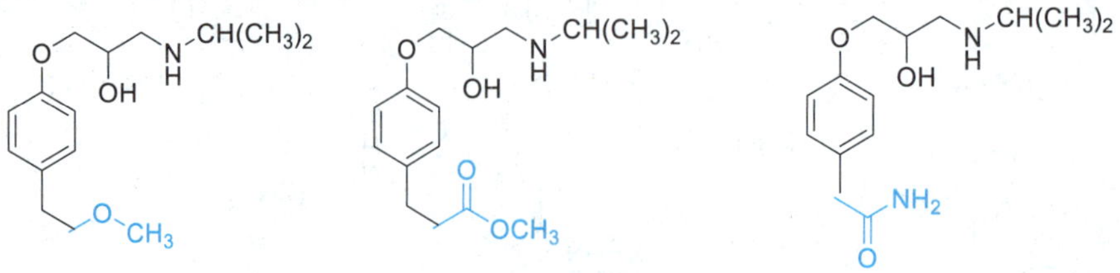

美托洛尔   艾司洛尔   阿替洛尔

酒石酸美托洛尔 Metoprolol Tartrate

化学名为（±）-1-(异丙氨基)-3-[4-(2-甲氧乙基)苯氧基]-2 丙醇 L-(＋)-酒石酸盐（2∶1），(±)-1-(isopropylamino)-3-[4-(2-methoxyethyl)phenoxy]propan-2-ol L-(＋)-tartrate (2∶1) salt。

本品为白色或类白色的结晶性粉末；无臭，味苦。熔点 120～124℃。在水中极易溶解，在乙醇或三氯甲烷中易溶，在无水乙醇中略溶，在丙酮中极微溶解，在乙醚或苯中几乎不溶；在冰醋酸中易溶。

洛尔美托分子中具有 4-甲氧乙基取代的芳氧丙醇胺结构，含有一手性碳原子，临床使用其外消旋体的酒石酸盐。美托洛尔属于第二代 β 受体拮抗剂，对 $β_1$ 受体选择性好，抑制 $β_1$ 受体的强度与普萘洛尔相仿，但对 $β_2$ 受体的抑制作用比普萘洛尔弱，只有普萘洛尔的 1/100～1/50，无内源拟交感活性。

洛尔美托临床用于治疗各型高血压（可与利尿药和血管扩张剂合用）及心绞痛。静脉注射对心律失常，特别是室上性心律失常也有效。酒石酸美托洛尔口服吸收迅速、完全，首过效应约 50%，口服后 1.5h 血浓度达峰值。在肝内代谢，体内代谢主要发生在氨基、苯环 4 位侧链的 α 碳和醚基，主要以代谢物经肾排泄。

三、α、β 受体拮抗剂

β 受体拮抗剂在心血管疾病治疗中有重要的用途，但应用时由于 β 受体被选择性阻断后，α 受体收缩血管的效应失去抗衡，临床存在不良反应。为了解决这一问题，将 α 受体拮抗剂哌唑嗪和 β 受体拮抗剂普萘洛尔联合使用，发现在治疗心血管疾病时能够产生协同作用。因此，考虑设计能同时拮抗 α、β 受体的药物，同一分子中能产生 α 和 β 受体双重拮抗作用的药物为药物设计的新思路。

拉贝洛尔（Labeltalol）是第一个 α、β 受体拮抗剂（α/β adrenergic blockers），具有 $α_1$、$β_1$ 和 $β_2$ 受体拮抗活性，通过减少外周血管阻力起到降血压的作用，不会显著影响心律和心输出量，临床用于治疗轻度至重度高血压和心绞痛。

拉贝洛尔

本章小结

拟肾上腺素药是一类用于心血管和呼吸系统疾病的重要药物，可分为 α 受体激动剂、β 受体激动剂和非选择性肾上腺素能受体激动剂三类，分别以去甲肾上腺素、异丙肾上腺素和肾上腺素为代表，一般临床用于抗休克、降压、平喘等。

抗肾上腺素药能够拮抗去甲肾上腺素能神经递质或肾上腺素受体激动剂的作用，主要分为α受体拮抗剂和β受体拮抗剂。其中α受体拮抗剂主要通过阻断α_1和α_2受体而对心脏、血管等器官产生作用，主要用于降血压、改善微循环及治疗外周血管痉挛性疾病；β受体拮抗剂可竞争性拮抗β受体激动药的作用，是一类应用较广的心血管疾病治疗药。

思考题

1. 根据对受体的不同选择性，拟肾上腺素分为哪几类？各类型的代表药物及其结构是什么？
2. 简述β受体拮抗剂的类型及其代表药物。
3. 简述前药设计原理在肾上腺素类药物开发设计中的应用。
4. 请写出盐酸普萘洛尔的合成路线。

第十一章 高血压治疗药物

高血压是指体循环动脉血压升高超过正常值，根据世界卫生组织建议，成年人血压收缩压大于140mmHg（1mmHg=133.322Pa），舒张压大于90mmHg为高血压诊断标准。高血压是最常见的慢性病，也是心脑血管病最主要的危险因素，与肾衰竭、冠心病和糖尿病关系密切。

高血压病因较复杂，包括遗传因素、精神和环境因素、年龄因素、生活习惯因素、药物影响、其他疾病影响等因素。临床上高血压分类两类，一类是原发性高血压，发病原因不明，占高血压患者90%以上；另一类为继发性高血压，又称为症状性高血压，在这类疾病中病因明确，高血压仅是该种疾病的临床表现之一，例如肾动脉狭窄、嗜铬细胞瘤、原发性醛固酮增多症等疾病，血压可暂时性或持久性升高。原发性高血压病因一般不明，但可以通过应用抗高血压药物控制血压，能大幅度减小脑卒中的危险性和高血压引起的心力衰竭、肾衰竭等并发症的发生率，从而延长高血压患者的寿命。

血压的高低取决于循环血量、外周血管阻力和心输出量，高血压治疗药物主要通过调节循环血量、扩张外周血管、降低心输出量等方面降低血压。根据作用部位和作用机理，抗高血压药物可分为：作用于交感神经的药物、作用于肾素-血管紧张素-醛固酮系统的药物、钙通道阻滞剂、利尿药、血管扩张药等。

第一节 交感神经药物

作用于交感神经的抗高血压药物主要包括：作用于中枢神经系统的药物、作用于交感神经末梢的药物、神经节阻断药、α肾上腺素受体拮抗剂、β肾上腺素受体拮抗剂、混合α/β肾上腺素受体拮抗剂等，其中作用于中枢神经系统的药物和肾上腺素受体拮抗剂已在第十章介绍，本节不再详述，此处主要介绍作用于神经末梢的药物。

利血平（Reserpine，又名利舍平）是一类来自萝芙木植物（*Rauwolfia serpentina*）根部的提取物，被证实具有降压作用。利血平通过抑制转运Mg-ATP酶的活性和影响去甲肾上腺素、肾上腺素、多巴胺、5-羟色胺进入神经细胞内囊束泡中贮存，使这些神经递质不能被重新吸收、贮存和再利用，从而被单胺氧化酶破坏失活，导致神经末梢递质耗竭，使肾上腺素能传递受阻，降低交感神经紧张和引起血管舒张，因而表现出降压作用。利血平能进入中枢神经系统，耗竭中枢的神经递质去甲肾上腺素和5-羟色胺，因此利血平的降压作用具有缓慢、温和而持久的特点，用于早期轻、中度高血压，尤其适用于伴精神紧张的高血压患者。

利血平 Reserpine

化学名为11,17α-二甲氧基-18β-(3,4,5-三甲氧基苯甲酰氧基)-3β,20α-育亨烷-16β-甲酸甲酯，11,17α-dimethoxy-18β-[(3,4,5-trimethoxybenzoyl)oxy]-3β,20α-yohimban-16β-carboxylic acid methyl erter，又名利舍平、蛇根碱。

本品为白色至淡黄色的结晶性粉末。在三氯甲烷中易溶，在丙酮中微溶，在水、乙醇中几乎不溶。利血平有6个手性中心，其中C-15、C-20上的氢和C-17上的甲氧基为α构型，C-16和C-18的取代基均为β构型。

利血平在光和热的影响下，3β-H能发生差向异构化，生成无效的3-异利血平（3-Isoreserpine）。利血平在光和氧的作用下发生氧化。先生成3,4-二去氢利血平，为黄色物质，具有黄绿色荧光。进一步氧化生成3,4,5,6-四去氢利血平，有蓝色荧光，再进一步氧化则生成无荧光的褐色和黄色聚合物，所以本品应避光保存。

3,4-二去氢利血平　　3,4,5,6-四去氢利血平

利血平的水溶液在酸、碱催化下可发生水解。碱性水解断裂两个酯基，生成利血平酸（Reserpic Acid）。研究表明，利血平酸也有活性。

利血平的体内代谢途径较为复杂。尿中含有多种分解产物，如11-去甲氧基利血平酸、11-去甲氧基利血平、3,4,5-三甲氧基苯甲酸、3,5-二甲氧基-4-羟基苯甲酸。

利血平用于治疗轻度至中度的早期高血压，作用缓慢、温和而持久。因有安定作用，故对老年和有精神病症状的患者尤为适宜。本品常与氢氯噻嗪、氨苯蝶啶等合用，以增加疗效。

第二节　影响肾素-血管紧张素-醛固酮系统的药物

肾素-血管紧张素-醛固酮系统（renin-angiotensin-aldosterone system，RAAS）是一种复杂的、调节血流量、电解质平衡以及动脉血压所必需的高效系统。肾素使在肝脏产生的血

管紧张素原转化为血管紧张素Ⅰ（Ang Ⅰ），Ang Ⅰ在血管紧张素转化酶（angiotensin converting enzyme，ACE）的作用下生成具有缩血管作用的血管紧张素Ⅱ（Ang Ⅱ），最后转化为能促进醛固酮分泌的血管紧张素Ⅲ（Ang Ⅲ）并灭活。Ang Ⅱ是一类肽类缩血管物质，不仅具有强烈的收缩外周小动脉的作用，还能够促进肾上腺皮质合成和分泌醛固酮，促进重吸收钠离子和水，增加血容量，导致血压升高，如图11-1所示。

临床上作用于肾素-血管紧张素-醛固酮系统的降压药包括：肾素抑制剂（renin inhibitor）、血管紧张素转化酶抑制剂（angiotensin converting enzyme inhibitors，ACEI）和血管紧张素Ⅱ受体拮抗剂（angiotensin Ⅱ receptor antagonists），均能有效地降低血压，是临床上主要的防治高血压和心力衰竭的药物。

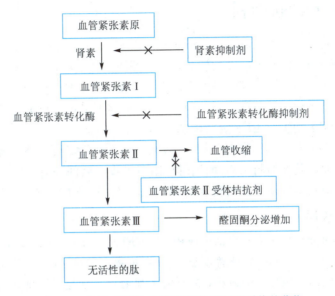

图11-1　作用于肾素-血管紧张素-醛固酮系统的药物

一、肾素抑制剂

肾素是由肾小球旁细胞分泌的一种水解蛋白，能专一性地作用于血管紧张素原，生成无活性的Ang Ⅰ，是RAAS初始环节的特异性限速酶。肾素抑制剂（renin inhibitor）可以从源头上使Ang Ⅱ的生成减少，并且不会出现Ang Ⅰ堆积现象，而且肾素抑制剂不会升高缓激肽的水平。因此，肾素抑制剂已经成为新型抗高血压药物。

早期的肾素抑制剂均为拟肽类和肽类化合物。例如，第一代肾素抑制剂依那克林（Enalkiren）和雷米克林（Remikiren），均存在口服利用度差等问题，其临床应用受到限制。

依那克林　　　　　　　　　　　雷米克林

第二代肾素抑制剂为非肽类，其中代表药物为阿利克仑（Aliskiren）。阿利克仑是第一个口服有效的非肽类小分子肾素抑制剂，2007 年作为高血压治疗药物上市。阿利克仑的水溶性好、半衰期长，一天只需服用一次，为一种长效抗高血压药物。

阿利克仑

二、血管紧张素转化酶抑制剂

血管紧张素转化酶抑制剂（angiotensin converting enzyme inhibitors，ACEI）通过抑制 ACE 的活性，阻断 Ang Ⅰ 向 Ang Ⅱ 的转化，减少缓激肽的水解，导致血管舒张、血容量减少、血压下降。临床上用于治疗高血压、充血性心力衰竭、心梗，还可治疗糖尿病肾病以及预防心肌肥大与血管重构。目前已有近 20 种 ACEI 被批准上市，根据化学结构可分为：含巯基的 ACEI、含双羧基的 ACEI 和含膦酰基的 ACEI。

ACEI 的常见不良反应有：首剂低血压、咳嗽、高血钾、降血糖等，最主要的副作用是引起干咳，其产生原因是在抑制 ACE 的同时也阻断了缓激肽的分解，增加呼吸道平滑肌分泌前列腺素、慢反应物质以及神经激肽 A 等刺激咽喉-气道的物质所致。

1. 含巯基的 ACEI

卡托普利（Captopril）为第一个临床应用的 ACEI，其研发起源于巴西的一种窍蝮蛇毒液提取物替普罗肽（Teprotide）。替普罗肽是一种九肽，它对 ACE 具有较大的抑制作用，能有效地降低继发性高血压患者的血压，在治疗心脏衰竭方面也具有良好的效果。然而，由于肽类化合物口服活性差，替普罗肽并没有表现出良好的临床价值，但却是 ACEI 开发的重要先导化合物。

替普罗肽

由于替普罗肽和其他具有 ACE 抑制作用的蛇毒多肽 C-端氨基酸均为脯氨酸，因此设计了一系列含有脯氨酸结构的 ACEI。琥珀酰-L-脯氨酸（Succinate-L-proline）是第一个合成得到的 ACE 抑制剂，对 ACE 具有特异性抑制作用，但是活性太低，仅为替普罗肽的 1/500。在琥珀酰-L-脯氨酸的 2 位上引入甲基，得到 D-2-甲基琥珀酰-L-脯氨酸（D-2-Methylsuccinyl-L-proline），其作用与替普罗肽类似，作用强度也有所提高，约为替普罗肽的

1/300。由于 ACE 中具有锌指结构，用对锌离子亲和力较大的巯基取代得到 3-巯基丙酰基-L-脯氨酸（3-Mercaptopropionyl-L-proline），其作用比琥珀酰-L-脯氨酸强 100 倍，在抑制血管紧张素Ⅱ引起的血管收缩和血管加压的效应是替普罗肽的 10～20 倍。结合以上两点，在 3-巯基丙酰基-L-脯氨酸的 2 位引入甲基时，其活性得到进一步的提高，即为卡托普利。

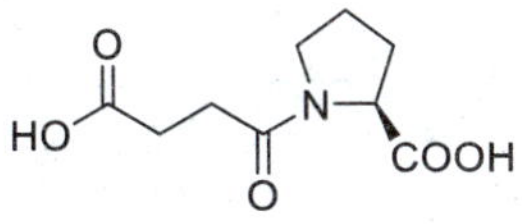

琥珀酰-L-脯氨酸 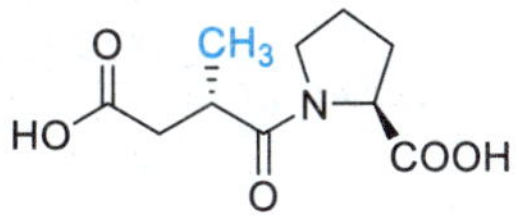　　　　　　D-2-甲基琥珀酰-L-脯氨酸

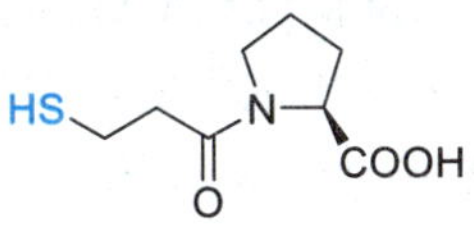

3-巯基丙酰基-L-脯氨酸 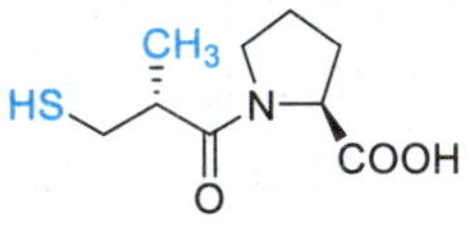　　　　卡托普利

卡托普利 Captopril

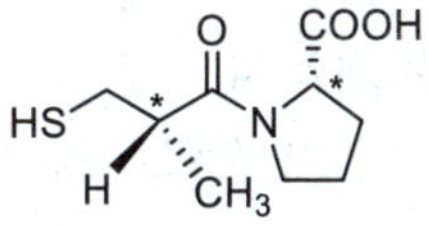

化学名称为（2S）-1-[（2S）-2-甲基-3-巯基丙酰基]吡咯烷-2-羧酸，(2S)-1-[(2S)-2-methyl-3-sulfanylpropanoyl]pyrrolidine-2-carboxylic acid，又名巯甲丙脯酸。

本品为白色或类白色结晶粉末，略带有大蒜气味，味咸。在 25℃下可溶于水、甲醇、乙醇、异丙醇、三氯甲烷、二氯甲烷，在乙酸乙酯中略溶。

卡托普利结构中的两个手性中心都是（S,S）构型，用无水乙醇溶解后，测得其比旋度为 $[\alpha]_D^{25} = -127.8°$。卡托普利具有酸性，其羧酸的 $pK_{a_1} = 3.7$，其巯基也显示一定弱酸性，$pK_{a_2} = 9.8$。

卡托普利的固态稳定性较好，其水溶液易发生氧化。由于巯基的存在，卡托普利被氧化，发生二聚反应而形成二硫键，体内代谢有 40%～50% 的药物以原药形式排泄，而剩下的以二硫聚合体或卡托普利-半胱氨酸二硫化物形式排泄。

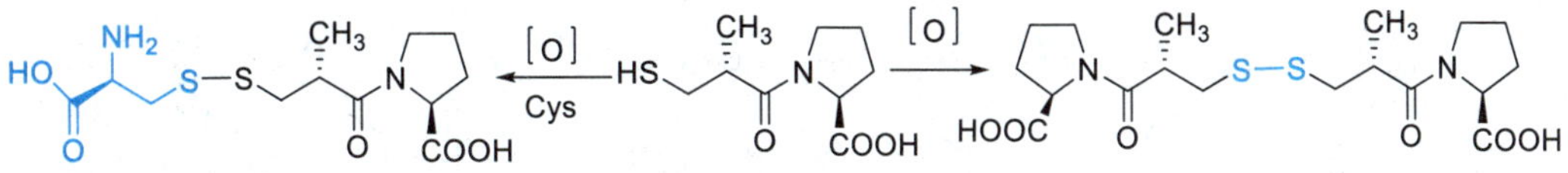

卡托普利-半胱氨酸二硫化物　　　　　　二硫聚合物

卡托普利的合成以硫代乙酸和 2-甲基丙烯酸为原料，经加成反应，得到外消旋 2-甲基-3-乙酰硫基丙酸，再与氯化亚砜反应转化为酰氯后与 L-脯氨酸反应生成（R,S/S,S）-乙酰卡托普利非对映异构体混合物，然后与二环己基胺成盐，利用二者在硫酸氢钾溶液中的溶解度不同而分离，得到（S,S）-乙酰卡托普利，最后碱水解除去保护基得到卡托普利。

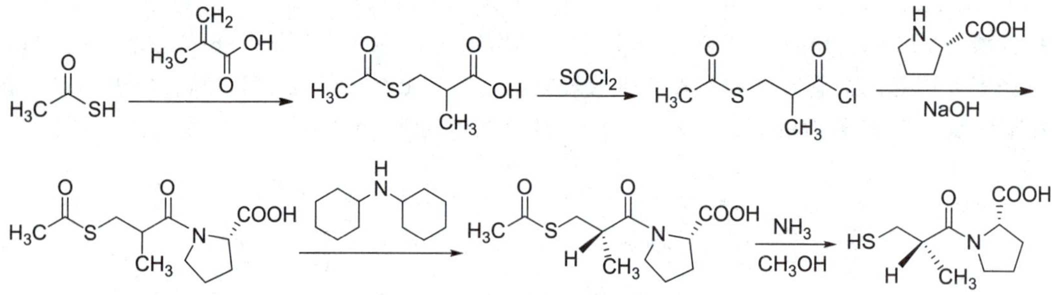

(R, S/S, S)-乙酰卡托普利　　　　　　　　　(S/S)-乙酰卡托普利

卡托普利是 ACEI 的代表药物，具有舒张外周血管、降低醛固酮分泌、影响钠离子的重吸收、降低血容量的作用，是一线抗高血压药物。在临床使用过程中，常与氢氯噻嗪或呋塞米等利尿剂合用，治疗高血压。卡托普利的巯基具有优良的抑制 ACE 活性，但是巯基可能会引起部分患者产生皮肤发疹和味觉障碍等不良反应，当卡托普利的剂量减少或停药后，这些副作用通常可以消除。这一副作用直接促进了后续不含巯基的 ACEI 的研究。

2. 含双羧基的 ACEI

用同样能与锌离子结合的羧基替换巯基，得到含有两个羧基的 ACEI，虽然羧基的螯合作用不及巯基，但可克服巯基所带来的副作用。

临床上使用的含双羧基的 ACEI 主要有依那普利（Enalapril）、赖诺普利（Lisinopril）、贝那普利（Benazepril）、莫昔普利（Moexipril）、培哚普利（Perindopril）、喹那普利（Quinapril）、雷米普利（Ramipril）、螺普利（Spirapril）以及群多普利（Trandolapril）。

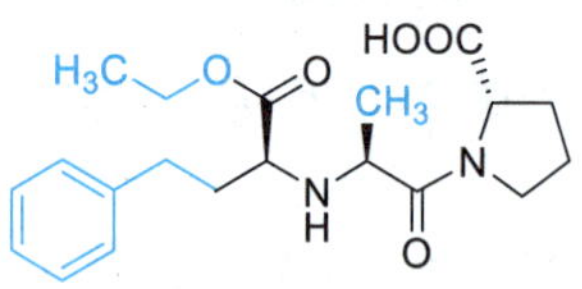

依那普利 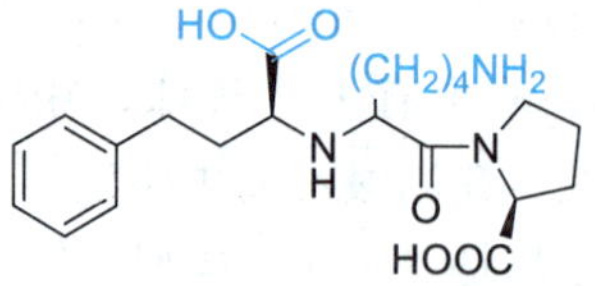　　　　　　赖诺普利 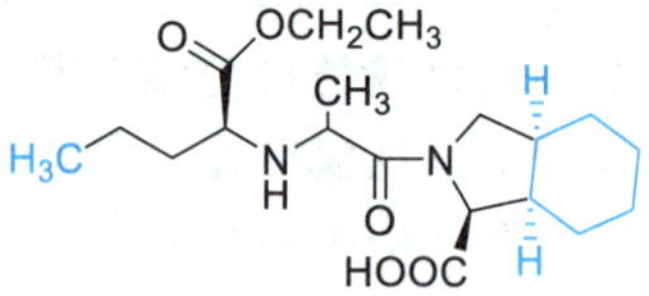　　　　　　培哚普利

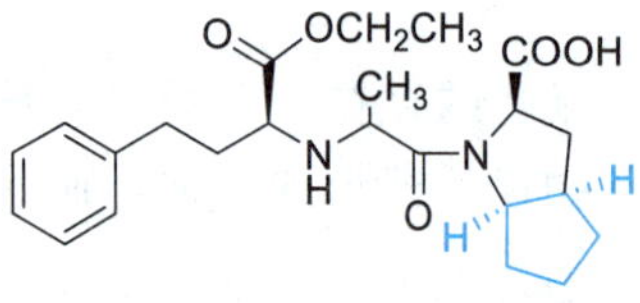

雷米普利 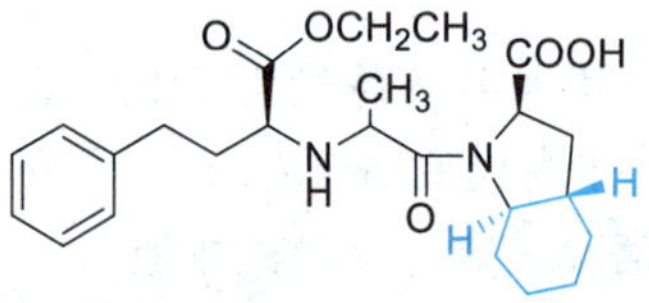　　　　　　群多普利 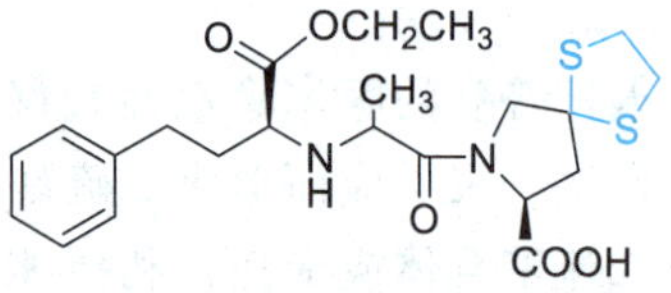　　　　　　螺普利

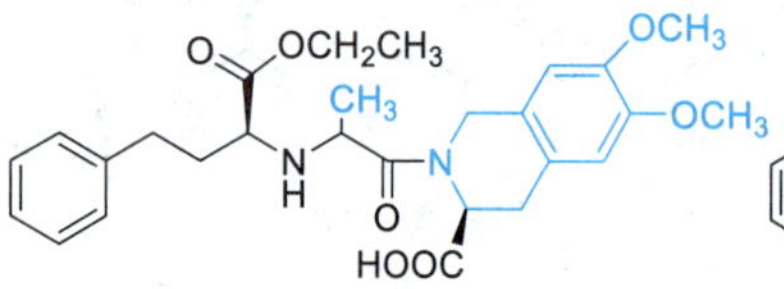

喹那普利 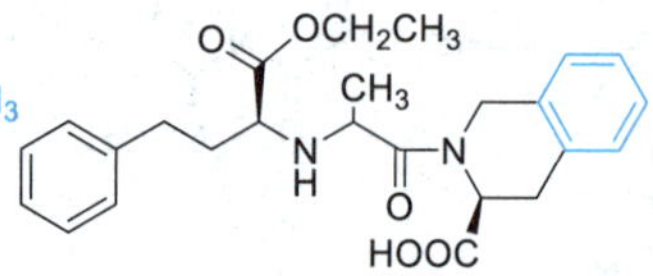　　　　　　莫昔普利 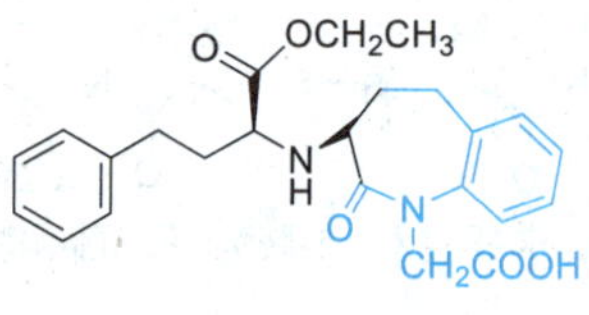　　　　　　贝那普利

从结构上看，不同的双羧基类 ACEI 除了赖诺普利的两个羧基都没有被酯化，其他的均做成了酯类前药。另外，不同双羧基类 ACEI 主要区别在于 C 端连有与依那普利和卡托普利类似的环状氨基酸。赖诺普利含有一个脯氨酸的吡咯啉环，而其他药物均含有较大的二环或螺环，结构中的环系使与药物结合的能力和作用增强，也导致药物吸收、蛋白黏合、排

泄、起效、作用持续时间以及剂量的不同。

马来酸依那普利 Enalapril Maleate

本品化学名为 N-[(S)-1-乙氧羰基-3-苯丙基]-L-丙氨酰-L-脯氨酸顺丁烯二酸盐，N-[(S)-1-ethoxycarbonyl-3-phenylpropyl]-L-alanyl-L-proline hydrogen maleate。

本品为白色无臭结晶粉末，能溶于水、丙酮，易溶于甲醇、乙醇和DMF，难溶于三氯甲烷、乙醚、正己烷等。依那普利结构中有三个手性中心，故呈现旋光性。

依那普利在固体状态时非常稳定，室温贮存数年不会降解，但其水溶液可水解为依那普利拉和吡嗪双酮衍生物。依那普利拉（Enalaprilat）为双羧基化合物，其中一个羧基为锌离子结合位点，是体内活性形式。但是依那普利拉的两个羧基和仲胺结构导致了在小肠内，仲胺易被离子化，与邻近的羧基形成两性离子，其亲脂性低和口服生物利用度较低，只能静脉注射给药。依那普利为其前体药物，经口服给药，依那普利水解代谢活化为依那普利拉，可治疗原发性高血压。

依那普利拉　　　　　　　　　　　　　　　吡嗪双酮衍生物

> **知识链接**
>
> **更优药物的发现——从卡托普利到依那普利**
>
> 卡托普利是第一个成功上市的ACEI，但是由于分子中存在巯基，部分高血压患者服用卡托普利之后出现了白细胞降低和皮疹的情况，还有部分患者味觉丧失。此外，卡托普利的药代动力学参数也不够理想，半衰期较短，患者必须每日服用2~3次。默沙东研究团队发现，用羧基取代巯基后，对ACE的抑制活性下降，但是羧基和苯乙基的组合效果却很好，因此发现了依那普利拉。但进一步的研究发现，依那普利拉虽然对ACE的抑制活性很好，但口服生物利用度很低，半衰期仅为1.3h。为了解决这一问题，研究人员采用前药原理，将依那普利拉的羧基转化为乙酯，成功研发了第二个在美国上市的ACEI——依那普利。依那普利口服之后吸收迅速，在体内转化为高活性的依那普利拉，依那普利拉与ACE结合非常紧密，血浆半衰期为11h，适合每日一次的服药间隔，并且克服了卡托普利存在的白细胞降低和皮疹等副作用。因此依那普利上市后很快在全球范围内超过卡托普利，成为ACEI的首选药物。

3. 含膦酰基的 ACEI

次膦酸基团同样能够与锌离子发生作用，其作用与巯基和羧基与锌离子的结合方式相类似，在此基础上发展了一类含有膦酰基的 ACEI。对 C 端疏水环系的结构改造促进了次膦酸的 4-环己烷脯氨酸类似物的发展，得到的福辛普利拉（Fosinprilat）作用效果优于卡托普利，但低于依那普利拉。类似于双羧酸 ACE 抑制剂，福辛普利拉具有强疏水性和弱口服活性，因此将其膦酰基进行保护，制备含一个酰氧基烷基的前药福辛普利（Fosinpril）。

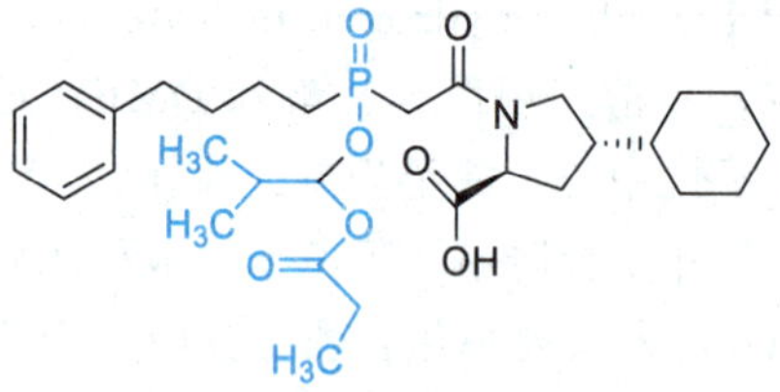

福辛普利 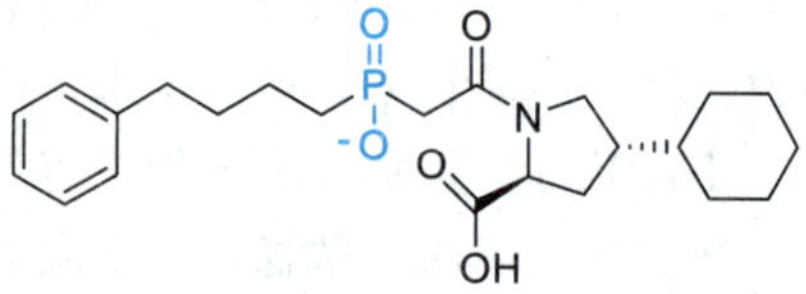　　　　　　　　　　　福辛普利拉

福辛普利具有较好的脂溶性，同时也能提高其生物利用度，福辛普利经肠壁和肝的酯酶催化水解，形成了活性的福辛普利拉。福辛普利在体内能经肝和肾双通道代谢而排泄，适用于肝或肾功能不良的患者使用。

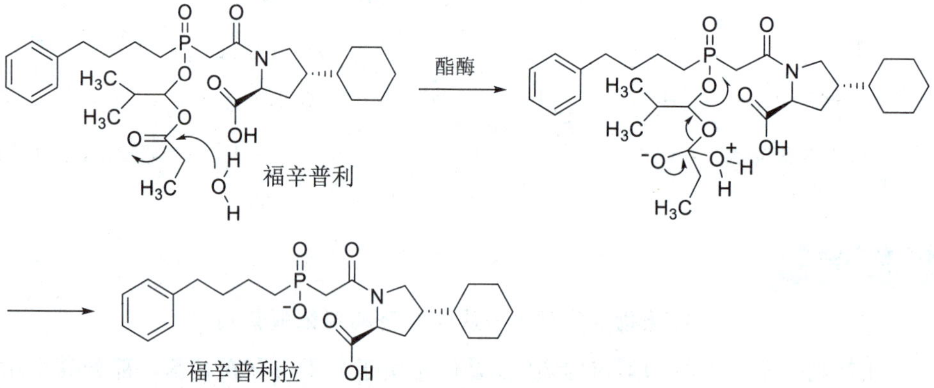

三、血管紧张素Ⅱ受体拮抗剂

虽然 ACEI 能够抑制 ACE，使 AngⅠ不能转变为 AngⅡ，从而降低血压，但是 AngⅡ还可以从其他非经典途径转变而来。因此，ACEI 并不能完全抑制 AngⅡ的产生，另外 ACEI 还可以诱发干咳等副反应。在 ACEI 出现之前，人们就已经开始研究 AngⅡ受体拮抗剂。AngⅡ受体存在多种亚型，其中 AT_1 亚型最具临床意义，主要分布在心、脑、血管及肾脏等部位，参与心肌和平滑肌收缩，调节醛固酮分泌等。20 世纪 70 年代末，发现了一种多肽类化合物具有血管紧张素Ⅱ受体拮抗作用），因是肽类化合物不能口服，作用时间短且有部分受体激动作用，未能在临床应用。

氯沙坦（Losartan，洛沙坦）是第一个上市的非肽类 AngⅡ受体拮抗剂，通过对氯沙坦的结构修饰得到一系列 AngⅡ受体拮抗剂类药物，如联苯四氮唑类的缬沙坦（Valsartan）、奥美沙坦（Olmesatan）、厄贝沙坦（Irbesartan）、坎地沙坦（Candesartan）和坎地沙坦酯

(Candesartan Cilexetil)，非联苯四氮唑类的阿齐沙坦酯（Azilsartan Medoxomil）、替米沙坦（Telmisartan）和依普沙坦（Eprosartan）。每个药物的结构特征都有与氯沙坦不同之处。

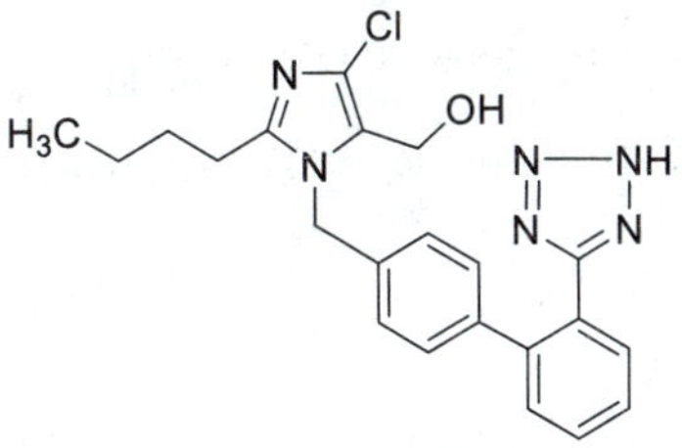

氯沙坦 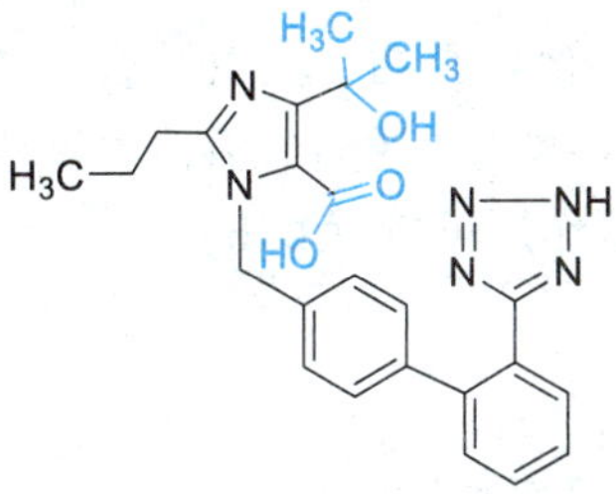　　　　　　　　奥美沙坦 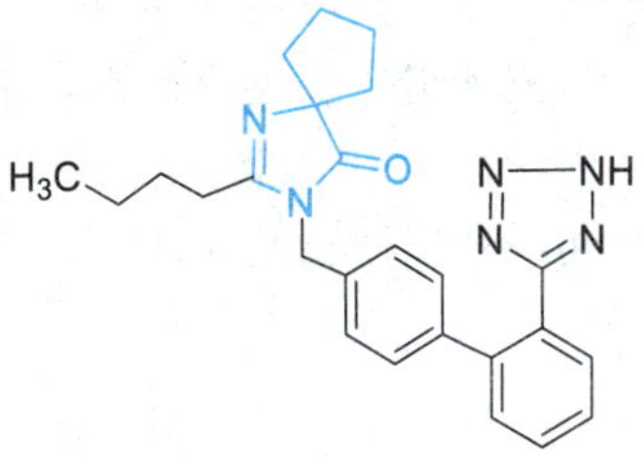　　　　　　　　厄贝沙坦

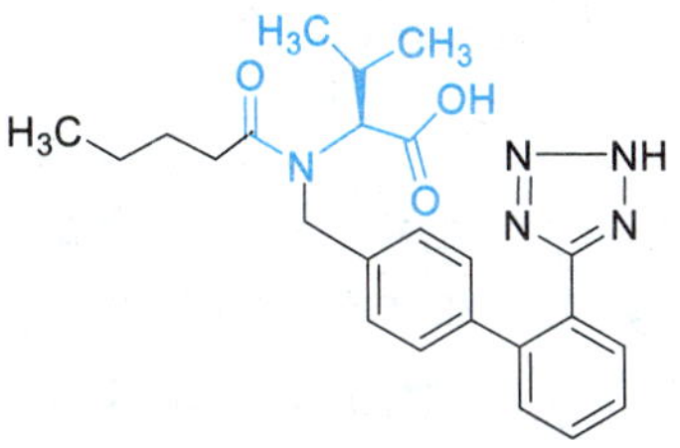

缬沙坦 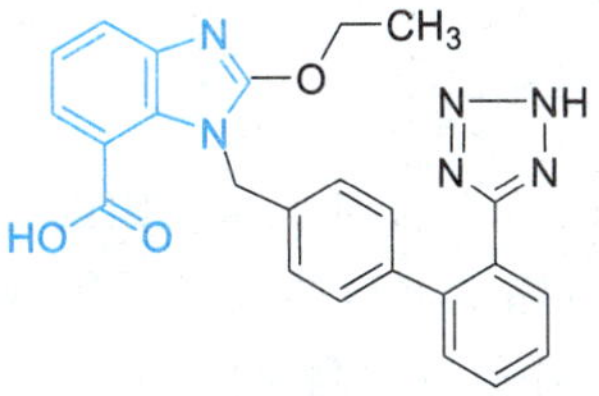　　　　　　　　坎地沙坦 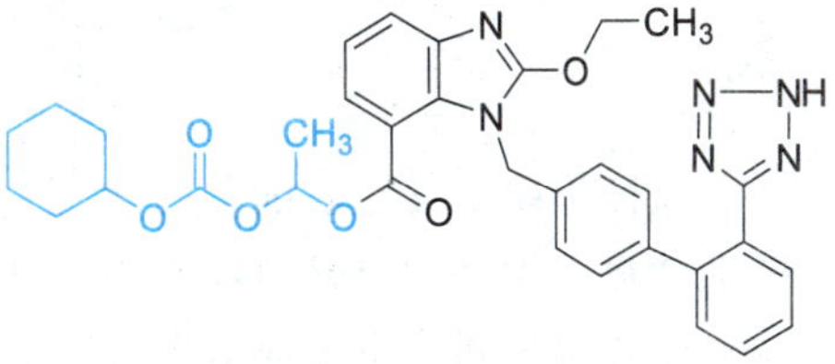　　　　　　　　坎地沙坦酯

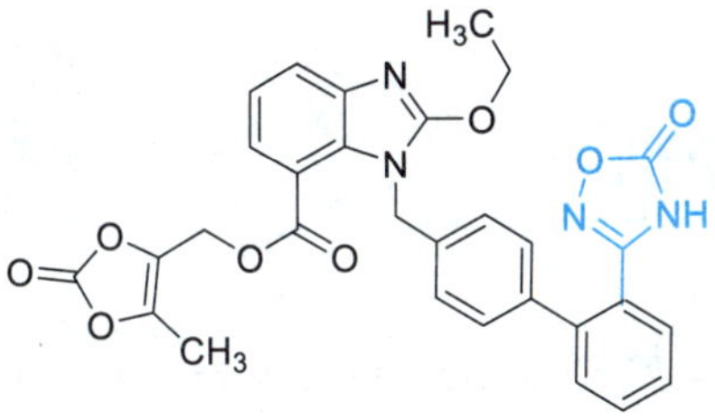

阿齐沙坦酯 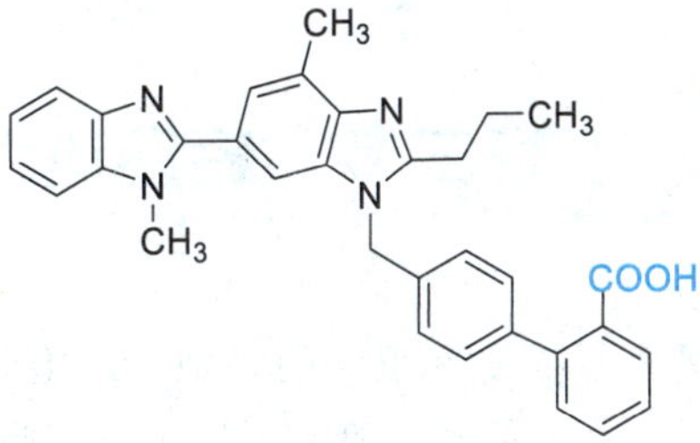　　　　　　替米沙坦 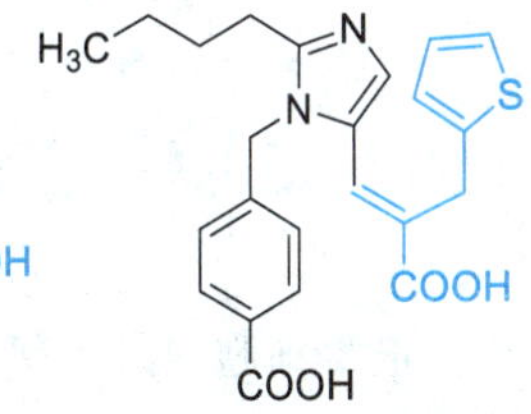　　　　　　　　依普沙坦

缬沙坦是第一个不含咪唑环的 Ang Ⅱ 受体拮抗剂，其侧链为直链酰胺结构，属于非杂环类 Ang Ⅱ 受体拮抗剂，作用稍强于氯沙坦。坎地沙坦酯和阿齐沙坦酯均为前药，在体内迅速代谢成活性型的坎地沙坦和阿齐沙坦，半衰期和作用时间比氯沙坦长。

Ang Ⅱ 受体拮抗剂具有良好的耐受性。与 ACEI 相类似，这类药物的一些副作用直接与高血压蛋白原酶-血管紧张素通道的减弱有关，明显的副作用是干咳和血管性水肿。由于与 Ang Ⅱ 受体特异性作用，此类药物不影响缓激肽和前列腺素的水平。

氯沙坦 Losartan

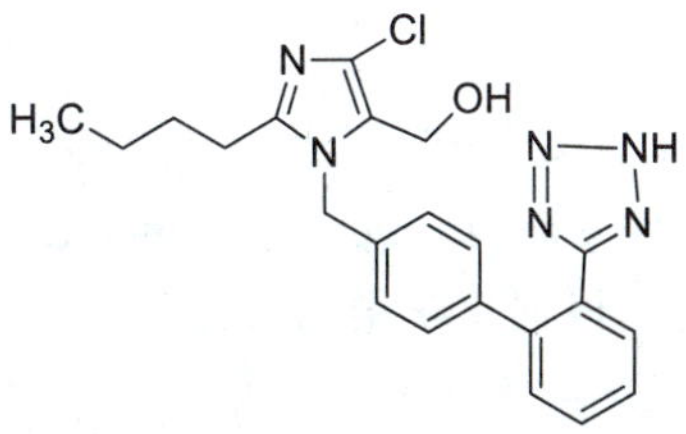

化学名为 2-丁基-4-氯-1-[2′-(1H-四唑-5-基)联苯-4-基]甲基]-1H-咪唑-5-甲醇，[2-butyl-4-chloro-1-[[2′-(1H-tetrazol-5-yl)biphenyl-4-yl]methyl]-1H-imidazole-5-yl]methanol。

本品为淡黄色结晶，在水或乙醇中溶解，在三氯甲烷中微溶。氯沙坦结构由三部分组成：四氮唑环、联苯及咪唑环。其中四氮唑环具有酸性，为中等强度酸，其 pK_a 为 5～6，可与碱成盐，药用其钾盐。

氯沙坦口服吸收良好，不受食物影响，蛋白结合率达 99%，几乎不透过血脑屏障。在体内约 14% 代谢氧化成甲酸衍生物，代谢物的活性比氯沙坦强 10～40 倍。氯沙坦的作用由原药与代谢产物共同产生，降压作用可持续 24h。

氯沙坦能特异性拮抗 Ang Ⅱ 受体的 AT_1 受体亚型，阻断循环和局部组织中 Ang Ⅱ 所致的动脉血管收缩、交感神经兴奋和压力感受器敏感性增加等效应，强力和持久性地降低血压，使收缩压和舒张压均下降。用于治疗原发性高血压，无 ACEI 的干咳副作用，可单独应用或与其他降压药合用。用于治疗高血压，可单独应用或与其他降压药如利尿药合用。

第三节 钙通道阻滞剂

正常细胞内外的钙离子浓度有很大的差别。细胞外的钙离子浓度约为 10^{-3} mol/L，而细胞内仅有 10^{-7} mol/L。在心肌和血管平滑肌中，细胞内游离的钙离子浓度升高，促进心肌和血管平滑肌收缩，这是原发性高血压的病理因素。细胞内的钙离子也可与胞外钠离子通过 Na^+/Ca^{2+} 交换器互换而排出胞外，细胞外的钙离子也可与胞内钠离子交换而进入胞内。若阻止钙离子进入细胞，就能阻止血管平滑肌细胞收缩，血压就不致升高。

钙通道阻滞剂（calcium channel blockers）能抑制跨膜钙内流及细胞内的钙释放，降低细胞内游离钙浓度及其利用率，抑制 ATP 酶的活性，降低心肌收缩力；使平滑肌细胞松弛、血管扩张，降低外周血管阻力。钙通道阻滞剂是最重要的心血管药物之一，除用于治疗高血压外，也常用于治疗各型心绞痛，还可以用作抗心力衰竭和抗心律失常药物。目前临床上常用的钙通道阻滞剂，依据其作用类型可分为选择性钙通道阻滞剂和非选择性钙通道阻滞剂。

一、选择性钙通道阻滞剂

选择性钙通道阻滞剂（selective calcium channel blockers）对钙通道作用的特异性较高、作用较强，具有扩张血管的作用，根据化学结构可分为 1,4-二氢吡啶类、苯硫氮䓬类、芳烷基胺类。

1. 1,4-二氢吡啶类

二氢吡啶类钙通道阻滞剂为钙通道阻滞剂中特异性最高和作用最强的一类，该类药物能选择性地作用于血管平滑肌，扩张冠状动脉，增加血流量，具有较好的抗心绞痛及抗高血压作用，且在整体条件下不抑制心脏，副作用小。该类药物还可与β受体阻滞剂、利尿剂或强心苷合用，在心血管疾病治疗上占有较大的比重。

该类药物结构中含有一个对称的1,4-二氢吡啶结构单元，2位和6位多为对称的烷基取代，3位和5位为酯基，4位为苯环取代。3位和5位取代基以及苯环上的邻间位取代基使得苯环几乎垂直于二氢吡啶环平面，这种构象对钙通道的阻滞作用至关重要。当二氢吡啶环上的取代基不对称时，连接苯环的C-4就成为手性原子。

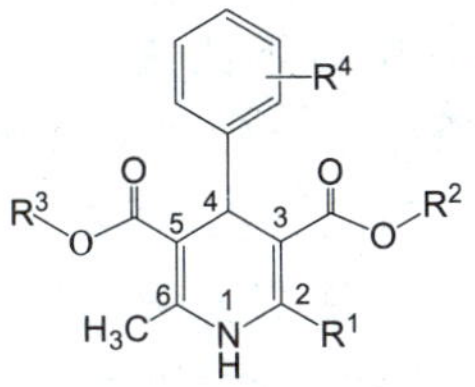

目前临床上应用的1,4-二氢吡啶类钙通道阻滞剂有二十余种，代表药物有硝苯地平（Nifedipine）、盐酸尼卡地平（Nicardipine Hydrochloride）、尼群地平（Nitrendipine）、尼莫地平（Nimodipine）、非洛地平（Felodipine）、依拉地平（Isradipine）、苯磺酸氨氯地平（Amlodipine Besilate）、西尼地平（Cilnidipine）等。

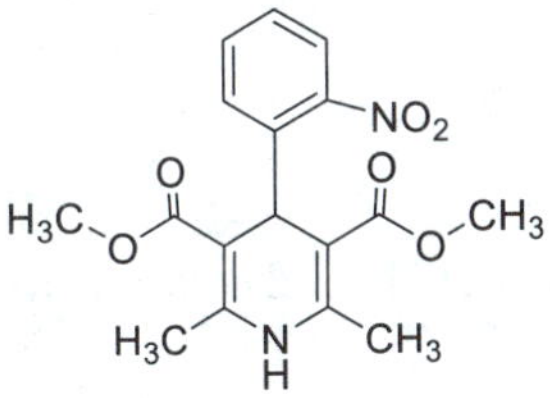

硝苯地平

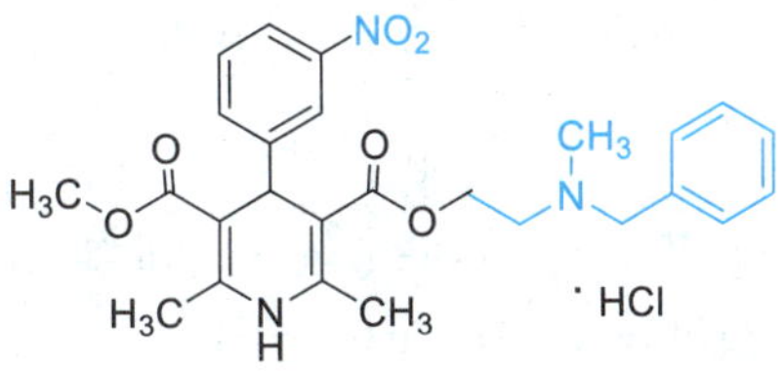

盐酸尼卡地平

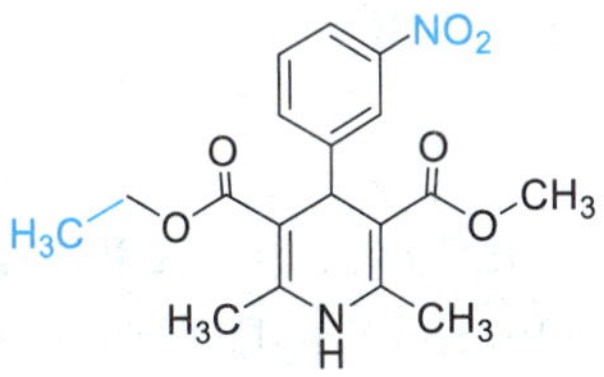

尼群地平

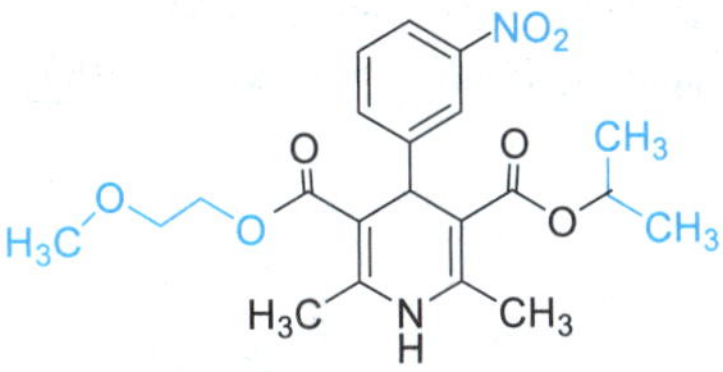

尼莫地平

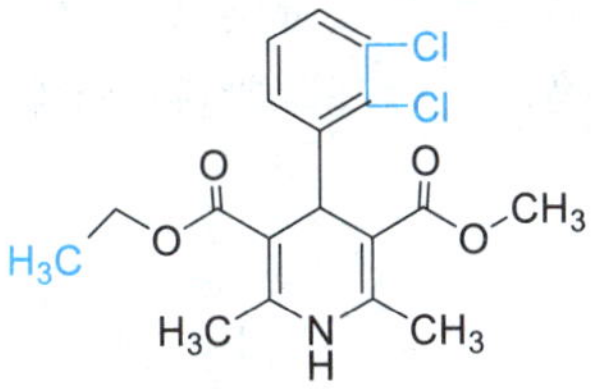

非洛地平

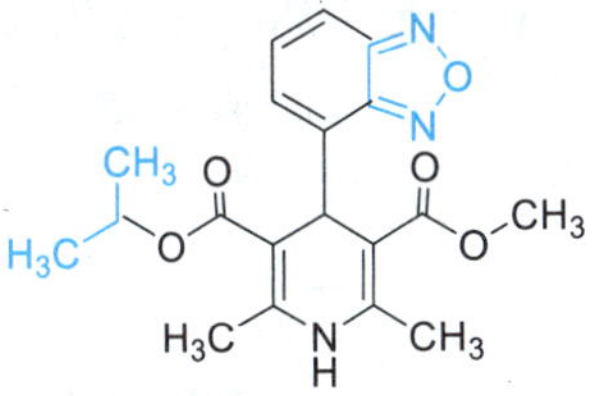

依拉地平

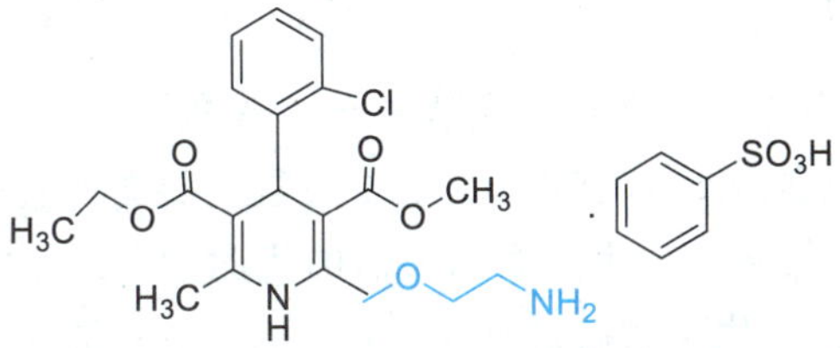

苯磺酸氨氯地平

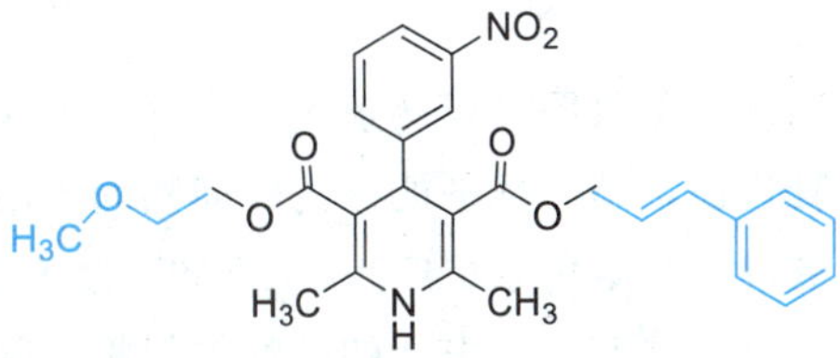

西尼地平

> **知识拓展**
>
> **1,4-二氢吡啶类药物的发展**
>
> 硝苯地平和尼卡地平属于第一代1,4-二氢吡啶类钙通道阻滞剂。硝苯地平的疗效稳定,不良反应少,在抗高血压及防治心绞痛方面已经得到广泛的应用,但作用时间短。盐酸尼卡地平主要以注射液用于手术时异常高血压的急救处置。
>
> 尼群地平、非洛地平、尼莫地平、依拉地平和拉西地平属于第二代药物,它们的药代动力学和药效学性质得到改善,血管选择性高。其中尼莫地平能选择性地扩张脑血管,对抗脑血管痉挛,增强脑血管流量,对局部缺血有保护作用,临床用于预防和治疗蛛网膜下出血后脑血管痉挛所致的缺血性神经障碍、高血压和偏头痛等。
>
> 氨氯地平和西尼地平属于第三代药物,具有血管选择性高、作用持久等特点。西尼地平具有高亲脂性分子特征,口服后部分药物在脂质双分子层贮存,与细胞膜解离速度慢,释放缓慢,有效血药浓度维持时间达23h,一天用药一次即可控制血压。

硝苯地平 Nifedipine

化学名为2,6-二甲基-4-(2-硝基苯基)-1,4-二氢-3,5吡啶-二甲酸二甲酯,2,6-dimethyl-4-(2-nitrophenyl)-1,4-dihydropyridine-3,5-dicarboxylate。

本品为黄色无臭无味的结晶粉末。mp 172~174℃,无吸湿性,极易溶于丙酮、二氯甲烷、三氯甲烷,溶于乙酸乙酯,微溶于甲醇、乙醇,几乎不溶于水

硝苯地平遇光或氧化剂极易发生二氢吡啶芳构化,其中光催化氧化还能发生分子内歧化反应,产生亚硝基苯吡啶衍生物。亚硝基苯吡啶衍生物对人体极为有害,故在生产、贮存过程中均应注意避光。

硝苯地平口服经胃肠道吸收完全,1~2h内达到血药浓度最大峰值,作用持续4~8h,经肝脏代谢,硝苯地平的体内代谢物均无活性,80%由肾脏排泄。1,4-二氢吡啶类钙通道阻滞剂被肝脏细胞色素P450(CYP50)酶系氧化代谢,产生一系列失活的代谢物。二氢吡啶环首先被氧化成一个失活的吡啶类似物,随后这些代谢物通过水解、聚合以及氧化进一步被代谢。1,4-二氢吡啶类钙通道阻滞剂与柚子汁一起服用时,会产生药物-食物相互作用,导致1,4-二氢吡啶类钙通道阻滞剂的体内浓度增加,这种相互作用的机理可能是由于存在于柚

子汁中的黄酮类和香豆素类化合物抑制了肠内的CYP450酶，减慢了1,4-二氢吡啶类钙通道阻滞剂的代谢速率。

硝苯地平能抑制心肌细胞对钙离子的摄取，降低心肌兴奋-收缩偶联中ATP酶的活性，使心肌收缩力减弱，降低心肌耗氧量，增加冠脉血流量。用于治疗冠心病，缓解心绞痛，适用于各种类型的高血压，此外对顽固性、重度高血压和伴有心力衰竭的高血压患者也有较好疗效。不良反应有短暂性头痛、面部潮红、嗜睡等，剂量过大可引起心动过缓和低血压。

2. 苯硫氮䓬类

地尔硫䓬（Diltiazem）是苯硫氮䓬类钙通道阻滞剂的代表药物，具有扩血管作用，特别是对大的冠状动脉和侧支循环均有较强扩张作用，同时还具有心脏功能抑制作用，对变异型和劳累型心绞痛都有显著作用，不良反应较少。

地尔硫䓬 Diltiazem

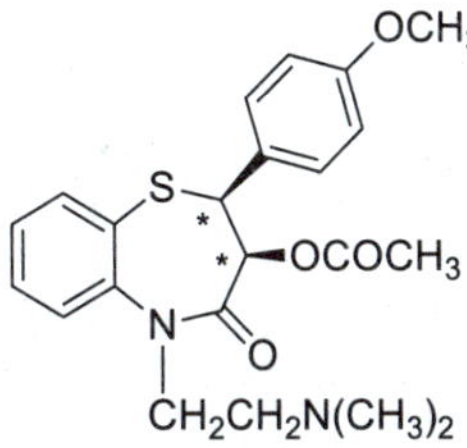

化学名为顺-(＋)-5-[(2-二甲氨基)乙基]-2-(4-甲氧基苯基)-3-乙酰氧基-2,3-二氢-1,5-苯并硫氮杂䓬-4(5H)-酮，[(＋)-cis-3-acetoxy-5-(2-dimethylaminoethyl)-2,3-dihydro-2-(4-methoxyphenyl)-1,5-benzothiazepin-4(5H)-one。

地尔硫䓬为苯并硫氮䓬类衍生物，分子结构中有两个手性碳原子，具有四个立体异构体，其中以顺式D-异构体活性最高。顺式D-异构体对冠脉扩张作用具有立体选择性，临床仅用其顺式D-异构体。

地尔硫䓬口服吸收迅速完全，但首过效应较大，生物利用度较低，但持续用药，肝脏代谢饱和，生物利用度会提高。主要代谢途径为脱乙酰基、N-脱甲基和O-脱甲基化（图11-2），其中去乙酰基地尔硫䓬保持了母体冠状血管扩张作用的25%～50%。

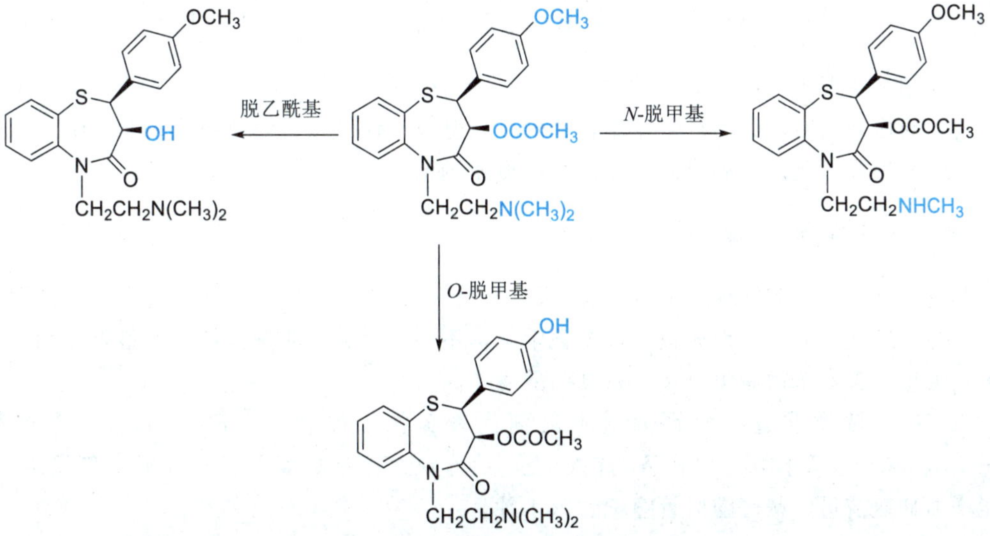

图11-2　地尔硫䓬的代谢途径

地尔硫䓬临床常用于治疗室上性心律失常、变异型心绞痛、老年高血压等，也有减缓心率作用。长期服用，对预防心血管意外的发生是有效的，无耐药性或明显副作用发生。

3. 芳烷基胺类

芳烷基胺类钙通道阻滞剂的结构中含有一个叔胺氮原子的碱性中心，通过两个烷基分别连接两个苯环而构成一个近乎对称的化合物。芳烷基胺类钙通道阻滞剂主要有维拉帕米（Verapamil）、戈洛帕米（Gallopamil）、依莫帕米（Emopamil）及法利帕米（Falipamil），此类药物都具有手性中心。

盐酸维拉帕米 Verapamil Hydrochloride

化学名为 5-[（3,4-二甲氧基苯乙基）甲氨基]-2-（3,4-二甲氧基苯基）-2-异丙基戊腈盐酸盐，5-[（3,4-dimethoxyphenethyl)methylamino]-2-（3,4-dimethoxyphenyl）-2-isopropyl valeronitrile hydrochloride。

本品为白色无臭结晶粉末，mp 140~144℃，易溶于水、乙醇、甲醇、DMF、二氯甲烷，微溶于异丙醇、乙酸乙酯，难溶于己烷。

维拉帕米的化学稳定性良好，其水溶液能耐受加热、光照、酸碱等条件，但是在甲醇溶液中稳定性较差，经紫外线照射 2h 后，则降解 50%。

盐酸维拉帕米分子中含有一个手性碳原子，具有两个对映异构体。左旋为室上性心动过速的首选药物，而右旋则为抗心绞痛药物，目前临床使用的为外消旋体。

盐酸维拉帕米口服吸收达 90% 以上，首过效应较大，生物利用度为 20%，代谢物主要为 N-脱甲基化合物，也就是去甲维拉帕米。去甲维拉帕米保持了大概 20% 母体活性，并且能够达到甚至超过母体的稳定血药浓度，维拉帕米的半衰期为 4~8h。

维拉帕米主要阻滞心脏 Ca^{2+} 通道，具有减缓心率的作用。对血管 Ca^{2+} 通道也有阻滞作用，对外周血管就有明显的舒张作用，能舒张冠脉及心肌缺血区的侧枝小动脉。临床用于心绞痛、心律失常、肥厚性心肌病、原发性高血压的治疗。

二、非选择性钙通道阻滞剂

非选择性钙通道阻滞剂（nonelective calcium channel blockers）对钙通道阻滞作用相对较弱，同时还能阻滞钠、钾通道。根据化学结构不同，常见的非选择性钙通道阻滞剂主要有二苯基哌嗪类、双苯丙胺类以及二氨基丙醇醚类。

二苯基哌嗪类非选择性钙通道阻滞剂代表药物氟桂利嗪（Flunarizine）和桂利嗪（Cinnarizine），主要作用于脑血管的钙通道，治疗缺血性脑缺氧引起的脑损伤和代谢异常，也能增加脑血流量，减轻脑血管痉挛、脑水肿。

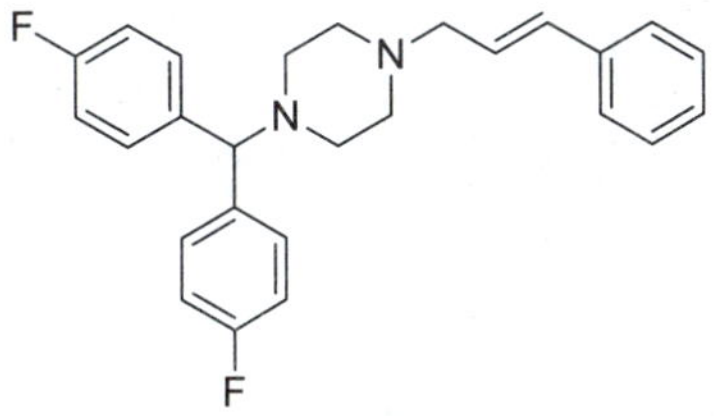

氟桂利嗪 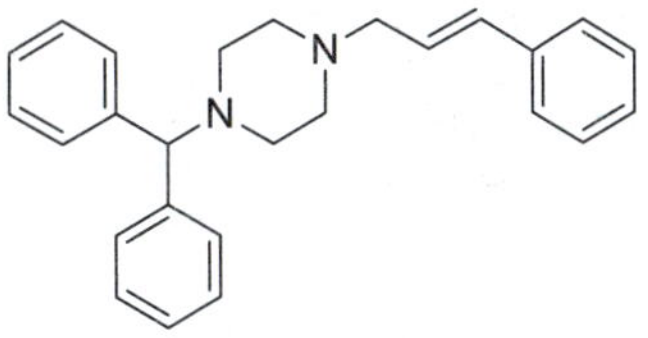　　　　　　　　　　　　　桂利嗪

普尼拉明（Prenylamine）除能阻滞钙通道外，还能阻滞钠、钾通道，具有扩张外周和冠脉血管作用，可用于治疗心绞痛、心肌梗死和心律失常。苄普地尔（Bepridil）同样除阻滞钙通道外，还能阻滞钠、钾通道，主要治疗慢性稳定型心绞痛。

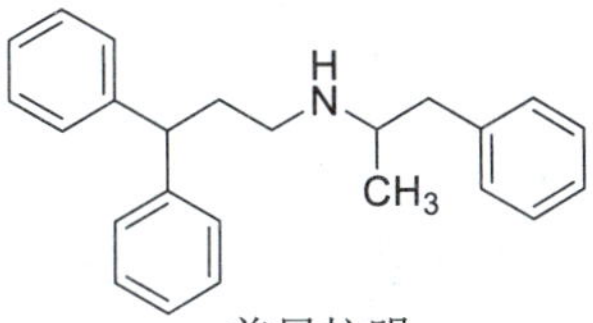

普尼拉明 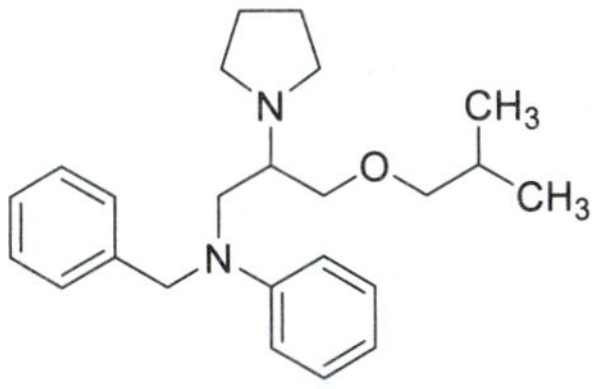　　　　　　　　　　　　　苄普地尔

第四节　利尿药

利尿药（diuretics）通过影响肾小球的过滤、肾小管的再吸收和分泌等功能而实现利尿作用。大多数利尿药物影响原尿的重吸收，也影响 K^+、Na^+、Cl^- 等各种电解质的浓度和组成比例；利尿药可减少血容量，用于容量型高血压疾病的治疗。由于利尿药的降压机制是通过减少血容量降低血压，从理论上说，利尿药可以和任何抗高血压药物联合应用。联合应用这类降血压药物时，应该注意心功能、肾功能情况以及离子紊乱的发生。

利尿药根据作用机制可分为碳酸酐酶抑制剂、Na^+-Cl^- 协转运抑制剂、Na^+-K^+-$2Cl^-$ 协转运抑制剂、阻断肾小管上皮 Na^+ 通道药物、盐皮质激素受体阻断剂等类型。本节仅介绍在临床上常与降压药联合使用的利尿药。

一、Na^+-Cl^- 协转运抑制剂

Na^+-Cl^- 协转运抑制剂（Na^+-Cl^- cotransport inhibitors）通过抑制 Na^+-Cl^- 协转运，使原尿 Na^+ 重吸收减少而发挥利尿作用。临床使用的 Na^+-Cl^- 协转运抑制剂大多具有苯并噻嗪结构，如氯噻嗪（Chlorothiazide）、氢氯噻嗪（Hydrochlorothiazide）、氢氟噻嗪（Hydroflumethiazide）、氟苄噻嗪（Bendroflumethiazide）、苄噻嗪（Benzthiazide）、泊利噻嗪（Polythiazide）和甲氯噻嗪（Methyclothiozide），因此又被称为苯并噻嗪类利尿药。

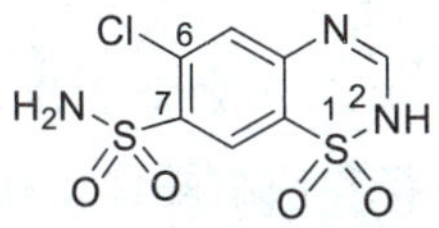

氯噻嗪 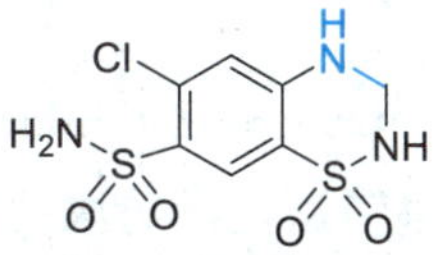　　　　　氢氯噻嗪 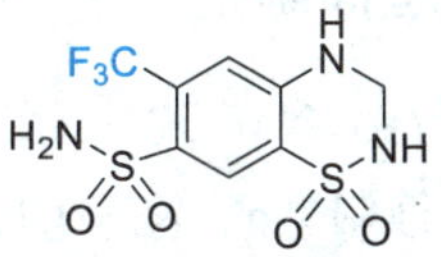　　　　　氢氟噻嗪 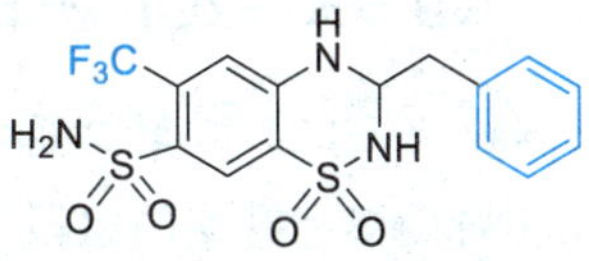　　　　　氟苄噻嗪

苄噻嗪　　　　　　　　泊利噻嗪　　　　　　　甲氯噻嗪

噻嗪类药物由于竞争性抑制 Na^+-Cl^- 协转运的 Cl^- 结合部位而利尿。它亦有微弱碳酸酐酶抑制活性，不易引起酸碱平衡紊乱，为最常用的利尿药物和抗高血压药物。此类药物不引起体位性低血压并能增加其他抗高血压药物的效能和减少其他抗高血压药物的体液潴留副作用，也可用于尿崩症的治疗。

氢氯噻嗪 Hydrochlorothiazide

化学名为6-氯-3,4-二氢-2H-1,2,4-苯并噻二嗪-7-磺酰胺-1,1-二氧化物，6-chloro-3,4-dihydro-2H-1,2,4-benzothiadiazine-7-sulfonamide-1,1-dioxide。

本品为白色结晶性粉末，无臭，略带苦味。易溶于丙酮，略溶于甲醇、乙醇，溶于水和乙醇；mp 265～273℃。本品结构上含两个磺酰胺基，其氮连接的氢原子具有弱酸性，pK_a为7.0和9.2。

氢氯噻嗪固体在室温和干燥条件下稳定，固态氢氯噻嗪室温贮存5年，未见明显降解；加热至230℃，2h仅见颜色略变黄色，其他物理性质未有显著变化。对日光稳定，但不能在强光下曝晒。氢氯噻嗪在碱性溶液中易水解失活，故不宜与碱性药物配伍。

氢氯噻嗪的合成是以3-氯苯胺为原料，与氯磺酸进行氯磺化反应，生成4-氯-6-氨基-1,3-苯二磺酰氯，然后与氨气反应制得4-氯-6-氨基-间苯二磺酰胺，再与等物质的量的甲醛缩合，即得氢氯噻嗪。

氢氯噻嗪能抑制肾小管对 Na^+、Cl^- 的重吸收，从而促进肾脏对氯化钠的排泄。在体内不经代谢降解，以原形排泄。临床上用于治疗水肿性疾病，轻、中度高血压，常与其他降压药合用，以增强疗效。大剂量或长期使用时，应与氯化钾同服，以避免血钾过低。

二、Na^+-K^+-2Cl^- 协转运抑制剂

Na^+-K^+-2Cl^- 协转运抑制剂（Na^+-K^+-2Cl^- cotransport inhibitors）为高效能利尿药，作用于肾髓襻上升支的粗段，抑制 Na^+-K^+-2Cl^- 协转运，影响尿的稀释和浓缩功能，作用强而快，能增加肾血流量，对水电解质平衡有较大的影响，主要用于其他利尿药效果不好而

又急需利尿的情况，如急性肾衰竭在早期的无尿期或急性肺水肿。本类的代表药物为含磺酰胺基结构的利尿药呋塞米（Furosemide）和苯氧乙酸类利尿药依他尼酸（Etacrynic acid）。

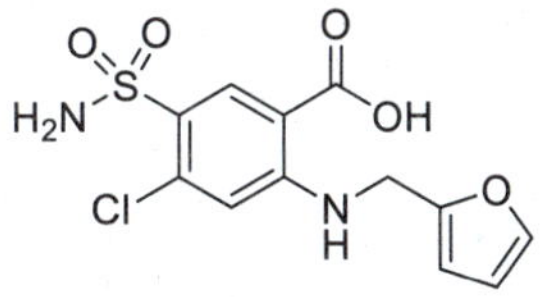

呋塞米 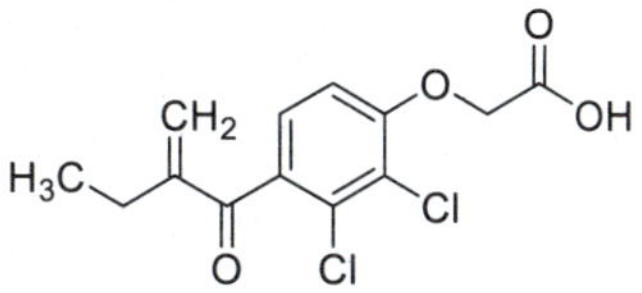　　　　　　　依他尼酸

呋塞米 Furosemide

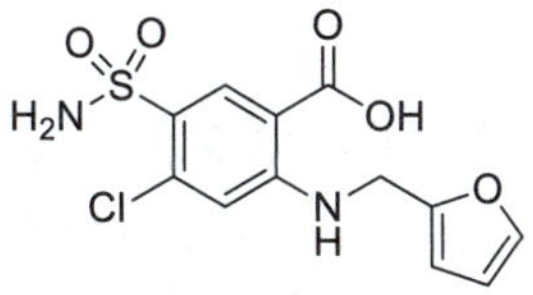

化学名为 2-[(2-呋喃甲基)氨基]-5-(氨磺酰基)4-氯苯甲酸，2-(furan-2-ylmethylamino)-5-sulfamoyl-4-chloro-benzoic acid，别名速尿、利尿磺。

本品为白色或类白色结晶性粉末，无臭、无味；可溶于乙醇、甲醇、丙酮及碱性溶液中，略溶于乙醚、三氯甲烷，不溶于水。分子中拥有游离羧基，可溶于碱性溶液。

呋塞米主要作用于肾脏髓质升支部位，抑制对 NaCl 的重吸收，使管腔内 Na^+、Cl^- 浓度升高，导致水、Na^+、Cl^- 排泄增多，从而起到利尿的作用。

呋塞米以 2,4-二氯苯甲酸为原料，经氯磺酰化制得 2,4-二氯-5-磺酰氯苯甲酸，然后氨解制得 2,4-二氯-5-磺酰胺苯甲酸，再与糠胺缩合制得。

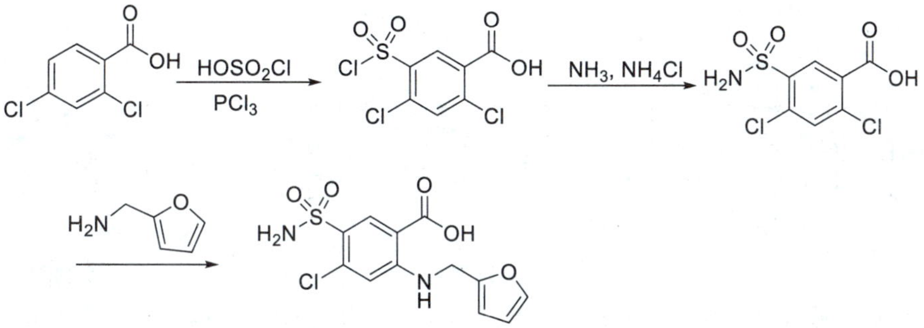

呋塞米口服有效，也可由其他途径（如注射）给药，因作用时间短，也可分次给药，主要用于治疗高血压和充血性心力衰竭与肝硬化伴随的水肿。临床毒性主要是体液和电解质的失衡，高尿酸症和胃肠道反应。大剂量长期应用时，可出现体位性低血压、休克、低钾血症、低氯血症、低氯性碱中毒等不良反应。

三、盐皮质激素受体阻断剂

醛固酮是一种盐皮质激素，能够与肾远曲小管和集合管上皮的盐皮质激素受体结合，加速 Na^+ 的转运，增强肾小管对 Na^+ 和 Cl^- 的重吸收，引起水钠潴留。盐皮质激素受体阻断剂（mineralocorticoid receptor antagonists）竞争性抑制醛固酮和盐皮质激素受体的结合，而发挥保钾利尿作用，此类利尿剂代表药物为螺内酯（Spironolactone）。

螺内酯 Spironolactone

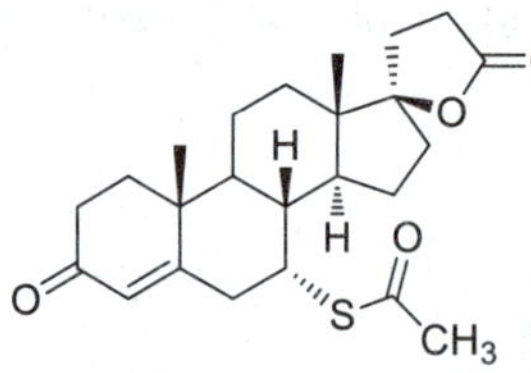

化学名为 17β-羟基-3-氧代-7α-(乙酰硫基)-17α-孕甾-4-烯-21-羧酸-γ-内酯，17β-hydroxy-7α-acetylthio-3-oxo-17α-pregn-4-ene-21-carboxylic acid-γ-lactone，又名安体舒通。

本品为白色或略黄白色结晶性粉末，有少许硫醇臭味。分子中具有两个手性中心，有旋光性，比旋度 $[\alpha]_D^{20}=-33.5°(CHCl_3)$。本品易溶于三氯甲烷、乙醇，难溶于水，mp 203~209℃。

螺内酯在空气中稳定，室温放置 7d 未见变色，现仅只发现螺内酯可降解为坎利酮（Canrenone）和二烯酮（Dienone），降解在一般药物制剂中和化学纯产品中很少发生。据测定，在 46℃条件放置 5 年，只有 1% 或更少的坎利酮生成。

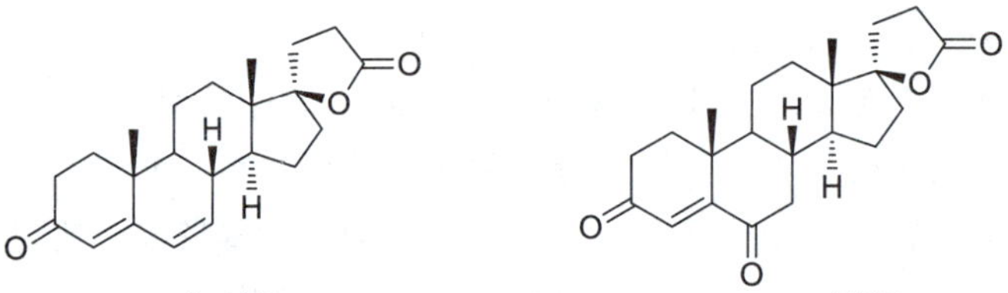

坎利酮　　　　　　　　二烯酮

螺内酯口服后，约 70% 被迅速吸收，但在肝脏很容易被代谢，脱去乙酰硫基，生成坎利酮和坎利酮酸。坎利酮为活性代谢物，具有盐皮质激素受体拮抗作用，坎利酮酸为无活性代谢产物。

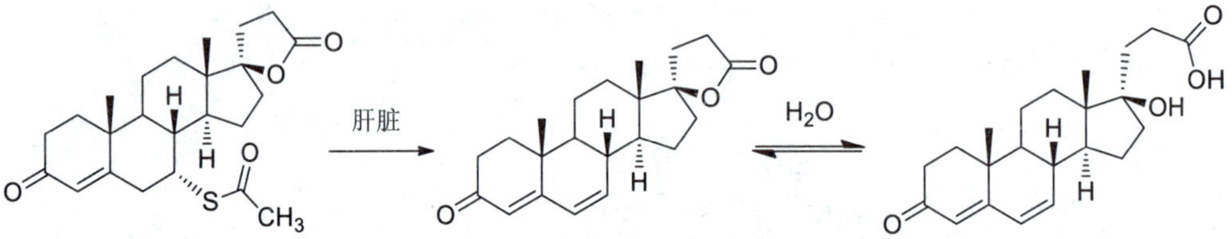

坎利酮　　　　　　　　坎利酮酸

螺内酯属于低效利尿药物，是盐皮质激素（如醛固酮）的完全拮抗剂，主要用于治疗与醛固酮升高有关的顽固性水肿。螺内酯的主要副作用是高钾血症，所以有时与固定剂量的氢氯噻嗪联合使用。螺内酯还有抗雄激素作用，可引起阳痿和男性女性化，同时还有微弱孕激素作用，导致妇女月经不调。

本章小结

血压调节的生理过程非常复杂，因此高血压治疗药物根据不同的作用机制，种类也非常丰富。本章主要介绍了作用于交感神经药物、影响肾素-血管紧张素-醛固酮系统的药物、钙通道阻滞剂、利尿药四类抗高血压药物，重点掌握影响肾素-血管紧张素-醛固酮系统的药物、钙通道阻滞剂。

影响肾素-血管紧张素-醛固酮系统的药物根据作用靶点不同，可分为肾素抑制剂、血管紧张素转化酶抑制剂、血管紧张素Ⅱ受体拮抗剂，其中后两类是抗高血压的一线治疗药物。钙通道阻滞剂抑制跨膜钙内流及细胞内的钙释放，舒张外周血管平滑肌，降低外周血管阻力。依据其作用类型可分为选择性钙通道阻滞剂和非选择性钙通道阻滞剂，其中选择性钙通道阻滞剂根据化学结构又可分为1,4-二氢吡啶类、苯硫氮䓬类、芳烷基胺类。

思考题

1. 简述作用于肾素-血管紧张素-醛固酮系统的抗高血压药物的分类及其代表药物。
2. 简述钙离子通道拮抗剂的类型及其代表药物。
3. 简述前药设计原理在 ACEI 中的应用。
4. 请写出卡托普利的合成路线。

第十二章 心脏疾病治疗药物及血脂调节药

近年来，随着人们物质生活水平的提高以及人口老龄化进程的加速，全球心血管疾病发病率呈逐年上升趋势。心血管疾病，临床上也被称为循环系统疾病，是人类健康的一大杀手，因而心血管系统的创新药物研究已成为世界各国医学以及药学领域的科学家们关注的焦点。

心血管疾病是涉及心脏、血管等循环系统的疾病，主要包括高血压、心肌梗死、心律失常、心绞痛、心力衰竭等病症，临床症状主要为呼吸困难、晕厥、心悸等，由于发病急、变化快，因此严重地影响了患者的生命安全。临床治疗心血管疾病时，治疗方案复杂、用药较多，此外心血管系统药物种类繁多，全世界正在研发的3000多种新药中几乎有1/4~1/3的品种与心血管系统有关。

20世纪80年代以来，许多新型、高效、选择性好的药物应用于临床，显著改善了心血管系统疾病的治疗状况。心血管系统药物作用机制各异，根据药物的临床用途，分为抗心律失常药、抗心绞痛药、抗心力衰竭药、血脂调节药、抗高血压药、抗血栓药等，本章重点介绍前四类。

第一节 抗心律失常药

心律失常属于高发的心脏病之一，其主要表现为心脏电位变化时频率、节律出现异常，继而引起患者心脏及其周围部位不适感，严重情况下处在急性发作期会直接造成患者死亡。

临床上按心律失常发作时心率的快慢分为缓慢型、快速型心律失常两大类，缓慢型心律失常常用阿托品或者拟肾上腺素类药物进行治疗，快速型心律失常比较复杂，主要见于早搏、房性心动过速、心房颤动、心室颤动、阵发性心动过速、室性心室颤动等。本章列举的抗心律失常药物主要是用于治疗快速型心律失常。

抗心律失常药物分类由 Vaughan Williams 提出，根据药物不同的电生理作用分为四类：Ⅰ类为钠通道阻滞剂；Ⅱ类为β受体阻断剂；Ⅲ类为延长动作电位时程药物（钾通道阻滞剂）；Ⅳ类为钙通道阻滞剂，本节将重点介绍Ⅰ类、Ⅲ类抗心律失常药物。

一、钠通道阻滞剂

钠通道分布于心肌细胞膜上，具有去极化心肌细胞和传播动作电位的作用，当受到刺激时，钠通道开放，大量钠离子从细胞外经钠离子通道快速内流，导致膜电位迅速升高。因此，钠通道在维持细胞兴奋性及正常生理功能上十分重要，也成为一些药物如局部麻醉药、抗心律失常药的重要作用靶点。

钠通道阻滞剂（sodium channel blockers）是一类抑制钠离子内流，抑制心肌细胞动作电位振幅以及超射幅度，减慢传导，延长有效不应期，具有很好的抗心律失常作用的药物。根据对钠离子通道阻滞程度的不同，又将钠通道阻滞剂分为 I_A、I_B、I_C 三类。

1. I_A 类抗心律失常药物

I_A 类属于广谱的抗心律失常药物，除了可以抑制钠离子内流外，还可以抑制钾通道，延长所有心肌细胞的有效不应期，属于中度钠通道阻滞剂。代表药物有奎尼丁（Quinidine）、普鲁卡因胺（Procainamide）等。奎尼丁是从金鸡纳树皮中提取的生物碱，普鲁卡因胺是局麻药普鲁卡因的电子等排体，后来发现其抗心律失常作用效果与奎尼丁相似，且口服、注射均较安全。

奎尼丁　　　　　　　　普鲁卡因胺

硫酸奎尼丁 Quinidine Sulfate

化学名为(S)-(6-甲氧基喹啉-4-基)[(2R,4S,8R)-8-乙烯基奎宁-2-基]甲醇硫酸盐二水合物，(S)-(6-methoxyquinolin-4-yl)[(2R,4S,8R)-8-vinylquinuclidin-2-yl]methanol sulfate dihydrate。

本品为白色细针状结晶，无臭，见光变暗。易溶于沸水，溶于乙醇、三氯甲烷，微溶于水，不溶于乙醚。分子中有两个氮原子，为二元碱，喹啉环上氮原子碱性较弱，不易与酸成盐，喹核碱环上的叔氮原子碱性较强。

从结构上分析，硫酸奎尼丁可以看成是喹啉环通过一个羟甲基连接到奎核碱环的2位上，奎核碱环8位上连接一个乙烯基，而喹啉环的6位上连接一个甲氧基，其中2位、4位、8位碳原子是手性碳原子，其构型分别是（2R,4S,8R），为右旋体。

奎尼丁加水溶解后，加稀硫酸即显蓝色荧光，加几滴盐酸，荧光即消失。取上述溶液5mL，加溴试液1～2滴，加氨试液1mL，即显翠绿色。

硫酸奎尼丁能抑制钠通道的开放，延长通道失活恢复所需时间，降低细胞膜钠离子的通透性而起作用，但影响钾、钙离子的通透作用不明显。临床用于治疗心房颤动、阵发性心动过速和心房扑动，为广谱抗心律失常药物。本品大量服用可导致蓄积中毒。

2. I_B 类抗心律失常药物

I_B 类对钠离子通道具有轻度阻滞能力，能降低去极化最大速率，缩短动作电位时程，代表药物有利多卡因（Lidocaine）、美西律（Mexiletine）。其中利多卡因对短动作电位时程的心房肌无效，因而仅适用于室性心律失常；美西律与利多卡因电生理作用基本相同，仅用于慢性室性心律失常。

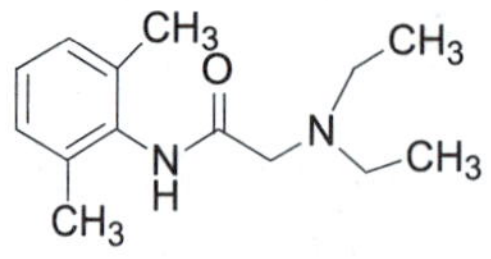

利多卡因 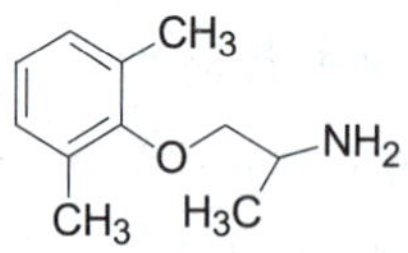　　　　　　　美西律

盐酸美西律　Mexiletine Hydrochloride

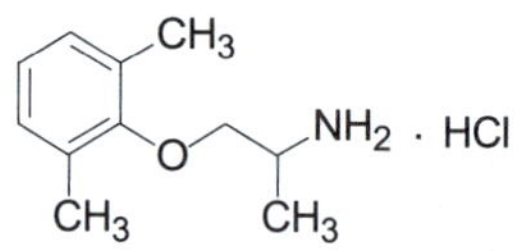

化学名为 (R,S)-1-(2,6-二甲基苯氧基)-丙烷-2 胺盐酸盐，(R,S)-1-(2,6-dimethylphenoxy) propan-2-amine hydrochloride，又名慢心律、脉律定。

本品为白色或类白色结晶性粉末，几乎无臭，味苦。在水或乙醇中易溶，在乙醚中几乎不溶；mp 200～204℃。

盐酸美西律可以看成是一个氨基乙醇的醚类化合物，或看成是苯氧乙胺类化合物衍生物，分子中具有手性碳，药用品为外消旋化合物。盐酸美西律原来是一个局麻药和抗惊厥药，1972 年发现它有很好的抗心律失常作用，属于 I_B 类抗心律失常药。

用 2,6-二甲基苯酚与甲基环氧乙烷作用得到 1-(2,6-二甲基苯氧基)-2-羟基丙烷，然后氧化为 1-(2,6-二甲基苯氧基)丙酮，进一步与盐酸羟胺成肟后再氢化还原，成盐即得盐酸美西律。

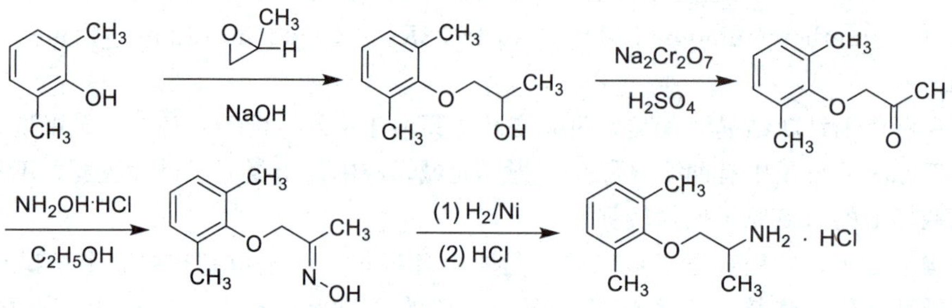

盐酸美西律在肝脏代谢成多种产物，药理活性很小，约 10% 经肾排出。该药具有抗心律失常、抗惊厥及局部麻醉作用。对心肌的抑制作用较小，中毒血药浓度与有效血药浓度相近，少数患者在有效血药浓度时即可出现严重不良反应。

3. I_C 类抗心律失常药物

I_C 类也属于广谱抗心律失常药,对钠离子通道具有强大的阻滞能力,能减低去极化最大速率,对动作电位时程无影响,代表药物有普罗帕酮(Propafenone),适用于室上性和室性心律失常的治疗。普罗帕酮属于丙酮衍生物,能够有效地抑制心肌的自律性、传导性,延长有效不应期,在消除折返传导和冲动形成异常方面也有显著作用。

普罗帕酮 Propafenone

化学名为 3-苯基-1-[2-[3-(丙氨基)-2-羟基丙氧基]-苯基]-1-丙酮,3- phenyl-1-[2-[3-(propylamino)-2-hydroxy propoxy]phenyl]-1- propanone,临床上常用其盐酸盐。

本品为白色的结晶性粉末;无臭,味苦。在乙醇、四氯化碳和热水中溶解,在冷水中略溶,在乙醚中不溶。熔点 171~174℃。

普罗帕酮口服吸收完全,肝内迅速代谢,代谢产物为 5-羟基丙胺苯丙酮和 N-去丙基普罗帕酮,也具有抗心律失常作用。N-去丙基化有立体选择性,R-(-)-对映体的清除速率大于 S-(+)-对映体,以外消旋体给药时,S-构型的消除减慢,血药浓度高于单独使用 S-构型。

普罗帕酮为广谱高效膜抑制性抗心律失常药,对心肌传导细胞有局部麻醉作用和膜稳定作用,由于结构中含有 β 受体阻断剂的结构片段,所以有一定程度的 β 受体阻滞活性且还具有钙拮抗活性,用于预防和治疗室性和室上性心律失常。

二、钾通道阻滞剂

钾通道是存在于细胞膜上选择性允许钾离子跨膜通过的离子通道,在调节细胞膜电位、细胞兴奋性以及肌肉组织收缩舒张活动中具有重要作用。钾通道阻滞剂(potassium channel blockers)是一类选择性作用于心肌细胞钾离子通道、阻止钾离子外流,从而延长心肌细胞的动作电位时程,减慢心率的一类药物,属于第Ⅲ类抗心律失常药。代表药物为苯并二氢呋喃类化合物胺碘酮(Amiodarone)。

盐酸胺碘酮 Amiodarone Hydrochloride

化学名为[2-[4-[(2-丁基-1-苯并呋喃-3-基)羰基]-2,6-二碘苯氧基]乙基]二乙胺盐酸盐,[2-[4-[(2-butyl-1-benzofuran-3-yl)carbonyl]-2,6-diiodophenoxy] ethyl] diethylamine hydrochloride，又名乙胺碘呋酮、胺碘达隆。

本品为类白色或淡黄色结晶粉末，无臭、无味。易溶于三氯甲烷、甲醇，溶于乙醇，微溶于丙酮、四氯化碳、乙醚，几乎不溶于水；pK_a 6.56（25℃）；mp156~158℃。

胺碘酮为碘代化合物，加硫酸微热、分解、氧化产生紫色的碘蒸气。

盐酸胺碘酮口服吸收迟缓且不规则，生物利用度约为50%，起效极慢，一般在一周左右才出现作用，体内分布广泛，可在多种器官组织中蓄积，主要代谢物为去乙基胺碘酮，该代谢物与胺碘酮有类似药理作用，胺碘酮的抗心律失常作用很大程度是由去乙基胺碘酮在体内蓄积后产生的。

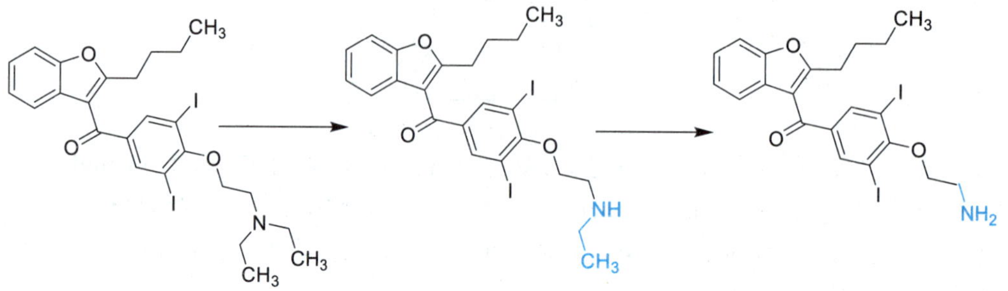

以苯并呋喃为原料，先用丁酸酐进行酰化，所得产物用水合肼还原后与对甲氧基苯甲酰氯进行傅-克反应，再将碘代后产物与二乙氨基氯乙烷缩合，最后与盐酸成盐即得盐酸胺碘酮。

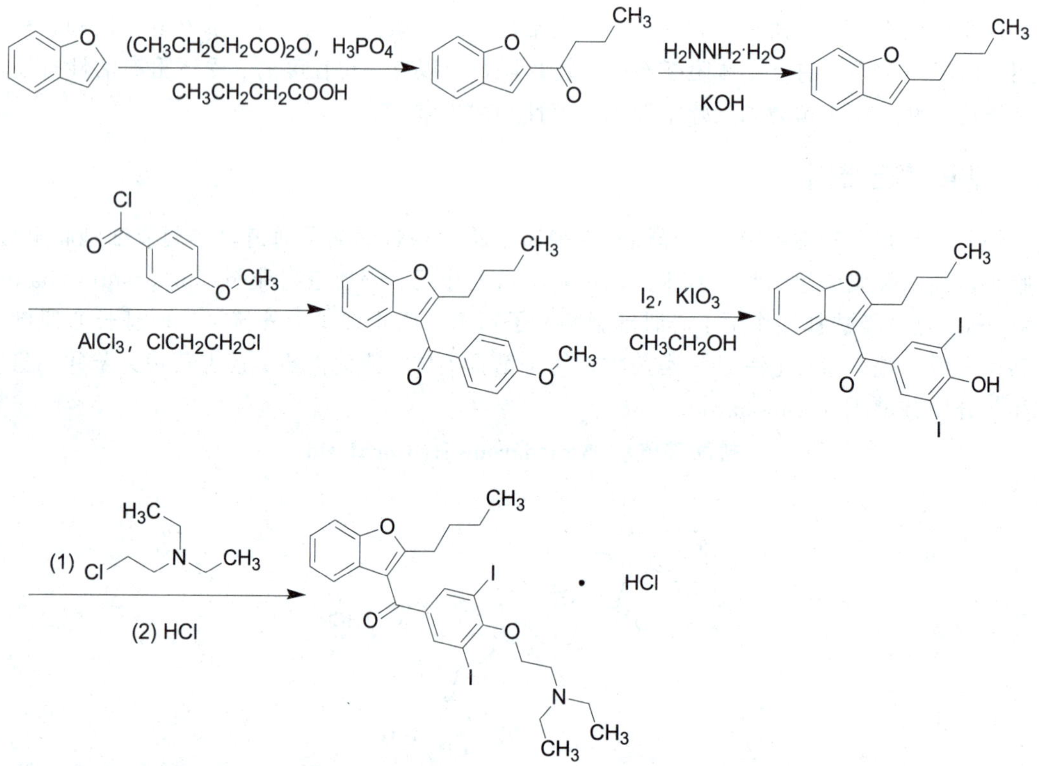

本品具有选择性阻滞钾通道的作用，为Ⅲ类抗心律失常药。除抑制钾通道外，对钠、钙通道均有一定阻滞作用，抑制心房及心肌传导纤维的快钠离子内流，减慢传导速度，减低窦房结自律性；对静息膜电位及动作电位高度无影响。

> **知识拓展**
>
> **胺碘酮衍生物**
>
> 胺碘酮结构中含有碘，长期使用会引起体内碘含量增加而导致甲状腺功能紊乱。于是针对胺碘酮的此种不良反应设计了结构相似衍生物决奈达隆（Dronedarone），其结构中去除了碘元素而又保留了苯并呋喃环，该化合物具有与胺碘酮相似的抗心律失常活性，又没有与碘相关的不良反应，对甲状腺的损伤大幅度降低。
>
> 胺碘酮　　　　　　　　决奈达隆

第二节　抗心绞痛药

心绞痛多为冠状动脉供血不足引发的心肌急剧的暂时性缺血或缺氧的短暂发作，临床上常以发作性胸痛或胸部不适为主要表现。心肌耗氧量增加、冠状动脉供氧不足或血细胞携氧能力降低等均可诱发心绞痛。抗心绞痛药物可通过降低心肌耗氧量、扩张冠状动脉和侧支循环血管、增加缺血区域尤其是心内膜下的血液供应、增加心衰患者的每搏输出量和心输出量，改善心功能来发挥其抗心绞痛的作用。目前临床上使用的抗心绞痛药物主要是降低心肌耗氧量的药物，根据化学结构和作用机制，抗心绞痛药物包括硝酸酯类药物、β 受体阻断剂和钙通道阻滞剂。本节重点介绍硝酸酯类药物。

硝酸酯类药物是最早使用的抗心绞痛药物。按照化学结构分为有机硝酸酯类、有机亚硝酸酯类以及亚硝酸硫醇酯等。有机硝酸酯类化合物主要以多硝基氧基烷烃为化学骨架构成的，如硝酸甘油（Nitroglycerin）、丁四硝酯（Erythrityl Tetranitrate）等；另一类有机硝酸酯类药物主要包括二硝酸酯或单硝酸酯类化合物，如硝酸异山梨酯（Isosorbide Dinitrate）、单硝酸异山梨酯（Isosorbide Mononitrate）等。

该类药物作用机制为释放 NO 血管舒张因子，从而扩张冠状动脉，增加心肌的供血量和供氧量。药物作用以扩张静脉为主，降低心肌耗氧量，从而缓解心绞痛症状，适用于各种类型的心绞痛。

大量的临床数据表明连续使用硝酸酯类药物容易产生耐受性，这是由于硝酸酯类药物在体内需被巯基还原成亚硝酸酯类化合物，才能产生扩血管作用，当产生耐受性以后，继续使用硝酸酯类药物，将不会产生扩血管作用，此时组织中巯醇含量有所下降，但应用亚硝酸酯类药物仍然有效，当给予硫化物还原剂时，则能迅速翻转这一耐受现象。应用硝酸酯类化合物时，如果同时给予可保护体内巯醇类的化合物 1,4-二巯基-2,3-丁二醇，就不易产生耐药性。

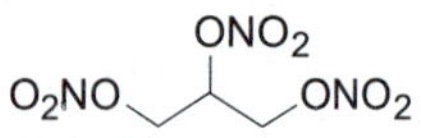

硝酸甘油

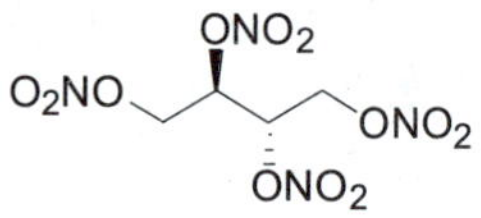

丁四硝酯

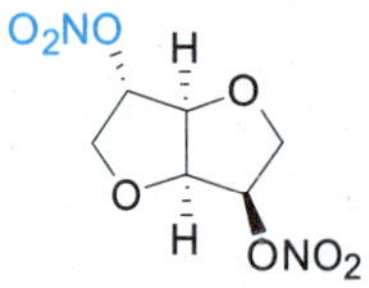

硝酸异山梨酯

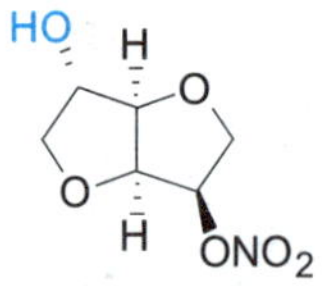

单硝酸异山梨酯

> **知识拓展**
>
> ### 硝酸甘油的"两面性"
>
> 公元 1847 年，意大利化学家苏布雷罗在实验中发现了治疗心绞痛的特效药物硝酸甘油，后来这种非常不稳定、很容易发生爆炸的物质又被瑞典化学家阿尔弗雷德·伯纳德·诺贝尔看上。诺贝尔经过不懈的努力，在硝酸甘油的基础上，发明了安全炸药，并且依靠生产炸药，诺贝尔获得了巨额的财富。作为和平主义者的诺贝尔看到他发明的安全炸药更多的是应用于战争，他的内心非常痛苦。于是，在 1895 年立下遗嘱，用他的巨额遗产建立了诺贝尔基金，用其每年的利息奖励世界上为和平、物理学、化学、医药、文学做出贡献的人。就这样，代表科学界最高荣誉的诺贝尔奖诞生了。1893 年，诺贝尔本人得了心绞痛和心脏病，并且非常严重，具有讽刺意味的是医生建议他服用当时试验证明有效，但没有理论支持的硝酸甘油来治疗，诺贝尔始终没有听从医生的建议，1896 年，诺贝尔因心脏病发作而逝世。
>
> 直到 100 多年后，在佛契哥特、伊格纳罗及穆拉德三位医学家的共同努力下，人们才揭开了硝酸甘油缓解心绞痛之谜，他们也因此获得 1998 年诺贝尔医学或生理学奖。这个世界就是这么不可思议，曾经的致命炸药如今却变成了临床常用的护心良药……

硝酸甘油 Nitroglycerin

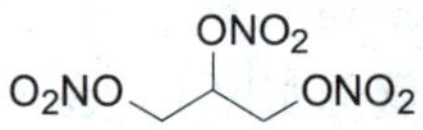

化学名为 1,2,3-丙三醇三硝酸酯，1,2,3-propanetriol trinitrate。

本品为浅黄色油状液体；无臭，带甜味。溶于乙醇，混溶于热乙醇、丙酮、乙醚、冰乙酸、乙酸乙酯、苯、三氯甲烷和苯酚，略溶于水（1.73mg/mL，20℃）。沸点 145℃。在低温条件下可凝固成两种固体形式，一种为稳定的双棱形晶体，熔点 13.2℃；另一种为不稳定的三斜晶形，熔点 2.2℃，可转变为稳定的晶型。本品具有挥发性、吸湿性和爆炸性，能吸收水分子成塑胶状，受热或激烈震动易发生爆炸，故不宜以纯品放置和运输。

硝酸甘油在中性和弱酸性条件下相对稳定，碱性条件下迅速水解。在 KOH 试液中加热生成甘油，再加入硫酸氢钾生成的丙烯醛气体有恶臭，可用于鉴别。

$$\underset{ONO_2}{\overset{ONO_2}{O_2NO}}\xrightarrow{KOH} \underset{OH}{\overset{OH}{HO}}\xrightarrow{KHSO_4} H_2C=O$$

硝酸甘油为速效、短效硝酸酯类药物，舌下含服能通过口腔黏膜迅速吸收，直接进入人体循环可避免首过效应，血药浓度很快达峰，1~2min 起效，半衰期约为 42min，松弛血管平滑肌，缓解心绞痛症状。本品在肝脏代谢，在肝脏经谷胱甘肽还原酶还原为水溶性较高的二硝酸酯代谢物、少量的单硝酸酯代谢物和无机盐，甘油二硝酸酯代谢物仍有扩张血管作用，但仅为硝酸甘油的 1/10。

硝酸异山梨酯 Isosorbide Dinitrate

化学名为 1,4：3,6-二脱水-D-山梨醇二硝酸酯，1,4：3,6-dianhydro-D-sorbitol dinitrate，又名消心痛。

本品为白色结晶性粉末；无臭。在丙酮或三氯甲烷中易溶，在乙醇中略溶，在水中微溶。熔点 68~72℃。

硝酸异山梨酯是由两个异山梨醇脱水形成的五元氧环和两个硝酸酯基组成，两个五元氧环为顺式稠合，两个硝酸酯基处于反式。

硝酸异山梨酯在室温下较稳定，但在酸、碱溶液中硝酸酯容易水解。本品结晶有稳定型和不稳定型两种，药用为稳定型，不稳定型 30℃放置数天后，可转为稳定型。受热或撞击易发生爆炸。

硝酸异山梨酯与适量水和硫酸混溶后，沿壁缓缓加入硫酸亚铁试液，界面显棕色，可用于鉴别。

硝酸异山梨酯的作用与硝酸甘油相似，一般为舌下含服，10min 起效，持效约 1h，半衰期为 30min，口服生物利用度极低，仅为 3%，多数在胃肠道和肝脏被破坏，进入人体后很快被代谢为 2-单硝酸异山梨醇酯和 5-单硝酸异山梨醇酯，两者均具有抗心绞痛活性，并且这种单硝酸异山梨醇酯没有肝脏首过效应，生物利用度达 100%。

2-单硝酸异山梨醇酯   5-单硝酸异山梨醇酯

硝酸异山梨酯的合成是用山梨醇在硫酸催化下经二甲苯脱水后生成二脱水山梨醇，再经硝酸酯化即得本品。

硝酸异山梨酯临床用于心绞痛、冠状循环功能不全、心肌梗死等疾病的治疗、预防和急救，因其结构含有二硝酸酯，脂溶性大容易透过血脑屏障，有头痛的副作用。

第三节 抗心力衰竭药

心力衰竭（heart failure）又称充血性心力衰竭（congestive heart failure，CHF），是指由于心脏的收缩功能或舒张功能发生障碍，不能将静脉回心血量充分排出心脏，导致静脉系统血液淤积，动脉系统血液灌注不足，从而引起心脏循环障碍，不能将血泵至外周部位，无法满足机体代谢需要，临床上常表现为组织血液灌注不足、肺淤血、腔静脉淤血等。

在心力衰竭的一般治疗中，药物治疗主要发挥强心和减轻心脏负荷两方面的作用，所以抗心力衰竭药又称为强心药、正性肌力药。按照作用机制的不同，主要分为四类：①强心苷类；②β受体激动剂类；③磷酸二酯酶抑制剂类；④加强肌纤维丝对钙离子敏感性的钙敏化药。其中强心苷类药物主要是通过对衰竭心肌细胞膜上 Na^+/K^+-ATP 酶的抑制，可使细胞内钠离子水平升高，促使钠离子与钙离子的交换，提高细胞内钙离子水平，从而发挥正性肌力作用。磷酸二酯酶抑制剂类药物主要通过抑制磷酸二酯酶，阻碍心肌细胞内 cAMP 的降解，cAMP 水平增高可使心肌细胞内钙离子浓度增加，心肌收缩功能增强，进而导致强心作用。本节重点介绍强心苷类药物以及磷酸二酯酶抑制剂。

一、强心苷类

强心苷类（glycosides）药物是含有甾体苷元的苷类化合物，多存在于有毒的植物体内。目前临床上常用的洋地黄强心苷类药物的结构包括糖和苷元两部分，苷元由甾核和 α,β-不饱和内酯环组成。甾核由 A、B、C 和 D 四个环稠合而成，A/B、C/D 为顺式稠合，B/C 为反式稠合，甾核连接的内酯环通常为五元不饱和内酯环，糖基部分由 3 个 β-D-洋地黄毒糖组成，糖分子之间以 1,4-糖苷键连接。

这类药物通过抑制心肌细胞膜结合的 Na^+/K^+-ATP 酶使钠泵失灵，细胞内的钠离子浓度增高，兴奋 Na^+/Ca^{2+} 交换系统，提高细胞内钙离子水平，增加心肌收缩力而发挥作用。代表药物主要有地高辛（Digoxin）等。

临床上使用强心苷类药物最大的问题就是治疗指数窄、安全范围小，有效剂量与中毒剂量相接近，容易发生中毒。因此，即使血浆药物浓度发生轻微的变化，也会导致很严重的后果，为了克服其缺点，在使用该类药物时临床上常会加强血药浓度的监测。在使用洋地黄强心苷类药物时，应注意：严格审核剂量，地高辛用药剂量为 0.125～0.25mg/d；2 周内未用过洋地黄类药物的才能按照常规进行给药；毒毛花苷 K 毒性剧烈，过量时可引起严重心律失常，1 周内用过洋地黄制剂者，不宜应用，以免中毒危险；该类药物不可与含钙离子注射液合用。

地高辛 Digoxin

化学名为 3β-[[O-2,6-二脱氧-β-D-核-已吡喃糖基-(1→4)-O-2,6-二脱氧-β-D-核-已吡喃糖基-(1→4)-2,6-二脱氧-β-D-核-已吡喃糖基]氧代]-12β,14β-二羟基-5β-心甾-20(22)烯内酯，3β-[[O-2,6-dideoxy-β-D-ribo-hexopyranosyl-(1→4)-O-2,6-dideoxy-β-D-ribo-hexopyranosyl-(1→4)-2,6-dideoxy-β-D-ribo-hexopyranosyl]oxy]-12β,14β-dihydroxy-5β-heart steroid-20(22)-enolide。

本品为白色结晶或结晶性粉末；无臭，味苦。在吡啶中易溶，在稀乙醇中微溶，在三氯甲烷中极微溶解，在水或乙醚中不溶。

地高辛口服后在小肠上端可迅速被吸收并分布于组织中，生物利用度约为 60%～80%，主要以原形从肾脏排泄，约 7% 经肝脏代谢，主要是氢化为二氢地高辛后再被水解成不同产物，包括脱糖等，最后与葡糖醛酸结合，经肾脏排泄。

地高辛临床上主要用于各种充血性心力衰竭、心房颤动和心律不齐。

二、磷酸二酯酶抑制剂

磷酸二酯酶抑制剂（phosphodiesterase inhibitor，PDEI）主要是以吡啶联吡啶酮为化学结构基础的一系列衍生物。该类药物主要通过抑制磷酸二酯酶，阻碍心肌细胞内 cAMP 的降解，cAMP 水平增高可使心肌细胞内钙离子浓度增加、心肌收缩功能增强，进而导致强心作用。代表药物有氨力农（Amrinone）和米力农（Milrinone）。

氨力农是第一个用于临床的磷酸二酯酶抑制剂，口服、静注均有效果，兼有正性肌力作用和血管扩张作用。因有血小板计数减少、肝酶异常、心律失常以及低血压等副作用，故临床应用受到限制。米力农是氨力农的同类药物，作用机理与氨力农相同，口服、静注均有效果，兼有正性肌力作用和血管扩张作用，但是作用效果比氨力农强 10～30 倍，耐受性较好，米力农的不良反应相比于氨力农较少。

氨力农　　　　　　　　米力农

第四节 血脂调节药

一、血脂化学和生物化学

血脂（blood-lipid）是指血浆或血清中所含的脂类，广泛存在于人体中，是生命细胞基础代谢的必需物质。一般来说，血脂中的主要成分是甘油三酯和胆固醇，其中甘油三酯参与人体内能量代谢，胆固醇则主要用于合成各种细胞浆膜、类固醇激素和胆汁酸。血浆脂类含量虽只占全身脂类总量的极小一部分，但外源性和内源性脂类物质都需经进血液运转于各组织之间。因此，血脂含量可以反映体内脂类代谢的情况。

所有的血脂都和蛋白质结合成脂蛋白。而脂蛋白的基本结构是不同含量的甘油三酯为核心，周围包围一层磷脂、胆固醇和蛋白质分子。脂蛋白根据密度分为：乳糜微粒（chylomicron，CM）、极低密度脂蛋白（very low density lipoproteins，VLDL）、低密度脂蛋白（low density lipoproteins，LDL）、高密度脂蛋白（high density lipoproteins，HDL）。其中胆固醇的主要携带者是低密度脂蛋白和高密度脂蛋白，但是所不同的是低密度脂蛋白负责把胆固醇从肝脏运送至全身组织，而高密度脂蛋白可以把周边组织多余的胆固醇运送回肝脏并排出体外，因此人体内低密度脂蛋白升高的危害最大，是导致动脉粥样硬化的基本条件，当其过量时，所携带的胆固醇便会积存在动脉壁上，容易引起动脉粥样硬化。而高密度脂蛋白可以达到抗血管硬化的目的，同时还能维护血管内皮细胞功能，保护血管不形成血栓，因此高密度脂蛋白的增加有利于预防动脉粥样硬化。甘油三酯的主要携带者是乳糜微粒和极低密度脂蛋白。血浆中的各种脂蛋白都有基本恒定的浓度以维持相互间的平衡，如若比例失调，则证明脂质代谢紊乱。

临床上一般以成年人空腹血清中总胆固醇含量超过 5.72mmol/L、甘油三酯含量超过 1.70 mmol/L 统称为高脂血症，人体高脂血症主要是由于极低密度脂蛋白和低密度脂蛋白增多导致的。高脂血症与动脉粥样硬化密切相关，血脂增高，血脂及其分解产物逐渐沉积在血管壁上，使动脉血管弹性减低、管腔变窄，最终引起心脑系统等重要器官供血不足或出血。所以调节血浆中脂蛋白的比例、维持正常的浓度，是治疗高脂血症以及动脉粥样硬化的关键。

血脂调节药物主要是针对体内胆固醇和甘油三酯的合成与分解代谢过程设计而成的，该类药物可以调节各种脂蛋白的含量，使其维持在正常的浓度水平，从而缓解动脉粥样硬化症状。根据药物的作用特点可以把血脂调节药物分为：①降低胆固醇和低密度脂蛋白的药物，主要包括羟甲基戊二酰辅酶 A 还原酶抑制剂；②影响胆固醇和甘油三酯代谢的药物，主要包括苯氧基烷酸类和烟酸类等。

二、降低胆固醇和低密度脂蛋白的药物

降低胆固醇和低密度脂蛋白的调节血脂药物主要包括羟甲基戊二酰辅酶 A 还原酶抑制剂（HMG-CoA reductase inhibitors）。

血浆中胆固醇的来源有外源性和内源性两种途径。外源性的主要来源于食物，可通过调节食物结构来控制胆固醇的摄入量。内源性的在肝脏中合成，胆固醇的生物合成是以乙酰辅酶 A 为起始原料，经异戊烯基焦磷酸酯，得到 3-羟基-3-甲基戊二酰辅酶 A（简称羟甲基戊二酰辅酶

A，HMG-CoA)，在羟甲基戊二酰辅酶 A 还原酶催化下转化成 3,5-二羟基-3-甲基戊酸，简称甲羟戊酸，再经过数步反应即可合成胆固醇。因此，羟甲基戊二酰辅酶 A 还原酶是人体内源性胆固醇合成过程中的限速酶，抑制该酶的活性，即可调节胆固醇的合成速度（图 12-1）。

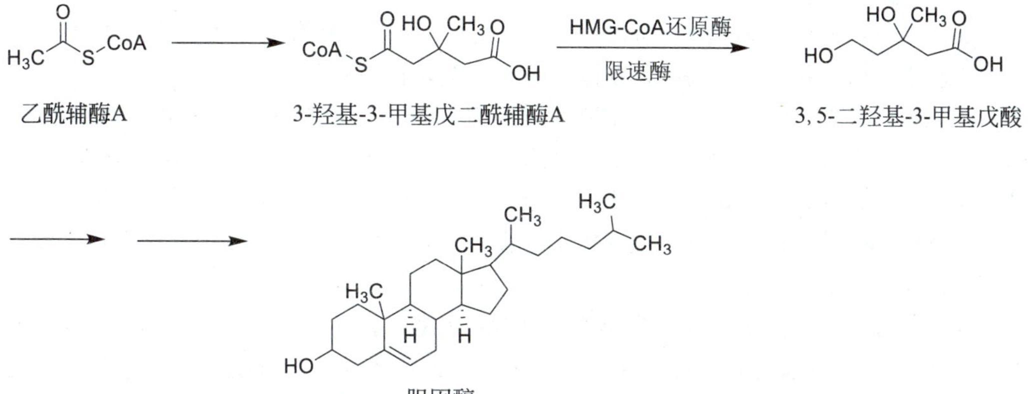

图 12-1 胆固醇生物合成过程

羟甲基戊二酰辅酶 A 还原酶抑制剂结构与羟甲基戊二酰辅酶 A 还原酶相似，且对羟甲基戊二酰辅酶 A 还原酶的亲和力更大，对该酶可产生竞争性的抑制作用，从而阻断羟甲基戊二酰辅酶 A 向甲羟戊酸的转化，减少肝脏胆固醇的合成，使人体内源性胆固醇降低，除此之外还可以使低密度脂蛋白水平降低，对动脉粥样硬化和冠心病有防治作用。该类药也可以使甘油三酯水平降低，高密度脂蛋白轻度升高。

羟甲基戊二酰辅酶 A 还原酶抑制剂基本结构为：

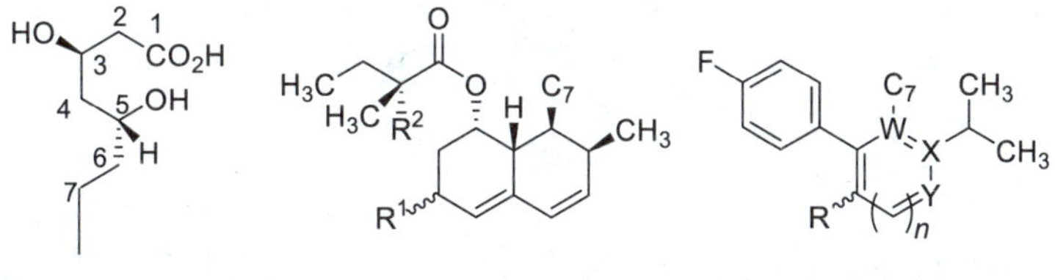

环A或B　　　　　　　环A　　　　　　　环B

无论是对天然还是合成的羟甲基戊二酰辅酶 A 还原酶抑制剂分子中都含有 3,5-二羟基羧酸药效团，3,5-二羟基羧酸的 5 位羟基有时会和羧基形成内酯，该内酯须经水解后才能起效，可看作前体药物。且 3,5-二羟基的绝对构型对产生药效有至关重要的作用。环 A 部分的十氢化萘环与酶活性部位结合是必需的，若以环己烷基取代则活性降低至万分之一。环 B 部分的 W、X、Y 可以为碳或氮，n 为 0 或 1。

洛伐他汀 Lovastatin

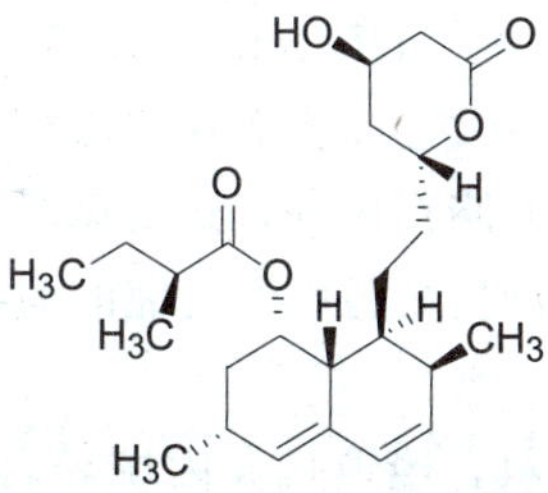

化学名为(S)-2-甲基丁酸-(4R,6R)-6-[2-[(1S,2S,6R,8S,8aR)-1,2,6,7,8,8a-六氢-8-羟基-2,6-二甲基-1-萘基]乙基]四氢-4-羟基-2H-吡喃-2-酮-8 酯,(S)-2-methyl butanoic acid-(4R,6R)-6-(2-[(1S,2S,6R,8S,8aR)-1,2,6,7,8,8a- hexahydro-8-hydroxy-2,6-dimethyl-1-naphthalenyl]ethyl] tetrahydro-4-hydroxy-2H- pyran-2-one-8-ester。

本品为白色或类白色结晶或结晶性粉末,无臭,无味,略有引湿性。在三氯甲烷中易溶,在丙酮中溶解,在乙醇、乙酸乙酯或乙腈中略溶,在水中不溶。熔点 174.5℃。

洛伐他汀是天然的羟甲基戊二酰辅酶 A 还原酶抑制剂,体外无羟甲基戊二酰辅酶 A 还原酶抑制活性,需进入体内后分子中的羟基内酯结构水解为 3,5-二羟基戊酸才表现出活性。本品结晶固体在贮存过程中,其六元内酯环上羟基发生氧化反应生成二酮吡喃衍生物。本品水溶液,特别在酸碱条件下,其内酯环能迅速水解,其产物羟基酸为较稳定化合物,水解反应伴随的副反应较少。

洛伐他汀有 8 个手性中心,若改变手性中心的构型,将导致活性的降低。洛伐他汀可竞争性抑制羟甲基戊二酰辅酶 A 还原酶,选择性高,能显著降低低密度脂蛋白水平,并能提高血浆中高密度脂蛋白的水平。临床上用于治疗高胆固醇血症和混合型高脂血症,也可用于缺血性脑卒中的防治。本品与贝特类药物(如非诺贝特、吉非贝齐等)合用可发生横纹肌溶解、急性肾衰竭,与赖诺普利等血管紧张素转化酶抑制剂合用可引起高血钾症。

氟伐他汀 Fluvastatin

化学名为(±)-(3R,5S,6E)-7-[3-(4-氟苯基)-1-(1-甲基乙基吲哚-2-基]-3,5-二羟基-6-庚酸,(±)-(3R,5S,6E)-7-[3-(p-fluorophenyl)-1-isopropylindol-2-yl]-3,5-dihydroxy-6-heptanoic acid。

本品为白色至淡黄色粉末,有吸湿性,对光敏感。易溶于水、甲醇或乙醇。1% 水溶液的 pH 为 8.0~10.0。分子中有两个手性碳,临床上使用(3R,5S)异构体。

氟伐他汀是第一个获得美国 FDA 批准用于经皮冠脉介入治疗术后治疗的他汀类药物,也是第一个通过全合成得到的他汀类药物,用吲哚环替代洛伐他汀分子中的双环,并将内酯环打开与钠成盐后得到氟伐他汀钠。本品主要通过抑制羟甲基戊二酰辅酶 A 还原酶使极低密度脂蛋白和低密度脂蛋白的来源减少且清除增加,从而抑制胆固醇的合成,并且可以提高血浆中高密度脂蛋白的浓度水平,增大 HDL/LDL 比值,促进胆固醇的转化和清除。临床上主要用于原发性高胆固醇血症和继发性高脂血症的治疗,也适用于动脉粥样硬化以及冠心病的防治,此外本品除具有强效降血脂作用外,还有降低冠心病发病率以及死亡率的功效。本品与烟酸类药物合用,适用于难治性高胆固醇血症的治疗,与贝特类药物联用,疗效显著提高。

氟伐他汀的合成是以苯胺为原料,经溴代异丙烷异丙基化,分子间环合得到 3-(4-氟苯基)-1-异丙基-1H-吲哚,再与乙酰乙酸甲酯缩合、选择性还原后水解即得。

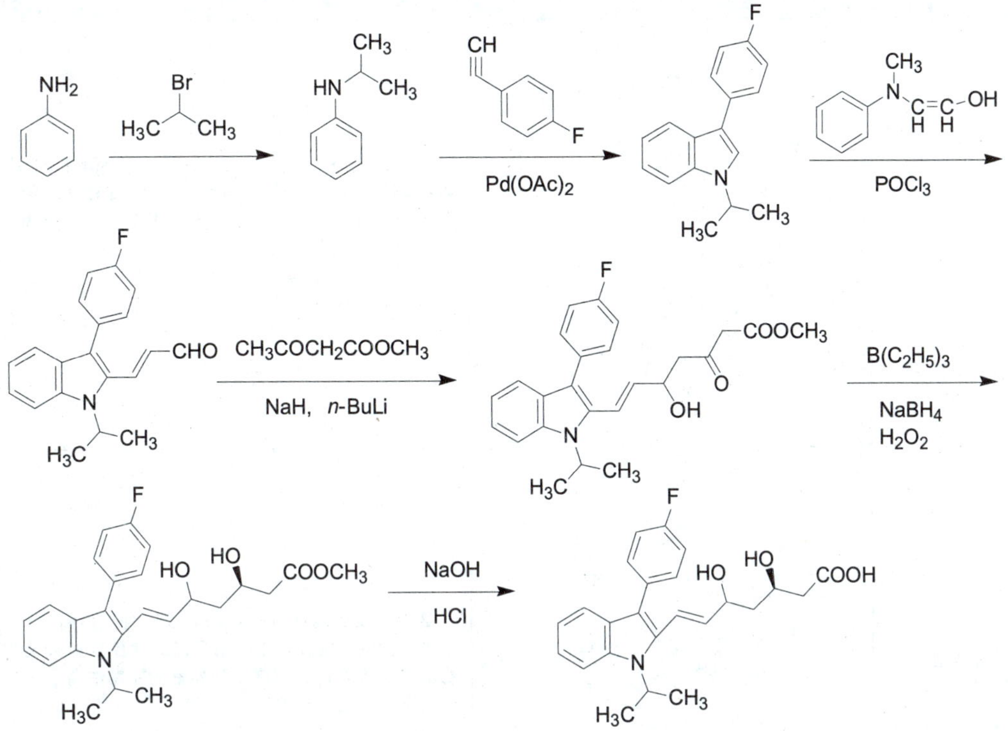

目前已用于临床的除了洛伐他汀(Lovastatin)、氟伐他汀(Fluvastatin)之外,还有辛伐他汀(Simvastatin)、普伐他汀(Pravastatin)、阿托伐他汀(Atorvastatin)和瑞舒伐他汀(Rosuvastatin)等(表12-1),但是他汀类药物会引起肌肉疼痛或横纹肌溶解的副作用而更加引起人们的关注。

表 12-1 其他常用的 HMG-CoA 还原酶抑制剂

药物名称	化学结构	特点
普伐他汀	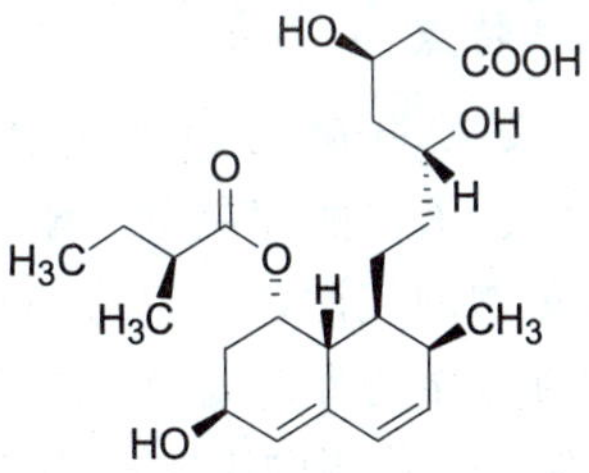	是在洛伐他汀的基础上将内酯环开环成3,5-二羟基戊酸,通常与钠成盐,以及将十氢萘环3位的甲基用羟基取代而得到的,适合于高脂血症以及家族性高胆固醇血症的治疗
辛伐他汀	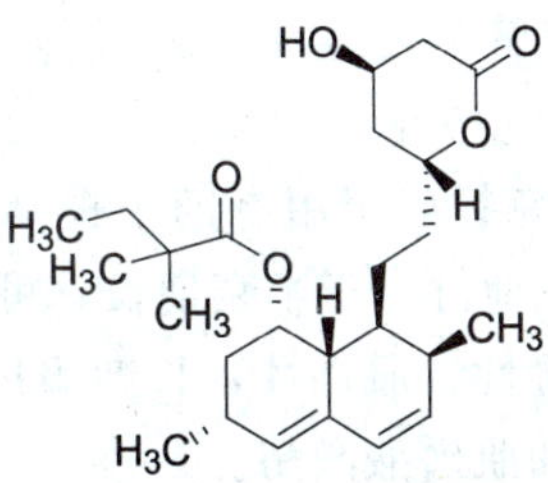	是在洛伐他汀十氢萘环的侧链上改造得到的药物,区别仅在于十氢萘环的侧链上多一个甲基取代基,使其亲脂性略有提高,辛伐他汀的活性比洛伐他汀略高,临床上用于治疗高胆固醇血症和混合型高脂血症,也可用于冠心病以及脑卒中的防治

续表

药物名称	化学结构	特点
阿托伐他汀	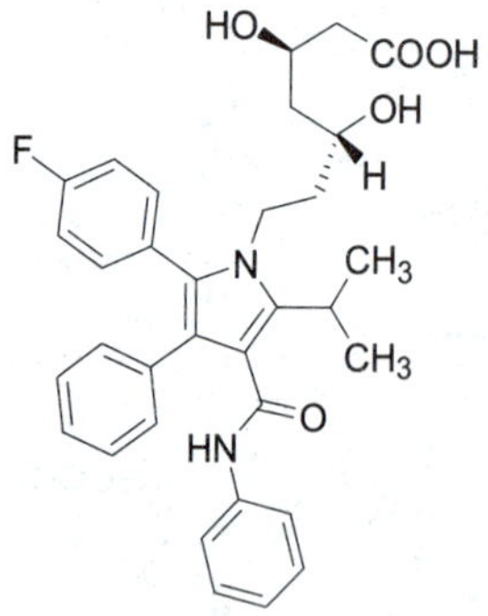	是全合成的羟甲基戊二酰辅酶A还原酶抑制剂,用吡咯环替代洛伐他汀分子中的双环,具有开环的二羟基戊酸侧链。阿托伐他汀临床上用于各种高胆固醇血症和混合型高脂血症,也可用于冠心病、脑卒中的防治,本品可降低心血管病的总死亡率,亦可用于心肌梗死后不稳定性心绞痛及血管重建术后
瑞舒伐他汀	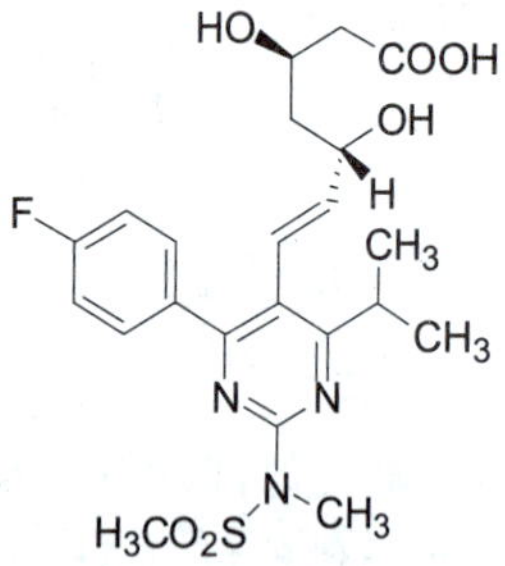	是全合成的他汀类药物,其分子中的双环部分改成了多取代的嘧啶环。本品用于经饮食控制和其他非药物治疗仍不能适当控制血脂异常的原发性高胆固醇血症或混合型血脂异常症

> **知识拓展**
>
> **他汀类药物的特点**
>
> 　　洛伐他汀、辛伐他汀和阿托伐他汀主要被肝酶 CYP3A4 代谢,它们可与 CYP3A4 抑制剂如红霉素等大环内酯类抗生素、蛋白酶抑制剂、酮康唑等吡咯类抗真菌药物等发生相互作用,由于抑制他汀类药物的代谢,导致血药浓度升高,增加了肌毒性风险的发生;利福平作为 CYP2C9 的诱导剂可以减少 50% 氟伐他汀的生物利用度,而瑞舒伐他汀和普伐他汀则不受 CYP3A4 代谢的影响;他汀类药物与烟酸、贝特类合用,可增加急性肾衰竭和横纹肌溶解的发生率;氟伐他汀、瑞舒伐他汀、辛伐他汀、洛伐他汀可使地高辛的血药浓度轻度升高。
>
> 　　他汀类药物一般提倡晚间服用,晚餐或晚餐后服用有助于提高疗效,辛伐他汀的日剂量超过 40mg 时,可分次给药;阿托伐他汀由于半衰期长,可以换在一日内任何时间给药。此外,由于他汀类药物具有肝毒性、肌毒性,长期服用者中约有 2% 可发生肝损伤,所以服用者应定期监测肝功能和肌磷酸激酶。

三、影响胆固醇和甘油三酯代谢的药物

影响胆固醇和甘油三酯代谢的药物（drugs affecting metabolism of cholesterol and triglycerides），主要包括苯氧基烷酸类和烟酸类。此类降血脂药物主要降低甘油三酯，此外还可以明显地降低极低密度脂蛋白，同时调节性地升高高密度脂蛋白的水平以及改变低密度脂蛋白的浓度。

1. 苯氧基烷酸类

该类药物主要是以苯氧基烷酸为化学结构基础的一系列衍生物。氯贝丁酯（Clofibrate）作为首个苯氧乙酸类降血脂药，具有降低甘油三酯和极低密度脂蛋白的作用，1962年应用于临床，口服吸收好，70年代经过大规模临床应用表明，该药虽然降血脂效果好，但是不良反应较多，长期使用后不良反应导致的死亡率大大增加，因此，该药目前临床上已经极少使用。目前应用于临床的代表药物包括吉非罗齐（Gemfibrozil）、非诺贝特（Fenofibrate）等。

吉非罗齐为非卤代的苯氧戊酸衍生物，特点是能显著降低甘油三酯和总胆固醇水平，主要降低极低密度脂蛋白浓度，可提高高密度脂蛋白浓度。临床上用于治疗高脂血症，也可用于Ⅱb型高脂蛋白血症以及饮食控制、减轻体重、其他降血脂药治疗无效者。

非诺贝特分子中含有异丙酯，苯环的4位是4-氯苯甲酰基。基于这两点，非诺贝特整个分子的脂溶性比较大。该药在体内能够迅速代谢成非诺贝特酸而起到降血脂作用，具有明显的降低胆固醇、甘油三酯和升高高密度脂蛋白的作用。临床上用于治疗高脂血症，尤其是高甘油三酯血症、混合型高脂血症。

氯贝丁酯　　　　　　吉非罗齐　　　　　　非诺贝特

苯氧基烷酸类药物为核内受体PPAR-α的激动剂，结合后能诱导脂蛋白酯酶基因的表达，促进脂蛋白酯酶水平的增加，从而促使富含甘油三酯的乳糜微粒以及极低密度脂蛋白中甘油三酯的水解，从而使血浆中甘油三酯的浓度降低。

吉非罗齐 Gemfibrozil

化学名为 5-(2,5-二甲基苯氧基)-2,2-二甲基戊酸，5-(2,5-dimethylphenoxy)-2,2-dimethylpentanoic acid。

本品为白色蜡状结晶性粉末，熔点：58～61℃，几乎不溶于水和酸性溶液，可溶于稀碱以及甲醇、乙醇、三氯甲烷，室温稳定。

吉非罗齐口服吸收迅速且完全，血浆半衰期为1.5h，在肝脏发生代谢，主要代谢反应发生在苯环上，通常为甲基羟基化以及苯环羟基化，代谢物多数以原形由肾脏排泄，体内无蓄积现象。

吉非罗齐的合成是用 1-(2,5-二甲基苯氧基)-3-溴丙烷与 2-甲基丙二酸二乙酯反应，所得产物经水解、酸化后得 2-甲基-5-(2,5-二甲基苯氧基)戊酸，再用碘甲烷甲基化、酸化即得本品。

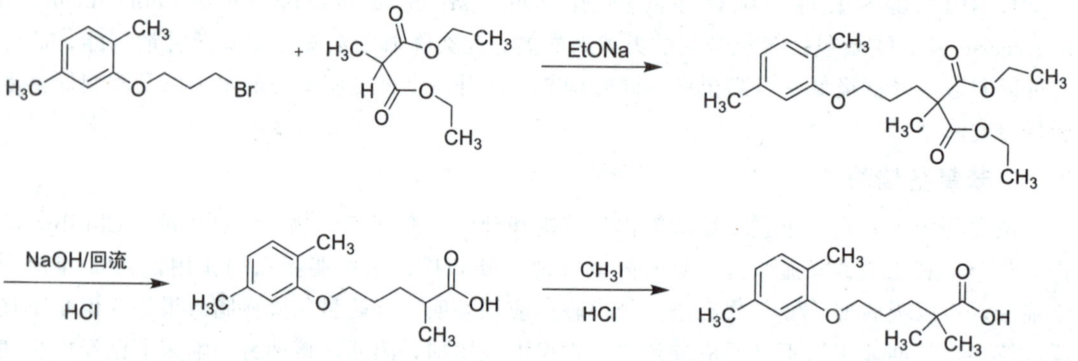

2. 烟酸类及其他类

烟酸（Nicotinic Acid）是一种 B 族维生素，又名尼克酸。临床上常用小剂量的烟酸来治疗糙皮病，后来发现大剂量的烟酸有降低血浆中甘油三酯的作用。烟酸可以抑制脂肪组织中的脂解作用，使脂肪组织中的甘油三酯不能分解释放出游离脂肪酸，人体中游离脂肪酸含量下降，从而降低肝脏内甘油三酯的合成。临床上常用大剂量的烟酸来治疗高脂血症，但是会有面部潮红、皮肤瘙痒等副作用，其副作用主要是由分子中的羧基引起的，将羧基成酯、制成前药，可以减少烟酸的不良反应。这类药物除烟酸外，其他的代表药物有吡啶甲醇（Pyridinemethanol）、烟酰胺（Nicotinamide）、阿西莫司（Acipimox）等。

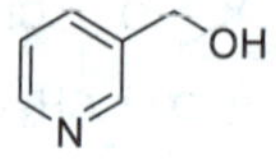

吡啶甲醇 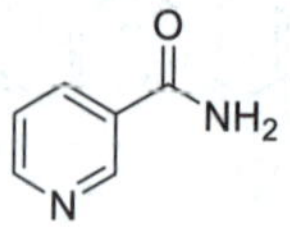　　　烟酰胺 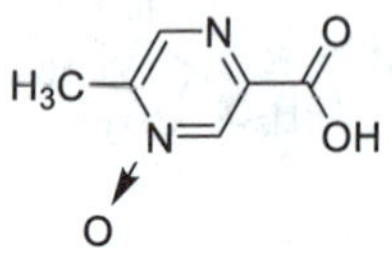　　　阿西莫司 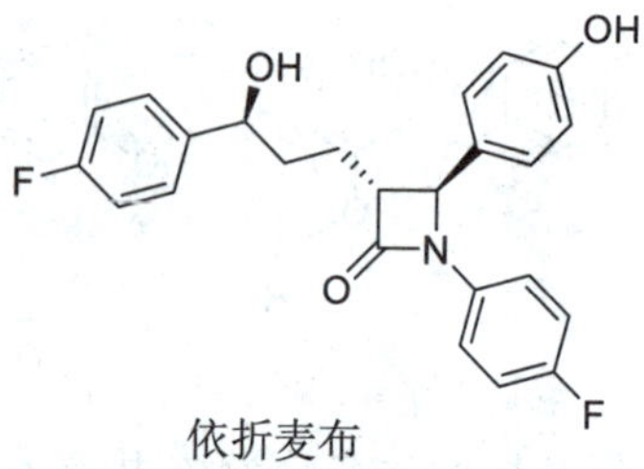　　　依折麦布

依折麦布（Ezetimibe）是 β-内酰胺类化合物，属于胆固醇吸收抑制剂，也是唯一被批准用于临床的选择性胆固醇吸收抑制剂。依折麦布通过抑制胆固醇转运蛋白，从而抑制胆固醇吸收，胆汁酸分泌钠、脂溶性维生素和其他固醇类物质的吸收不会受到影响，胆固醇在肝脏中的合成也不会受到抑制，这些特点使得该药的耐受性和安全性大大提高。临床上该药主要用于原发性高胆固醇血症的治疗，与烟酸类药物合用用于混合型血脂异常的治疗，与常规剂量的他汀类药物合用用于慢性肾脏疾病患者的心血管预防。

本章小结

抗心律失常药物按照 Vaughan Williams 分类方法分为四类：Ⅰ类为钠通道阻滞剂；Ⅱ类为 β 受体阻断剂；Ⅲ类为延长动作电位时程药物（钾通道阻滞剂）；Ⅳ类为钙通道阻滞剂，重点掌握Ⅰ类钠通道阻滞剂和Ⅲ类延长动作电位时程药物（钾通道阻滞剂）。

抗心绞痛药物以硝酸酯类为主，该类药物是一类能够释放外源性一氧化氮分子的一氧化氮供体药物，有着相同的作用机制和药理耐受性，是目前临床上治疗心绞痛的主要药物，重点掌握代表药物硝酸甘油、硝酸异山梨酯等。

抗心力衰竭药物按照作用机制的不同，主要分为四类：①强心苷类；②β受体激动剂类；③磷酸二酯酶抑制剂类；④加强肌纤维丝对钙离子敏感性的钙敏化药，重点掌握强心苷类药物和磷酸二酯酶抑制剂类药物。

血脂调节药物重点介绍了降低胆固醇和低密度脂蛋白的药物以及影响胆固醇和甘油三酯代谢的药物，其中降低胆固醇和低密度脂蛋白的药物以羟甲基戊二酰辅酶A还原酶抑制剂（他汀类）为主，代表药物有洛伐他汀、氟伐他汀等；影响胆固醇和甘油三酯代谢的药物以苯氧基烷酸类和烟酸类为主，苯氧基烷酸类药物是在氯贝丁酯的基础上进行改造得到的一系列化合物，代表药物有非诺贝特、吉非罗齐等，烟酸及其衍生物是降低肝脏内甘油三酯合成的药物。重点掌握羟甲基戊二酰辅酶A还原酶抑制剂和苯氧基烷酸类药物。

思 考 题

1. Ⅰ类抗心律失常药物包括哪几种，每一种的代表药物以及作用特点是什么？
2. 写出胺碘酮的作用机制以及合成路线。
3. 写出硝酸酯类药物的作用机制以及特点。
4. 写出强心苷类药物的用药注意事项。
5. 简述他汀类药物的结构特征以及作用机制，并写出氟伐他汀的合成路线。

第十三章

降血糖药物

随着人们生活方式的转变，糖尿病（diabetes mellitus，DM）发病率每年都在持续上升，我国的糖尿病患者数量已经达到世界前列，尤其是成年人糖尿病患者的发病率已经高于10%。糖尿病是一种糖、蛋白质和脂肪代谢障碍性疾病，主要表现为高血糖，同时会伴有脂肪、蛋白质和糖的代谢异常。糖尿病临床上早期多无症状，发展到症状期可出现多尿、多饮、多食、疲乏和消瘦等症状。持续高血糖会导致多种并发症，如失明、心脑血管疾病、肾衰竭等。因此，糖尿病已成为危害人类健康的重大疾病之一，对于糖尿病的有效预防和治疗至关重要。

糖尿病根据胰岛素依赖情况可分为胰岛素依赖型（insulin-dependent diabetes mellitus，IDDM，1 型糖尿病）、非胰岛素依赖型（noninsulin-dependent diabetes mellitus，NIDDM，2 型糖尿病）和其他类型。其中 1 型糖尿病是由于胰岛 β 细胞受损，引起胰岛素分泌水平降低，进而引起高血糖及代谢紊乱等症状。目前，1 型糖尿病占糖尿病人总数的 10%左右，发病年龄多在 30 岁以下，以儿童和青少年为主，主要用胰岛素及其类似物的制剂进行治疗。2 型糖尿病临床上较为常见，患者年龄多在 30 岁以上，中、老年患者居多。2 型糖尿病是一种胰岛素耐受性疾病，病因主要是胰岛素抵抗，以口服降糖药为主要治疗药物，根据作用机制，可分为胰岛素分泌促进剂、胰岛素增敏剂、α-葡萄糖苷酶抑制剂、二肽基肽酶-Ⅳ（DPP-Ⅳ）抑制剂和胰高血糖素样肽-1（GLP-1）受体激动剂等。

第一节　胰岛素及其类似物

一、胰岛素

1921 年加拿大人 F. G. 班廷和 C. H. 贝斯特首先发现了胰岛素（Insulin），并于 1922 年开始应用于临床。1955 年英国 F. 桑格研究小组测定了牛胰岛素的全部氨基酸序列，开辟了人类认识蛋白质分子化学结构的道路。1965 年 9 月 17 日，中国科学家人工合成了具有全部生物活性的结晶牛胰岛素，它是第一个在实验室中人工方法合成的蛋白质。

胰岛素是人体胰岛 β 细胞受到内源性或外源性物质，如葡萄糖、乳糖、核糖、精氨酸、胰高血糖素等刺激后分泌的一种蛋白质激素。它能增强细胞对葡萄糖的摄取利用，促进蛋白质和脂肪的合成，是 1 型糖尿病患者和胰岛功能显著降低的 2 型糖尿病患者的主要治疗药物。

胰岛素 Insulin

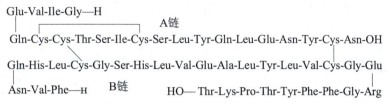

胰岛素由 A、B 两个肽链组成，A 链有 11 种 21 个氨基酸，B 链有 15 种 30 个氨基酸，共有 16 种 51 个氨基酸。其中 A7(Cys，半胱氨酸)-B7(Cys)、A20(Cys)-B19(Cys) 四个半胱氨酸中的巯基形成两个二硫键，使 A、B 两链连接起来。此外 A 链中 A6(Cys) 与 A11(Cys) 之间也存在一个二硫键。

本品为白色或类白色的结晶性粉末，分子量 5807.69。在无机酸或氢氧化钠溶液中易溶，在水、乙醇、三氯甲烷或乙醚中几乎不溶。本品具有典型的蛋白质性质，能发生蛋白质的各种特殊反应。等电点在 pH 5.35～5.45；具备酸碱两性，在弱酸性（pH 2.5～3.5）溶液中稳定，在碱性溶液中及遇热不稳定；熔点为 233℃。

胰岛素在临床上主要用于胰岛素依赖型糖尿病的治疗，也可用于非胰岛素依赖型糖尿病经饮食控制或口服降糖药治疗无效的轻中度糖尿病的治疗。本品与其他药物合用，可用于治疗代谢紊乱性疾病（如酮酸中毒、高渗性昏迷、乳酸中毒等）、消耗性疾病（如肺结核、肝硬化等）、重度感染、急性心肌梗死、妊娠、手术和创伤的各型糖尿病。本品口服无效，需要注射给药。未开瓶使用的胰岛素应保存于 2～10℃ 处，已开瓶使用的胰岛素注射液可在室温（温度 ≤ 25℃）处保存，最长储存时间为 4～6 周，冷冻后的胰岛素不可继续使用。

> **知识拓展**
>
> **国内"人工合成牛胰岛素"计划**
>
> 1956 年周恩来总理在政协二届二次会议上明确提出向科学事业发展的口号：我国人民正在社会主义道路上大踏步前进，在社会主义旗帜下，我国人民已经开始向科学进军。同年，中央政府还明确制定了 1956～1967 的十二年科技发展远景规划。在此大背景下，1958 年 8 月中科院上海生化所的科研人员提出"人工合成牛胰岛素"的计划。然而，当时中国没有任何蛋白质合成方面的经验，甚至没有制造过任何形式的氨基酸，再加上当时严峻的国际形势，想要人工合成胰岛素可谓是困难重重。但是，中国的科学家们面对重重困难，自己动手，勇于克服各种困难，充分发挥团队合作、自我创新的科研精神，终于在 1965 年成功合成了牛胰岛素，这项实验的成功是我国科学工作者在理论科学研究方面的重大突破，标志着人工合成蛋白质时代的正式开启，同时也使中国成为第一个人工全合成蛋白质的国家。

二、胰岛素类似物

天然胰岛素 B 链 C 端区域（B26～B30）的氨基酸残基对于二聚体的形成具有重要意义。因此，现在开发的多数胰岛素类似物均是在 B 链 C 端 28 位氨基酸上置换或者增加氨基酸残基得到的。例如，赖脯胰岛素、门冬胰岛素、甘精胰岛素和地特胰岛素均是目前临床上常用的一些胰岛素类似物，它们与天然胰岛素相比更为速效或者长效，见表 13-1。

表 13-1　胰岛素类似物的种类及其特点

类别	制剂名称	起效时间/h	作用达峰时间/h	维持时间/h	给药时间
超短效	门冬胰岛素/赖脯胰岛素	0.12～0.2	0.6～1.5	3～5（皮下）	餐前 10min
短效	普通胰岛素	0.5～1	1.5～4	3～6（皮下、肌肉）	餐前 15～30min
中效	低精蛋白锌胰岛素	1～2	6～12	12～18（皮下）	餐前 30～60min
长效	精蛋白锌胰岛素	3～4	12～20	24～36（皮下）	早餐前 30～60min，1 日 1 次
超长效	地特胰岛素	3～6	6～8	6～24（皮下）	睡前 30～60min，1 日 1～2 次
	甘精胰岛素	2～5	5～24	18～24（皮下）	睡前 30～60min，1 日 1 次

赖脯胰岛素属于超短效胰岛素，是把人胰岛素的 B28 位的脯氨酸和 B29 位的赖氨酸顺序转换而得到的，与人胰岛素制剂相比不易形成六聚体，皮下注射后可以以单聚体形式较快吸收。

甘精胰岛素是用甘氨酸代替人胰岛素 A 链 21 位的门冬酰胺、B 链 30 位苏氨酸后再加两个精氨酸而得到的，甘精胰岛素在中性 pH 液中溶解度低，在酸性（pH=4）注射液中被完全溶解，注入皮下组织后酸性溶液被中和，形成细微沉淀物，持续释放少量甘精胰岛素，其特点是长效、平稳、无峰值血浆药物浓度。

地特胰岛素是将人胰岛素 B 链 30 位的氨基酸去除，并且在 B 链 30 位连接 14-C 脂肪酸链，添加一定锌离子，属于超长效制剂。

第二节　合成降血糖药物

2 型糖尿病是一种胰岛素耐受性疾病，病因主要是胰岛素抵抗，以合成降血糖药物为主要治疗药物，根据作用机制，合成降血糖药物可分为胰岛素分泌促进剂、胰岛素增敏剂、α-葡萄糖苷酶抑制剂、二肽基肽酶-Ⅳ（DPP-Ⅳ）抑制剂和胰高血糖素样肽-1(GLP-1)受体激动剂等。

一、胰岛素分泌促进剂

胰岛素分泌促进剂（promoter to insulin secretion）是一类可促使胰岛 β 细胞分泌更多的胰岛素从而降低血糖水平的口服降糖药物。胰岛素分泌促进剂按照化学结构可分为磺酰脲类和非磺酰脲类。

1. 磺酰脲类

磺酰脲类降糖药物是以磺酰脲化学结构为基础的一系列衍生物。该类药物最主要的作用是刺激 β 细胞释放胰岛素，其作用机制是通过与 β 细胞表面的磺酰脲受体结合，阻断与之偶联的三磷酸腺苷（ATP）敏感钾通道，使此通道关闭，细胞膜去极化，增强电压依赖性钙通道开放，胞内钙离子浓度增加后即可触发促进β细胞分泌胰岛素，从而降低血糖。药物与受体结合的亲和能力与降糖作用直接相关，不同的磺酰脲类药物所结合的受体不同，因而不同的磺酰脲类药物对β细胞的作用并不完全相同。此类药物除直接作用于胰腺外，还可以促进肝糖原合成，减少肝糖的产生，增加周围组织对葡萄糖的摄取和利用，并降低胰岛素的肝脏清除率。

> **知识拓展**
>
> ### 磺酰脲类降糖药物的发现
>
> 1942 年法国 Montpellier 医学院的 Janbon 负责评估一种磺胺抗菌药物磺胺异丙基噻二唑（Thiadiazol Sulfonamide）在斑疹伤寒病治疗中的作用，但是用药后却发现一些患者出现不明原因死亡。1954 年春天柏林也发生了类似的现象，进一步研究发现，这是由于磺胺异丙基噻二唑可刺激胰腺释放胰岛素，引起患者低血糖所致。1955 年，Franke 和 Fuchs 在试验一种新型磺胺类药物氨苯磺丁脲（Carbutamide）时，发现该药能导致震颤、出汗等低血糖反应，进一步研究发现该药物具有比较强的降血糖作用。随后，氨苯磺丁脲也成为第一个应用于临床的磺酰脲类降血糖药物，但是由于其不良反应多，尤其对骨髓的毒性较大，随后被停用。但是氨苯磺丁脲的出现，极大地促进了磺酰脲类降血糖药物的临床研发。

近年来，大量的磺酰脲类降糖药物被合成出来，其中发现了不少的衍生物具有强效的降糖作用而且毒性副作用较低，这也使得磺酰脲类药物成为临床上应用最为广泛的合成降糖药物。尤其近年来研制的第三代磺酰脲类药物格列美脲以其用药剂量小、一定程度上可改善胰岛素抵抗、减少胰岛素用量而广泛应用于临床。目前临床上常用的第一代磺酰脲类药物有：甲苯磺丁脲（Tolbutamide）、氯磺丙脲（Chlorpropamide）、醋酸己脲（Acetohexamide）等。

甲苯磺丁脲　　　　氯磺丙脲　　　　醋酸己脲

格列本脲（Glibenclamide）、格列齐特（Gliclazide）、格列吡嗪（Glipizide）作为第二代磺酰脲类口服降糖药，于 20 世纪 70 年代被研制出来，降糖作用较第一代更强、不良反应也更小，口服吸收更快。80 年代出现的第三代口服降糖药格列美脲（Glimepiride）是目前临床上常用的磺酰脲类降糖药，特别适用于对其他磺酰脲类药物效果不佳的糖尿病患者，用药量小，不良反应较小。

格列本脲　　　　格列齐特

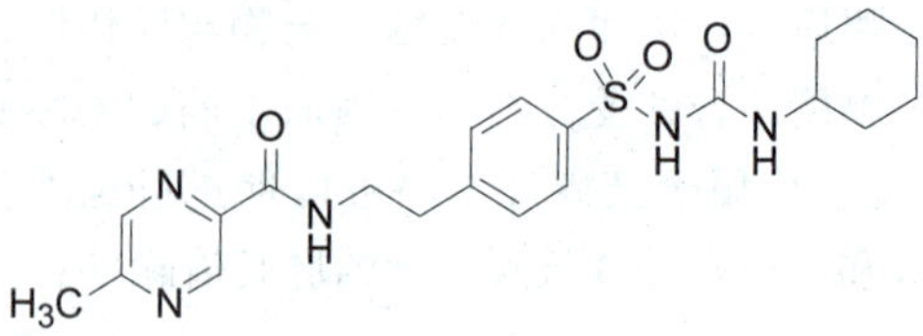

格列吡嗪

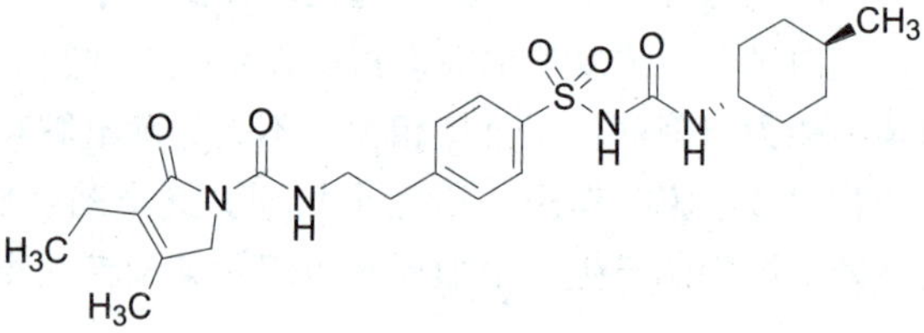

格列美脲

格列吡嗪 Glipizide

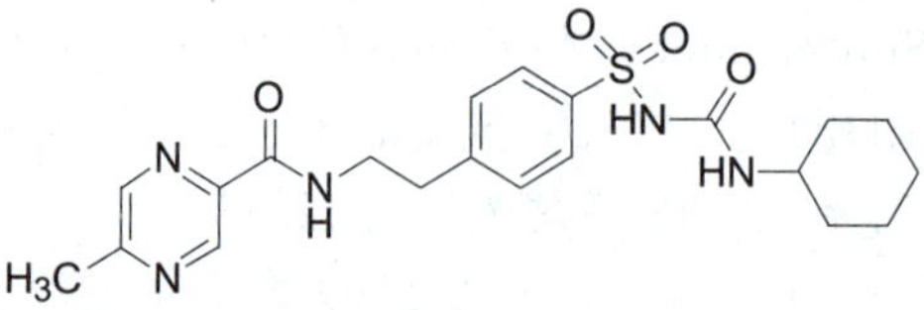

化学名为 N-[4-[N-(环己基氨甲酰基)氨磺酰基]苯乙基]-5-甲基吡嗪-2-甲酰胺，N-[4-[N-(cyclohexylcarbamoyl)sulfamoyl]phenethyl]-5-methylpyrazine-2-carboxamide。

本品为白色或类白色结晶性粉末，无臭，几乎无味。不溶于水，略溶于乙醚和三氯甲烷。mp 203~206℃，熔融时同时分解。

格列吡嗪属于第二代磺酰脲类口服降糖药，主要作用于胰岛细胞，促进内源性胰岛素分泌，抑制肝糖原分解，并促进肌肉利用葡萄糖。此外，还可能改变胰岛素靶组织对胰岛素的敏感性，增强胰岛素的作用。临床上主要用于非胰岛素依赖型糖尿病。本品在体内的代谢主要表现为吡嗪环的裂解和环己烷上的氧化，代谢产物均无活性。

格列吡嗪的合成是以 5-甲基吡嗪甲酰胺为原料，与 4-氨乙基苯磺酰胺进行缩合得到磺酰胺中间体，继续与环己基异氰酸酯进行反应而制得。

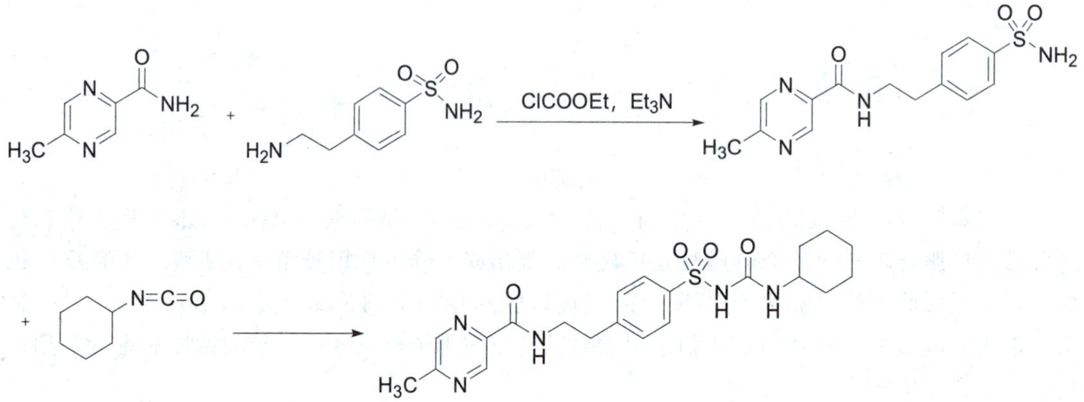

格列美脲 Glimepiride

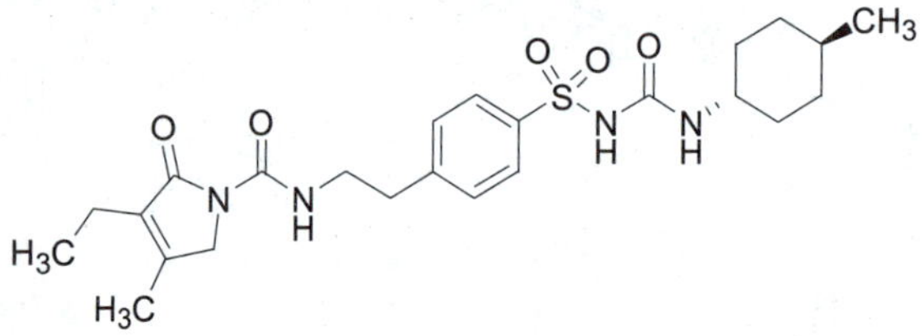

化学名为 3-乙基-4-甲基-N-[4-[N-[(1R,4R)-4-甲基环己基氨甲酰基]氨磺酰基]苯乙基]-2-氧-2,5-二氢-1H-吡咯烷-1-甲酰胺,3-ethyl-4-methyl-N-[4-[N-[(1R,4R)-4-methylcyclohexylcarbamoyl]sulfamoyl]phenethyl]-2-oxo-2,5-dihydro-1H-pyrrole-1-carboxamide。

本品为白色或类白色结晶性粉末，几乎不溶于水，可溶于二甲基甲酰胺，微溶于二氯甲烷，极微溶于甲醇。mp 207℃，$pK_a=4.32$，$lgP=3.5$。

格列美脲口服或注射后通过氧化等生物转化途径进行完全代谢，肝细胞色素 CYP2C9 参与这一生物转化过程。主要活性代谢物为羟甲基衍生物（羟基格列美脲），包括顺式羟基格列美脲和反式羟基格列美脲，在细胞色素 P450 酶催化下，羟基格列美脲进一步代谢为羧基衍生物（羧基格列美脲），羧基格列美脲仍有母药活性的 1/3。

格列美脲用于治疗节制饮食和从事运动而未能控制的 2 型糖尿病，它是第一个可与胰岛素同时使用的磺酰脲类药物。由于该药与受体的作用时间较短，使胰岛素分泌时间缩短，因此具有较强的节省胰岛素的作用，在一定程度上可克服胰岛细胞的继发性衰竭，格列美脲具有高效、长效、用量少、副作用小等特点，它是目前临床上应用最为广泛、评价最优的磺酰脲类降血糖药物。

> **知识拓展**
>
> **磺酰脲类降糖药物的"继发失效"现象**
>
> 磺酰脲类促胰岛素分泌剂存在"继发失效"的问题，是指患者在使用磺酰脲类降糖药之初的 1 个月或更长的时间，血糖控制相对比较满意，但后来疗效逐渐下降，不能有效控制血糖，以致出现显著的高血糖症，最后不得不换用或加用其他的口服降糖药物以及胰岛素治疗。"继发失效"每年的发生率为 5%～15%，连续使用磺酰脲类降糖药物治疗达 5 年者，30%～40% 的患者可发生"继发失效"问题。
>
> "继发失效"的原因主要有：①随着疗程的延长，胰岛 β 细胞对磺酰脲类降糖药物的敏感性逐渐降低，以至于最大剂量的磺酰脲类降糖药物都不能控制血糖；②磺酰脲类降糖药物会导致胰岛 β 细胞长期超负荷分泌胰岛素，最终导致胰岛 β 细胞功能进一步衰竭；③随着病程的发展，胰岛素抵抗也进一步加重，最终导致磺酰脲类降糖药物的失效。

2. 非磺酰脲类

用电子等排体取代磺酰脲的结构，构成了非磺酰脲类降糖药物，这类药物与磺酰脲类药物的化学结构虽然不同，但具有相似的作用机理，均是通过阻断胰腺 β 细胞上对 ATP 敏感的钾通道，引起钙通道开放、钙离子内流，使胞内钙离子浓度升高，从而刺激胰岛素分泌。与磺酰脲类药物不同的是该类药物在胰腺 β 细胞上另有其亲和力和结合位点。非磺酰脲类降糖药物的代表药物有瑞格列奈（Repaglinide）、那格列奈（Nateglinide）和米格列奈（Mitiglinide）。

瑞格列奈　　　　　　　　那格列奈　　　　　　　　米格列奈

那格列奈为氨基丙酸的衍生物，该药对β细胞的作用更迅速，持续时间更短，对周围葡萄糖浓度更为敏感，不良反应小。临床上主要用于经饮食和运动不能有效控制的 2 型糖尿病患者。本品常与二甲双胍联用，但不能替代二甲双胍，对二甲双胍不能有效控制的 2 型糖尿病也具有一定的疗效，但是不适用于对磺酰脲类降糖药疗效欠佳的 2 型糖尿病的治疗。

与瑞格列奈和那格列奈相比，米格列奈的降糖作用更强，起效更为迅速且作用时间更短。在有葡萄糖存在时，米格列奈促进胰岛素的分泌量比无葡萄糖时约增加 50%，临床上主要用于降低餐后血糖。

瑞格列奈 Repaglinide

化学名为(S)-(＋)-2-乙氧基-4-[2-[3-甲基-1-[2-(1-哌啶基)苯基]丁基氨基]-2-氧代乙基]苯甲酸，(S)-(＋)-2-ethoxy-4-[2-[3-methyl-1-[2-(1-piperidinyl) phenyl] butylamino]-2-oxoethyl] benzoic acid，又名诺和龙(Novonorm)。

本品为白色、无嗅、粉末状晶体，mp 126～128℃，熔融时同时分解。

瑞格列奈是氨甲酰基苯甲酸的衍生物，分子结构中含有一个手性碳原子，其活性有立体选择性，S-构型是 R-构型活性的 100 倍，临床上一般使用 S-构型。该药在餐前 15min 服用，吸收迅速，30min 起效，持续时间约 4h，被称为"膳食葡萄糖调节剂"。本品在肝脏代谢后主要通过肾脏排出体外。临床上主要用于治疗节制饮食和从事运动而未能控制的 2 型糖尿病。

二、胰岛素增敏剂

胰岛素增敏剂（insulin enhancers）是一类可以提高患者对胰岛素的敏感性，改善胰岛素抵抗状态的降糖药物。与胰岛素分泌促进剂不同的是，该类药物不刺激胰岛素分泌，而是通过增加对胰岛素的敏感性、减少胰岛素抵抗而起作用。胰岛素增敏剂按照化学结构可分为双胍类和噻唑烷二酮类。

1. 双胍类

双胍类药物的化学结构均由一个双胍母核连接不同的侧链而构成。早在 20 世纪 20 年代双胍就被发现具有降血糖的作用，但由于毒副作用较大而没有应用于临床。直到 50 年代苯乙双胍(Phenformin)降血糖作用的发现才使得双胍类口服降糖药物广泛应用于临床。双胍类药物可激活腺苷酸活化蛋白激酶等信号转导通路，继而抑制糖异生，促进脂肪酸氧化，改善胰岛素敏感性，降低血糖水平。该类药物可以明显改善患者的糖耐量和高胰岛素血症，降低血浆游离脂肪酸和血浆甘油三酯水平，尤其适用于肥胖伴胰岛素抵抗的 2 型糖尿病的治疗。

双胍类药物的代表药物有苯乙双胍（Phenformin）和二甲双胍（Metformin）。苯乙双胍可引起乳酸增高，可能发生乳酸性酸中毒，目前已经很少使用于临床。二甲双胍相对毒副作用较小，目前在临床上已经广泛使用。

苯乙双胍　　　　　　　　　　二甲双胍

盐酸二甲双胍 Metformin Hydrochloride

化学名为 1,1-二甲基双胍盐酸盐，N,N-dimethylimidodicarbonimidic diamide hydrochloride。

本品为白色结晶或结晶性粉末，无臭。mp 220～225℃，易溶于水，可溶于甲醇，微溶于乙醇，不溶于丙酮、三氯甲烷和乙醚。

二甲双胍具有高于一般脂肪胺的强碱性，其 pK_a 值为 12.4，其盐酸盐的 1% 水溶液的 pH 为 6.68，呈近中性。

二甲双胍的水溶液加入 10% 硝普钠溶液和 10% 的亚硝基铁氰化钠溶液、铁氰化钾溶液以及 10% 的氢氧化钠溶液，3min 内溶液呈现红色。

盐酸二甲双胍可由氯化二甲基胺和双氰胺在 130～150℃ 加热 0.5～2h 缩合来制备。

二甲双胍主要在小肠内吸收，吸收迅速，半衰期短，约 1.5～2.8h，生物利用度大约为 60%，不与血浆蛋白结合，几乎全部以原药形式随尿液排出体外，故在肾功能衰退时，可在体内大量蓄积，因此肾功能不全者禁用，老年人慎用。

二甲双胍可以增加基础状态下糖的无氧酵解，抑制肠道内葡萄糖的吸收，增加葡萄糖的外周利用，减少糖原生成和肝糖输出，增加胰岛素受体的结合和受体后作用，改善对胰岛素的敏感性。二甲双胍是目前临床上使用的最为主要的双胍类药物，全球许多国家和国际组织制定的糖尿病指南均推荐二甲双胍作为 2 型糖尿病患者控制高血糖的一线用药和联合用药中的基础药物。

二甲双胍适用于单纯饮食控制以及体育锻炼治疗无效的 2 型糖尿病，特别适用于肥胖的 2 型糖尿病。但是有乳酸性酸中毒病史者慎用；妊娠糖尿病患者，为控制血糖，主张使用胰岛素，禁止使用本药；二甲双胍服药期间应定期检查空腹血糖、尿糖、尿酮体以及肝肾功能，对有维生素 B_{12} 摄入或吸收不足的患者，每年应定期监测血常规，每 2～3 年监测一次血清维生素 B_{12} 水平。

> **知识拓展**
>
> **二甲双胍的用药细节**
>
> 　　二甲双胍使用时的剂量调整原则为"小剂量开始，逐渐加量"。胃肠道反应是二甲双胍的常见不良反应，所以患者宜从小剂量开始服用，来规避不良反应。开始服用时以 500mg/d 或 <1000mg/d，1~2 周后加量至最大有效剂量 2000mg/d 或最大耐受剂量。
>
> 　　二甲双胍的常用剂型有二甲双胍普通片、肠溶片和缓释片。不同剂型的二甲双胍，服用方法也各有区别。对于二甲双胍普通片，应在每日进餐的同时或餐后服用，这样有利于规律用药，减少不良反应；二甲双胍肠溶片应在餐前半小时给药，这样当餐后血糖达到高峰时，药物浓度也相应较高，达到有效的降糖作用；二甲双胍缓释片最好在餐时服用，每日一次，这样食物可轻度延缓其吸收，增强释放效力。

2. 噻唑烷二酮类

　　噻唑烷二酮类（thiazolidinediones，TZD）是另一类比较重要的胰岛素增敏剂药物，主要是以噻唑烷二酮类化学结构为基础的一系列衍生物。

　　该类药物并不直接促进胰岛素分泌，而是通过增加胰岛素作用的靶组织，如骨骼肌、肝脏、脂肪组织等对胰岛素的敏感性，从而增加肌肉对葡萄糖的利用，减少肝脏内源性葡萄糖的产生，间接达到降糖的疗效。

　　曲格列酮（Troglitazone）是第一个使用的噻唑烷二酮类胰岛素增敏剂，于 1997 年上市，但是因其肝损害目前已停止使用于临床。

　　继曲格列酮之后，罗格列酮（Rosiglitazone）和吡格列酮（Pioglitazone）陆续上市，罗格列酮的降糖作用是曲格列酮的 100 倍，被认为是现在临床应用中药效最强的噻唑烷二酮类药物，它不仅能降低血糖、改善胰岛素抵抗，还能降低甘油三酯、提高高密度脂蛋白的水平。吡格列酮的降糖作用与罗格列酮相比无明显差异，但在降脂方面效果较好，对心血管系统有一定的不良反应，因此，我国已经要求在其说明书中增加心血管风险的警告，增加骨折、黄斑水肿等安全性风险信息。

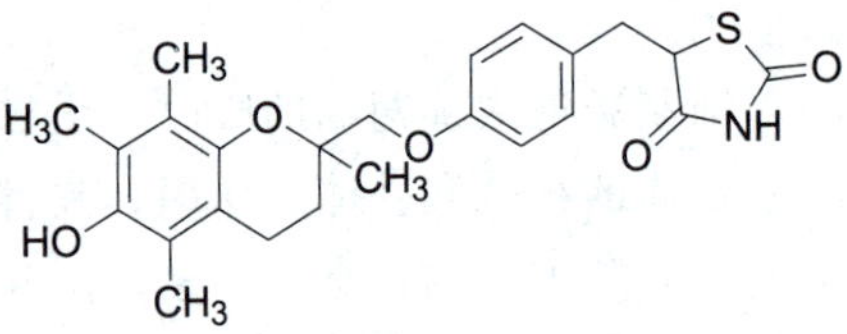

曲格列酮

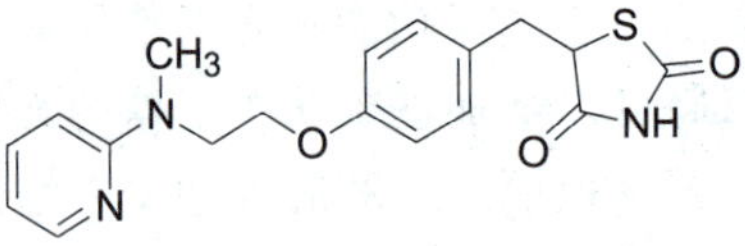

罗格列酮

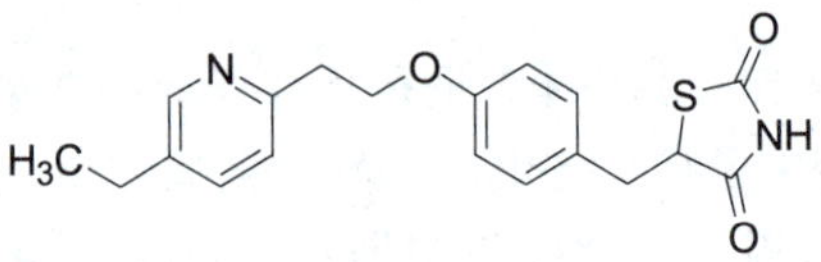

吡格列酮

马来酸罗格列酮 Rosiglitazone Maleate

化学名为 5-[[4-[2-(甲基-2-吡啶氨基)乙氧基]苯基]甲基]-2,4-噻唑烷二酮马来酸盐，5-[[4-[2-(methyl-2-pyridinylamino)ethoxy] phenyl] methyl]-2,4-thiazolidinedione maleate。

罗格列酮能增加组织对胰岛素的敏感性，提高细胞对葡萄糖的利用而发挥降血糖作用，可明显降低空腹血糖及胰岛素和 C-肽水平，对餐后血糖和胰岛素也有明显的降低作用。主要用于经饮食控制和锻炼治疗效果仍不满意的 2 型糖尿病患者，也可与磺酰脲类或双胍类药物合用，治疗单用磺酰脲类或双胍类药物时血糖控制不佳的 2 型糖尿病患者。

马来酸罗格列酮口服吸收，生物利用度约为 99%。其主要代谢途径为经 N-去甲基和羟基化作用后与硫酸盐或葡萄糖醛酸结合，代谢物均无降糖活性。本品 64% 经尿液排出，23% 经粪便排出。药代动力学参数不受年龄、种族、吸烟或饮酒的影响。

三、α-葡萄糖苷酶抑制剂

α-葡萄糖苷酶是位于小肠黏膜细胞刷状缘内的一组水解酶（如麦芽糖酶、蔗糖酶、淀粉酶等），其主要作用是促进肠道食物中糖类化合物如淀粉、多糖、蔗糖、麦芽糖等分解成单糖（葡萄糖、果糖），经小肠上段上皮细胞吸收后进入血液循环，引起餐后血糖升高。α-葡萄糖苷酶抑制剂（α-glucosidase inhibitors）可通过竞争性抑制 α-葡萄糖苷酶的活性而减慢淀粉等多糖分解为双糖（如蔗糖）和单糖（如葡萄糖），使单糖的吸收延缓，从而使餐后血糖峰值降低。以糖类化合物为主要食物成分和餐后血糖升高的患者均适用本品。α-葡萄糖苷酶抑制剂与寡糖的结构相似，临床上常用的有阿卡波糖（Acarbose）、伏格列波糖（Voglibose）和米格列醇（Miglitol），它们的化学结构均为糖或多糖衍生物。

阿卡波糖是第一个上市的 α-葡萄糖苷酶抑制剂，通过生物合成的假性四糖，由不饱和环己多醇、氨基糖及两个分子右旋葡萄糖组成。该药溶解性差，口服很少被吸收，生物利用度为 1%～2%。它可以通过降低单糖的吸收速率而显著降低餐后血糖水平，同时还可以减少甘油三酯、肝糖原的生成。临床适用于 1、2 型糖尿病患者，主要不良反应为胃肠道反应。

阿卡波糖　　　　　　伏格列波糖　　　　　　米格列醇

四、二肽基肽酶-Ⅳ抑制剂

当进食后血糖升高时，人体的胃肠分泌细胞会分泌胰高糖素样肽-1（GLP-1）和葡萄糖依赖性促胰岛素释放多肽（GIP）两种肠促胰岛素，这两种肽均可促进分泌胰岛素，使血糖的升高得到控制，但是这两种肽均可迅速被二肽基肽酶-Ⅳ（dipeptidyl peptidase-Ⅳ，DPP-Ⅳ）降解，二肽基肽酶-Ⅳ是以二聚体形式存在的高特异性丝氨酸蛋白酶，由766个氨基酸组成，在血浆和许多组织（血管内皮、肝、肾、皮肤、前列腺、淋巴细胞、上皮细胞）中广泛存在。而二肽基肽酶-Ⅳ抑制剂可高选择性地抑制二肽基肽酶-Ⅳ，减少胰高糖素样肽-1的降解，使其活性延长，促使胰岛素的分泌增加、胰高血糖素分泌减少，并减少肝糖的合成，降低血糖水平。

维格列汀（Vildagliptin）及其与二甲双胍的复方制剂，2007年9月和11月先后获欧盟委员会批准，复方制剂主要用于二甲双胍最大耐受剂量仍不能有效控制血糖水平或现已联合使用维格列汀与二甲双胍治疗的2型糖尿病患者。研究显示，维格列汀用于2型糖尿病治疗可获得满意效果。

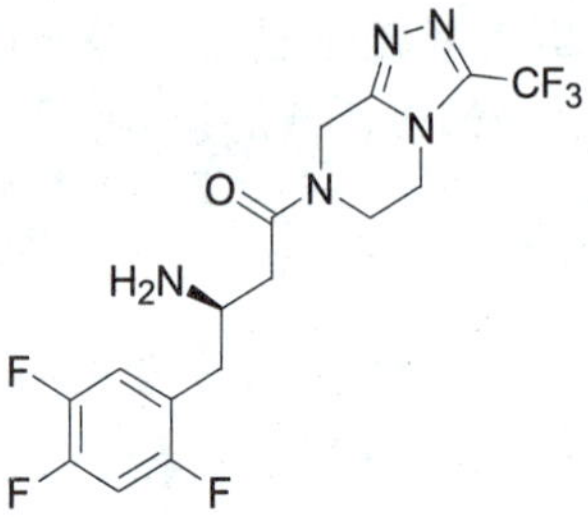

西格列汀 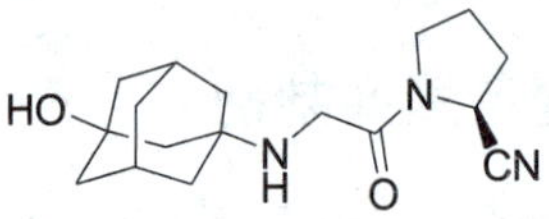　　　　　　　　　　　维格列汀

磷酸西格列汀 Sitagliptin Phosphate

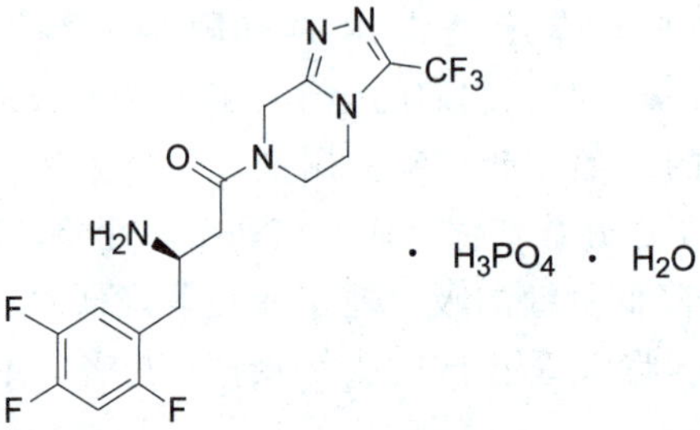

化学名为(R)-4-氧代-4-[3-(三氟甲基)-5,6-二氢[1,2,4]三氮唑并[4,3-a]吡嗪-7(8H)-基]-1-(2,4,5-三氟苯基)丁烷-2-胺磷酸盐（1∶1）一水合物，(R)-4-oxo-4-[3-(trifluoromethyl)-5,6-dihydro[1,2,4]triazolo[4,3-a]pyrazin-7(8H)-yl]-1-(2,4,5-trifluorophenyl)butan-2-amine phosphate(1∶1)monohydrate。

西格列汀是首个上市的二肽基肽酶-Ⅳ抑制剂，是一个β-氨基酸衍生物。磷酸西格列汀自2006年10月获美国FDA批准上市，2007年3月磷酸西格列汀与二甲双胍盐酸盐复方制剂相继上市，主要用于2型糖尿病的治疗，疗效显著。西格列汀对1型糖尿病和糖尿病酮症酸中毒无效。

西格列汀主要以原形从尿中排泄，代谢仅是次要的途径。大约有79%的西格列汀是以原形从尿中排泄。

西格列汀第一代的合成工艺采用了手性辅助剂合成法，利用手性胺作为辅助试剂，进行手性诱导合成而得。

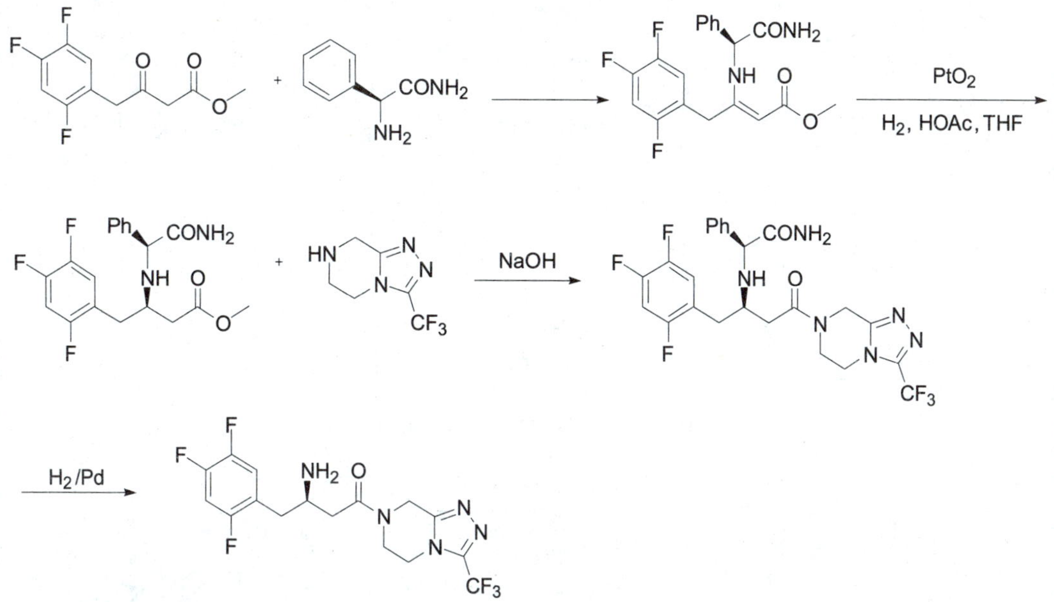

知识拓展

高效催化：引领工艺化学新潮流

西格列汀的第一代化学合成，采用的是手性辅基技术，但是在第二代的合成工艺研究中，采用了手性催化技术，成功地抛弃了辅助试剂手性胺的引入和手性诱导，在没有保护基的情况下直接对裸露的烯胺进行不对称催化氢化，直接合成西格列汀，并成功实施了工业化生产。据计算，按照第一代生产工艺，每生产 1kg 的西格列汀，就会产生 275kg 工业废料和 75m³ 的工业废水；按照第二代生产工艺，同样生产 1kg 的西格列汀，只产生 44kg 工业废料，而工业废水下降为 0。相比于第一代生产工艺，把工业废料降低了约 80%，成本降低了约 70%。每生产 1t 的西格列汀，我们的地球上就少了 231t 工业废料和 $7.5 \times 10^4 m^3$ 的废水。在西格列汀的整个生命周期中，将减少 15 万吨甚至更多的工业废料以及 5000 多万立方米的工业废水，我们的地球上因此将会减少一座垃圾山、一个废水湖。

正所谓"绿水青山就是金山银山"，默沙东制药公司凭借此工艺真正实现了"绿色化学"，获得了美国环境保护总署（EPA）颁发的 2006 年度"美国总统绿色化学挑战奖"。

第三代西格列汀生产工艺技术则是采用了更加绿色环保的生物酶技术，将中间体一步转变为手性胺，而胺的供体为异丙胺，生成的副产物为丙酮。这一新颖的生物酶催化反应消除了高压氢化、贵金属的使用以及随后的纯化过程，绿色化程度更高，收率提高了 10%～13%，而废物减少了 19%。为此，默沙东制药公司又获得了 2010 年的"美国总统绿色化学挑战奖"，一个项目获得两次总统奖，可谓空前绝后！

知识拓展

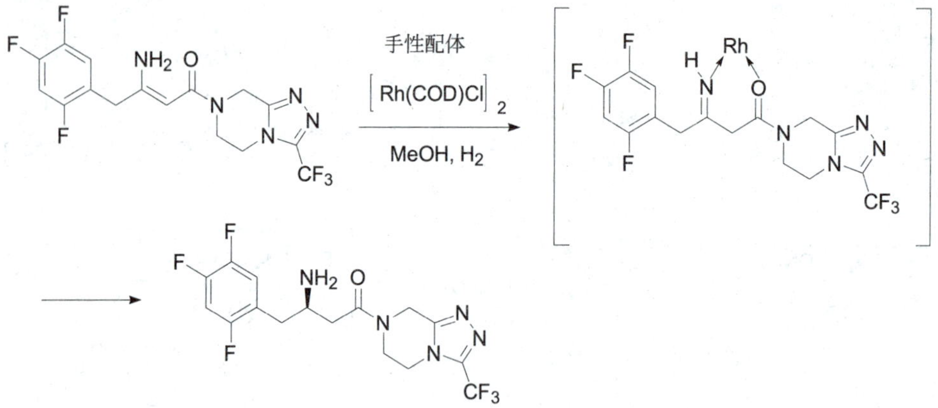

第二代不对称催化法合成西格列汀

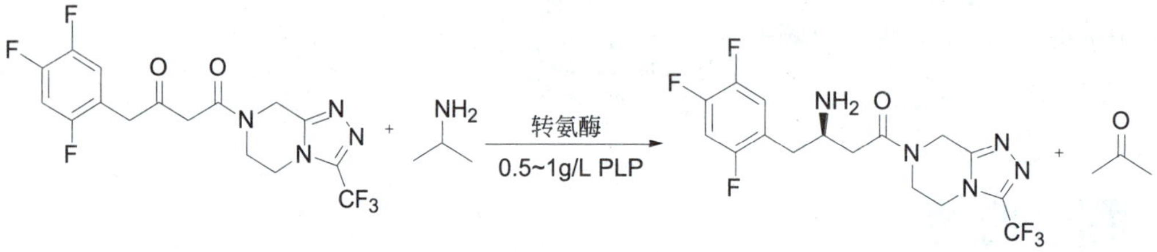

第三代生物酶工艺

五、胰高血糖素样肽-1受体激动剂

胰高血糖素样肽-1（glucagon like peptide-1，GLP-1）受体激动剂以葡萄糖浓度依赖的方式增强胰岛素分泌，抑制胰高血糖素分泌，并能使胃排空延缓，通过中枢性的食欲抑制减少进食量，从而降低餐后血糖和体重。目前国内上市的胰高血糖素样肽-1受体激动剂有艾塞那肽（Exenatide）和利拉鲁肽（Liraglutide），这些药物均需要经过皮下注射。艾塞那肽适用于服用二甲双胍、二甲双胍和磺酰脲类联用、磺酰脲类、噻唑烷二酮类、二甲双胍和噻唑烷二酮类联用不能有效控制血糖的 2 型糖尿病患者的辅助治疗或用于 2 型糖尿病患者的单药治疗。

本章小结

胰岛素、胰岛素类似物以及合成降血糖药是目前治疗糖尿病的主要药物。胰岛素是由胰岛 β 细胞分泌的一种蛋白质激素；赖脯胰岛素、门冬胰岛素、甘精胰岛素和地特胰岛素均是目前临床上常用的一些胰岛素类似物，它们与天然胰岛素相比更为速效或者长效。合成降血糖药物根据作用机制，可分为胰岛素分泌促进剂、胰岛素增敏剂、α-葡萄糖苷酶抑制剂、二肽基肽酶-Ⅳ（DPP-Ⅳ）抑制剂和胰高血糖素样肽-1（GLP-1）受体激动剂等，重点要掌握胰岛素分泌促进剂、胰岛素增敏剂的作用机制、结构分类、代表药物结构以及性质用途等。

思考题

1. 简述合成降血糖药物的分类，以及每一类的代表药物结构和作用机制。
2. 写出格列吡嗪的合成路线。
3. 写出磺酰脲类药物的继发失效现象以及原因。

第十四章 抗肿瘤药物

恶性肿瘤（malignant tumor）严重威胁着人类健康，其引起的死亡率居所有疾病死亡率的第二位，仅次于心脑血管疾病。肿瘤的治疗方法有手术治疗、放射治疗、药物治疗（化学治疗）、生物治疗等，但在很大程度上仍以化学治疗为主。化学治疗（chemotherapy）简称化疗，是利用化学药物杀死肿瘤细胞、抑制肿瘤细胞的生长增殖和促进肿瘤细胞分化的一种治疗方法，是一种全身性的治疗手段。

抗肿瘤药物是指抗恶性肿瘤的药物，又称抗癌药，主要指直接杀灭肿瘤细胞而起作用的药物。自 20 世纪 40 年代发现氮芥（Nitrogen Mustard）可用于治疗恶性淋巴瘤后，几十年来抗肿瘤药物已经有了很大的进展。近 20 多年来，随着分子生物学、基因组学、细胞生物学、分子药理学和分子肿瘤学的发展，人们对肿瘤发生和发展的本质及病理机制有了更多的了解，抗癌药物的研究水平明显提高，肿瘤治疗水平已经明显提高。

目前临床上使用的抗肿瘤药物根据作用机制大致可以分为四类：①直接作用于 DNA，破坏其结构和功能的药物；②抗代谢药物；③抗有丝分裂的药物；④生物靶向抗肿瘤药物。本章按照药物作用机制进行分类介绍。

第一节 直接作用于 DNA 的药物

目前临床上使用的直接作用于 DNA 的抗肿瘤药物，主要包括烷化剂类、铂类配合物、抗生素类以及作用于 DNA 拓扑异构酶的药物。

一、烷化剂

烷化剂（alkylating agents）又称生物烷化剂（bioalkylating agents），是一类化学性质高度活泼的化合物，在体内能形成碳正离子或其他具有活泼的亲电性基团的化合物，进而与细胞中的生物大分子（如 DNA、RNA、酶等）中含有丰富电子的基团（如氨基、巯基、羟基、羧基、磷酸基等）发生共价结合，使其丧失活性或使 DNA 分子发生断裂，导致肿瘤细胞死亡。烷化剂是抗肿瘤药物中使用最早的一类药物，根据化学结构的不同，可分为氮芥类、乙撑亚胺（亚乙基亚胺）类、亚硝基脲类、磺酸酯类等，以下分别作简要介绍。

1. 氮芥类

最初人们发现芥子气在人体内有抗白血病的效果，但由于对人体毒性太大及其在水溶液中稳定性较低，无法在临床上扩大应用，在此基础上发展出来的氮芥类抗肿瘤药物，在盐酸中性质稳定，且在水溶液中溶解度高，目前已用于肿瘤的治疗。所有氮芥类药物的结构可以分为两部分——烷基化部分和载体部分（如图 14-1），依据载体结构的不同，又可将氮芥类药物分为脂肪氮芥、芳香氮芥、酰胺氮芥等。

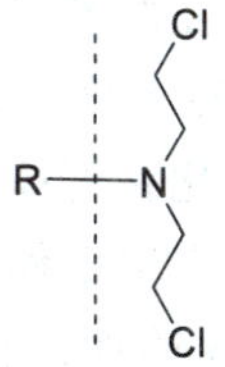

图 14-1　氮芥类药物的结构

脂肪氮芥属强烷化剂，结构中的氮原子碱性比较强，在生理 pH（7.4）时，因 β-氯原子离去生成活泼的亚乙基亚胺离子，亚乙基亚胺离子是亲电性强的烷化剂，极易与细胞成分的亲核中心起烷化作用（图 14-2），此反应属双分子亲核取代（S_N2），反应速度取决于烷化剂和亲核中心的浓度。

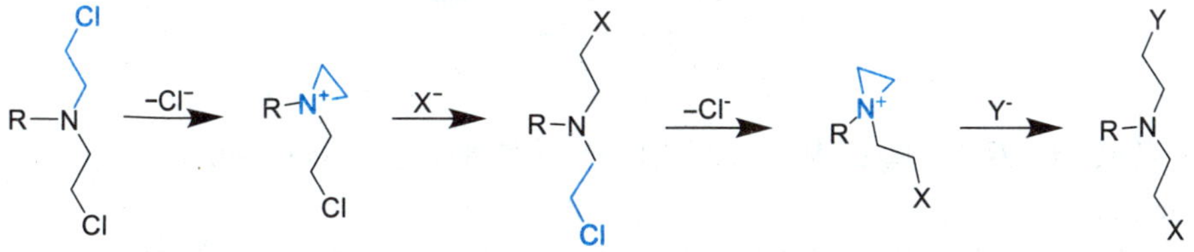

图 14-2　脂肪氮芥的烷化历程（X^-、Y^- 代表细胞成分的亲核中心）

尽管脂肪氮芥对肿瘤细胞杀伤能力大，但其选择性差、毒性大，为改变这些缺点，人们对氮芥进行了结构修饰，主要是通过减少氮原子上的电子云密度来降低其毒性作用，但这一修饰也会降低氮芥的抗肿瘤活性。脂肪氮芥类药物中的典型代表是盐酸氮芥（Chlormethine Hydrochloride）。

盐酸氮芥 Chlormethine Hydrochloride

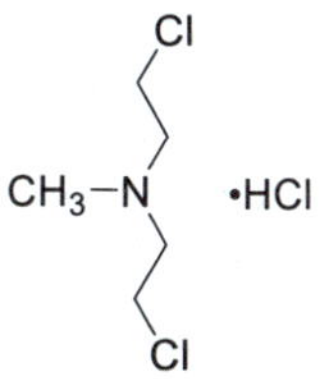

化学名为 N-甲基-N-(2-氯乙基)-2-氯乙胺盐酸盐，N-methyl-bis(2-chloroethyl)amine hydrochloride。

本品为白色结晶性粉末，有引湿性与腐蚀性；在水中极易溶解，在乙醇中易溶；mp 108～111℃。

盐酸氮芥由 N-甲基二乙醇胺与亚硫酰氯反应，消除亚硫酸后与盐酸成盐即可得盐酸氮芥（图 14-3）。

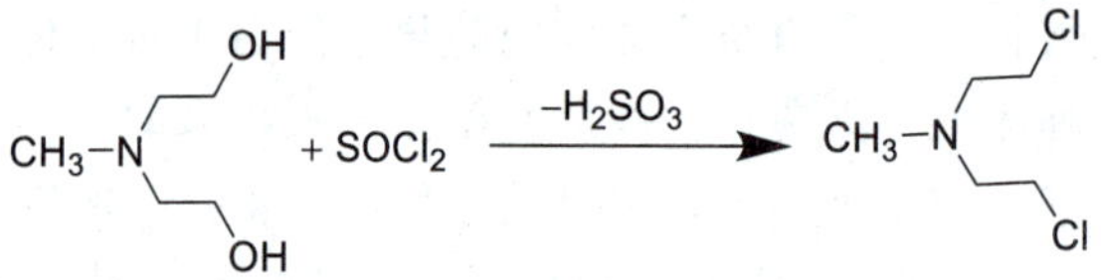

图 14-3　盐酸氮芥的制备

盐酸氮芥失去氯离子，生成的亚乙基亚胺离子非常活泼，能烷基化许多生物活性物质，已经观察到盐酸氮芥能使 DNA 中的鸟嘌呤部分烷基化。更重要的是，一些未分化的生殖细胞暴露于盐酸氮芥时，则不再增生，而分化程度高细胞则会将盐酸氮芥分解。

盐酸氮芥作为药物主要对淋巴肉瘤和霍奇金病有效，对其他肿瘤如肺癌、肝癌、胃癌等实体瘤无效。盐酸氮芥对皮肤、黏膜有腐蚀性，仅能用于静脉注射，在 pH＝7 以上的水溶液中将发生水解而失活，因此将盐酸氮芥做成水溶液注射剂使用时，pH 必须保持在 3.0～5.0。

芳香氮芥是将氮原子上的 R 基用芳香环取代，苯环可与氮原子上的孤对电子产生共轭作用，从而降低氮原子的碱性。美法仑（Melphalan）是该类药物中的典型代表。

美法仑 Melphalan

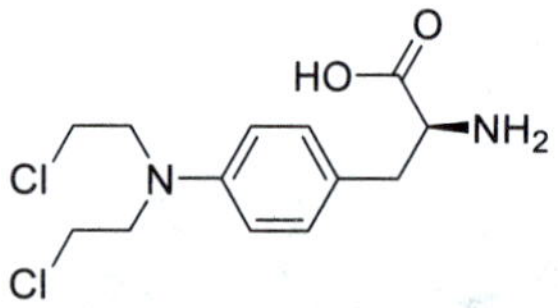

化学名为 4-[双（2-氯乙基）氨基]-L-苯丙氨酸，4-[bis（2-chloroethyl）amino]-L-phenylalanine。

本品为白色或乳白色粉末或针状结晶；溶于乙醇、丙二醇，微溶于甲醇，几乎不溶于水、三氯甲烷和乙醚，溶于稀酸；mp 180℃。

L-N-邻苯二甲酰亚氨基-对氨基苯基丙氨酸乙酯与环氧乙烷反应时，产生一种中间体，该中间体经氯氧化磷处理后生成 4-双(2-氯乙基)氨基-L-苯丙氨酸乙酯，用盐酸水解即可制得美法仑（图 14-4）。

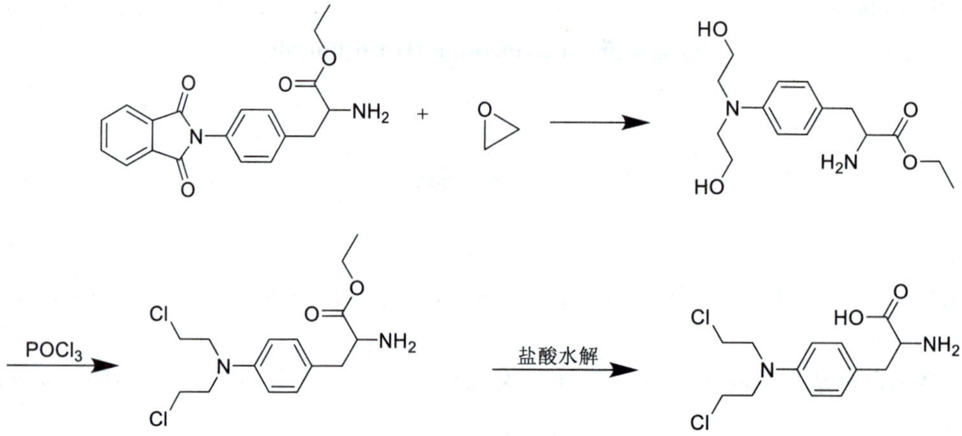

图 14-4　美法仑的制备

美法仑对于卵巢癌、乳腺癌、淋巴肉瘤和多发性骨髓瘤等恶性肿瘤有较好的疗效，对于绝经前接受根治性乳房切除术的妇女来说，是非常有效的预防癌症复发的药物。美法仑口服即可被很好地吸收，静脉给药同效。

有报道显示，肿瘤细胞中的磷酰胺酶活性高于正常细胞，以此为线索，在氮芥的氮原子上连一个吸电子的环状磷酰胺内酯，以期它们在肿瘤组织中被高活性的磷酰胺酶催化得到有活性的去甲氮芥，此即环磷酰胺（Cyclophosphamide）。

环磷酰胺 Cyclophosphamide

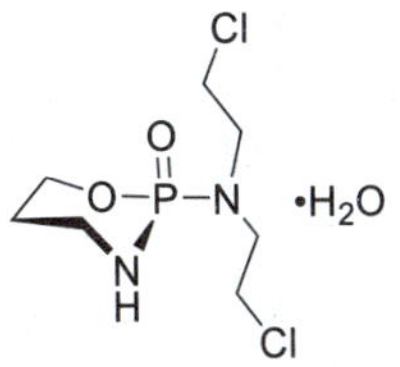

化学名为 P-[N,N-双(β-氯乙基)]-1-氧-3-氮-2-磷杂环己烷-P-氧化物一水合物，N,N-bis(2-chloroethyl)tetrahydro-2H-1,3,2-oxazaphosphorin-2-amine 2-oxide monohydrate。

环磷酰胺含一个结晶水时为白色结晶性粉末，失去结晶水后液化，可溶于水，微溶于醇、苯、乙二醇、四氯化碳、二氧六环，几乎不溶于乙醚及丙酮，遇热更易分解，应在溶解后短期内使用。mp 41~45℃。

用过量的三氯氧磷同时进行氯代和磷酰化，生成氮芥磷酰二氯，再与3-氨基丙醇缩合即可制得环磷酰胺（图14-5）。

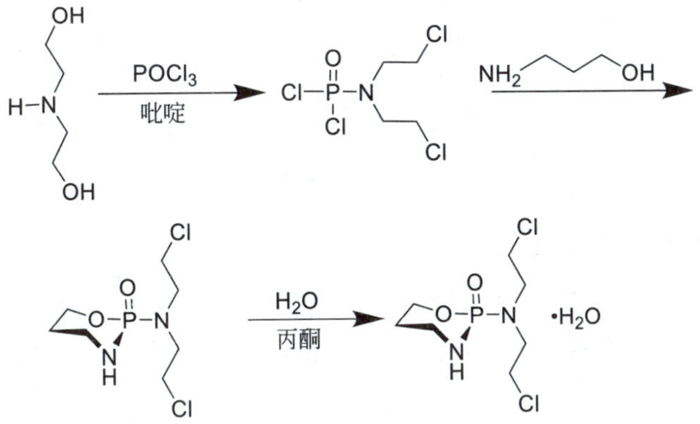

图 14-5 环磷酰胺的制备

环磷酰胺抗瘤谱较广，对急性淋巴细胞白血病、慢性淋巴细胞白血病、多发性骨髓瘤和恶性淋巴瘤均有效，与其他化疗药物联合使用，可以根治儿童的急性淋巴细胞白血病和伯基特淋巴瘤。与其他烷基化剂相比，它的显著优势是在肠胃外和口服中均具有活性，而且能够在较长的时间内分剂量耐受。静脉注射后，50%~70%在48h内通过肾脏排泄，肝肾功能损害时，环磷酰胺的剂量应减少至治疗量的1/3~1/2。

环磷酰胺在体外对肿瘤细胞无效，在肝中被细胞色素P450氧化酶氧化，生成4-羟基环磷酰胺，4-羟基环磷酰胺既可进一步氧化为4-酮基环磷酰胺，也可经过互变异构生成醛磷酰胺，4-酮基环磷酰胺和醛磷酰胺在酶的催化下最终被转化为去甲氮芥。正常组织中将生成无毒化合物，而肿瘤组织因缺乏正常组织所具有的酶，不能进行正常转化。反应过程中生成丙烯醛、磷酰氮芥和去甲氮芥都是较强的烷化剂，可破坏肿瘤组织（图14-6）。

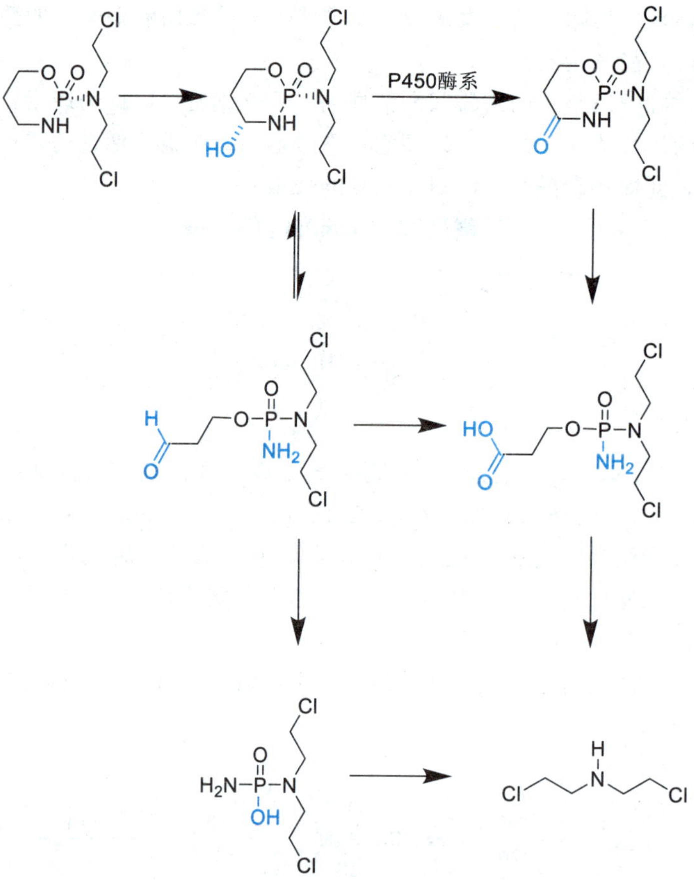

图 14-6 环磷酰胺在体内的代谢

2. 亚乙基亚胺类

前面已经提到，脂肪氮芥在体内通过转变为活泼的亚乙基亚胺离子而起作用，人们在此基础上，直接合成了一批含有亚乙基亚胺基团的化合物，塞替派（Thiotepa）即是其中的典型代表。

塞替派 Thiotepa

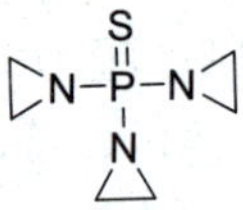

化学名为 N,N',N''-三亚乙基硫代磷酰胺，N,N',N''-triethylenethio-phosphoramide。
本品为白色鳞片状结晶或结晶性粉末，易溶于乙醇和水，溶于苯、乙醚、氯仿，mp 为 54～57℃。

塞替派可由三氯磷硫化物与氮丙啶混合，再从水中重结晶制得（图 14-7）。

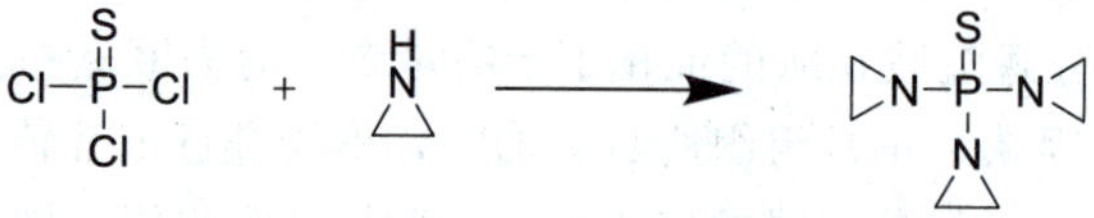

图 14-7 塞替派的制备

塞替派通过结构中的氮杂环丙基与核苷酸中的腺嘌呤、鸟嘌呤的 3-N 和 7-N 进行烷基化，生成塞替派-DNA 的烷基化产物而发挥作用。塞替派在体内被广泛代谢，微量的未代谢的药物与大部分代谢产物一起排入尿液，也穿过血脑屏障，同时观察到它在一定程度上通过浆膜如膀胱和胸膜吸收。

塞替派在乳腺癌、卵巢癌、结肠癌、直肠癌的治疗中具有重要价值，是治疗膀胱癌的首选药物，可直接注射入膀胱，在恶性淋巴瘤和支气管源性癌的治疗中也有一定作用。塞替派对酸不稳定，不能口服，须通过静脉注射给药。

3. 亚硝基脲类

亚硝基脲类药物是高度脂溶性抗肿瘤化合物，最早在美国伯明翰南方研究所合成，这类药物的结构特征是具有 β-氯乙基亚硝基脲的结构单元，卡莫司汀（Carmustine）是此类药物的典型代表。

卡莫司汀 Carmustine

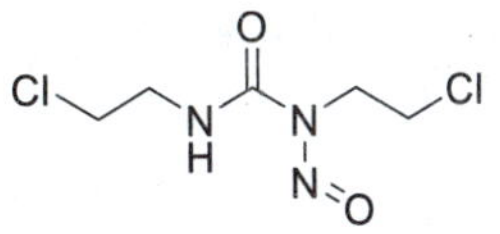

化学名为 1,3-双(β-氯乙基)-1-亚硝基脲，N,N'-bis(2-chloroethyl)-N-nitrosourea。

本品为微黄色结晶性粉末，无臭，不溶于水，溶于甲醇或乙醇。其水溶液在 pH4 时稳定，pH7 以上溶液迅速分解。mp 30～32℃。

氨基乙醇和脲反应，生成噁唑烷酮后，再与氨基乙醇反应得到对称的开环产物，经氯代、亚硝化即得卡莫司汀（图 14-8）。其他亚硝基脲类药物的合成与此类似。

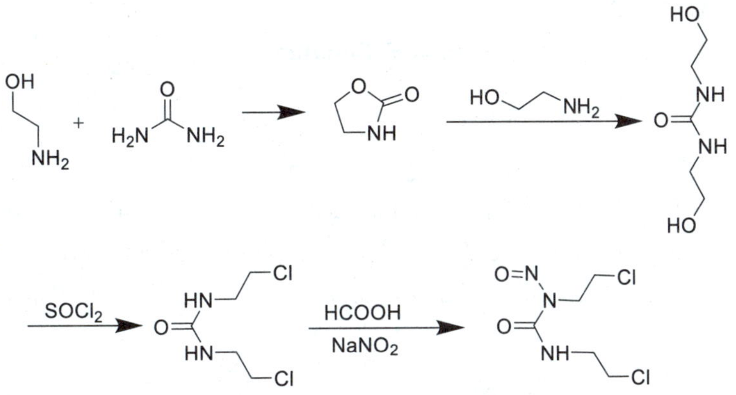

图 14-8　卡莫司汀的制备

亚硝基脲类药物发挥作用的最可能原因是 N-亚硝基的存在使氮原子与相邻的羰基之间的键变得不稳定，从而生成亲核性试剂，亲核试剂与 DNA 链间形成交联产物，因此，抑制了 DNA 和 RNA 的合成，达到治疗的作用（图 14-9）。与卡莫司汀类似的亚硝基脲类药物还有洛莫司汀、司莫司汀、链佐星、氯脲霉素等。

卡莫司汀注射液为聚乙二醇的灭菌溶液，生物半衰期为 15～30min，由肝脏代谢。结构中的 β-氯乙基具有较强的亲脂性，可跨越血脑屏障，因此适用于治疗脑瘤和其他中枢神经系统肿瘤，例如已经转移到大脑的白血病等。卡莫司汀作为次要治疗，经常与其他抗肿瘤药物一起用于淋巴瘤和霍奇金病的治疗。

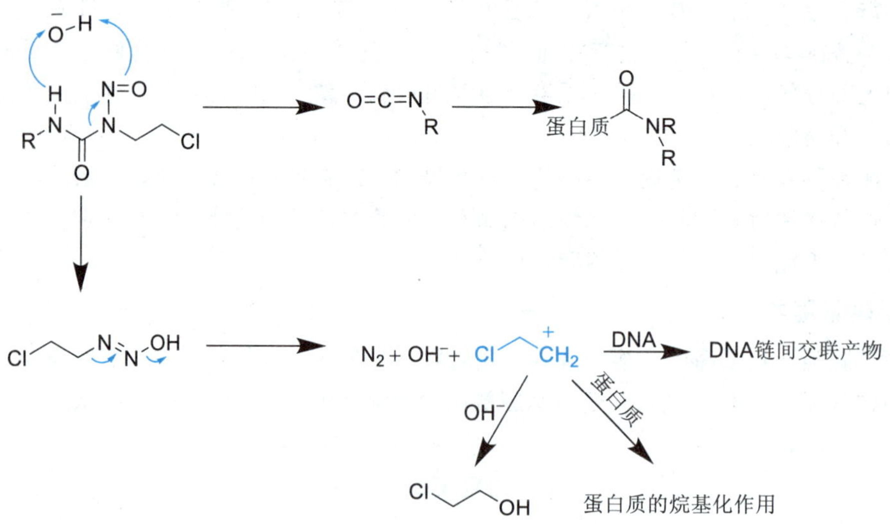

图 14-9 亚硝基脲类药物的作用机制

4. 磺酸酯类

从有机化学的角度来看，凡在结构上有较好的离去基团，且可以在体内与癌细胞中的 DNA、RNA 等生物大分子发生亲核取代反应的有机化合物，理论上均存在成为抗肿瘤药的可能性。从有机合成的观点来看，甲磺酸酯基由于长烷基链的存在排除了形成反应性中间环结构的可能性，因此，甲磺酸酯基具备直接烷基化的能力，而不需要环化来介导。研究发现，1～8 个亚甲基的双甲磺酸酯具有抗肿瘤活性，其中具有 4 个亚甲基的化合物白消安（Busulfan）抗肿瘤活性最强。

白消安 Busulfan

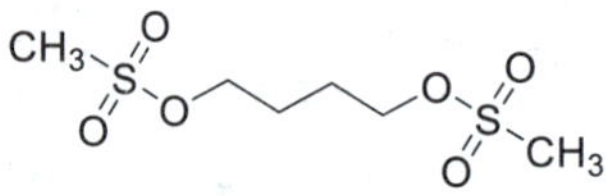

化学名为 1,4-丁二醇二甲磺酸酯，1,4-butanediol dimethanesulfonate esters。

本品为白色结晶性粉末；微溶于乙醇和水，溶于丙酮；mp 114～118℃。

1,4-丁二醇与甲烷磺酰氯在吡啶存在下进行相互作用，从丙酮或醇中重结晶获得最终产物白消安（图 14-10）。

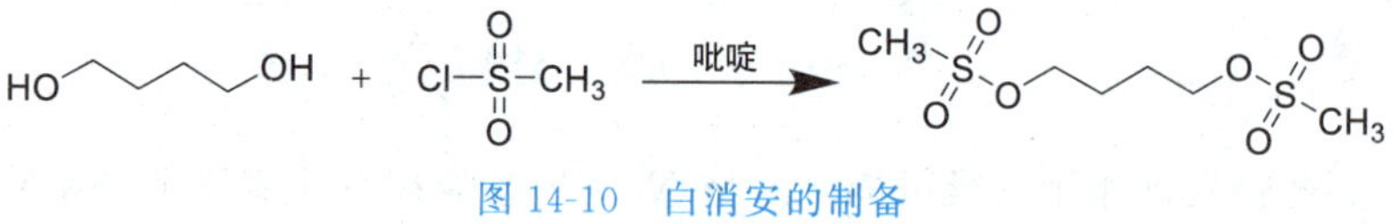

图 14-10 白消安的制备

白消安在体内由于甲磺酸酯基良好的离去性质，能够使 C—O 键断裂而与细胞内成分反应。白消安既能和 DNA 分子中鸟嘌呤核苷酸的 N7 烷基化产生交联，也能与氨基酸或蛋白质中的—SH 反应，从分子中除去硫原子（图 14-11）。

白消安是非特异性的，除对骨髓外，它对快速增殖的组织几乎不起作用，在相对较低的剂量水平时，会选择性抑制粒细胞的生成，而不会对红细胞产生影响，因此临床上白消安主要用于治疗慢性粒细胞白血病，口服吸收良好，治疗效果优于放射治疗。

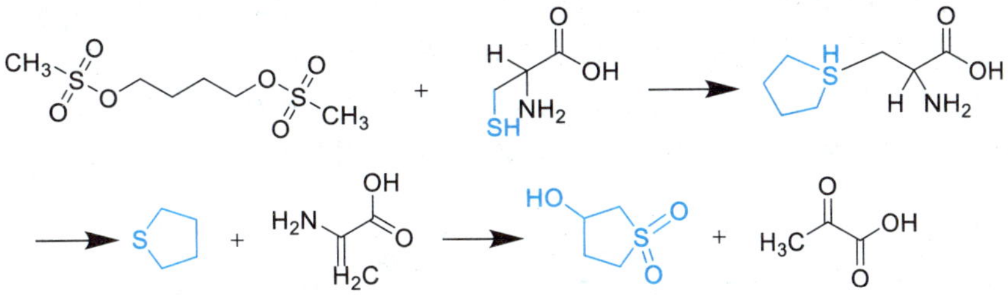

图 14-11 白消安在体内的代谢过程

二、铂类配合物

近年来，对金属化合物的研究成为抗肿瘤药物研究中较活跃的领域，其中铂类配合物（organoplatinum compounds）作为抗肿瘤药的有效性，已得到具体实验的证明。在大量对铂类配合物抗肿瘤活性的研究中，总结出如图 14-12 所示的铂类配合物的构效关系。

图 14-12 铂类配合物的构效关系

顺铂（Cisplatin）是其中典型的具有抗肿瘤活性的配合物。

顺铂 Cisplatin

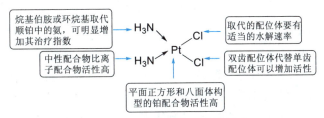

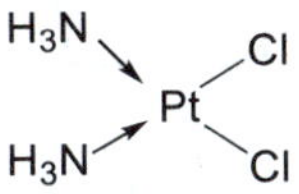

化学名为 (Z)-二氨二氯铂，(SP-4-2)-diamminedichloroplatinum。

本品为橙黄色或黄色结晶性粉末；微溶于水，易溶于二甲基甲酰胺；mp 268~272℃。

用盐酸肼或草酸钾还原六氯铂酸二钾可得到四氯铂酸二钾，再与乙酸铵、氯化钾回流即可制得顺铂（图 14-13）。

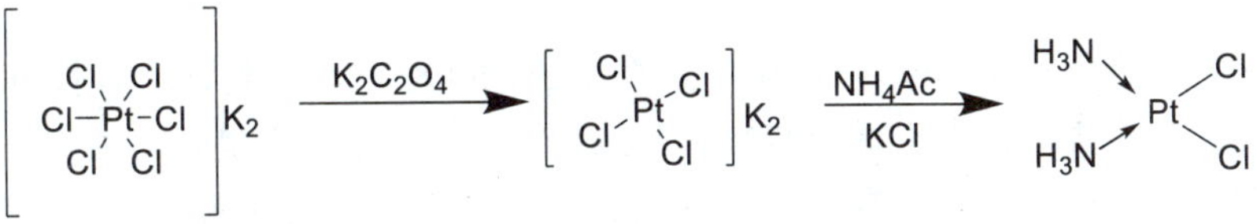

图 14-13 顺铂的制备

顺铂主要通过与 DNA 交联，使肿瘤细胞的 DNA 停止复制，从而阻止细胞的分裂。顺铂进入细胞后，水解为阳离子水合物，再逐步解离生成羟基配合物。水合物与羟基配合物都比较活泼，能与 DNA 单链内的碱基形成螯合环，大部分螯合环是由解离产物与相邻的两个鸟嘌呤碱基的 N7 配合形成，少部分是与相邻的鸟嘌呤和腺嘌呤碱基的 N7 配合形成，这种螯合环的形成破坏了 DNA 双链之间的碱基配对，扰乱了 DNA 的双螺旋结构，使其局部变性而丧失复制能力（图 14-14）。请注意，反式铂配合物无此作用。

顺铂与长春碱和博来霉素联合用于治疗转移性睾丸癌；当单独或与阿霉素联用时，也可用于缓解转移性卵巢癌；它也表现出对许多其他肿瘤的活性，例如：膀胱癌、肺小细胞癌、头颈部癌、阴茎癌、前列腺癌等。顺铂口服无效，仅能注射给药，开始血浆半衰期为25～49min，分布后血浆半衰期为55～73h，长期使用会产生耐药性。

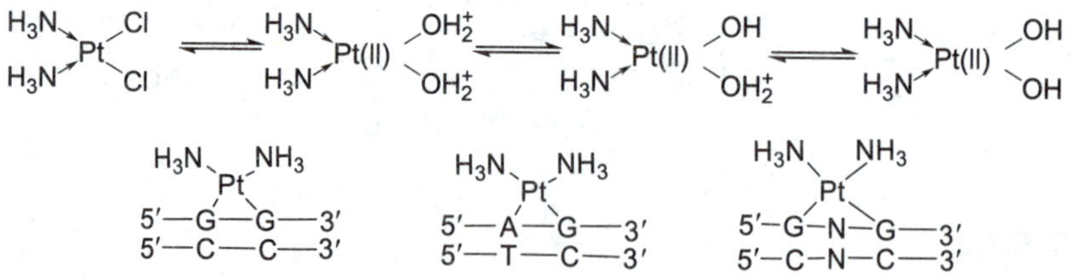

图 14-14　顺铂的作用机制

> **知识拓展**
>
> **铂类抗肿瘤药物**
>
> 顺铂（Cisplatin）被认为是治疗睾丸癌和卵巢癌的一线药物，但该药缓解期短，并伴有严重的肾、胃肠道毒性和耳毒性及神经毒性，为了克服顺铂的缺点，用不同的胺类和各种酸根与铂（Ⅱ）络合、合成了一系列铂的配合物，如卡铂（Carboplatin）、奥沙利铂（Oxaliplatin）、洛铂（Lobaplatin）等。
>
> 卡铂是第二代铂配合物，治疗小细胞肺癌、卵巢癌的效果比顺铂好，但对膀胱癌、头颈部癌的效果不如顺铂；奥沙利铂是第一个显现对结肠癌有效的铂类烷化剂，同时对顺铂和卡铂的耐药肿瘤株也有显著的抑制作用；洛铂与顺铂的抑瘤作用相似，但对耐顺铂的细胞株仍有一定的细胞毒作用。 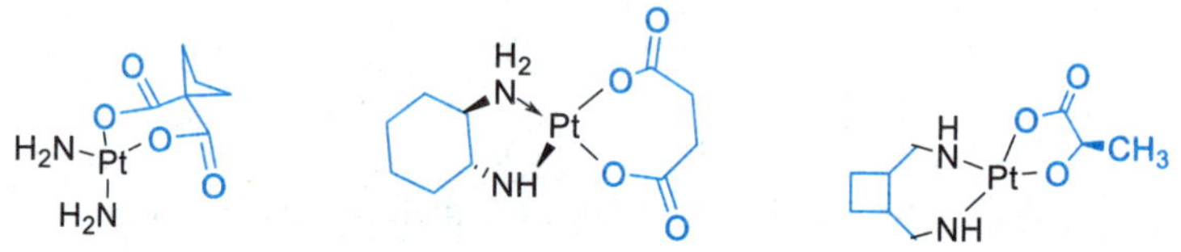
>
> 卡铂　　　　奥沙利铂　　　　洛铂

三、抗生素类

近年来，抗生素（antibiotics）作为一类重要的抗肿瘤药已得到认可，抗肿瘤抗生素是一类微生物培养液中提取的、干扰肿瘤细胞 DNA 结构与功能、抑制肿瘤细胞分裂增殖或诱导肿瘤细胞凋亡的抗生素，主要有多肽类抗生素及蒽醌类抗生素两大类，直接作用于 DNA 的抗生素主要是多肽类，是细胞周期非特异性药物，这里主要介绍盐酸博来霉素（Bleomycin Hydrochloride）和放线菌素 D（Dactinomycin D）。

盐酸博来霉素，又称争光霉素，有多种组分，但都有相同的核心结构，用于临床的是混合物的盐酸盐，以博来霉素 A_5 为主要成分。

博来霉素是从轮枝链霉菌（*Streptomyces verticillus*）和72号放线菌培养液中分离出的一类水溶性碱性糖肽，通过适当的菌株选择和控制微生物发酵条件，可以最终优化抗生素混合物中特定成分的形成。

盐酸博来霉素 Bleomycin Hydrochloride

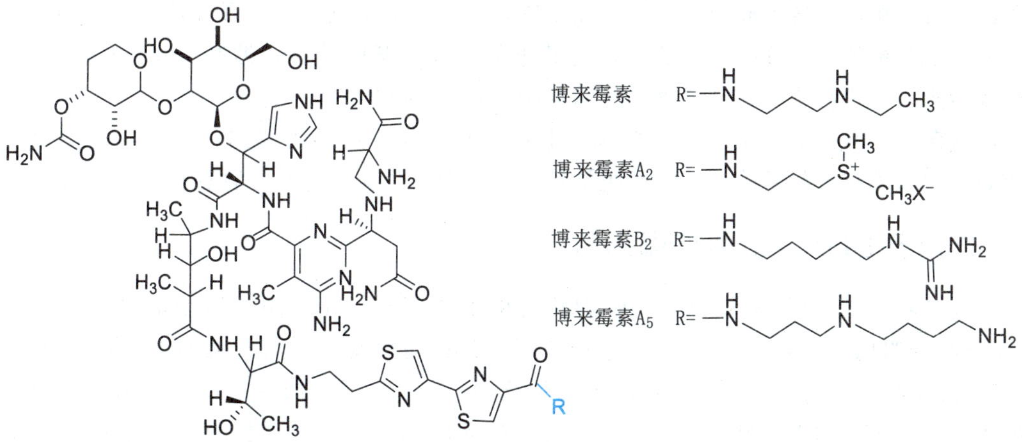

本品易溶于水、甲醇，微溶于乙醇，几乎不溶于丙酮、乙酸乙酯、乙酸丁酯、乙醚。

博来霉素对鳞状上皮细胞癌、宫颈癌和脑癌都有效。口服无效，需经肌内或静脉注射。

博来霉素通过引起 DNA 单链和双链断裂而破坏 DNA，作用机制可分为两步，第一步是博来霉素的二噻唑环嵌入 DNA 的 G-C 碱基对之间，同时末端三肽氨基酸的正电荷和 DNA 磷酸基作用，使其解链；第二步是与铁的复合物生成超氧基或羟自由基，引起 DNA 链断裂。

> **知识拓展**
>
> #### 博来霉素的发现
>
> 博来霉素（Bleomycin，BLM）是日本微生物化学研究所的科学家梅泽宾夫于 1966 年从轮枝链霉菌中分离到的，1969 年我国科学家从浙江省平阳县土壤中分离发现产生菌（轮枝链霉菌平阳变种），由此发现的平阳霉素于 1978 年通过鉴定投产并进入临床，1982 年获得国家发明奖二等奖。BLM 组分繁多，在天然组分中结构衍生物有十几个，日本报道的博来霉素是含有 13 种组分的复合物，其中主要为博来霉素 A_2，占 55%～70%；其次为博来霉素 B_2，占 25%～32%；而博来毒素 A_5 只占 1% 左右，平阳霉素为单一博来霉素 A_5 组分的制品。

放线菌素 D（Dactinomycin D）又称更生霉素，第一个从链霉菌中分离到的抗生素是放线菌素 A，随后得到了包括放线菌素 D 在内的许多相关抗生素，放线菌素 C 是最早用于肿瘤疾病的药物。

放线菌素 D Dactinomycin D

第十四章 抗肿瘤药物

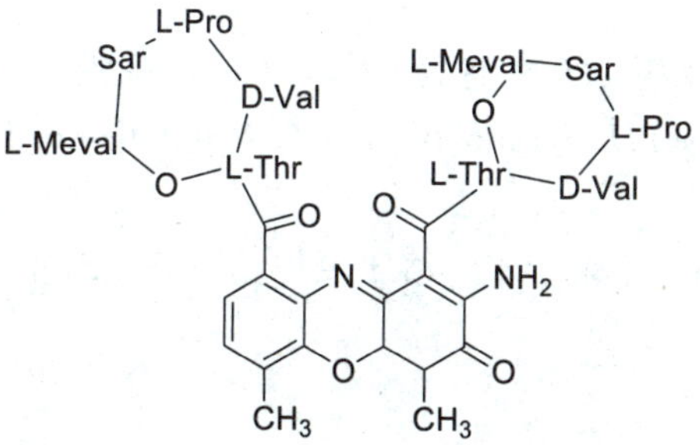

放线菌素的母核是 3-氨基-1,8-二甲基-2-吩噁嗪酮-4,5-二甲酸，多肽酯环通过羧基、多肽侧链与母核相连，各种放线菌素的差异主要是多肽侧链中氨基酸及其排列顺序不同。

放线菌素能嵌合于 DNA 双链内，与其中的鸟嘌呤基团结合，抑制 DNA 依赖的 RNA 聚合酶活力，干扰细胞的转录过程，从而抑制 mRNA 合成。

放线菌素 D 用于治疗儿童横纹肌肉瘤和妇女抗甲氨蝶呤绒毛膜癌，对睾丸肿瘤也有一定疗效，它可提高放射敏感性，因此也被用于抑制免疫反应，特别是肾移植的排斥反应。

四、作用于 DNA 拓扑异构酶的药物

在天然状态下，DNA 分子以超螺旋状态的形式存在，在复制和转录的过程中，需要 DNA 拓扑异构酶（topoisomerase，Topo）来催化其在超螺旋状态与解旋状态之间的相互转化，DNA 拓扑异构酶广泛存在于各类生物种群中，包括病毒、真菌、植物、鸟类及哺乳动物的正常及肿瘤细胞中，是抗肿瘤药物研究的新靶点。DNA 拓扑异构酶可分为拓扑异构酶Ⅰ和拓扑异构酶Ⅱ，因此可将作用于 DNA 拓扑异构酶的抗肿瘤药物分为两类，以下分别介绍。

1. 作用于拓扑异构酶Ⅰ的抗肿瘤药物

从植物中寻找抗肿瘤药物，已成为国内外抗癌药物研究领域的重要研究方向，喜树碱（Camptothecin）最初是从我国特有的珙桐科植物喜树中分离得到，在此基础上衍生出来的喜树碱类化合物是 DNA 拓扑异构酶Ⅰ的抑制剂，其构效关系如图 14-15。

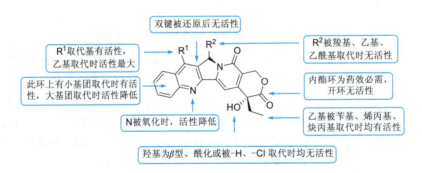

图 14-15 喜树碱类化合物的构效关系

喜树碱 Camptothecin

化学名为顺-4-乙基-4-羟基-1H-吡喃酮-[3′,4′∶6,7]吲哚[1,2-b]喹啉-3,14-(4H,12H)二酮,(S)-4-ethyl-4-hydroxy-1H-pyrano[3′,4′∶6,7]indolizino[1,2-b]quinoline-3,14-(4H,12H)-dione。

本品为淡黄色针状结晶，不溶于水，溶于氯仿、甲醇、乙醇中，见光易变质，微有吸湿性，mp 为 264～267℃。

喜树碱对胃癌近期疗效较好，但缓解期较短，仅2~3个月，对头颈部圆柱形腺癌、肠癌和膀胱癌也有一定的疗效，对晚期胃癌可提高手术切除的机会，对绒癌和白血病也有效。天然的喜树碱为右旋，分子中唯一的手性中心C-20为S型。

喜树碱及其化合物是DNA拓扑异构酶I的抑制剂，但其抗癌作用并非由于抑制该酶的催化活性，目前主流的解释是复制冲突模型：DNA拓扑异构酶可以与DNA形成一种可裂解的二元复合物Topo I-DNA使DNA解旋，而喜树碱及其衍生物能够与Topo I中的亲核部分相互作用，形成药物-Topo I-DNA三元复合物，这种三元复合物的形成是可逆的，本身不会引起细胞的死亡，但喜树碱及其衍生物能够使该复合物保持稳定，当DNA复制时，复制叉与此处的药物-Topo I-DNA三元复合物发生冲突，造成不可逆的复制叉阻滞、双链DNA断裂，此时可逆的三元复合物也转变成不可逆复合物，最终导致细胞周期阻滞和细胞凋亡。

2. 作用于拓扑异构酶Ⅱ的抗肿瘤药物

多柔比星（Doxorubicin）是由 *Streptomyces peucetium* var. *caesius* 产生的蒽醌类抗生素，是广谱的抗肿瘤药物。蒽醌类抗肿瘤药物的构效关系表明，A环的几何结构和取代基对保持其活性至关重要，C-13的羰基、C-9的羟基对DNA的碱基对产生氢键作用；C-7、C-9的手性不能改变，否则会失去活性；若用甲基取代C-9位的羟基，会使蒽醌与DNA亲和力下降而丧失活性；若9位、10位引入双键，会使A环结构改变而活性丧失。

盐酸多柔比星 Doxorubicin Hydrochloride

多柔比星	$R^1=R^3=$—OH;	$R^2=$—H
柔红霉素	$R^1=R^2=$—H;	$R^3=$—OH
表柔比星	$R^1=R^2=$—OH;	$R^3=$—H

化学名为(8S,10S)-10-[(3-氨基-2,3,6-三去氧基-α-L-来苏己吡喃基)-氧]-7,8,9,10-四氢-6,8,11-三羟基-8-(羟乙酰基)-1-甲氧基-5,12-萘二酮盐酸盐，(8S,10S)-10-[(3-amino-2,3,6-trideoxy-alpha-L-lyxo-hexopyranosyl) oxy]-7,8,9,10-tetrahydro-6,8,11-trihydroxy-8-(hydroxyacetyl)-1-methoxynaphthacene-5,12-dione hydrochloride。

本品的盐酸盐为橙红色针状结晶，溶于水和醇，不溶于丙酮、苯、三氯甲烷、乙醚，mp为204~205℃。

多柔比星以嵌入的形式插入DNA的相邻碱基对之间，与DNA双螺旋形成可逆的结合，使DNA-TopoⅡ的复合物僵化，从而抑制拓扑异构酶Ⅱ，最终抑制DNA合成。多柔比星属于非周期特异性抗肿瘤药物，抗瘤谱较广，不仅可用于治疗急慢性白血病和恶性淋巴瘤，还可治疗乳腺癌、甲状腺癌、肺癌、卵巢癌等。

还有一类药物同样作用于拓扑异构酶Ⅱ，但并不像多柔比星一样通过嵌入DNA的碱基对来影响拓扑异构酶Ⅱ的活力而起作用，鬼臼毒（Podophyllotoxin）是从喜马拉雅鬼臼和美鬼臼的根茎中分离得到的生物碱，有较强的细胞毒作用，其毒性反应严重，因此人们对鬼臼毒的结构进行改造，获得了依托泊苷（Etopodide），已应用于临床。

依托泊苷 Etopodide

化学名为 9-[4,6-O-(1R)-亚乙基-β-D-吡喃葡萄酰]氧代-5,8,8a,9-丙烯酸氢糠酯-5-(4-羟基-3,5-二甲氧基苯)呋喃[3′,4′:6,7]萘并[2,3-d]-1,3-二氧代-6(5aH)-酮,9-[[4,6-O-(1R)-ethylidene-β-D-glucopyranosyl]oxy]-5,8,8a,9-tetrahydro-5-(4-hydroxy-3,5-dimethoxyphenyl)furo[3′,4′:6,7]naphtho[2,3-d]-1,3-dioxol-6(5aH)-one。

本品为灰白色结晶性粉末,无臭,遇光、热易变色,有引湿性。几乎不溶于水,稍溶于甲醇、二甲基亚砜,微溶于乙醇;mp 为 236～251℃。

依托泊苷作用于 DNA 拓扑异构酶Ⅱ,形成"药物-Topo Ⅱ-DNA"复合物,阻碍 Topo Ⅱ 对 DNA 的修复,导致 DNA 复制受阻,从而抑制肿瘤细胞的增殖。主要用于治疗小细胞肺癌、恶性淋巴瘤、恶性生殖细胞瘤、白血病,对神经母细胞瘤、横纹肌肉瘤、卵巢癌、非小细胞肺癌、胃癌和食管癌等有一定疗效。

第二节 抗代谢药物

抗代谢药物(antimetabolic agents)是一类通过干扰 DNA 合成中所需的叶酸、嘌呤、嘧啶及嘧啶核苷的合成途径,从而抑制肿瘤细胞生存和复制所必需的代谢途径,最终导致肿瘤细胞死亡的抗肿瘤药物。

它们是能从根本上阻止正常细胞合成代谢产物的化合物,通常与被拮抗的代谢产物拥有相似的结构,并且能够像实际底物一样与活性位点结合。与抗肿瘤的经典药物烷化剂相比,抗代谢药物的抗瘤谱较窄,因此交叉耐药性也较少。理论上抗代谢药物可以针对性地杀死肿瘤细胞,但实际上其对增殖较快的正常组织也具有毒性。常见的用于治疗恶性肿瘤的抗代谢类药物有嘧啶类似物、嘌呤类似物、叶酸拮抗物、氨基酸拮抗物等。

一、嘧啶类似物

嘧啶类似物(analogues of pyrimidines)能够干扰嘧啶核苷的合成,从而干扰 DNA 的合成。除了抗肿瘤的功效之外,嘧啶类似物在牛皮癣和真菌感染中同样有效。该类别的一些特征化合物包括氟尿嘧啶(Fluorouracil)和阿糖胞苷(Cytarabine)等,其中运用电子等排原理获得的氟尿嘧啶抗肿瘤效果最好。

1. 氟尿嘧啶

氟尿嘧啶是尿嘧啶的同系物,可作为核苷酸的替代物和抗代谢物。

氟尿嘧啶 Fluorouracil

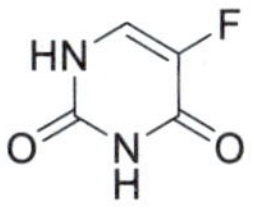

化学名为 5-氟-2,4(1H,3H)-嘧啶二酮,5-Fluoro-2,4(1H,3H)-pyrimidinedione,简称 5-FU。

本品为一种白色的结晶性粉末,在水中略溶,微溶于乙醇,在三氯甲烷中不溶;可在稀盐酸和氢氧化钠溶液中溶解。在空气和水溶液中较稳定,在亚硫酸钠水溶液中较不稳定。氟尿嘧啶的 C-5、C-6 双键易与亚硫酸氢根离子发生加成反应生成 5-氟-5,6-二氢-6-磺酸尿嘧啶,而 5-氟-5,6-二氢-6-磺酸尿嘧啶不稳定,易发生消去反应,在强碱溶液中还会发生开环反应。

该化合物以氯乙酸乙酯作为原料,依次经卤素交换、缩合、水解等步骤制备得到(图 14-16)。

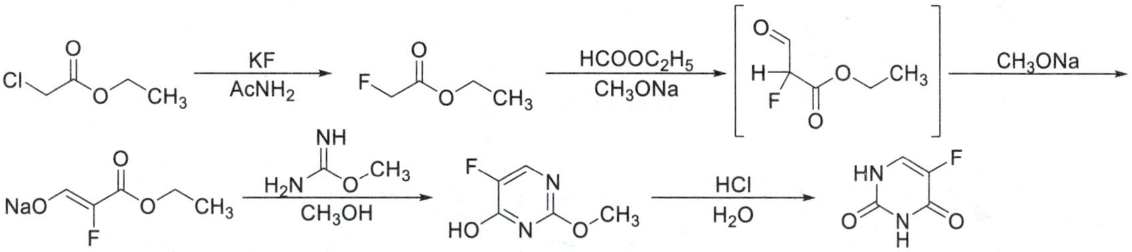

图 14-16 氟尿嘧啶的制备

氟尿嘧啶的代谢物氟尿嘧啶脱氧核苷酸(FUDRP)阻止了胸腺嘧啶脱氧核苷酸(TDRP)的合成,因此阻止了脱氧核糖核酸(DNA)的合成。此外,它还可以直接整合到 RNA 中。

氟尿嘧啶的抗瘤谱广,除了对绒毛膜上皮癌和恶性葡萄胎有显著疗效外,还可用于无法进行手术或放射治疗的乳腺癌、胰腺癌、前列腺癌、结肠癌和肝癌的姑息治疗。氟尿嘧啶口服吸收差,须静脉注射,氟尿嘧啶在肠道、肝脏等组织中经二氢嘧啶还原酶的作用被转化为 5-氟-5,6-二氢尿嘧啶而失去活性。5-FU 常见的不良反应有骨髓抑制、胃肠道反应、注射时局部有疼痛、静脉炎或动脉内膜炎等。同时,常伴有脱发、红斑性皮炎、皮肤色素沉着手足综合征以及暂时性小脑运动失调,偶尔会影响心脏功能。

虽然氟尿嘧啶具有良好的抗肿瘤效果,但它的毒副作用强,针对这点,人们对氟尿嘧啶的 N^1 部位进行了修饰,获得了大量衍生物以降低其毒性并提高疗效(见表 14-1)。

表 14-1 其他氟尿嘧啶抗肿瘤药物

名称	化学结构	作用特点
替加氟	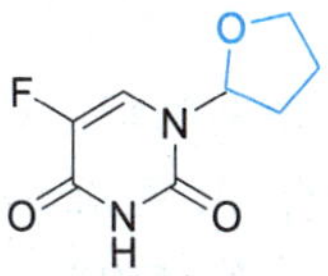	在体内可转化为 5-FU,作用特点和适应证也与其类似,但毒性较低
双呋氟尿嘧啶	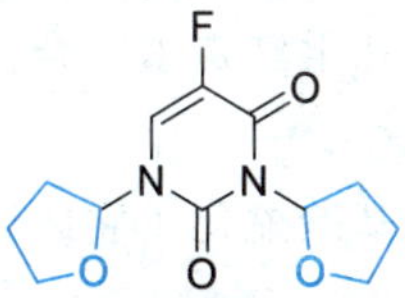	作用特点同替加氟

续表

名称	化学结构	作用特点
卡莫氟	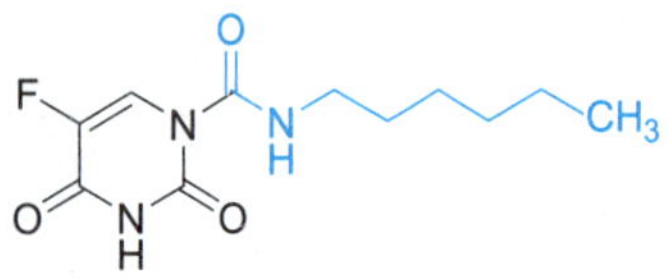 (结构式)	可在体内缓释出 5-FU，抗瘤谱广，化疗指数高。临床上可用于多种癌症的治疗，尤其对结肠癌、直肠癌的疗效较好
氟铁龙	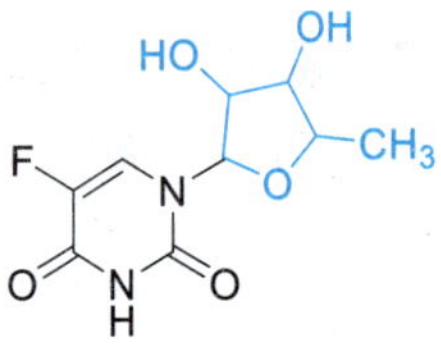 (结构式)	在体内嘧啶核苷磷酸化酶的作用下转化成为 5-FU。该酶在肿瘤组织内活性更高，故本药物对肿瘤具有一定的选择性

2. 阿糖胞苷

阿糖胞苷是一种嘧啶核苷抗代谢药，对多种类型的细胞均具有细胞毒性。

阿糖胞苷 Cytarabine

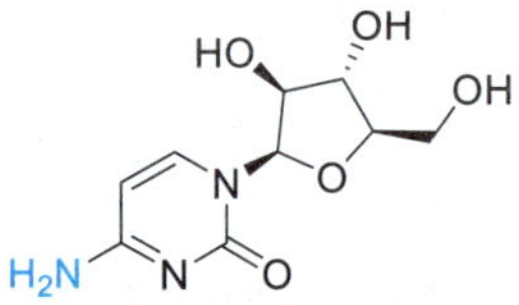

化学名为 1-β-D-阿拉伯呋喃糖基-4-氨基-2(1H)-嘧啶酮，4-amino-1-beta-D-arabinofuranosyl-2(1H)-pyrimidinone。

本品为一种白色细小针状结晶或结晶性的粉末，在水中极易溶解，在乙醇中略溶，在三氯甲烷中不溶解，mp 为 124℃。

阿糖胞苷可以通过尿嘧啶阿拉伯糖苷的乙酰化，再用五硫化二磷处理，然后用氨水加热来制备（图 14-17）。

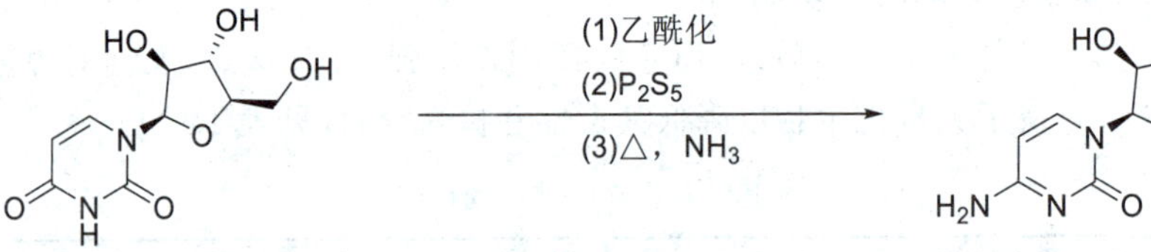

图 14-17　阿糖胞苷的制备

阿糖胞苷可以在体内转化为活性的三磷酸阿糖胞苷和二磷酸阿糖胞苷，而三磷酸阿糖胞苷可通过抑制 DNA 聚合酶的作用来终止 DNA 链的延长和合成，二磷酸阿糖胞苷能抑制二磷酸胞苷转变为二磷酸脱氧胞苷，从而抑制肿瘤细胞的生长。阿糖胞苷可用于治疗成人和儿童白血病，特别适用于急性粒细胞性白血病，与硫鸟嘌呤和柔红霉素联合使用时更有效。阿糖胞苷不能通过口服有效吸收，主要通过肾脏排泄。

为减轻阿糖胞苷在体内脱氨失活的现象，人们用链烃基酸酰化了它的氨基，成功制备出其他嘧啶类抗肿瘤药物（表 14-2）。

表 14-2 其他嘧啶类抗肿瘤药物

名称	化学结构	作用特点
依诺他滨($R=C_{22}H_{25}$) 棕榈酰阿糖胞苷($R=C_{15}H_{31}$)	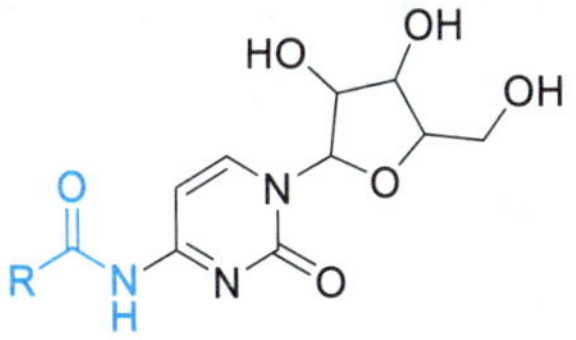	它们均在体内被代谢为阿糖胞苷而起作用,它们的抗肿瘤效果也比阿糖胞苷好且持续时间更长
环胞苷	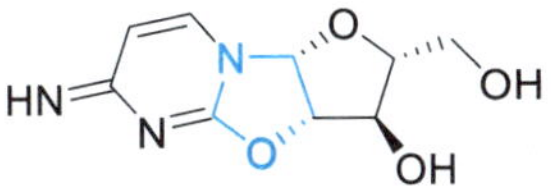	是合成阿糖胞苷的中间体,体内代谢时间和作用时间都比阿糖胞苷长,它的副作用也比阿糖胞苷轻
氮杂胞苷	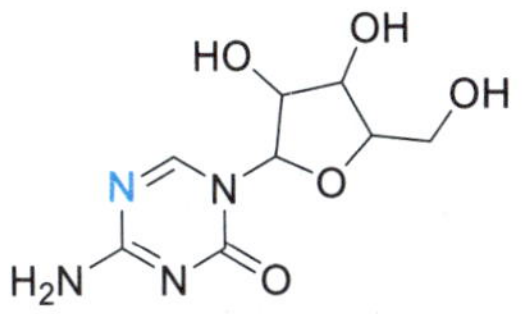	体内可转化为氮杂胞嘧啶核苷酸而掺入 DNA 和 RNA,从而影响核酸的转录以及 DNA 和蛋白质的合成过程

二、嘌呤类似物

嘌呤类抗代谢物包括天然嘌呤碱基、核苷和核苷酸的类似物。嘌呤是在癌细胞增殖中合成的 RNA、DNA 和辅酶的组成部分。因此,拮抗嘌呤的药物肯定会导致错误的 DNA 形成。属于这一分类的药物有巯嘌呤(Mercaptopurine)和硫唑嘌呤(Azathiopurine)等。

1. 巯嘌呤

巯嘌呤 Mercaptopurine

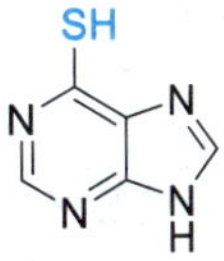

化学名为 6-嘌呤巯醇,o-mercapto-6-purine,简称 6-MP。

本品为一种微黄色的结晶性粉末,极微溶于水和乙醇,在乙醚中几乎不溶解,mp 为 241~244℃。由于本品结构中含有巯基,巯嘌呤遇光易变色,且可被硝酸氧化。

巯嘌呤可以通过次黄嘌呤和五硫化二磷的相互作用来制备(图 14-18)。

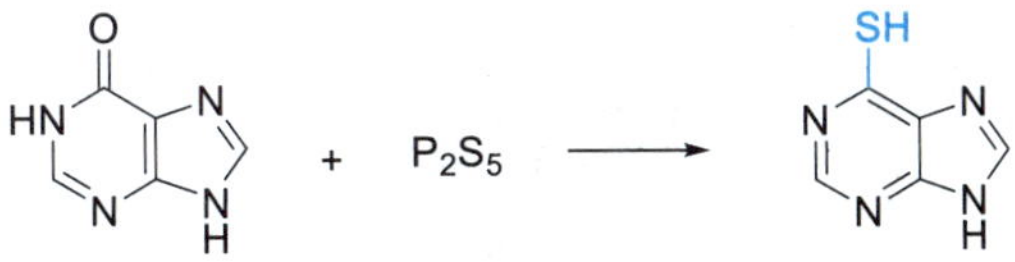

图 14-18 巯嘌呤的制备

巯嘌呤在体内转化为 6-硫代肌苷酸,主要抑制腺嘌呤和鸟嘌呤合成;除此之外,它的一部分被转化为硫鸟嘌呤,最终被掺入 DNA 和 RNA 中,从而导致缺陷核酸的形成。巯嘌呤可抑制实验性自身免疫性脑脊髓炎和甲状腺炎,因此可与长春新碱、甲氨蝶呤和强的松联合用于治疗儿童白血病。虽然 6-MP 可能引起尿毒症,但通常与别嘌呤醇(次黄嘌呤的类似物)联合使用,后者可阻止 6-MP 转化为尿酸,因此降低了 6-MP 的剂量,仍能获得理想的疗效。

研究者们针对巯嘌呤水溶性较差的缺点合成了黄巯嘌呤钠（Sulfomercapine Sodium），因为肿瘤细胞的 pH 比正常细胞低，且其中巯基化合物的含量也高于正常细胞的缘故，黄巯嘌呤钠可能对肿瘤细胞具有一定的选择性。此外，黄巯嘌呤钠的见效也快于巯嘌呤，且毒性更低。

黄巯嘌呤钠 Sulfomercapine Sodium

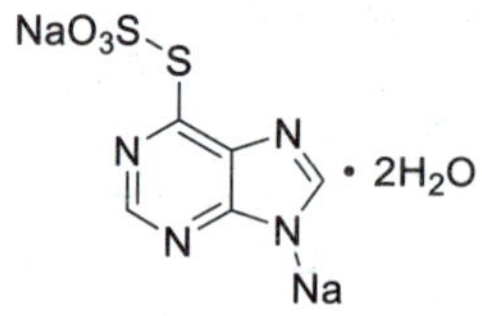

黄巯嘌呤钠的合成则是先以硫脲为原料合成巯嘌呤，再用碘氧化并和亚硫酸钠作用得到（图 14-19）。

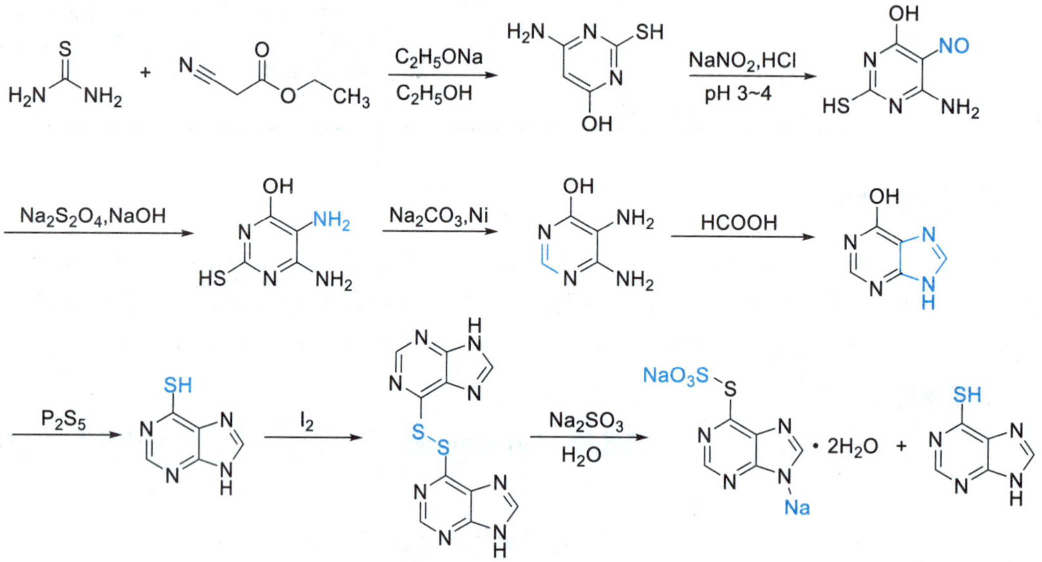

图 14-19 黄巯嘌呤钠合成路线

2. 硫唑嘌呤

硫唑嘌呤 Azathiopurine

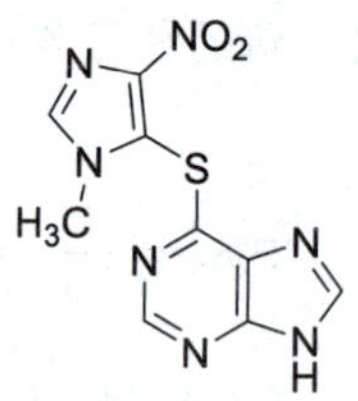

化学名为 6-(1-甲基-4-硝基咪唑-5-巯基)嘌呤，6-[(1-methyl-4-nitromidazole-5-yl)thio]purine。

本品为一种淡黄色的粉末或结晶性粉末，易溶于二氯甲烷和二甲基亚砜，在水中几乎不溶解，在乙醇中极微溶，mp 为 243～244℃。它的化学性质稳定，但与强氧化剂及强碱不相容。

硫唑嘌呤可通过用 5-氯-1-甲基-4-硝基咪唑处理 6-嘌呤巯醇来制备（图 14-20）。

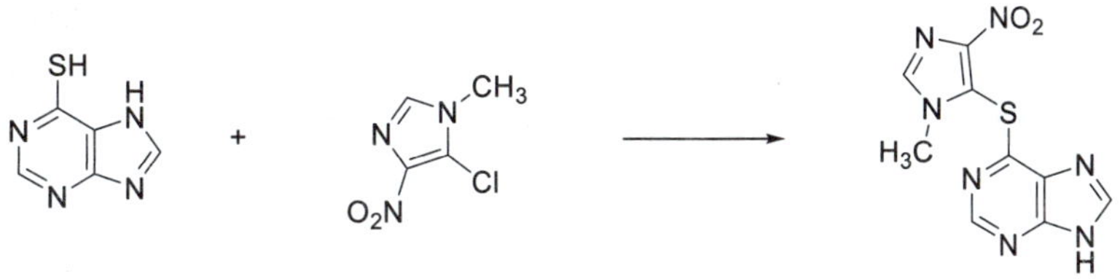

图 14-20 硫唑嘌呤的制备

硫唑嘌呤在体内可被分解为硫嘌呤，其作用机理与硫嘌呤相同，即具有嘌呤拮抗作用，可通过抑制 DNA、RNA 及蛋白质的合成进而抑制淋巴细胞的增殖，从而产生免疫作用。硫唑嘌呤的主要用途是辅助治疗和预防肾脏同种异体移植的排斥反应。

三、叶酸拮抗物

叶酸是细胞中核酸合成的重要代谢物，叶酸拮抗物（antifolic acid compounds）被称作"抗叶酸药物"或者"叶酸拮抗剂"，属于通过阻止组织需要的叶酸合成而起作用的药物。它们和二氢叶酸还原酶（DHFR）紧密结合，从而抑制二氢叶酸向四氢叶酸的转化，并因此阻止了嘌呤和嘧啶的合成。叶酸拮抗物通过在细胞周期的 S 期抑制 DNA 的合成来杀死细胞。因此，它们在对数生长期时最有效。其中最重要的药物是甲氨蝶呤（Methotrexate）。

甲氨蝶呤 Methotrexate

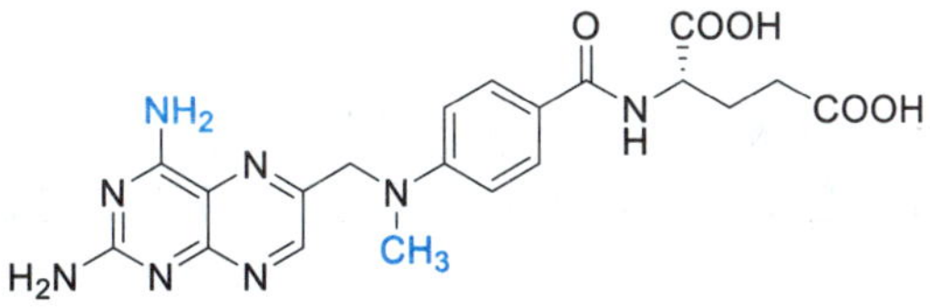

化学名为 L-(＋)-N-[4-[[(2,4-二氨基-6-蝶啶基)甲基]甲氨基]苯甲酰基]谷氨酸，N-[4-[[(2,4-Diamino-6-pteridinyl)methyl]methylamino]benzoyl]-L-glutamic acid，又名 MTX。

本品为橙黄色结晶性粉末，在水、乙醇、三氯甲烷和乙醚中很难溶解，但易溶于稀盐酸和稀碱，mp 为 195℃。值得注意的是，甲氨蝶呤的酰胺基在强酸性溶液中会水解而失活（图 14-21）。

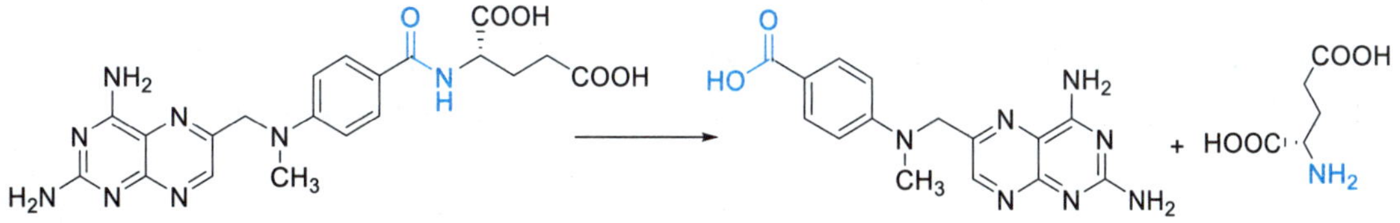

图 14-21 甲氨蝶呤在强酸性溶液中失活

甲氨蝶呤可通过将 2,4,5,6-四氨基嘧啶、2,3-二溴丙醛、对甲氨基苯甲酰谷氨酸二钠、碘和碘化钾一起处理，然后用石灰水加热来制备（图 14-22）。

甲氨蝶呤通过与二氢叶酸还原酶（DHFR）不可逆结合而发挥作用，从而有效地阻止脱氧脲酸转化为胸苷酸，最终阻止细胞复制急需的新 DNA 的合成。甲氨蝶呤被广泛应用于急性淋巴细胞白血病的治疗，由于其能穿透中枢神经系统，也被用于脑膜白血病的治疗和预防。它应该在鞘内给药，以便在中枢神经系统中发挥作用。40%～90% 的甲氨蝶呤通过肾脏排泄，小部分则通过胆汁排泄。

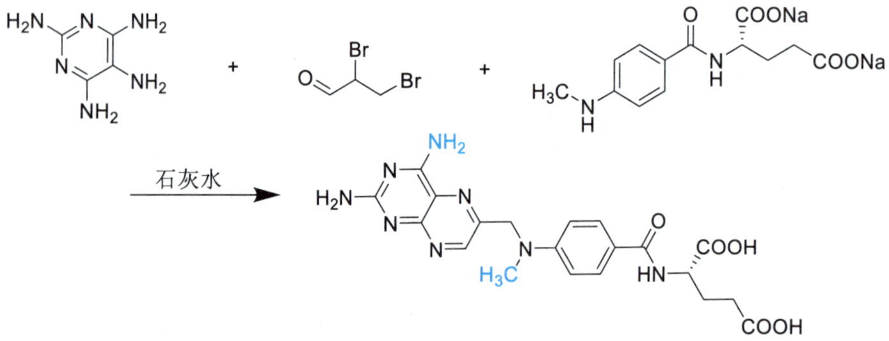

图 14-22 甲氨蝶呤的制备

四、氨基酸拮抗物

氨基酸拮抗物（amino acid antagonists）在由谷氨酰胺和甲酰甘氨酰胺核苷酸合成甲酰甘氨脒核苷酸的过程中广泛发挥谷氨酰胺拮抗剂的作用。该类别的代表化合物为重氮丝氨酸（Azaserine）。

重氮丝氨酸 Azaserine

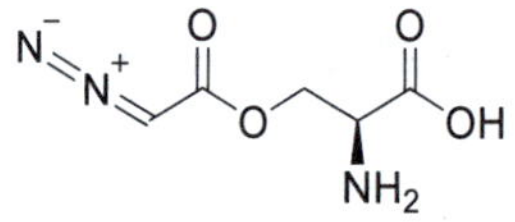

化学名为邻重氮乙酰-L-丝氨酸，o-diazoacetyl-L-serine。

本品是一种淡黄色或绿色的晶体，在水中易溶，在甲醇、乙醇、丙酮中微溶，mp 为 146~162℃。

重氮丝氨酸可由放线菌发酵产生，也可以通过化学方法合成（图 14-23）。

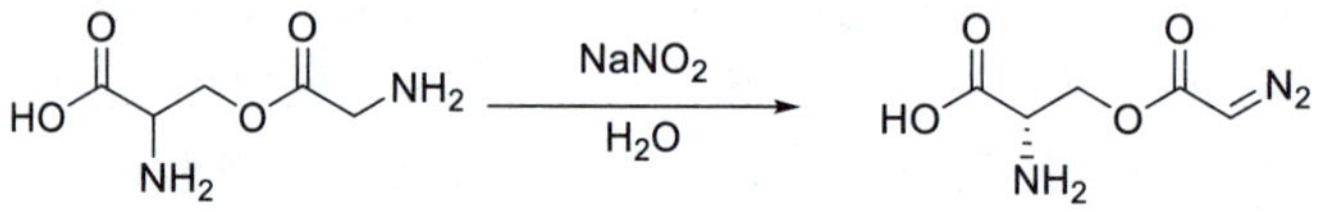

图 14-23 重氮丝氨酸的制备

目前认为重氮丝氨酸是一种谷氨酰胺拮抗物，可以特异性地抑制嘌呤的生物合成，因此可以发挥抗肿瘤活性。重氮丝氨酸可抑制一些白血病以及小鼠恶性肉瘤细胞的生长。

第三节 抗有丝分裂的药物

从植物中寻找抗肿瘤药物，已成为国内外抗癌药物研究领域中的重要研究方向，Dustin 在 1938 年对秋水仙素细胞毒性的研究标志着寻找天然抗肿瘤药物的开始。抗有丝分裂的药物（anti-mitotic drugs）作用于细胞中的微管，阻止染色体向两极中心体移动，抑制分离和增殖。目前，已经从天然植物产品中分离出了大量有效的抗肿瘤药物，主要包括长春碱类、紫杉醇类、秋水仙碱类、鬼臼毒素等。

一、长春碱类

长春碱类（vinca alkaloids）化合物，是从夹竹桃科植物长春花中分离得到的一类具有抗癌活性的生物碱。迄今为止，研究人员已经从夹竹桃科长春花属中分离出约 72 种生物碱。然而在 24 种二聚生物碱中，只有 6 种具有抗肿瘤活性。临床上，常将长春碱、长春新碱、长春地辛、长春瑞滨用于人类肿瘤的治疗，此类药物可抑制有丝分裂，破坏细胞过程。

1. 长春碱

长春碱（Vinblastine），又称长春花碱，是夹竹桃科植物长春花中提取的干扰蛋白质合成的抗肿瘤药物。长春碱通过与微管蛋白进行有效结合，干扰了微管的组装，从而导致有丝分裂于中期停滞。

长春碱 Vinblastine

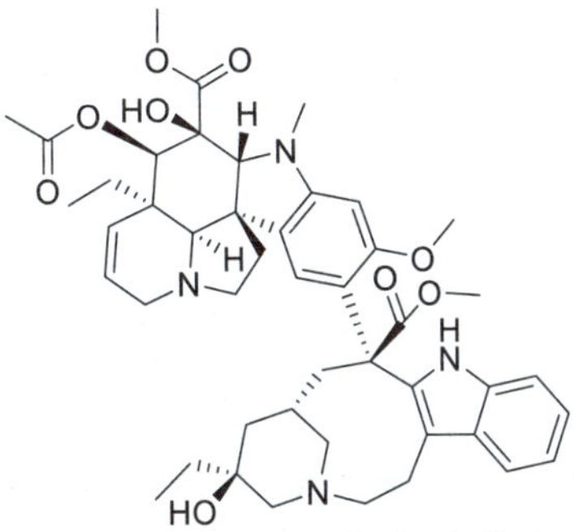

长春碱常用其硫酸盐，即为硫酸长春碱，为白色或类白色的结晶性粉末，在水中易溶，在乙醇中微溶。长春碱类属于双吲哚类生物碱，由两个部分组成：长春质碱环（含吲哚核）和文多灵环（含二氢吲哚核），它们存在于植物中。长春碱共有 9 个手性中心。

长春碱具有吲哚环结构，极易被氧化，遇光或热易变黄，应避光保存。

有证据表明长春碱通过谷氨酸和天冬氨酸的代谢发挥其抗肿瘤作用。长春碱通过肝脏广泛代谢，因此，对于肝功能受损的患者，须将其剂量减少 50%。本品常用于治疗霍奇金氏病，是治疗神经母细胞瘤、乳腺肿瘤和真菌病的第三选择药物。长春碱与长春新碱联合可治疗小儿淋巴细胞和粒细胞性白血病。

2. 长春新碱

长春新碱（Vincristine）是夹竹桃科植物长春花中提取出的生物碱，可以与微管蛋白结合而抑制其生物活性，使有丝分裂于中期停滞。

长春新碱 Vincristine

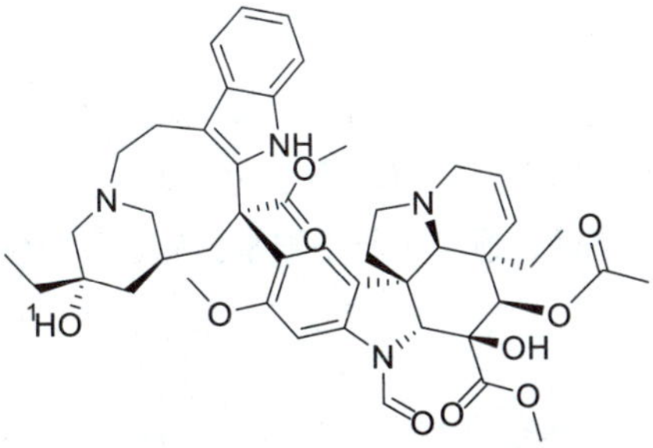

长春新碱是一种双吲哚型生物碱，溶于氯仿、丙酮和乙醇，mp 为 211～216 ℃，可由

夹竹桃科植物长春花中提取。药品无法渗透到大脑，因此很少用于中枢神经系统白血病。

长春新碱对光敏感，应避光保存，静脉注滴时，应避免日光直接照射。

长春新碱常用于治疗儿童急性白血病、神经母细胞瘤、威尔姆氏肿瘤和横纹肌肉瘤。它可诱导淋巴肉瘤和霍奇金病的缓解，它还可与道诺霉素和泼尼松联合治疗，从而显著缓解白血病病症。与长春碱相比，其对动物肿瘤的作用更加显著，疗效为长春碱的 10 倍左右；其毒性反应与长春碱相似，但更易出现神经系统毒性现象：运动障碍、骨髓抑制。

3. 长春地辛

长春地辛（Vindesin），由长春碱进行结构改造而得，是长春碱衍生物。长春地辛可与微管蛋白结合，随后对微管的组装进行检查，从而破坏各种细胞过程，包括基本的有丝分裂和纺锤体的形成过程。此外，长春地辛可显著抑制蛋白质和 RNA 的合成。

长春地辛 Vindesin

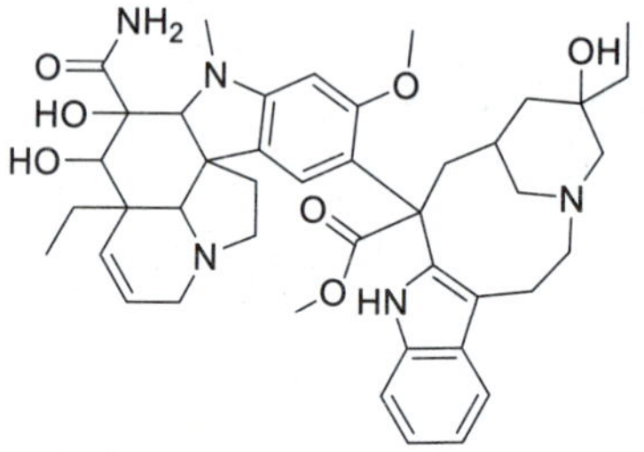

长春地辛广泛应用于急性淋巴细胞性白血病、慢性粒细胞性白血病，此外对肺癌、乳腺癌也有一定作用。此药物对移植性动物肿瘤的抗瘤谱较广，与长春花碱和长春新碱无完全的交叉耐药，毒性介于两者之间，骨髓抑制低于长春花碱，但高于长春新碱，神经毒性低于长春新碱。

4. 长春瑞滨

长春瑞滨（Vinorelbine）由脱水的长春碱经 1 步或 2 步反应可得。长春瑞滨为细胞周期特异性抗肿瘤药物，抑制细胞内微管蛋白的聚合，阻止增殖细胞有丝分裂中纺锤体的形成，使细胞分裂停止于有丝分裂中期。

长春瑞滨 Vinorelbine

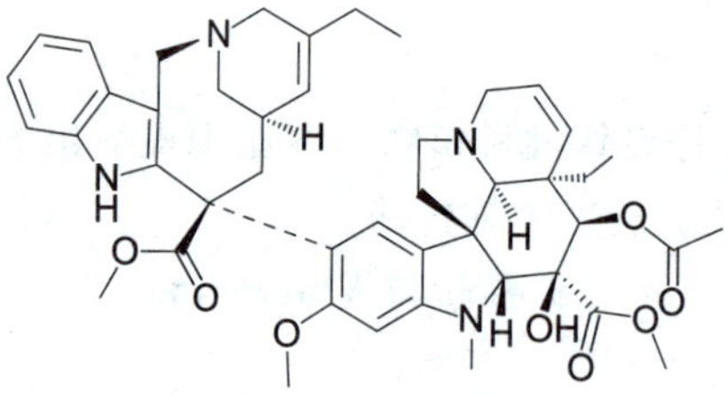

化学名为 3′,4′-二去氢-4′-去氧-8′-去甲长春碱，3′,4′-didehydro-4′-desoxy-8′-norvincaleucoblastine。长春瑞滨主要在肝脏代谢与清除，经胆道，从粪便排出。

长春瑞滨为半合成长春花生物碱，适用于非小细胞肺癌、乳腺癌患者。有广谱抗肿瘤活性，且毒性低。

二、紫杉醇类

紫杉醇类化合物，通过与微管蛋白相互作用，阻碍有丝分裂，抑制肿瘤生长。主要包括紫杉醇，多西他赛。

1. 紫杉醇

紫杉醇（Paclitaxel）是从红豆杉或短叶紫杉树皮中，提取获得的一种新型抗肿瘤药物。通过诱导与微管蛋白的聚合，使微管束不能与微管组织中心相互连接，从而阻碍细胞有丝分裂，抑制微管网的正常重组，使肿瘤无法正常生长。其作用机制与已知抗微管药物不同，较为独特，对很多耐药患者有效。

紫杉醇 Paclitaxel

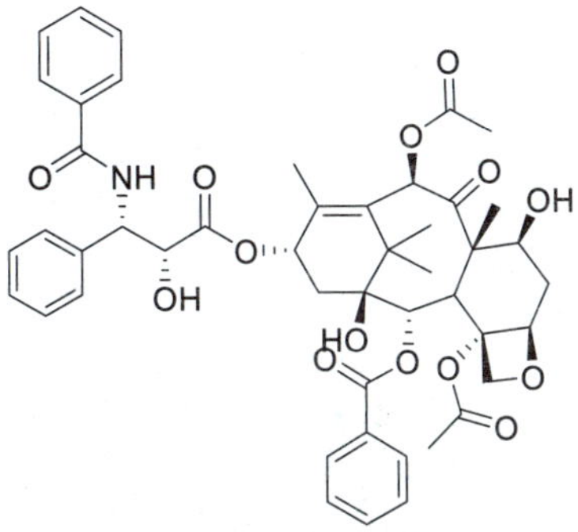

紫杉醇为白色或类白色结晶性粉末，在乙醚中微溶，在水中几乎不溶。紫杉醇含有二萜类成分，分子活性中心为含 C-4、C-5 和 C-20 位的环氧丙烷结构，且 C-13 位酯基侧链的紫杉烷型化合物具抗癌活性。紫杉醇分子中共有 12 个手性碳原子。C-1、C-2′、C-7 位羟基为游离型，其中 C-1 位上的羟基，空间位阻较大，其反应性较低；C-2′、C-7 位羟基反应性较高，修饰后可得较高水溶性前药。

紫杉醇为水针剂，需避光贮存。与血浆蛋白结合率为 95%～98%，仅 5% 通过肾脏排出，在胆汁中有紫杉醇的羟化代谢物。

紫杉醇的全合成成本高、路径复杂，不利于进行工业生产，还有待发展。在红豆杉中提取紫杉醇含量较高的前体化合物，再进一步通过化学方法合成紫杉醇，是解决其生产问题的主要方式（图 14-24）。

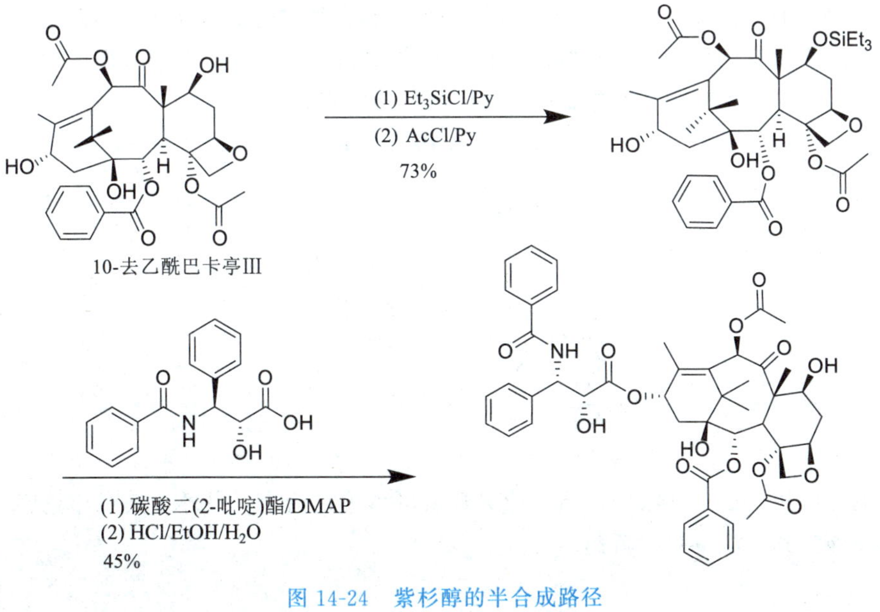

10-去乙酰巴卡亭Ⅲ

(1) Et_3SiCl/Py
(2) $AcCl/Py$
73%

(1) 碳酸二(2-吡啶)酯/DMAP
(2) $HCl/EtOH/H_2O$
45%

图 14-24　紫杉醇的半合成路径

紫杉醇抗癌活性较高、但其水溶性较低，导致其在静脉给药方面有很大的难度。因此，常选用聚氧乙烯蓖麻油及乙醇与注射液进行混合，再用生理盐水或葡萄糖稀释后给药。但使用聚氧乙烯蓖麻油易引起较严重的过敏反应、神经毒性、血管毒性等，可于给药前，预先注射皮质醇类等药物进行一定程度的缓解。紫杉醇广泛应用于晚期胃癌、肺癌等疾病的治疗。近年的研究发现，紫杉醇还是一种血管抑制剂，能通过抑制血管的生成在抗肿瘤血管治疗中起作用。紫杉醇的构效关系见图14-25。

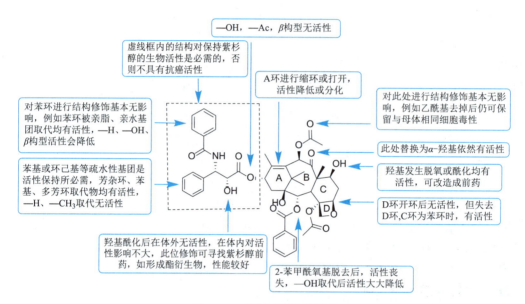

图14-25 紫杉醇的构效关系

2. 多西他赛

多西他赛（Docetaxel），是以 10-deacetyl baccatin Ⅲ（10-DAB）为前体物质，半合成的一种紫杉醇类抗肿瘤药物。其（$2'R,3'S$）构型与紫杉醇相同，但第10位碳上的取代基和 $3'$ 位上的侧链有所差异，有更高的生物利用度、水溶性和更小的毒性。多西他赛在敏感细胞中抑制微血管解聚的作用为紫杉醇的2倍，在动物和人癌细胞株中的杀伤作用为紫杉醇的1.3~12倍，并且对紫杉醇耐药的细胞的活性比紫杉醇强数倍。

多西他赛 Docetaxel

多西他赛可用于治疗乳腺癌，当化疗失败后可再用它治疗，另外，其对卵巢癌、肺癌均有效，是一种受到广泛重视的新药。

三、秋水仙碱

秋水仙碱（Colchicine）是秋番红花、秋水仙和非洲攀缘百合的主要生物碱。可在体内或体外与微管蛋白相互作用，并对其产生干扰，从而有效阻止有丝分裂中期，防止后期和末期发生，使细胞聚集在有丝分裂停滞期。有人观察到秋水仙碱降低了 Ehrlich 腹水细胞中的脱氧胞苷酸氨基水解酶的活性，这表明其对有丝分裂和 DNA 合成的作用只能通过这种方法来进行。秋水仙碱可阻止有丝分裂，但其毒性较高，在药用方面具有一定局限。

秋水仙碱 Colchicine

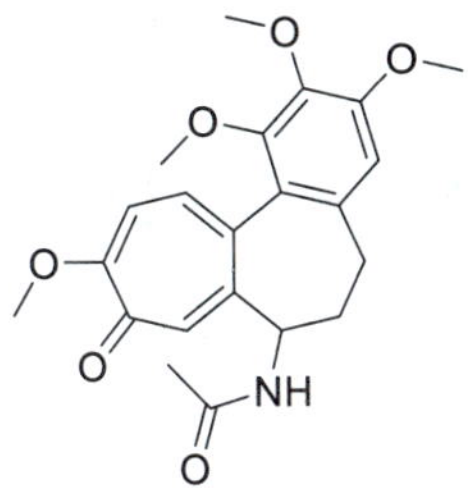

秋水仙碱为黄色针状晶体，在水、乙醇和三氯甲烷中易溶。结构上，秋水仙碱包括三个稠合环：A 环为三甲氧基苯部分，B 环是在 C-7 带有侧链的七元环，C 环是带有甲氧基的䓬酚酮环。

秋水仙碱主要用于终止痛风的急性发作，还可用于治疗家族性地中海热、肝病（特别是肝硬化）、硬皮病等。另外，其衍生物地美四氢呋喃(Colcemid)具有抗粒细胞白血病的活性。

四、鬼臼毒素

鬼臼毒素（Podophyl Lotoxin）和脱氧鬼臼毒素是两种从喜马拉雅灌木鬼臼属和五月苹果鬼臼中获得的生物碱，鬼臼毒素是一种芳香族内酯，可阻止 DNA 中期的合成活性。在分子水平上，鬼臼毒素可通过阻止纺锤体的形成，从而阻断细胞在有丝分裂中期和染色体凝聚时的分裂，这样来看，其抑制细胞生长的机理和秋水仙素是相同的。

鬼臼毒素 Podophyl Lotoxin

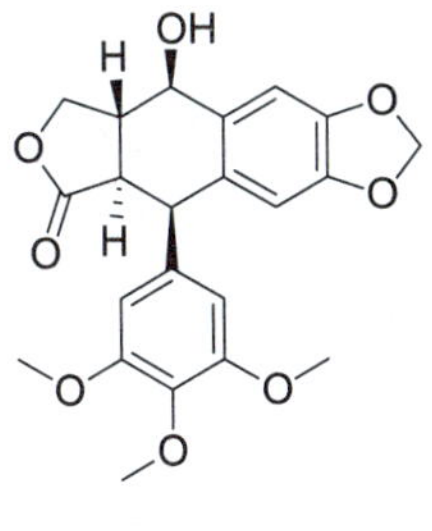

鬼臼毒素为白色结晶性粉末，溶于乙醇、三氯甲烷。目前，对鬼臼毒素及脱氧鬼臼毒素的结构改造分别集中在 C-4 位和 C-4′位的取代基上，通过拼合、生物电子等排和前药原理设计新药，开发新的抗肿瘤活性药物（图 14-26）。

鬼臼毒素能有效抑制疱疹病毒，常用于毒性性病。

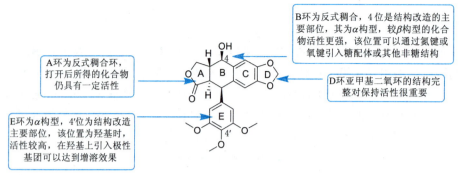

图 14-26 鬼臼毒素的构效关系

第四节 生物靶向的抗肿瘤药物

随着分子生物学和蛋白质工程学的研究进展，人们对肿瘤的发生、生长、发展有了更深入的了解，这为抗肿瘤药物的研究提供了新的靶点。目前，已经研发的生物靶向的抗肿瘤药物（biological targeted anti-tumor drugs）主要包括蛋白激酶抑制剂、蛋白酶体抑制剂、单克隆抗体等。

一、蛋白激酶抑制剂

蛋白激酶负责体内蛋白质的磷酸化，进而影响细胞内信息的传递过程，肿瘤的形成与蛋白激酶功能的异常密切相关，通过研发蛋白激酶抑制剂（protein kinase inhibitors）来调控信号转导通路是现今抗肿瘤药物开发的重点与热点。根据药物所抑制的相应的酶分类，目前有蛋白酪氨酸激酶抑制剂、蛋白激酶 C 抑制剂等。

1. 蛋白酪氨酸激酶抑制剂

伊马替尼（Imatinib）是人类第一个分子靶向肿瘤生成机制的抗癌药，2001 年在美国首次上市，是治疗慢性粒细胞白血病（CML）的金标准。

伊马替尼 Imatinib

化学名为 4-[(4-甲基-1-哌嗪基)甲基]-N-[4-甲基-3-[4-(3-吡啶基)-2-嘧啶基]氨基]苯基]苯甲酰胺，4-[(4-methylpiperazin-1-yl)methyl]-N-[4-methyl-3-[(4-pyridin-3-ylpyrimidin-2-yl)amino]phenyl]benzamide methanesulfonate。

伊马替尼的制备如图 14-27 所示。

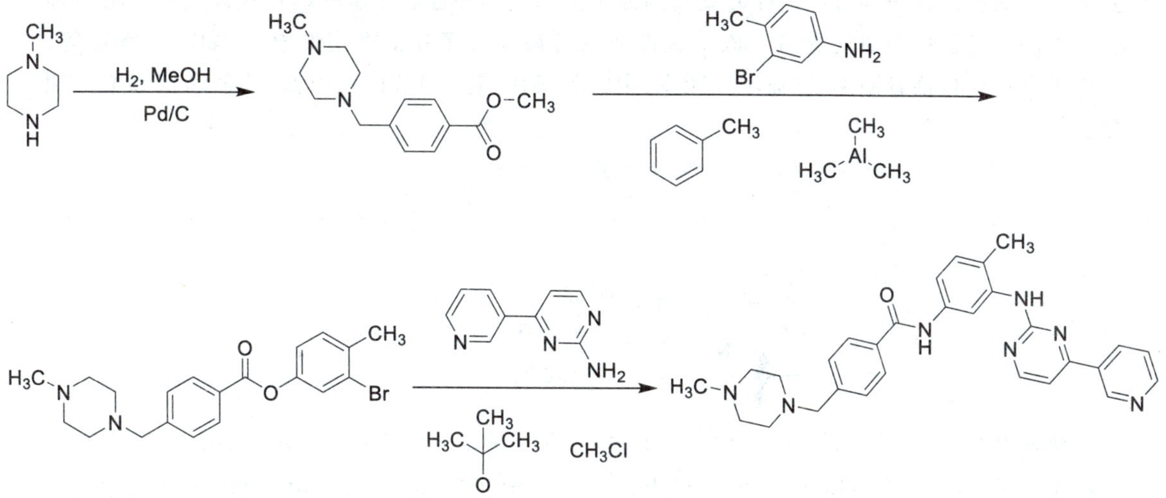

图 14-27 伊马替尼的合成

伊马替尼是酪氨酸激酶抑制剂，能抑制 Bcr-Abl、PDGFR、C-kit 等酪氨酸激酶活性，伊马替尼可与酪氨酸激酶活性位置结合，使磷酸化反应无法被催化、染色体的功能丧失，从而抑制不正常的白细胞增生。

伊马替尼用于治疗慢性粒细胞白血病、胃肠道间质瘤、急性淋巴细胞白血病、肥大细胞增生病和嗜酸性粒细胞增多症。伊马替尼经口服被迅速吸收，并且口服剂量的 98% 到达血液中，生物利用度较高。

尽管伊马替尼对 CML 的治疗具有显著的临床效益，但部分患者会出现耐药，获得性耐药成为 CML 治疗的主要挑战。尼罗替尼（Nilotinib）是治疗慢性骨髓性白血病的第二代标靶药物。

尼罗替尼 Nilotinib

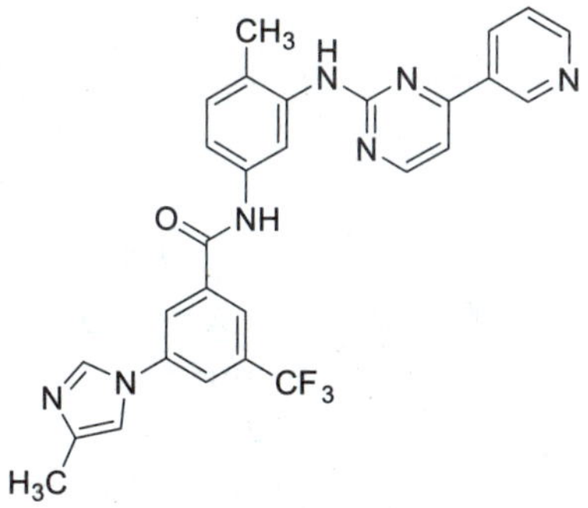

化学名为 4-甲基-3-[[4-(3-吡啶基)-2-嘧啶基]氨基]-N-[5-(4-甲基-1H-咪唑-1-基)-3-(三氟甲基)苯基]苯甲酰胺，4-methyl-3-[[4-(3-pyridinyl)-2-pyrimidinyl]amino]-N-[5-(4-methyl-1H-imidazol-1-yl)-3-(trifluoromethyl)phenyl] benzamide。

尼罗替尼是 Bcr-Abl、PDGFR 和 C-kit-TK 抑制剂，可以选择性抑制酪氨酸激酶及其编码基因突变引起的费城染色体阳性慢性粒细胞白血病，对 90% 以上难治性白血病有效，对大多数晚期 CML 患者有效，临床用于治疗对伊马替尼耐药的 CML。

达沙替尼(Dasatinib)是一种针对费城染色体和SRC基因变异的酪氨酸激酶抑制剂,其主要适用于对甲磺酸伊马替尼治疗方案耐药或不能耐受的慢性髓细胞样白血病以及费城染色体呈阳性的急性髓性白血病患者。该药也被证明可治疗许多其他类型的癌症,如前列腺癌等。主要不良反应包括骨髓抑制(血小板减少、中性粒细胞减少和贫血)、出血、体液潴留和QT期延长等。

达沙替尼 Dasatinib

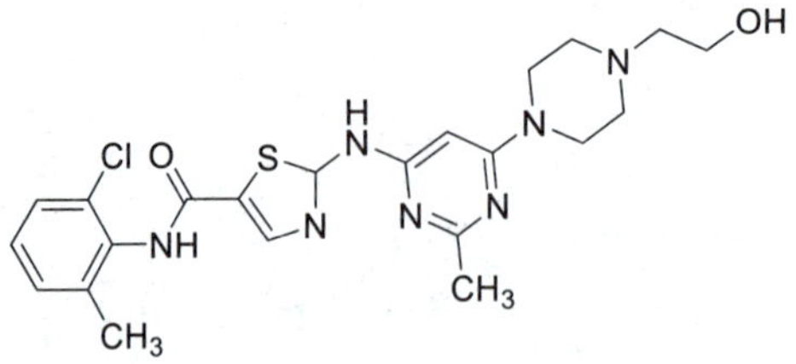

化学名为 N-(2-氯-6-甲基苯基)-2-[[6-[4-(2-羟乙基)-1-哌嗪基]-2-甲基-4-嘧啶基]氨基]-5-噻唑甲酰胺,N-(2-chloro-6-methylphenyl)-2-[6-[4-(2-hydroxyethyl) piperazin-1-yl]-2-methylpyrimidin-4-ylamino]thiazole-5-carboxamide hydrate。

本品为灰白至黄色固体。

> **知识拓展**
>
> **蛋白酪氨酸激酶抑制剂类药物**
>
> 吉非替尼(Gefitinib)是首个获准上市的 EGFR-TK 抑制剂,用于前列腺癌、食管癌、肝细胞癌、胰腺癌、膀胱癌、肾细胞癌、恶性黑色素瘤。
>
> 舒尼替尼(Sunitinib)是一种口服的小分子多靶点受体酪氨酸激酶抑制剂,2006 年被 FDA 批准用于治疗对标准疗法没有响应或不能耐受的胃肠道基质肿瘤和转移性肾细胞癌。舒尼替尼是第一种被批准用于同时治疗两种类型癌症的药物。
>
> 索拉非尼(Sorafenib)是一种新型多靶向性的治疗肿瘤的口服药物,用于治疗对标准疗法没有响应或不能耐受的胃肠道基质肿瘤和转移性肾细胞癌。 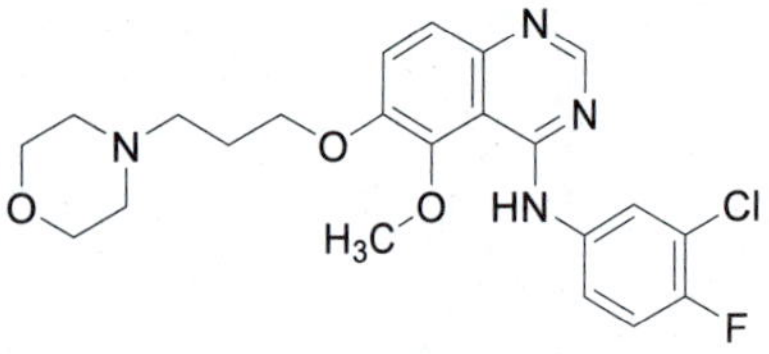
>
> 吉非替尼 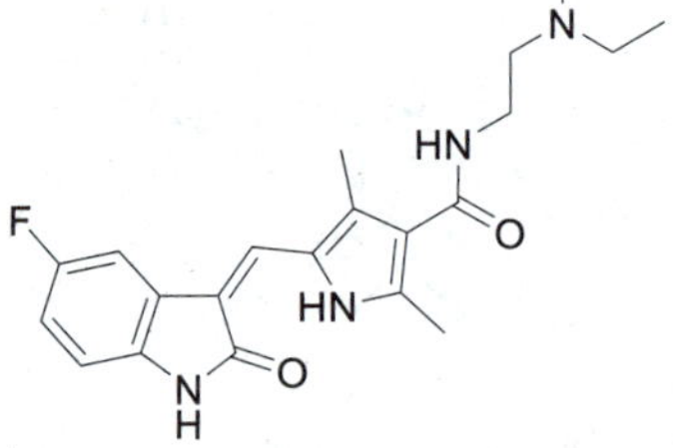　　　　舒尼替尼 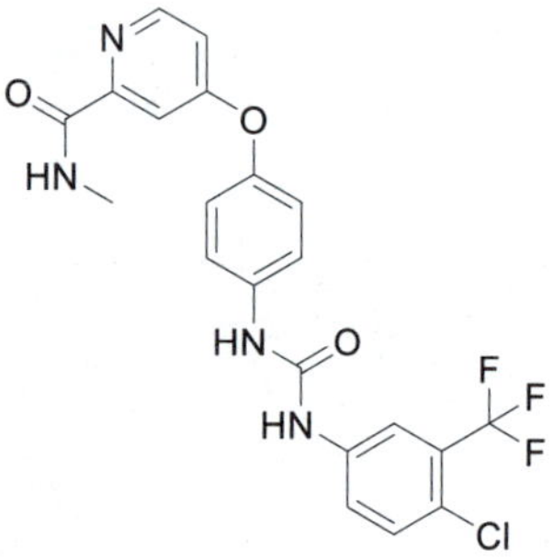　　　　索拉非尼

2. 蛋白激酶 C 抑制剂

蛋白激酶 C(PKC)是一种细胞质酶,通过将其他蛋白质的丝氨酸/苏氨酸侧链上的羟基磷酸化来调节这些蛋白的活性,在第二信使存在时,PKC 将成为膜结合的酶从而激活细胞质中的酶,参与生化反应的调控,同时也能作用于细胞核中的转录因子,参与基因表达的调控,是一

种多功能的酶。以 PKC 作为新的靶点来设计其抑制剂,已成为新型抗肿瘤药物研究的又一热点。

最初于 1977 年从链霉菌(*Streptomyces staurosporeus*)分离出的天然产物星形孢菌素(Staurosporine)是一种典型的 ATP 竞争性激酶抑制剂,星形孢菌素对激酶上的 ATP 结合位点具有更强的亲和力,但选择性很小。

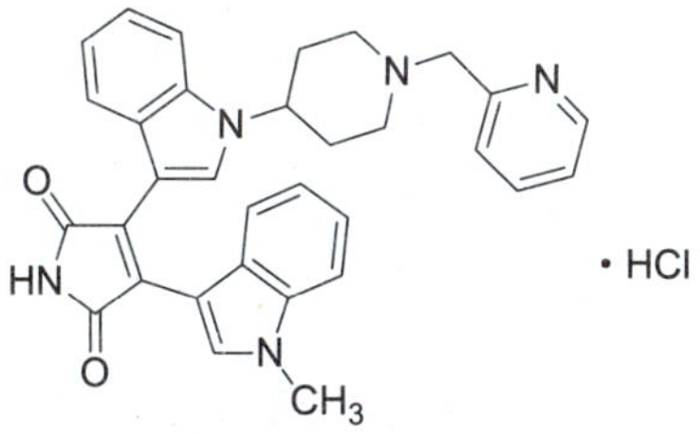

星形孢菌素

二、蛋白酶体抑制剂

蛋白酶体是一种巨型筒状蛋白质复合体,主要作用是通过打断肽键来降解细胞中不需要的或受到损伤的蛋白质。人们发现多发性骨髓瘤细胞会产生大量异常蛋白,因此多发性骨髓瘤细胞对蛋白酶体的活性有很高的依赖性,如果抑制蛋白酶体的功能,将导致癌细胞崩溃和死亡。目前有三款蛋白酶体抑制剂(proteasome inhibitors)上市,分别是硼替佐米(Bortezomib)、卡非佐米(Carfilzomib)和依沙佐米(Ixazomib)。

2003 年美国 FDA 审查通过的硼替佐米(Bortezomib)是全球第一个合成的蛋白酶体抑制剂。

硼替佐米 Bortezomib

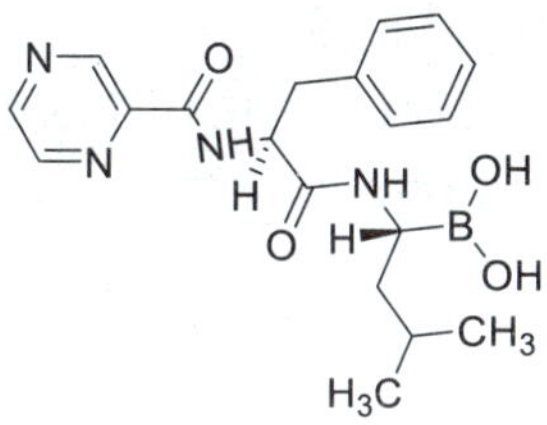

化学名为[(1R)-3-甲基-1-[[(2S)-1-氧-3-苯基-2-[(吡嗪羰基)氨基]丙基]氨基]叔丁基]硼酸,(1R)-3-methyl-1-[[(2S)-1-oxo-3-phenyl-2-(2-pyrazinylcarbonyl)amino]propyl]amino]butyl]-boronic acid。

本品为白色或类白色块状物或粉末,mp 为 122～124℃。

NF-κB 在肿瘤细胞内扮演着肿瘤血管生成的重要角色,硼替佐米通过抑制蛋白酶体进而干扰细胞内 NF-κB 讯号传导途径,间接或直接促成肿瘤细胞的死亡,可治疗多发性骨髓瘤和套细胞淋巴瘤恶化的情况,属于标靶治疗的新型抗癌药。

卡非佐米(Carfilzomib)是继硼替佐米后在全球范围内获得批准的第二个蛋白酶体抑制剂,它是一种环氧酶素的类似物。

卡非佐米 Carfilzomib

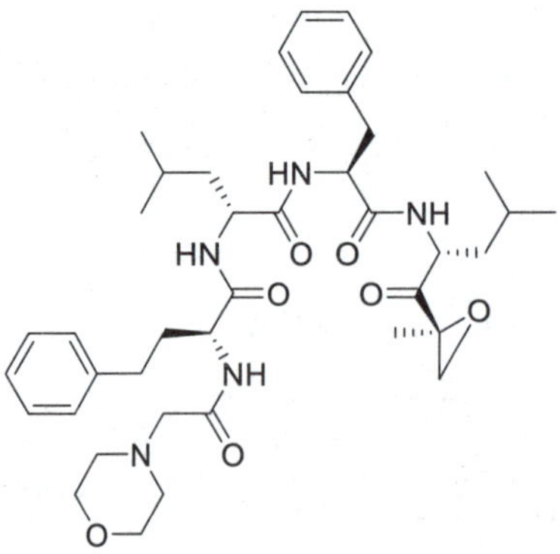

卡非佐米能够不可逆地结合并抑制 20S 蛋白酶体的胰凝乳蛋白酶样活性,导致聚泛素化蛋白的积累,进而导致细胞周期停滞、细胞凋亡和肿瘤生长停滞,美国 FDA 于 2012 年批准该药物用于患有多发性骨髓瘤的患者,卡非佐米与硼替佐米相比,安全性得到改善。

依沙佐米(Ixazomib)于 2015 年在美国获得批准,其作用机理与硼替佐米一致,但依沙佐米可以口服,且半衰期更短。

依沙佐米 Ixazomib

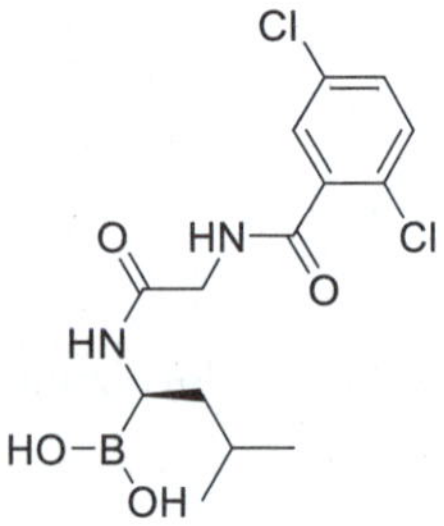

依沙佐米可以选择性地结合蛋白酶体的 PSMB5 亚基,从而抑制其活性,批准的适应证为伊沙佐米与来那度胺和地塞米松联合用于治疗既往至少接受过一线治疗的多发性骨髓瘤。本品较常见的不良反应为腹泻、血小板减少、中性粒细胞减少、便秘、周围神经病变、恶心、外周水肿、呕吐、上呼吸道感染和带状疱疹等。

三、单克隆抗体

癌症免疫疗法是一类通过激活免疫系统来治疗癌症的方法,其基础是肿瘤细胞表面有能被免疫系统识别的肿瘤抗原,此类疗法采用了癌症免疫学研究的成果,是肿瘤学中一个快速发展的研究方向。

抗体一旦与肿瘤抗原相结合,可以引发细胞介导的细胞毒作用、激活补体系统或阻断受体与其配体的相互作用,最终导致细胞死亡。目前已被批准的单克隆抗体(Monoclonal Antibody)包括利妥昔单抗、阿仑单抗、贝伐单抗等。

利妥昔单抗(Rrituximab)是一种作用于人类 CD20 的人鼠嵌合单克隆抗体,能引发抗体依赖型细胞毒性作用与补体毒性作用,攻击被利妥昔单抗所辨识的癌细胞。由于 CD20 主要表现于 B 淋巴球细胞表面,因此可用来治疗因 B 淋巴球过多所造成的疾病,包括淋巴瘤、慢性淋巴细胞白血病、移植排斥和某些自体免疫疾病。

超过 95% 的外周血淋巴细胞与单核细胞表面存在 CD52，阿仑单抗（Alemtuzuma）能与 CD52 结合，经补体结合与 ADCC 机制引发细胞毒性作用，是一种抗 CD52 的人源化 IgG1 单抗，2001 年经 FDA 批准用于医治慢性淋巴细胞白血病、皮肤 T 细胞淋巴瘤、外周 T 细胞淋巴瘤与 T 细胞幼淋巴细胞白血病。

肿瘤组织快速增殖需要大量养分，所以肿瘤组织内通常会有新血管生成的现象，这种新血管生成的现象是由促血管内皮细胞生长因子 VEGF 介导产生的。2004 年贝伐单抗（Bevacizumab）获得 FDA 的批准，成为美国第一个获得批准上市的抑制肿瘤血管生成的药。贝伐单抗通过阻断血管内皮生长因子 VEGF，抑制肿瘤的血管新生，切断肿瘤区域的供血，抑制肿瘤的生长和转移，诱导肿瘤细胞凋亡，从而达到抗肿瘤的治疗效果。

本章小结

抗肿瘤药物是指抗恶性肿瘤的药物，又称抗癌药，主要指直接杀灭肿瘤细胞而起作用的药物。本章根据药物作用机制分别介绍了：直接作用于 DNA 的药物、抗代谢药物、抗有丝分裂的药物、生物靶向抗肿瘤药物。

直接作用于 DNA 的药物主要包括烷化剂类、铂类配合物、抗生素类以及作用于 DNA 拓扑异构酶的药物，其中烷化剂类药物是较为经典且重要的一线治疗药物。抗代谢药物有嘧啶类似物、嘌呤类似物、叶酸拮抗物、氨基酸拮抗物等。抗有丝分裂的药物包括长春碱类、紫杉醇类、秋水仙碱类、鬼臼毒素等。生物靶向抗肿瘤药物主要包括蛋白激酶抑制剂、蛋白酶体抑制剂、单克隆抗体等。

思考题

1. 简述直接作用于 DNA 的药物的分类及其代表药物。
2. 简述烷化剂类药物的分类及其作用机制。
3. 请写出环磷酰胺的合成路线。
4. 简述抗代谢药物的作用机制及其分类。
5. 简述抗有丝分裂药物的作用机制及其分类。

第十五章

抗生素与合成抗菌药

第一节 抗生素

微生物的次级代谢产物具有多样的生理活性，抗生素是指在小剂量情况下就能抑制或杀灭各种病原性微生物的微生物次级代谢产物或合成的类似物。自20世纪40年代初青霉素开始应用于临床以来，抗生素为人类的健康做出了卓越的贡献。除了医疗领域，抗生素还广泛应用于农业、畜牧业和食品工业等多个方面。

抗生素最早通过生物合成（发酵）获得，现在许多抗生素可以通过化学全合成和半合成的方法制备。通过半合成的方法，改善天然来源抗生素在化学稳定性、不良反应、抗菌谱等方面存在的问题。此外，半合成抗生素还可以减少抗生素的耐药性。目前，半合成抗生素在临床应用中发挥着越来越重要的作用。

抗生素主要通过以下四种主要机制发挥杀菌作用：①抑制细菌细胞壁的合成，进而导致细胞破裂死亡，包括青霉素类和头孢菌素类抗生素。由于哺乳动物细胞没有细胞壁，使得此类抗生素的安全性高、毒性较小。②作用于细胞膜，影响膜的渗透性，使胞内蛋白质、核苷酸和氨基酸等重要物质外漏，导致细胞死亡，包括多黏菌素和短杆菌素类抗生素。③干扰蛋白质的合成，阻碍细胞赖于存活的酶的合成，包括大环内酯类、氨基糖苷类、四环素类和氯霉素类抗生素。④抑制核酸的转录和复制，阻止细胞分裂和/或增殖所需酶的合成，如抗生素利福平等。

随着抗生素的发现和使用，严重危害人类健康的细菌感染性疾病得以控制，但近年来，由于抗生素的广泛使用及滥用，催生了一些耐药细菌，甚至是超级细菌，耐药细菌感染开始严重威胁人类的健康和生存。除了要防止抗生素滥用外，针对细菌的耐药机制，开发新型的抗生素及半合成抗生素是目前解决细菌耐药问题的策略之一。细菌对抗生素的耐药机制主要有以下四种：①促进抗生素的分解，如细菌通过产生 β-内酰胺酶分解含有 β-内酰胺环的抗生素，进而使药物失效。②改变药物作用靶点使药物失效，如金黄色葡萄球菌（MRSA）通过修饰青霉素的蛋白结合部位（protein binding position，PBP），使细菌对甲氧西林类药物不敏感。③改变细胞特性，如改变细菌细胞膜的渗透性，阻止抗菌药物进入细胞内。④编码外泵系统，将细胞内的药物泵至胞外，躲避抗生素的杀伤作用。

一、β-内酰胺类抗生素

β-内酰胺类抗生素是指一类含有β-内酰胺环结构的抗生素。根据β-内酰胺环是否并有其他杂环以及该杂环的化学结构，β-内酰胺类抗生素可进一步分为青霉素类（Penicillins）、头孢菌素类（Cephalosporins）以及非经典的β-内酰胺类抗生素。非经典的β-内酰胺类抗生素主要有碳青霉烯（Carbapenem）、青霉烯（Penem）、氧青霉烷（Oxapenam）和单环β-内酰胺（Monobactam）。β-内酰胺环是该类型抗生素发挥生物活性的必需基团，其通过开环与细菌发生酰化作用，抑制细菌的生长。此外，β-内酰胺环为四元环，其环张力比较大，化学性质不稳定，易发生细菌的开环导致失活。

上述天然抗生素的结构类似，除诺卡菌素（Nocardicin）为单环外，β-内酰胺环通过氮原子和邻近的第三碳原子与杂环稠合。该稠合环不共平面，青霉素类和头孢菌素类分别沿着C-5和N-1或C-6和N-1轴折叠。环上取代基的立体化学标示为在环平面上用β，平面下用α。此外，其结构特征还包括与β-内酰胺环氮原子相邻的碳原子上（稠合杂环的2位）连有一个羧基；β-内酰胺环羰基的邻位有一个酰胺基。青霉素类抗生素的母核上有3个手性碳原子，具有活性的绝对构型是（2S,5R,6R）。头孢菌素类抗生素的母核上有2个手性碳原子，具有活性的绝对构型是（6R,7R）。β-内酰胺类抗菌活性不仅与母核的构型有关，而且还与酰胺基上取代基的手性碳原子有关，旋光异构体间的活性有很大的差异。

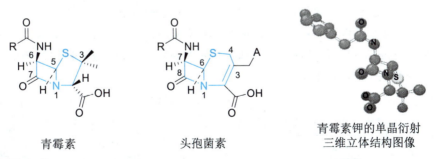

1. 青霉素类

青霉素类（Penicillins）抗生素包括天然青霉素和半合成青霉素。天然青霉素是从菌种发酵制得，半合成青霉素是以6-氨基青霉烷酸为原料，经过侧链特定的结构修饰，得到稳定性更好、抗菌谱更广、耐酸或耐酶的青霉素。

青霉素钠 Benzylpenicillin Sodium

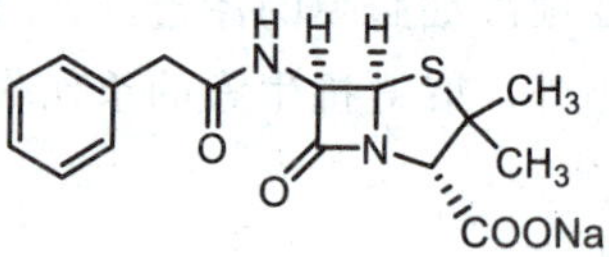

化学名为(2S,5R,6R)-3,3-二甲基-6-(2-苯乙酰氨基)-7-氧代-4-硫杂-1-氮杂双环[3.2.0]庚烷-2-甲酸钠,monosodium (2S,5R,6R)-3,3-dimethyl-7-oxo-6-[(phenylacetyl)amino]-4-thia-1-azabicyclo[3.2.0]heptane-2-carboxylic acid。

本品为白色结晶性粉末;无臭或微有特异性臭;有吸湿性;遇酸、碱或氧化剂等即迅速失效。本品是青霉素G(Benzylpenicillin)的钠盐,在水中极易溶解,在乙醇中溶解,在脂肪油或液体石蜡中不溶。本品不能口服,因为胃酸会导致酰胺侧链水解和β-内酰胺环开环而丧失活性。

青霉素的结构特征可从两个角度来分析:可以认为它是由β-内酰胺环、四氢噻唑环及酰基侧链构成,也可以看成由Cys、Val及侧链构成(图15-1)。其母核由β-内酰胺环和五元的氢化噻唑环拼合而成,两个环的张力都比较大。此外。青霉素G结构中β-内酰胺环中羰基和氮原子的孤对电子不能共轭,易受到亲核性或亲电性试剂的进攻,使β-内酰胺环破裂,当进攻试剂来自细菌则产生药效,当进攻试剂来自其他情况则导致青霉素G失效。

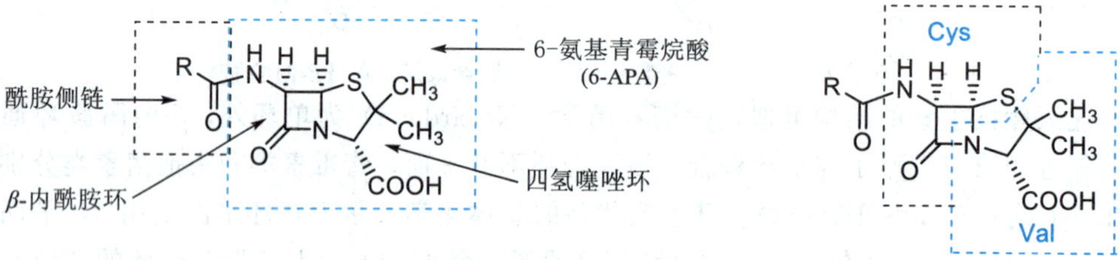

图15-1 青霉素的结构特征

青霉素G是第一个用于临床的抗生素,由青霉菌 *Penicillium notatum* 等的培养液中分离而得。游离的青霉素G是一个有机酸(pK_a 2.65~2.70),不溶于水,可溶于有机溶剂(乙酸丁酯)。临床上常用其钠盐,以增强其水溶性,其水溶液在室温下不稳定,易分解,故临床上通常使用青霉素G钠的粉针,注射前用注射用水新鲜配制。

青霉素G在酸性条件下不稳定,在强酸条件下或二氯化汞的作用下,发生裂解,生成青霉酸(Penicilloic Acid)和青霉醛酸(Penaldic Acid)。青霉醛酸不稳定,释放出二氧化碳,生成青霉醛(Penilloaldehyde)。

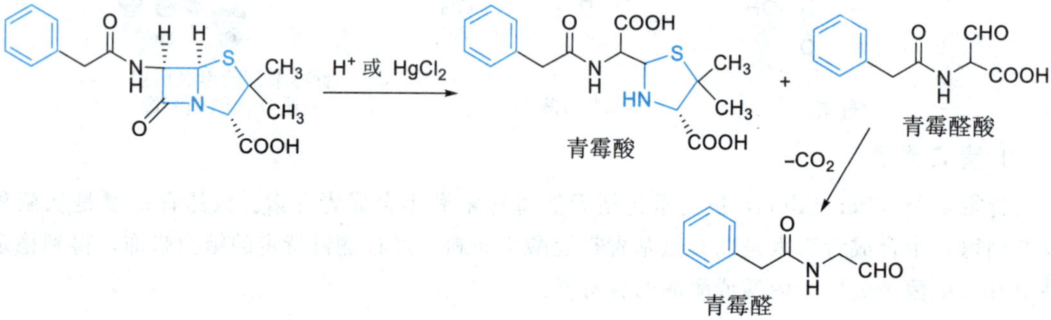

稀酸溶液中（pH 4.0）室温条件：侧链上羰基氧原子上的孤对电子作为亲核试剂进攻 β-内酰胺环，生成中间体，再经重排生成青霉二酸（Penillic Acid），青霉二酸可经进一步分解生成青霉胺（Penicillamine）和青霉醛（Penilloaldehyde）

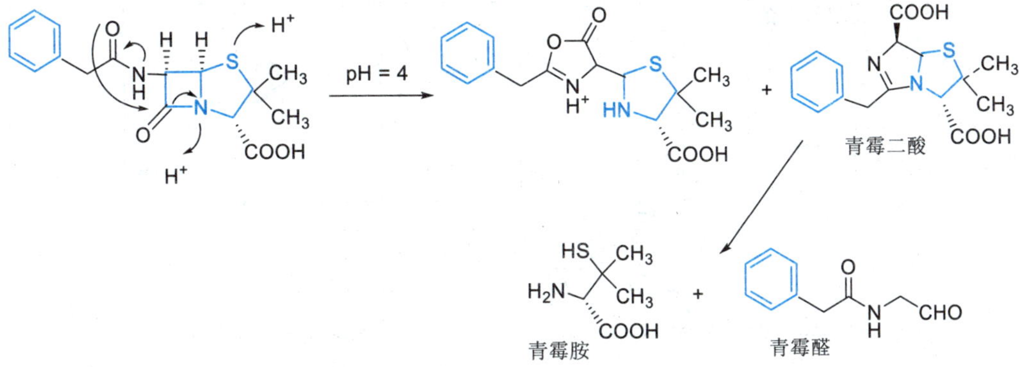

碱性条件（或酶的作用）：碱性基团或酶中亲核性基团向 β-内酰胺环进攻，生成青霉酸（Penicilloic Acid）。青霉酸加热时易失去二氧化碳，生成青霉噻唑酸（Penilloic Acid），遇二氯化汞后，青霉噻唑酸进一步分解生成青霉胺（Penicillamine）和青霉醛（Penilloaldehyde）。

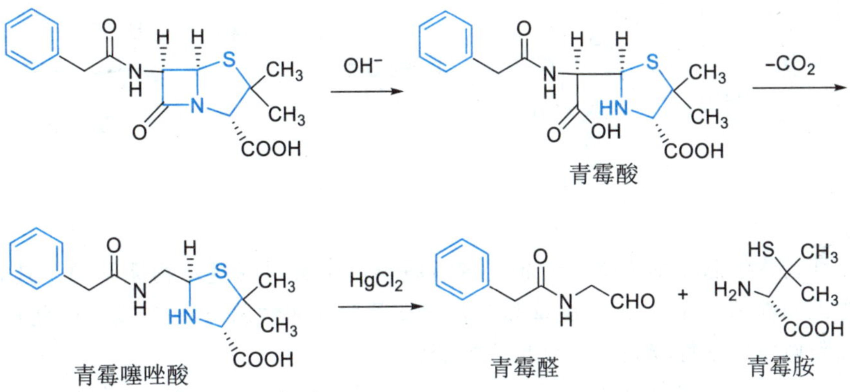

青霉素 G 遇到胺或醇时，胺或醇也同样会向 β-内酰胺环进攻，生成青霉酰胺（amide of penicilloic acid）或青霉酸酯（ester of penicilloic acid）。

青霉素 G 及所有 β-内酰胺类抗生素通过抑制细菌细胞壁的合成发挥抗菌作用。细菌细胞壁的主要成分是黏肽（pepidoglycan），是具有网状结构的含糖多肽，由 N-乙酰胞壁酸（MurNAc）、N-乙酰葡糖胺（GlcNAc）和多肽线型高聚物经交联而成。黏肽是包裹在微生物细胞外面的一层刚性结构，决定着微生物细胞的形状，保护其不因内部的高渗透压而破裂（图 15-2）。细胞壁的合成包括肽链的增长和肽链的交联。β-内酰胺类抗生素的作用部位主要是抑制黏肽转肽酶，使其催化的转肽反应不能进行，从而阻碍细胞壁的形成，导致细菌死亡。

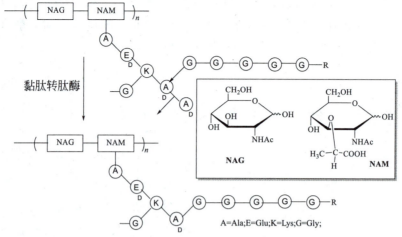

图 15-2　细胞壁的生物合成示意图

β-内酰胺类抗生素因部分结构和短黏肽链末端 D-Ala-D-Ala 在立体结构上非常类似（图 15-3），可以取代黏肽的 D-Ala-D-Ala，竞争性地和黏肽转肽酶活性中心以共价键结合，产生不可逆的抑制作用，导致该酶失活。这种不可逆的酶抑制作用使细胞壁的交联程序受阻，细胞壁的结构不完整，进而杀死细菌。

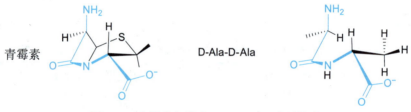

图 15-3　青霉素和黏肽 D-Ala-D-Ala 末端构象

由于哺乳动物细胞无细胞壁，因而 β-内酰胺类抗生素对哺乳动物无影响，其副作用小。此外，革兰氏阳性菌（G^+）的细胞壁黏肽含量比革兰氏阴性菌（G^-）高，因此青霉素 G 一般对革兰氏阳性菌的活性较高，导致其抗菌谱较窄。

青霉素 G 临床上主要用于革兰氏阳性球菌例如链球菌、肺炎球菌、敏感的葡萄球菌等引起的全身或严重的局部感染。青霉素 G 及 β-内酰胺类抗生素在临床使用时，易引起某些患者的过敏反应，严重时会导致死亡。其过敏原分为外源性和内源性两种，外源性过敏原主要来自 β-内酰胺类抗生素在生物合成时残留量的蛋白多肽类杂质；内源性过敏原可能是生产、贮存和使用过程中 β-内酰胺环开环自身聚合生成的高分子聚合物。此外，β-内酰胺类抗生素在临床使用中会发生交叉过敏反应，其过敏原的主要抗原决定簇是青霉噻唑基，因此青霉素类抗生素之间能发生强烈的交叉过敏反应。

青霉素 G 钠经注射给药后，能够被快速吸收，同时也很快以游离酸的形式经肾排出。为了延长青霉素 G 在体内的作用时间，可将青霉素 G 和丙磺舒（Probenecid）合用，以降低青霉素 G 的排泄速度；为了减小青霉素 G 对皮肤的刺激性，可与分子量较大的胺制成难溶性盐，如普鲁卡因青霉素（Procaine Benzylpenicllin）和苄星青霉素（Benzathine Benzylpenicilin）。此外，将青霉素 G 的羧基酯化做成前药，可提高其生物利用度。

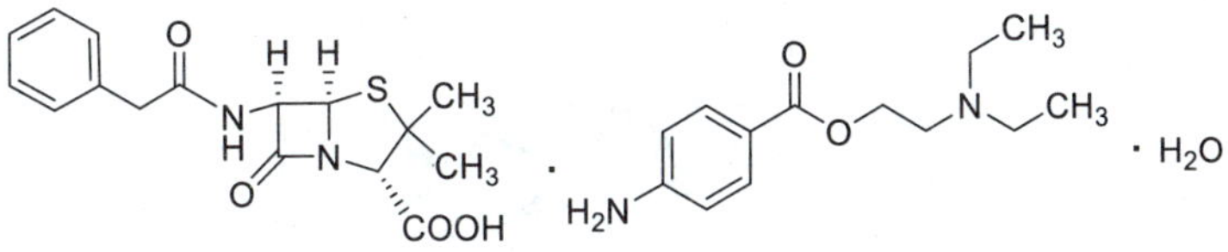

普鲁卡因青霉素

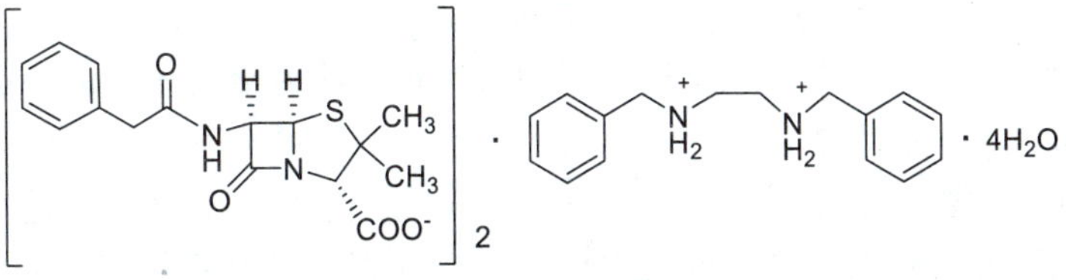

苄星青霉素

从发酵途径得到的天然青霉素类至少有 5 种，包括青霉素 G、X、K、V 和 N。在 5 种天然青霉素中，青霉素 G 含量最高，疗效最好。青霉素 K 体外的抗菌活性比青霉素 G 强，但不稳定，进入体内后，效果不如青霉素 G；青霉素 V 是曾用于临床的另一个天然青霉素。它是在青霉素类的发酵液中加入人工合成的前体苯氧乙酸而得到的天然青霉素。通常在青霉素类的生物合成过程中，在发酵液中加入与其侧链相对应的酸能够使得这种抗生素的产量提高。

青霉素存在对酸不稳定、抗菌谱窄、耐药性等问题，因此，自 20 世纪 50 年代开始，人们对青霉素进行结构修饰，合成出数以万计的半合成青霉素类衍生物，发现了一些耐酸、耐酶及广谱的 β-内酰胺类抗生素。

研究发现，在青霉素 V 的侧链结构中，引入电负性的氧原子，可以阻止侧链羰基电子向 β-内酰胺环的转移，增加了对酸的稳定性。在酸性溶液中，青霉素 V 比青霉素 G 稳定，不易被胃酸破坏，可口服使用。临床上常用其钾盐，口服吸收率为 60%，血中有效浓度维持时间也比较长。其抗菌谱、抗菌作用、适应证、不良反应等和青霉素 G 相似。基于此，设计合成了在酰胺基 α 位引入吸电子基团的化合物，如非奈西林（Pheneticillin）、丙匹西林（Propicillin）和阿度西林（Azidocillin），其抗酸效果强，口服吸收良好。

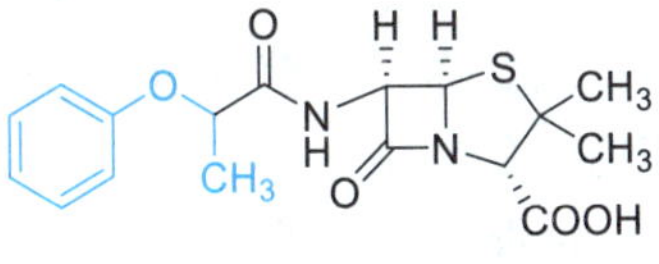

非奈西林 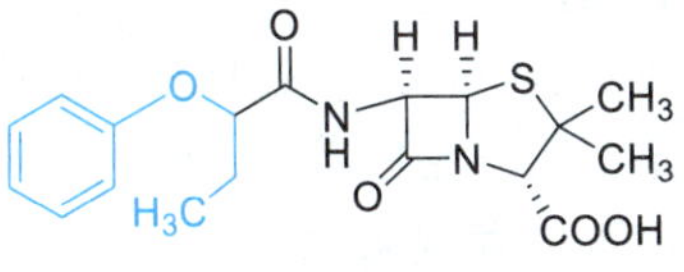　　　　　　丙匹西林 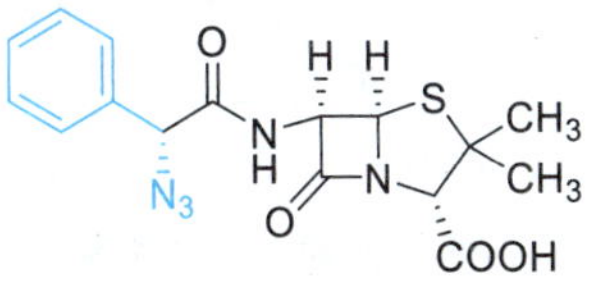　　　　　　阿度西林

伴随青霉素 G 的广泛使用，出现了对该抗生素不敏感的葡萄球菌。后续研究发现，耐药的原因是由于葡萄球菌产生了 β-内酰胺酶或青霉素酶，通过分解青霉素类药物的化学结构，导致其失活。随后，在研究青霉素类似物的过程中，人们发现当青霉素类似物的侧链含三苯甲基时，对青霉素酶稳定。原因可能是三苯甲基有较大的空间位阻，阻止了化合物与酶活性中心的结合。又由于空间阻碍限制了酰胺侧链 R 与羧基间的单键旋转，从而降低了青霉素分子与酶活性中心作用的适应性，加之 R 基比较靠近 β-内酰胺环，也可能有保护作用。基于此，发展了包括甲氧西林（Meticillin）在内的一批耐酶抗生素。

甲氧西林

甲氧西林对酸不稳定，不能口服给药，必须大剂量的注射给药才能保持活性，抗菌活性较低。此外，随着其临床的广泛使用，又出现了耐甲氧西林的金黄色葡萄球菌，这种耐药菌株是通过对甲氧西林的蛋白质结合部位（protein binding position，PBP）进行修饰，使细菌对药物不敏感所致。在对耐酶青霉素的研究中，人们发现侧链结构中引入苯甲异噁唑基团，可以提高药物的耐酸活性。苯唑西林（Oxacillin）是利用生物电子等排原理发现的。以异噁唑取代甲氧西林的苯环，同时在 C-3 和 C-5 分别以苯基和甲基取代，其中苯基兼有吸电子和空间位阻的作用。因此侧链含有苯甲异噁唑环的青霉素的发现，认为是耐酶青霉素的一大进展，这类化合物不仅能耐酶，还能耐酸，抗菌作用也比较强。

阿莫西林 Amoxicillin

化学名为(2S,5R,6R)-3,3-二甲基-6-[(R)-(一)-2-氨基-2-(4-羟基苯基)乙酰胺基]-7-氧代-4-硫杂-1-氮杂双环[3.2.0]庚烷-2-甲酸三水合物，(2S,5R,6R)-6-[[(R)-(一)-2-mumino-2-(4-hydroxyphenyl) acetyl] amino]-3,3-dimethyl-7-oxo-4-thia-1-azabicyclo[3.2.0]hep-tane-2- carboxylic acid trihydrate，又名羟氨苄青霉素。

本品为白色或类白色结晶性粉末；味微苦。微溶于水，不溶于乙醇。在水中比旋度为 $+290°\sim +310°(1mg/mL)$。

阿莫西林的侧链为对羟基苯甘氨酸，有一个手性碳原子，临床用其右旋体，其构型为 R 构型。阿莫西林和氨苄西林具有相同的抗菌谱，对革兰氏阳性菌的抗菌作用与青霉素相同或稍低，对革兰氏阴性菌如淋球菌、流感杆菌、百日咳杆菌、大肠杆菌、布氏杆菌等的作用较强，但易产生耐药性。临床上主要用于泌尿系统、呼吸系统、胆道等的感染。

阿莫西林等广谱半合成青霉素的发现来源于对天然青霉素 N 的研究。青霉素类对革兰氏阳性菌的作用比较强，对革兰氏阴性菌的效用较差。在研究过程中，人们从头孢霉菌发酵液中分离得到青霉素 N，其侧链上含有 D-α-氨基己二酸单酰胺结构。尽管青霉素 N 对革兰氏阳性菌的作用远低于青霉素 G，但对革兰氏阴性菌的效用则优于青霉素 G。进一步的研究表明，青霉素 N 的侧链氨基是对革兰氏阴性菌产生活性的重要基团。在此基础上，设计和合成了一系列侧链带极性亲水性基团的半合成广谱青霉素类抗生素。

阿莫西林及其他含有氨基侧链的半合成 β-内酰胺类抗生素，由于侧链中游离的氨基具有亲核性，可以直接进攻 β-内酰胺环的羰基，引起聚合反应。β-内酰胺环的稳定性、游离氨基的碱性（pK_a）和空间位阻等因素会影响其聚合的速度。其中阿莫西林的聚合速度最快，其聚合速度比氨苄西林快 4.2 倍。

对青霉素类侧链结构进行改造寻找广谱半合成青霉素的过程中，发现了一批广谱青霉素，并通过大量研究总结了其构效关系（图15-4）。

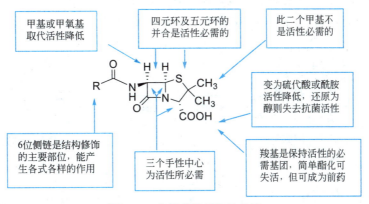

图15-4 青霉素类的构效关系

6-氨基青霉烷酸（6-APA）是半合成青霉素的主要中间体。在偏碱性条件下，将青霉素G经青霉素酰化酶（penicilin acylase）酶解可制备6-APA。固定化酶法是将青霉素酰化酶通过化学键进行固定化后，再用来裂解青霉素G制备6-APA。该方法可用于批量大规模工业生产。

以6-APA为原料，通过侧链氨基和不同羧酸进行缩合，可制备各种半合成青霉素。按照羧基活化方式的不同，缩合方法通常有三种：①酰氯法，是较常用的方法，将羧酸制成酰氯，在低温、中性或近中性（pH 6.5～7.0）条件下与氨基缩合；②酸酐法，将侧链酸制成酸酐或混合酸酐再与氨基进行反应；③缩合剂法，以 N,N'-二环己碳亚胺(DCC)或1-(3-二甲氨基丙基)-3-乙基碳二亚胺盐酸盐（EDCI）作为缩合剂，将羧酸和6-APA在有机溶剂中进行缩合。为了提高缩合效率，DCC常与4-二甲氨基吡啶(DMAP)合用，而EDCI一般与1-羟基苯并三唑（HOBt）合用；由于EDCI反应后生成的脲是可溶性的，易于分离，因此，目前在药物合成中常用EDCI/HOBt作为缩合剂。

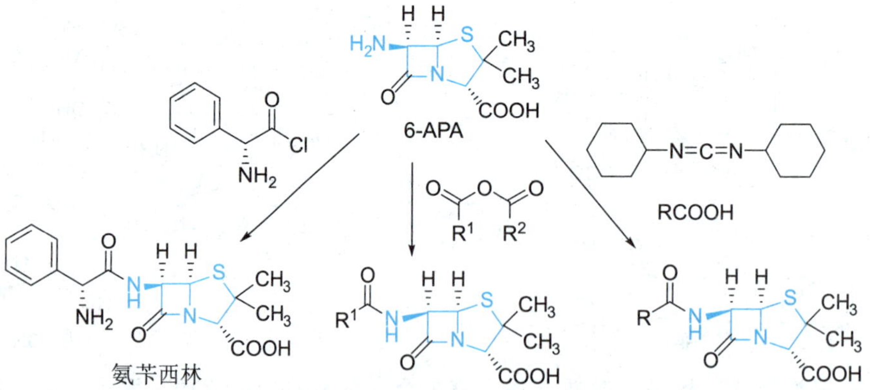

临床上半合成青霉素衍生物均是使用其钠盐或钾盐，由于β-内酰胺环对碱不太稳定，因此若采用氢氧化钠或氢氧化钾进行成盐反应时，必须十分小心地进行。对碱不太稳定的半合成青霉素，可通过与有机酸盐（如乙酸钠等）反应成盐。

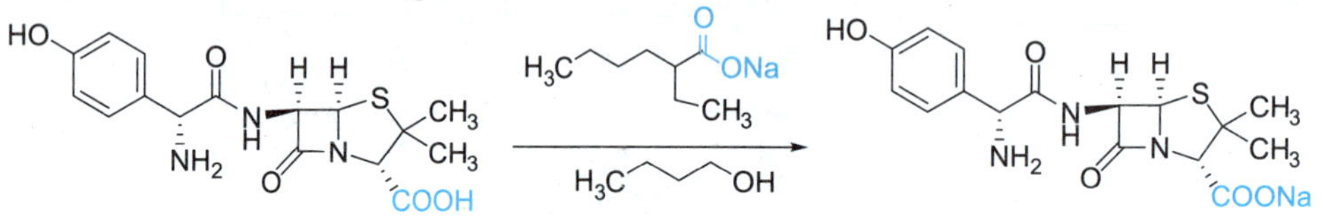

阿莫西林　　　　阿莫西林钠

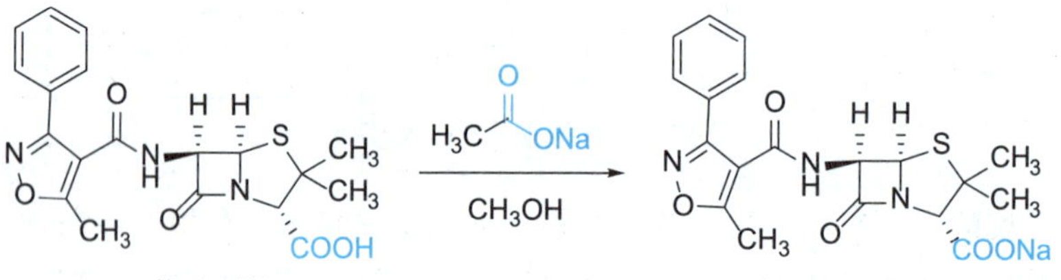

苯唑西林　　　　苯唑西林钠

知识拓展

青霉素的发现

弗莱明（Alexander Fleming，1881—1955）于1928年在英格兰发现了青霉素，该发现比多马克发现百浪多息还早四年。弗洛里（Howard Florey，1898—1968）和钱恩（Ernst Chain，1907—1979）用了超过15年的时间才分离得到足够的青霉素，并阐述其在小鼠和人类身上的疗效。随后，青霉素迅速取代多马克的磺胺类药物作为最广泛使用的抗生素。它适用于革兰氏阳性菌感染，包括链球菌和金黄色葡萄球菌感染、肺炎、坏疽、脑膜炎以及淋病（如今已形成抗药性）和梅毒。

2. 头孢菌素类

头孢菌素类（Cephalosporins）包括天然头孢菌素和半合成头孢菌素。天然头孢菌素有头孢菌素C（Cephalosporin C）和头霉素C（Cephamycin C）。头孢菌素C抗菌活性虽低，但抗菌谱广，对革兰氏阴性菌有抗菌活性；对酸较稳定，可口服；毒性较小，与青霉素很少或无交叉过敏反应。头霉素 C 对 β-内酰胺酶稳定，因此，以它作为先导物进行结构改造，增强抗菌活性，扩大抗菌谱，发展了第一、二、三、四、五代头孢菌素。

头孢菌素类比青霉素类过敏反应发生率低，且彼此不引起交叉过敏反应。研究认为头孢菌素类过敏反应中没有共同的抗原簇，因 β-内酰胺环开裂后不能形成稳定的头孢噻嗪基，而是生成以侧链（R）为主的各异的抗原簇，这表明各个头孢菌素之间，或头孢菌素类和青霉素类之间，只要侧链（R）不同，就不可能发生交叉过敏反应。

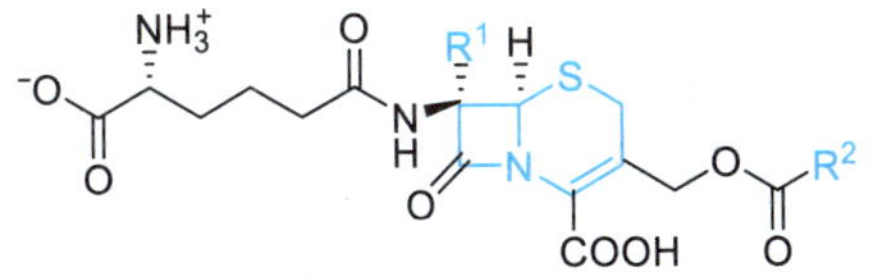

头孢菌素C　R^1= H,　　R^2 = CH_3

头霉素C　　R^1 = OCH_3 , R^2 = NH_2

头孢菌素类的母核由 β-内酰胺环与六元的氢化噻嗪环骈合而成。由于头孢菌素类母核中"四元环骈六元环"的稠合体系受到的环张力比青霉素母核的环张力小，另外，头孢菌素类分子结构中 C-2~C-3 的双键可与 N-1 的未共用电子对共轭，因此头孢菌素类比青霉素类更稳定（图 15-5）。但是，C-3 位乙酰氧基是个较好的离去基团，且能够和 C-2 与 C-3 间的双键以及 β-内酰胺环形成一个较大的共轭体系，易接受亲核试剂对 β-内酰胺羰基的进攻，导致 β-内酰胺环开环失活。这是头孢菌素类药物活性降低的最主要原因。

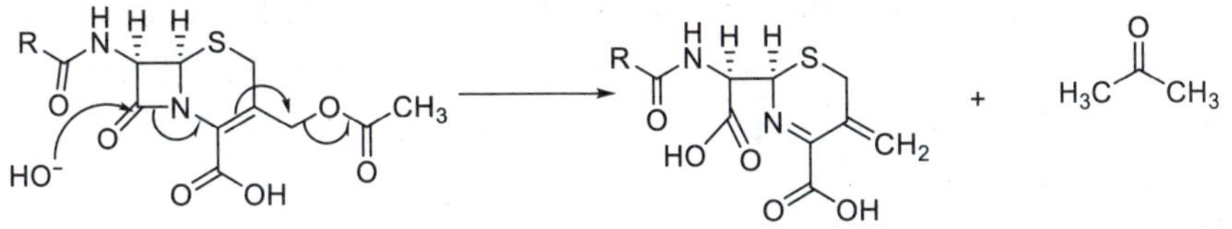

图 15-5　头孢菌素结构及稳定性分析

此外，头孢菌素进入体内后，C-3 位的乙酰氧基易被体内的酶水解，生成活性较小的 C-3 羟基化合物，其 C-3 羟基和 C-2 位的羧基处于 C-2 与 C-3 间的双键的同一侧，使 C-3 羟基易和 C-2 羧基容易形成较稳定的头孢菌素内酯环化合物（cephalosporin lactone）。由于 β-内酰胺类抗生素结构中 C-2 的游离羧基是活性的必需基团，内酯的形成导致头孢菌素活性丧失。为增加头孢菌素类的稳定性，在对头孢菌素类进行半合成修饰时，多在 C-3 位取代基和 C-7 位侧链取代基进行改造来提高其稳定性。

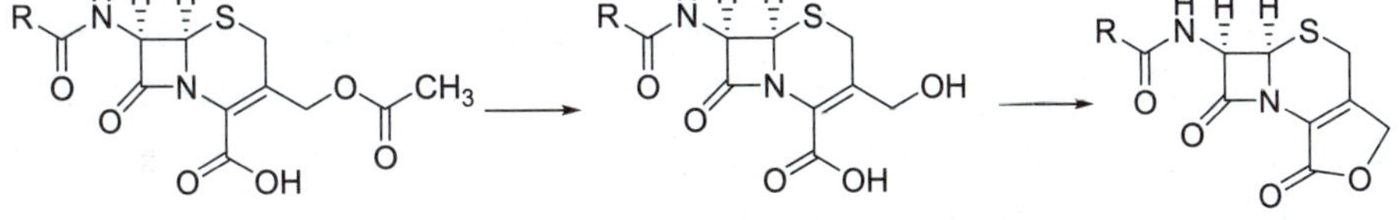

C-3羟基化合物　　　头孢菌素内酯环化合物

以 7-氨基头孢烷酸（7-ACA）为中间体，可以通过半合成的方法制备新型的 β-内酰胺类抗生素。从头孢菌素类的结构出发，可从四个位置进行结构改造：（Ⅰ）7-酰氨基部分，它是抗菌谱的决定性基团；（Ⅱ）7α-氢原子，能影响 β-内酰胺酶的稳定性；（Ⅲ）环中的硫原子，对抗菌效力有影响；（Ⅳ）3 位取代基，能影响抗生素效力和药物动力学的性质。和青霉素相比，头孢菌素类药物的可修饰部位比较多。上市的半合成头孢菌素类药物也比较多。

头孢氨苄 Cefalexin

化学名为（6R，7R）-3-甲基-7-[（R）-2-氨基-2-苯乙酰胺基]-8-氧代-5-硫杂-1-氮杂双环[4.2.0]辛-2-烯-2-甲酸一水合物，（6R，7R）-7-[[（2R）-amino-2-phenylacetyl] amino]-3-methyl-8-oxo-5-thia-1-azabicyclo[4.2.0]oct-2-ene-2-carboxylic acid monohydrate，又称为先锋霉素 N、头孢力新。

本品为白色或乳黄色结晶性粉末；微臭。在水中微溶，在乙醇、三氯甲烷或乙醚中不溶。pK_a 为 2.5、5.2 和 7.3，水溶液的 pH 为 3.5~5.5。头孢氨苄在固态比较稳定，其水溶液在 pH8.5 以下较为稳定，但在 pH9 以上则迅速被破坏。本品水溶液（5mg/mL）的比旋度为+144°~+158°。

将苯甘氨酸和 7-ACA 相接后，得到第一个用于口服的半合成头孢菌素头孢甘氨（Cephalelycin）。头孢甘氨能够抑制绝大多数革兰氏阳性菌和奈瑟菌、大肠杆菌及奇异变形杆菌，但常常需要使用较高浓度。头孢甘氨在体内易迅速代谢转化成活性很差的去乙酰氧基代谢产物，因此在临床上已不再使用。

头孢甘氨

针对头孢甘氨易代谢失活的特点，将 C-3 位的乙酰氧基甲基换成甲基得到头孢氨苄。由于头孢氨苄无 C-3 乙酰氧基，比头孢甘氨更稳定，且口服吸收较好。头孢氨苄对革兰氏阳性菌效果较好，对革兰氏阴性菌效果较差，临床上主要用于敏感菌所致的呼吸道、泌尿道、皮肤和软组织、生殖器官等部位感染的治疗。由于头孢氨苄的成功，认识到 C-3 位取代基的重要性，在这一部位的改造得到一系列含 7-苯甘氨酰基的半合成衍生物，使之口服吸收更好，同时对一些革兰氏阴性菌活性更强。

按药物发明年代的先后和抗菌性能的不同，在临床上常将头孢菌素划分为第一、二、三、四、五代。第一代头孢菌素类是 20 世纪 60 年代初开始上市的。对第一代头孢菌素类敏感的细菌主要有 β-溶血性链球菌和其他链球菌（包括肺炎链球菌）、葡萄球菌、流感嗜血杆菌、大肠杆菌、克雷伯杆菌、奇异变形杆菌、沙门菌、志贺菌等。不同品种的头孢菌素类可以有各自的抗菌特点。第一代头孢菌素类对革兰氏阴性菌的 β-内酰胺酶的抵抗力较弱，因此革兰氏阴性菌对第一代头孢菌素类较易产生耐药性。第二代头孢菌素类对革兰氏阳性菌的抗菌效能与第一代相近或较低，而对革兰氏阴性杆菌的作用较好。主要特点为抗酶性能强，可用于对第一代头孢菌素类产生耐药性的一些革兰氏阴性菌，抗菌谱较第一代头孢菌素类有所扩大，对奈瑟菌、部分吲哚阳性变形杆菌、部分肠杆菌属均有效。第三代头孢菌素类对革兰氏阳性菌的抗菌效能普遍低于第一代（个别品种相近），对革兰氏阴性菌的作用较第二代头孢菌素类更为优越。抗菌谱扩大，对铜绿假单胞菌、沙雷杆菌、不动杆菌等有效；耐酶性能强，可用于对第一代或第二代头孢菌素类耐药的一些革兰氏阴性菌株。第四代头孢菌素类的 3 位含有带正电荷的季铵基团，正电荷增加了药物对细胞膜的穿透力，具有较强的抗菌活性。随着对头孢菌素类研究的不断深入，新概念的第五代头孢菌素类也相继问世，在结构上综合了第三代和第四代头孢菌素类的特点扩大了抗菌谱，增强了对耐药菌株的作用能力。

头孢噻肟钠 Cefotaxime Sodium

化学名为 (6R,7R)-3-[(乙酰氧基)甲基]-7-[2-(2-氨基噻唑-4-基)- 2-(甲氧亚氨基)乙酰胺基]-8-氧代-5-硫杂-1-氮杂双环[4.2.0]辛-2-烯-2-甲酸钠盐，sodium(6R,7R)-3-[(acetyloxy)methyl]-7-[[(2Z)-(2-amino-4-thiazolyl)(methoxyimino)acetyl]amino]-8-oxo-5-thia-1-azabicyclo[4.2.0]oct-2-ene-2-carboxylate。

本品为白色、类白色或淡黄色结晶；无臭或微有特殊臭。易溶于水，微溶于乙醇，不溶于三氯甲烷。水溶液（10mg/mL）的比旋度为 +56°～ +64°。

头孢噻肟是第一个临床使用的第三代头孢菌素类。在其 7 位的侧链上，α 位是顺式的甲氧肟基，同时连有一个 2-氨基噻唑的基团。头孢噻肟结构中的甲氧肟基通常是顺式（cis）构型，其抗菌活性是反式（$trans$）异构体的 40~100 倍。在光照下，顺式异构体会向反式异构体转化，其钠盐水溶液在紫外线下照射 45min，有 50% 转化为反式异构体，4h 后，可达到 95%。因此，本品通常需避光保存，在临用前加注射水溶解后立即使用。

头孢噻肟结构中 C-3 位上的乙酰氧基在血清中也很容易被水解，因此在此基础上设计了一些 7 位侧链相同，而 3 位取代基不同的药物，如头孢唑肟、头孢曲松、头孢甲肟等。头孢噻肟的合成是以 7-ACA 和相应的侧链反应获得。

头孢噻肟

头孢噻肟对革兰氏阴性菌（包括大肠杆菌、沙门菌、克雷伯菌、肠杆菌、枸橼酸杆菌、奇异变形杆菌、吲哚阳性变形杆菌和流感杆菌等）的抗菌活性高于第一代和第二代头孢菌素类，尤其对肠杆菌作用强。对大多数厌氧菌有强效抑制作用。用于治疗敏感细菌引起的败血症、化脓性脑膜炎、呼吸道、泌尿道、胆道、消化道、生殖器等部位的感染。此外，可用于免疫功能低下、抗体细胞减少等防御功能低下的感染性疾病的治疗。

头孢菌素类衍生物的构效关系研究表明，甲氧肟基增加了对 β-内酰胺酶的稳定性。而2-氨基噻唑基团可以增加药物与细菌青霉素结合蛋白的亲和力，这两个有效基团的结合使该药物具有耐酶和广谱的特点，其构效关系见图15-6。

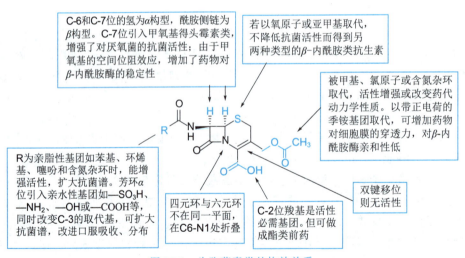

图15-6　头孢菌素类的构效关系

头孢菌素类母核的硫原子被氧原子或次甲基取代后，其活性不会显著降低，其中氧原子取代的头孢菌素类为氧头孢烯类，是非天然的 β-内酰胺类抗生素，这也为全合成新的衍生物开辟了一条新路。拉氧头孢（Iatamoxef，Moxalactam），是第一个上市的氧头孢烯类药物，在其C-7位有一个甲氧基，因此该药物具有与第三代头孢菌素类相似的活性，是强效的广谱抗生素。不仅对 β-内酰胺酶稳定，血药浓度也比较高而持久。分析其结构，可能是氧原子的体积和两面角均比硫原子小，而使母核环张力增大，增强其抗菌活性。拉氧头孢临床用于治疗败血症脑膜炎、肺炎、腹膜炎等。

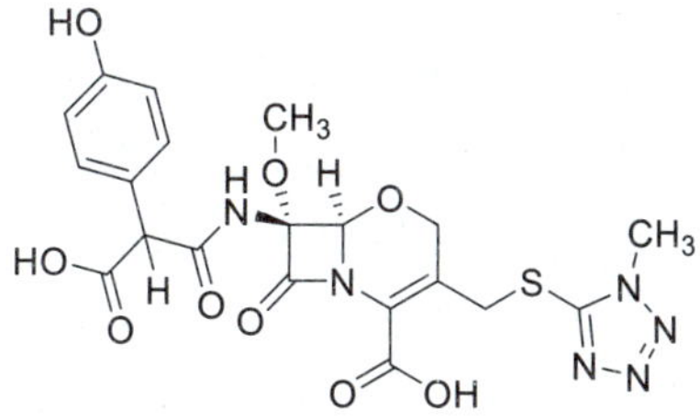

拉氧头孢

3. β-内酰胺酶抑制剂及非经典的 β-内酰胺类抗生素

细菌通过产生 β-内酰胺酶进而水解某些 β-内酰胺类抗生素，导致耐药的产生。β-内酰胺酶抑制剂（β-lactamase inhibitor）是针对该耐药机制而开发的一类药物。它们对 β-内酰胺酶具有较强的抑制作用，同时本身又具有抗菌活性。非经典的 β-内酰胺类抗生素（non-classical β-lactam antibiotics）指的是前文提及的碳青霉烯、青霉烯、氧青霉烷和单环 β-内酰胺抗生素。β-内酰胺酶抑制剂也属于非经典 β-内酰胺类抗生素的范畴。

克拉维酸钾 Clavulanate Potassium

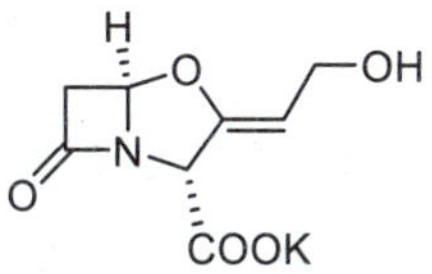

化学名为 (Z)-(2S,5R)-3-(2-羟亚乙基)-7-氧代-4-氧杂-1-氮杂双环[3.2.0]庚烷-2-羧酸钾，potassium (Z)-(2S,5R)-3-(2-hydroxy ethylidene)-7-oxo-4-oxa-1-azabicyclo[3.2.0]heptane-2-carboxylate，又名棒酸，是氧青霉烷胺类的代表药物。

本品为白色或微黄色结晶性粉末，微臭，极易吸湿。本品易溶于水，水溶液不稳定，会分解变色，在甲醇中溶解，在乙醇中微溶，在乙醚中不溶。比旋度为 +55°～+60°。碱性条件下，本品极易降解，其降解速度比青霉素快 5 倍。

克拉维酸是第一个用于临床的 β-内酰胺酶抑制剂。从结构上来看，克拉维酸是由 β-内酰胺和氢化异噁唑骈合而成，且在氢化异噁唑氧原子的旁边有一个 sp^2 杂化的碳原子，形成乙烯基醚结构，C-6 位不存在酰胺侧链。从结构分析，克拉维酸的环张力比青霉素类大得多，因此更容易被 β-内酰胺酶结构中亲核基团进攻，发生开环反应，形成亚胺结构，随后经互变异构生成克拉维酸异构体（isomer of clavulanic acid），生成不可逆的结合物（图 15-7）。

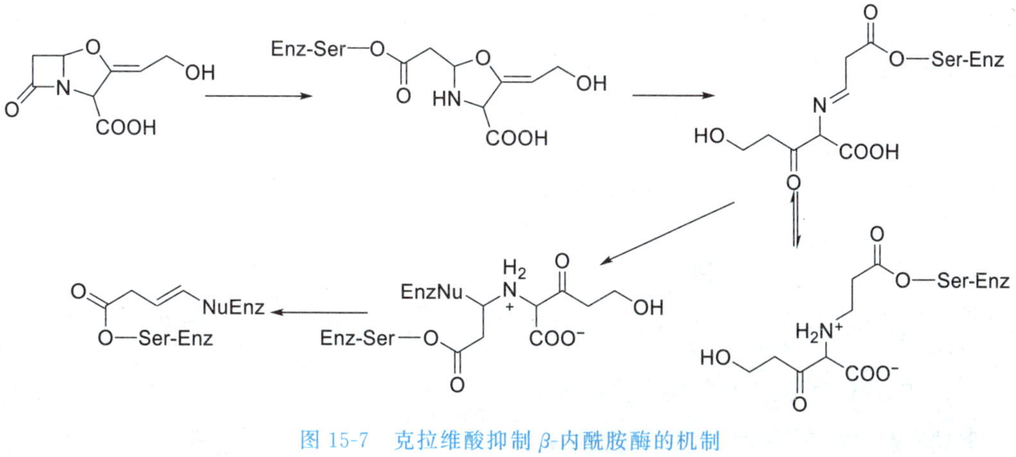

图 15-7 克拉维酸抑制 β-内酰胺酶的机制

克拉维酸可与 β-内酰胺酶牢固结合，进而有效抑制 β-内酰胺酶。本品可有效抑制革兰氏阳性菌或革兰氏阴性菌产生的 β-内酰胺酶。本品自身抗菌活性较差，单独使用无效，临床上通常和青霉素类药物联合使用，以提高疗效。如，将克拉维酸钾和氨苄西林或阿莫西林组成复方制剂，可用于治疗耐阿莫西林细菌所引起的感染。

舒巴坦钠(Sulbactam Sodium)由 β-内酰胺环和五元噻唑环构成，其中，噻唑环的硫原子被氧化成砜，因此属于青霉烷砜类药物。本品抑制 β-内酰胺酶的机制和克拉维酸基本相似，被 β-内酰胺酶中的亲核基团进攻 β-内酰胺开环形成无活性的化合物。当本品去除后，β-内酰胺酶的活性也不能恢复，因此属于另一类不可逆竞争性 β-内酰胺酶抑制剂。

舒巴坦钠通常和青霉素类及头孢菌素类药物合用，避免青霉素类及头孢菌素类药物被 β-内酰胺酶水解，进而增强抗菌活性。比如，和氨苄西林联用可用于治疗对氨苄西林耐药的金黄色葡萄球菌、脆弱拟杆菌、肺炎杆菌、普通变形杆菌引起的感染。

舒巴坦钠　　　　　　　　　　舒他西林　　　　　　　　　　他唑巴坦

舒巴坦钠口服吸收差，使用亚甲基将氨苄西林与舒巴坦以 1:1 的形式相连形成具有双酯结构的前体药物，称为舒他西林（Sultamicilin），可改善其口服吸收。舒他西林口服后可迅速吸收，生物利用度大于 80%，该药在体内经非特定酯酶的水解，释放出氨苄西林和舒巴坦。舒巴坦 3 位甲基被不同取代基取代后可以得到一系列新颖结构的化合物，其活性更强。如已经上市的他唑巴坦（Tazobactam），其抑酶活性和抑酶谱优于舒巴坦和克拉维酸。

第一个碳青霉烯化合物是沙纳霉素（Thienamycin），又称甲砜霉素，是 20 世纪 70 年代中期 Merck 公司研究人员从 *Streplomyces cattleya* 发酵液中分离得到的化合物。其抗菌谱广，对葡萄球菌等革兰氏阳性菌及铜绿假单胞菌类杆菌等革兰氏阴性菌有显著的抗菌活性，对 β-内酰胺酶也有较强的抑制作用。

沙纳霉素化合物的结构由亚甲基取代了经典青霉素噻唑环中的硫原子。由于亚甲基键夹角比硫原子的小，且 C-2～C-3 为双键，导致二氢吡咯环成一个平面结构，使得沙纳霉素结构不稳定。此外，3 位侧链末的氨基会进攻 β-内酰胺环的羰基使其开环失活。因此，沙纳霉素未能在临床使用。经结构改造，得到亚胺培南(Imipenem)，其对革兰氏阳性菌、阴性菌和厌氧菌有广泛的抗菌活性，尤其对铜绿假单胞菌、MRSA 及粪球菌有显著的抗菌活性。亚胺培南单独使用时，在肾脏受肾肽酶代谢而分解失活。临床上亚胺培南通常和肾肽酶抑制剂西司他丁(Cilastatin)合并使用，以增加疗效，减少肾毒性。美罗培南(Meropenem)是临床上第一个能单独使用的碳青霉烯类抗生素。对肾脱氢肽酶稳定，对革兰氏阳性菌和阴性菌均敏感，尤其对革兰氏阴性菌有很强的抗菌活性。美罗培南注射给药的体内分布广，能进入脑脊液(CSF)和胆汁。

沙纳霉素　　　　　　　　　　亚胺培南　　　　　　　　　　美罗培南

单环 β-内酰胺类抗生素的发展起源于诺卡霉素（Nocardicin）。诺卡霉素由 *Nocardia uniformis* 菌产生，包括 A～G 七个组分，以 A 的活性最强，是第一个被发现的单环 β-内酰胺类抗生素。诺卡霉素的发现颠覆了人们对天然 β-内酰胺类抗生素的传统认知，即 β-内酰胺环必须与另一个环骈合才具有抗菌活性的观点。此外，诺卡霉素仅含有单个 β-内酰胺环，但对酸、碱均比较稳定，这同样有别于其他天然 β-内酰胺类抗生素。

诺卡霉素A

诺卡霉素对各种 β-内酰胺酶都很稳定，且对某些革兰氏阴性菌如铜绿假单胞菌、变形杆菌有效，毒性小，但其抗菌活性较弱，并未应用于临床。通过对其进行结构修饰改造，制备了多种衍生物，其中以已经应用于临床的氨曲南（Aztreonam）为代表。

氨曲南 Aztreonam

化学名为[2S-[2α,3β(Z)]]-2-[[[1-(2-氨基-4-噻唑基)-2-[(2-甲基-4-氧代-1-磺基-3-氮杂环丁烷基)氨基]-2-氧代亚乙基]氨基]氧代]-2-甲基丙酸，[2S-[2α,3β(Z)]]-2-[[[1-(2-amino-4- thiazolyl)-2-[(2-methyl-4-oxo-1-sulfo-3-azetidinyl) amino]-2-oxoethylidene]amino] oxy]-2- methyl-propanoic acid。本品为单环 β-内酰胺类抗生素。

本品为白色晶体，无臭。在 DMF、DMSO 中溶解，在甲醇中微溶，在乙醇中极微溶，在甲苯、三氯甲烷、乙酸乙酯中几乎不溶。氨曲南化学结构中 N 原子上连有强吸电子磺酸基团，有利于 β-内酰胺环的打开。C-2 位 α-甲基增加了氨曲南对 β-内酰胺酶的稳定性。C-3 上是非天然的氨基噻唑基。

氨曲南对各种 β-内酰胺酶稳定，且能透过血脑屏障，对需氧的革兰氏阴性菌如铜绿假单胞菌具有很强的抗菌活性，而对需氧的革兰氏阳性菌和厌氧菌抗菌作用较小。临床用于呼吸道感染、尿路感染、软组织感染、败血症等，氨曲南疗效和耐受性好，临床上不良反应较少，且不与青霉素类和头孢菌素类药物发生交叉过敏反应。上述发现，为开发高效、广谱且无交叉过敏反应的新型 β-内酰胺类抗生素指明了一个研究方向。

二、四环素类抗生素

四环素类抗生素由放线菌产生，是一类口服广谱抗生素，包括金霉素（Chlortetracycline）、土霉素（Oxytetracycline）、四环素（Tetracycline）及半合成衍生物，其结构均为并四苯（naphthacene）四环骨架。

R¹=—H　R²=—OH　R³=—CH₃　R⁴=—Cl　金霉素　1948年
R¹=—OH　R²=—OH　R³=—CH₃　R⁴=—H　土霉素　1950年
R¹=—H　R²=—OH　R³=—CH₃　R⁴=—H　四环素　1953年

金霉素（Chlortetracycline）是1948年从 *Streptomyces auraofaciens*（金色链丝菌）培养液中分离得到的。土霉素（Oxytetracycline）于1950年从土壤中 *Streptomyces rimosus*（龟裂链霉菌）培养液中分离得到。1953年在研究金霉素和土霉素结构时发现若将金霉素进行催化氢化脱去氯原子，可得到四环素（Tetracycline），随后在不含氯的培养基中生长的链霉菌菌株发酵液中分离出四环素。

四环素 Tetracycline

化学名为(4S,4aS,5aS,6S,12aS)-4-(二甲氨基)-1,4,4a,5,5a,6,11,12a-八氢-3,6,10,12,12a-五羟基-6-甲基-1,11-二氧代并四苯-2-甲酰胺，(4S,4aS,5aS,6S,2aS)-4-dimethyl-amino-1,4,4a,5,5a,6,11,12a-octahydro-3,6,10,12,12a-pentahydroxy-6-methyl-1,11-dioxynaph-thacene-2-carboxamide。

本品为黄色结晶性粉末，无臭，强光下颜色会变深。在甲醇中溶解，在水和乙醇中微溶。应避光密闭保存。本品有口服制剂和软膏剂，盐酸盐可制成注射用粉针剂。

四环素类抗生素为酸碱两性化合物，其中C-10酚羟基及C-12烯醇羟基为弱酸性基团，pK_a约为7.5；C-1~C-3为共轭的三羰基系统，酸性和乙酸相当。四环素的碱性基团为4-二甲氨基，生产上可以和氯化氢成盐，临床上通常使用其盐酸盐。

四环素类抗生素在干燥条件下比较稳定，但遇光可变色。在酸性及碱性条件下都不够稳定，易发生水解。

① 酸性条件：四环素类抗生素C-6上的羟基和C-5a上氢发生消除反应，生成无活性的橙黄色脱水物脱水四环素（Anhydrotetracycline）。

脱水四环素

此外，在 pH＝2～6 条件下，4-二甲氨基很易发生可逆的差向异构化，生成四环素 4 位差向异构体(4-epitetracycline)，差向异构化产物会进一步脱水，生成脱水差向异构化产物，两者活性会减弱或消失，毒性增强。某些阴离子如磷酸根、枸橼酸根、乙酸根离子的存在，可加速这种异构化。土霉素的 C-5 羟基与 C-4 二甲氨基之间可以形成氢键，因此其 4 位的差向异构化比四环素难。金霉素 C-7 氯原子的空间排斥作用，使 4 位的异构化反应比四环素容易。

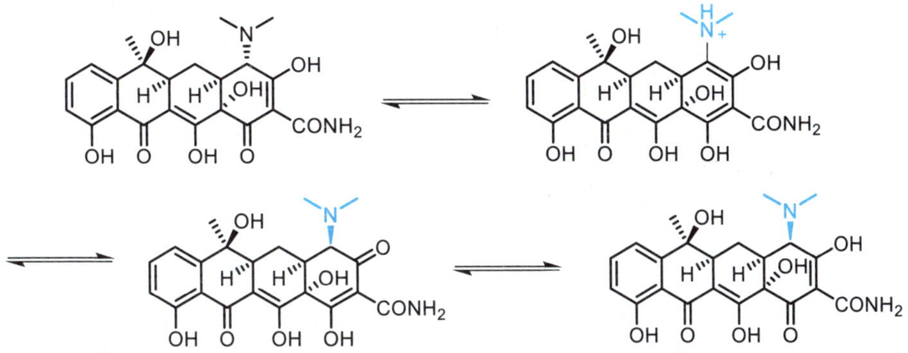

② 碱性条件：C-6 羟基形成氧负离子进而分子内亲核进攻 C-11，后经电子转移使 C 环破裂，生成具有内酯结构的异构体。

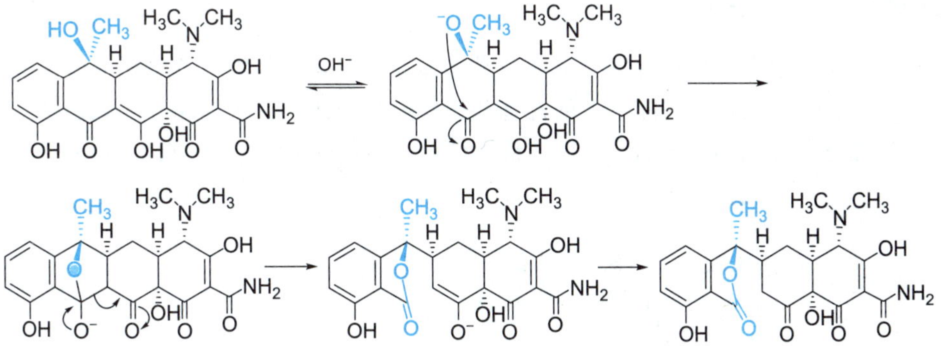

③ 和金属离子的反应：四环素类药物含有许多羟基、烯醇羟基及羰基，近中性条件下与多种金属离子形成不溶性螯合物。比如，与钙或镁离子形成溶性的钙盐或镁盐，与铁离子形成红色络合物，与铝离子形成黄色络合物，给临床使用制备溶液带来不便，且会干扰口服时的血药浓度。此外，四环素类药物和钙离子形成黄色络合物沉积在骨骼和牙齿上。基于此，小儿服用会导致牙齿变黄色，俗称"四环素牙"，孕妇服用后其产儿也可能发生牙齿变色、骨骼生长抑制等副作用。因此，四环素类药物小儿和孕妇应慎用或禁用。

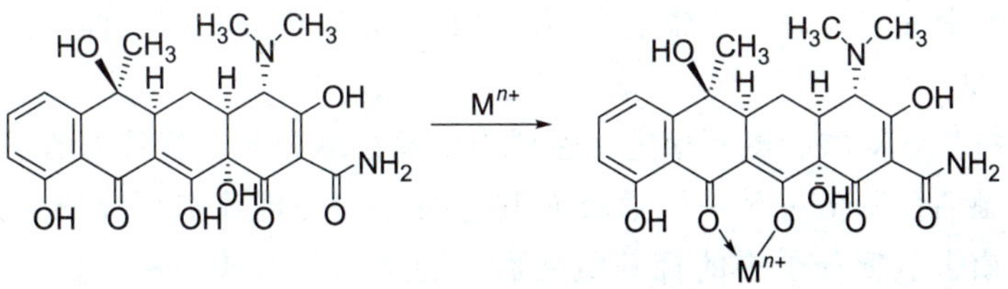

四环素类抗生素的抗菌机制是通过结合到原核生物核糖体 30S 亚基上，进而抑制核糖体蛋白质合成，表现出良好的广谱抗菌作用。天然的四环素类抗生素如金霉素、土霉素和四环素，其抗菌谱基本相似，可用于治疗各种革兰氏阳性或阴性菌引起的感染，对某些立克次体、滤过性病毒和原虫也有效果。但这类抗生素临床应用中极易产生严重的耐药性，且不良反应较多。基于此，通过结构修饰改造，一方面以增强四环素类抗生素在酸、碱条件下的稳定性，另一方面试图克服该类药物的耐药性问题。比如，将去除土霉素分子中的 C-6 羟基，得到多西环素（Doxyeyeline），可以提供稳定性和口服吸收，增强对多种细菌的体内抗菌活性。同时，羟基的去除提高了多西环素的脂溶性，因而和天然四环素类抗生素相比，其更易进入组织器官。去除四环素分子中的 C-6 甲基和羟基，并在 C-7 位引入二甲氨基，制备了米诺环素（Minocycline），其口服吸收好，对四环素耐药的葡萄球菌等也有较强的抗菌作用，还可与其他药物联用治疗麻风病。

多西环素（强力霉素）　　　　　米诺环素

三、大环内酯类抗生素

大环内酯类抗生素是由链霉菌产生的一类弱碱性抗生素。其结构特征如下：一个内酯结构的十四元或十六元大环；内酯环上的羟基和去氧氨基糖或 6-去氧糖缩合成碱性苷。这类药物主要包括红霉素（Erythromycin）、螺旋霉素（Spiramycin）、麦迪霉素（Midecamycin）等。

红霉素A　R^1 = OH, R^2 = CH_3
红霉素B　R^1 = H,　 R^2 = CH_3
红霉素C　R^1 = OH, R^2 = H

大环内酯类抗生素应用广泛，仅次于 β-内酰胺类抗生素。其作用机制主要是抑制细菌蛋白质的合成。该类抗生物对革兰氏阳性菌和某些阴性菌、支原体等有较强的作用，特别是对 β-内酰胺类抗生素无效的支原体和衣原体、弯曲菌等感染有特效，也是治疗军团菌病的首选药物。其组织分布良好，与临床上常用的其他抗生素无交叉耐药性，毒性较低，无严重不良反应。

大环内酯类抗生素对酸、碱不稳定，在体内也易被酶分解。若其内酯环开环、苷键水解或脱去酰基，抗菌活性降低或消失。通过对其进行结构修饰改造可克服上述问题。研究发现，大环内酯环或去氧糖分子中的羟基酰化后，能增加其对酸的稳定性，且能提供血药浓度，延长作用时间，或降低毒性。这主要由于酰基可能产生的空间位阻效应，阻止内酯环的裂解，同时酰基的引入增强了分子的亲脂性，因此更容易吸收和透过细菌的细胞膜。

红霉素 Erythromycin

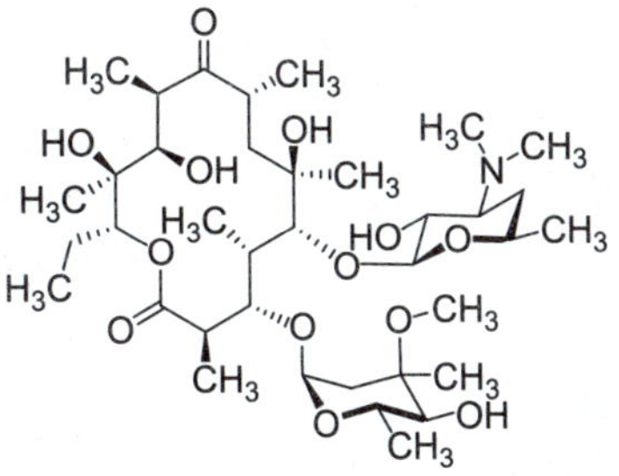

化学名为(2R,3S,4S,5R,6R,8R,10R,11R,12S,13R)-5-[(3-氨基-3,4,6-三脱氧-N,N-二甲基-β-D-吡喃木糖基)氧]-3-[(2,6-二脱氧-3-C,3-O-二甲基-α-L-吡喃糖基)氧]-13-乙基-6,11,12-三羟基-2,4,6,8,10,12-六甲基-9-氧代十三烷-13-内酯，(2R,3S,4S,5R,6R,8R,10R,11R,12S,13R)-5-(3-amino-3,4,6-trideoxy-N,N-dimethyl-β-D-xylo-hexopyanoyloy)-3-(2,6-dideoxy-3-C,3-O-dimethyl-α-L-ribo-hexopyranosyloxy)-13-ethy-6,11,12-tihydroxy-2,4,6,8,10,12-hexamethyl-9-oxotridecan-13-lactone。

本品为白色或类白色的结晶或粉末；无臭，味苦；微有引湿性。本品的水合物熔点为135~140℃，而无水物的熔点为190~193℃。易溶于甲醇、乙醇或丙酮，微溶于水。无水乙醇（20mg/mL）中比旋度为－71°~－78°。

红霉素是由红色链丝菌（*Streptomyces erythreus*）产生的抗生素，包括红霉素 A、B 和 C。红霉素 A 为抗菌的主要成分，红霉素 B 和 C 活性差、毒性大。通常所说的红霉素指红霉素 A，另外两个组分 B 和 C 则被视为杂质。

红霉素 A 结构特征包括：红霉内酯（erythronolide）环、去氧氨基糖（desosamine）和克拉定糖。其中红霉内酯环为 14 个原子构成的无双键大环；环的偶数碳原子上共有 6 个甲基；环的 9 位为羰基；C-3、C-5、C-6、C-11、C-12 位共有 5 个羟基；克拉定糖和内酯环的 C-3 通过氧原子相连；去氧氨基糖和内酯环的 C-5 通过氧原子相连（图 15-8）。

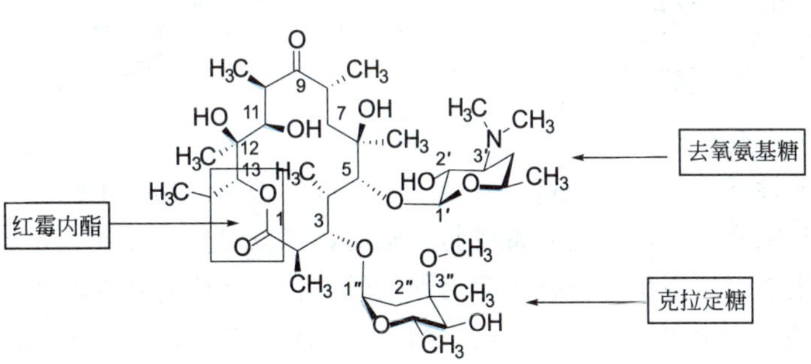

图 15-8 红霉素的结构特征

红霉素结构的不稳定性：红霉素内酯环含有多个羟基，其 C-9 位为羰基，因此在酸性条件下，红霉素内酯环 C-6 位羟基与 C-9 位羰基形成半缩酮羟基，随后与 C-8 位上氢消去一分子水，形成脱水物。脱水物的 C-12 羟基继续与 C-8~C-9 的双键加成，生成螺旋酮，然后 C-11 位羟基和 C-10 位上的氢消去一分子水，同时水解脱去一分子克拉定糖。

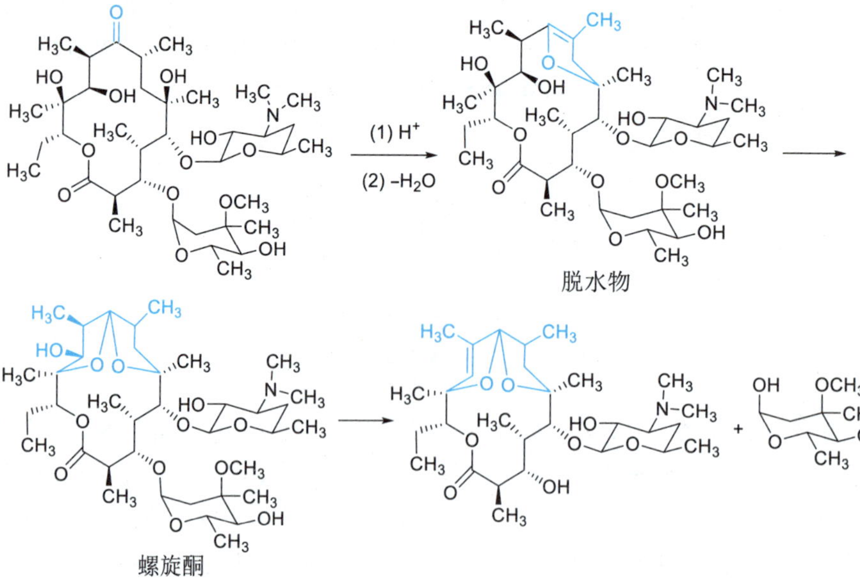

脱水物

螺旋酮

此外，红霉素水溶性较小，只能口服，但在酸中不稳定，易被胃酸破坏。将红霉素与乳糖醛酸成盐制备的红霉素乳糖醛酸盐（eryhromycin lactobionate）可提供水溶性，可供注射使用。将红霉素与硬脂酸成盐，得到红霉素硬脂酸盐（erythromycin stearate），其不溶于水，但在酸中较红霉素稳定，适用于口服。此外，把 5 位氨基糖上的 2′-羟基与各种酸成酯，可提高对酸的稳定性，适于口服，如依托红霉素（Erythromycin Estolate）。琥乙红霉素（Erythromycin Ethysuccinate）消除了红霉素的苦味，适于儿童服用。依托红霉素和琥乙红霉素在水中几乎不溶，但在体内经水解可释放出红霉素。

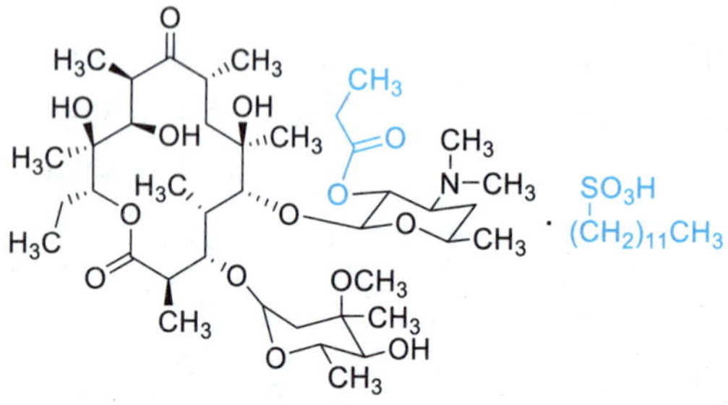

依托红霉素

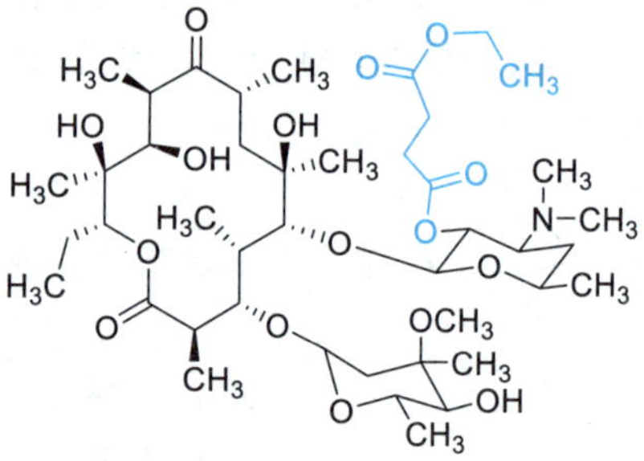

琥乙红霉素

针对红霉素酸性下不稳定的缺点，开展了半合成红霉素的研究工作，并取得了重要的进展。研究发现将红霉素 C-9 位羰基制备成肟或腙后，可以阻止内酯环 C-6 羟基与 C-9 羰基的缩合，增加其稳定性，但衍生物体外抗菌活性较弱。将 C-9 位肟羟基取代，可明显改变药物的口服生物利用度，其体内抗菌活性强，毒性也较低。其中，罗红霉素（Roxithromycin）是红霉素肟（Erythromyein Oxime）衍生物中抗菌活性最好的药物，且化学稳定性好。其抗菌作用比红霉素强 6 倍，在组织中分布广，特别在肺组织浓度较高。

将红霉素 C-9 位肟还原制备了红霉胺，其抗菌活性较好，但口服生物利用度大大降低。将红霉胺的 C-9 位氨基和 C-11 位羟基和 2-(2-甲氧基乙氧基) 乙醛的醛基反应形成一个噁嗪环，得到了长效的地红霉素（Dirithromycin），其口服吸收后生物转运增加，在细胞中可以保持较高和长时间的药物浓度，每天只需给药一次。

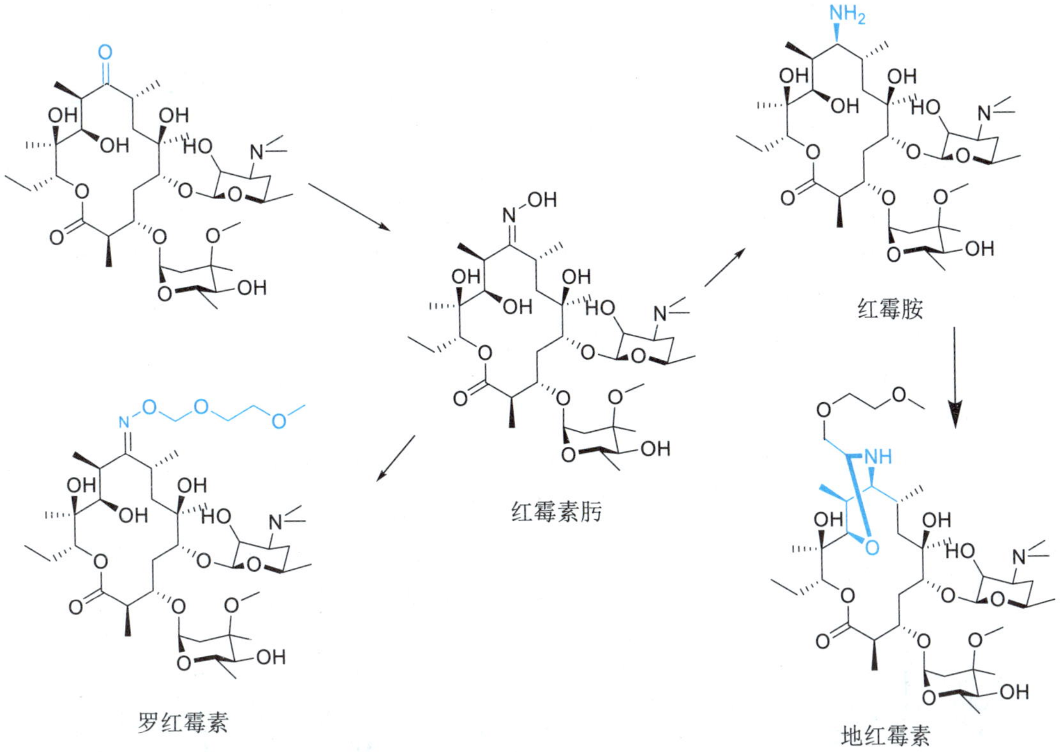

红霉素肟经贝克曼重排（Beckmann rearrangement）得到扩环产物，再经还原、N-甲基化等反应，得到了第一个环内含有氮原子的十五元环的大环内酯类抗生素阿奇霉素（Azithromycin），其碱性更强，对多种革兰氏阴性杆菌表现出较好的抗菌活性，且在组织中浓度较高，体内半衰期较长，可用于多种病原性微生物所致的感染特别是性传染疾病，如淋球菌等感染的治疗。

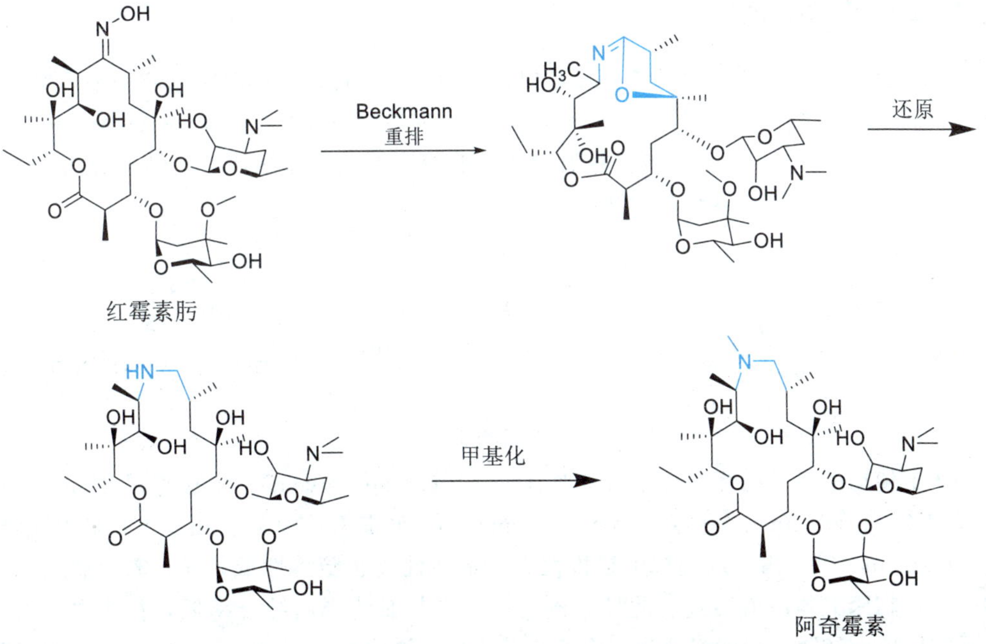

红霉素 C-9 位羰基的 α 位(C-8 位)引入电负性较强的氟原子制备了氟红霉素(Flurithromycin)。氟原子的引入降低了羰基的活性，同时可以阻止 C-8~C-9 之间不可逆的脱水反应发生。

红霉素 C-6 位羟基甲基化制备了克拉霉素(Clarithromycin)。C-6 位羟基甲基化以后阻止了其和 C-9 位羰基发生半缩酮反应，进而增加了其在酸中的稳定性。因此，克拉霉素耐酸，血药浓度高而持久，对需氧菌、厌氧菌、支原体、衣原体等病原性微生物的感染有效。克拉霉素体内活性比红霉素高 2~4 倍，毒性小(为红霉素的 1/12~1/2)，用量较红霉素少。

红霉素类大环内酯抗生素广泛应用于临床后，很快出现了耐药性。研究发现 C-3 位的克拉定糖是细菌对其产生耐药的原因。通过分析十四元环大环内酯抗生素和十六元环大环内酯结构发现，十六元环大环类抗生素无 C-3 位的糖基，但仍能有抗菌活性，且不会产生十四元环抗生素诱导的耐药性。基于此，人们将红霉素 C-3 位的糖基经酸性水解脱除，并将羟基进一步氧化为羰基，发现衍生物仍有微弱的活性，不会诱导耐药性的发生，且改善了其对酸性介质的稳定性。替利霉素就是一类 C-3 位为酮羰基的十四元大环内酯类半合成抗生素，又称为酮内酯（Ketolides）。酮内酯不仅对红霉素敏感的革兰氏阳性球菌的抗菌活性较高（是克拉霉素的 2~4 倍），对耐红霉素的革兰氏阳性球菌同样具有较高的抗菌活性。酮内酯的发现，改变了过去人们一直认为的 C-3 位的糖基是抗菌活性必需基团的看法。

氟红霉素　　　　　克拉霉素　　　　　替利霉素

四、氨基糖苷类抗生素

氨基糖苷类抗生素顾名思义含有氨基糖苷结构，由链霉菌、小单孢菌和细菌产生，其苷元为 1,3-二氨基肌醇，如链霉胺(Streptamine)、2-脱氧链霉胺(2-Deoxys-treptamine)、放线菌胺（Spectinamine）等。苷元通过糖苷键和某些特定的氨基糖相连。从结构分析，该类抗生素具有碱性，临床使用其硫酸盐或盐酸盐。

链霉胺　　　　　2-脱氧链霉胺　　　　　放线菌胺

临床上使用的氨基糖苷类抗生素主要有链霉素(Streptomycin)、卡那霉素(Kanamycin)、庆大霉素（Gentamicin）、新霉素（Neomycin）、巴龙霉素（Paromomycin）和核糖霉素（Ribostamycin）等。由于这类抗生素极性大、水溶性高、脂溶性低，导致其口服给药时很难被吸收，临床上须注射给药。此外，该类抗生素与血清蛋白结合率低，在体内不代谢失活，通常以原形经肾小球滤过排出，会产生肾毒性。该类抗生素的另一个较大的毒性是损害第八对脑神经，引起不可逆耳聋，对儿童的毒性更大。

第一个被发现的氨基糖苷类抗生素是链霉素，是从 *Streptomyes griseus* 的发酵液中分离得到的。链霉素由链霉胍、链霉糖和 N-甲基葡萄糖组成。其结构中有三个碱性中心，可以与各种酸成盐，临床使用的是其硫酸盐。

	R^1	R^2	R^3
链霉素 (Streptomycin)	$NHCH_3$	CH_2OH	CHO
双氢链霉素 (Dihydrostreptomycin)	$NHCH_3$	CH_2OH	CH_2OH

链霉素抗结核杆菌的作用很强，临床上用于治疗各种结核病，尤其对结核性脑膜炎和急性浸润性肺结核的疗效较好。链霉素对革兰氏阴性菌有较强作用，对尿道感染、肠道感染、败血症等有效，和青霉素联合应用有协同作用。链霉素缺点是容易产生耐药性，且具有耳毒性和肾脏毒性。

卡那霉素由卡那霉素链霉菌（*Sreptomyces kanamyceticus*）产生，共含有 A、B、C 三个组分。临床使用的是以 A 组分为主的硫酸盐。

	R^1	R^2	R^3	R^4
卡那霉素 A (Kanamycin A)	OH	OH	NH_2	H
卡那霉素 B (Kanamycin B)	NH_2	OH	NH_2	H
卡那霉素 C (Kanamycin C)	NH_2	OH	OH	H
妥布霉素 (Tobramycin)	NH_2	H	NH_2	H
阿米卡星 (Amikacin)	OH	OH	NH_2	$\text{—CO—CH(OH)—CH}_2\text{—CH}_2\text{—NH}_2$

卡那霉素为广谱抗生素，对革兰氏阴性杆菌、阳性菌和结核杆菌都有效。临床上用于败血症、心内膜炎、呼吸道感染、肠炎、菌痢和尿路感染等。对听神经和肾脏有一定的毒性。为克服卡那霉素的耐药性，通过其结构中的羟基或氨基进行化学修饰，制备了半合成氨基糖苷类抗生素，如阿米卡星（Amikacin），除了对卡那霉素敏感菌有效外，还对卡那霉素耐药的铜绿假单胞菌、大肠杆菌和金黄色葡萄球菌均有显著抗菌效果。

庆大霉素（Gentamicin）是小单孢菌 *Micromonospora puspusa* 产生的混合物，包括庆大霉素 C_1、C_{2a} 和 C_2。三者抗菌活性和毒性相似，临床用其硫酸盐。

	R^1	R^2	R^3
庆大霉素 C_1 (Gentamicin C_1)	CH_3	CH_3	H
庆大霉素 C_{1a} (Gentamicin C_{1a})	H	H	H
庆大霉素 C_2 (Gentamicin C_2)	CH_3	H	H
小诺米星 (Micronomicin)	H	CH_3	H
依替米星 (Mtimicin)	H	H	CH_2CH_3

第十五章 抗生素与合成抗菌药

庆大霉素为广谱的抗生素，对革兰氏阴性菌、大肠杆菌、铜绿假单胞菌、肺炎杆菌、痢疾杆菌有良好效用。临床上主要用于铜绿假单胞菌或某些耐药阴性菌引起的感染和败血症、尿路感染、脑膜炎和烧伤感染等。

五、氯霉素类抗生素

氯霉素类抗生素主要有氯霉素和甲砜霉素。其中，氯霉素从委内瑞拉链霉菌 *Streptomyces veneuelae* 培养滤液中分离得到，是人类发现的第一个广谱抗生素。现在氯霉素的生产通过立体还原和诱导结晶拆分方式合成得到，并应用于临床。

氯霉素 Chloramphenicol

化学名为 2,2-二氯-N-[(1R,2R)-1,3-二羟基-1-(4-硝基苯基)丙烷-2-基]乙酰胺，（2,2-dichloro-N-[(1R,2R)-1,3-dihydroxy-1-(4-nitrophenyl) propan-2-yl] acetamide。

本品为白色至灰白色或类白色的针状、长片状结晶或结晶性粉末；味苦。在水中微溶，在乙醇、丙酮、乙酸乙酯和丙二醇中易溶，在中性至中等强度酸性溶液中稳定。本品在无水乙醇中呈右旋性，比旋度为 $+18.5°\sim+21.5°$；在乙酸乙酯中呈左旋性，比旋度为 $-25.5°$。mp 150.5～151.5℃。

氯霉素化学结构中含有对硝基苯基、丙二醇及二氯乙酰胺基，其中，二氯乙酰胺基和其抗菌活性相关。此外，氯霉素结构中含有两个手性碳原子，共有四个旋光异构体。其中，只有（1R,2R)-(-) 异构体有抗菌活性，为临床使用的氯霉素。

氯霉素主要作用于细胞核糖体 50S 亚基，能特异性地阻止 mRNA 与核糖体结合，从而阻止蛋白质的合成。氯霉素对革兰氏阴性及阳性菌均有抑制作用，对前者效果更强，临床上主要用于治疗伤寒、副伤寒、斑疹伤寒等，是治疗伤寒的首选药。对百日咳、沙眼、细菌性痢疾及尿道感染等也有疗效。其副作用是引起粒细胞及血小板减少，若长期和多次应用会损害骨髓的造血功能引起再生障碍性贫血，尤以 12 岁以下儿童多见。

为了避免氯霉素的苦味，增强抗菌活性，延长作用时间或减少毒性，合成了氯霉素的酯类和类似物。琥珀氯霉素（Chloramphenicol Succinate）是氯霉素的丁二酸单酯，为白色或类白色结晶性粉末，可与碱形成水溶性盐，如与无水碳酸钠混合制成无菌粉末，临用前加注射用水溶解供注射用。用强吸电子基甲砜基取代氯霉素结构中的硝基，制备了甲砜霉素（Thiamphenicol），其抗菌谱与氯霉素基本相似，临床用于呼吸道感染、尿路感染、败血症脑炎和伤寒等，不良反应较少。

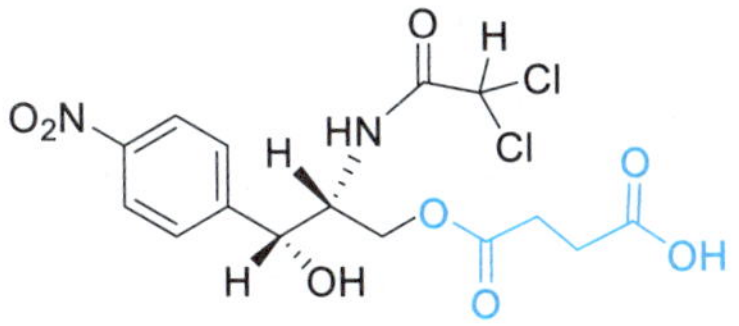

琥珀氯霉素 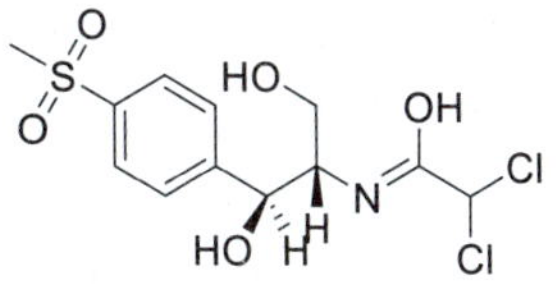   甲砜霉素

第二节 合成抗菌药

一、喹诺酮类药物

喹诺酮类药物的开发最早追溯到抗疟药物氯喹（Chloroquine）的发现，通过对其结构改造，得到的 7-氯-1-乙基-4-氧代喹啉-3-羧酸具有抗菌作用。随后发现的第一代喹诺酮类抗菌药物萘啶酸（Nalidixic Acid）和吡咯酸（Piromidic Acid）的抗革兰氏阴性菌活性较强，但仅对部分革兰氏阴性菌有效，而对革兰氏阳性菌和铜绿假单胞菌几乎无效，且其口服吸收差、半衰期短和蛋白结合率高。

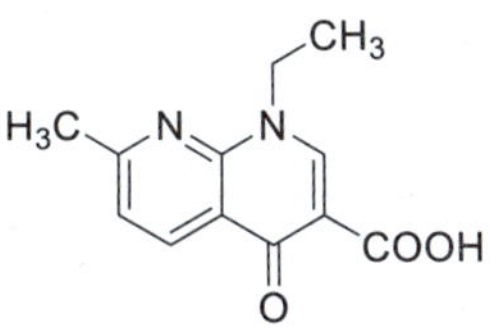

萘啶酸 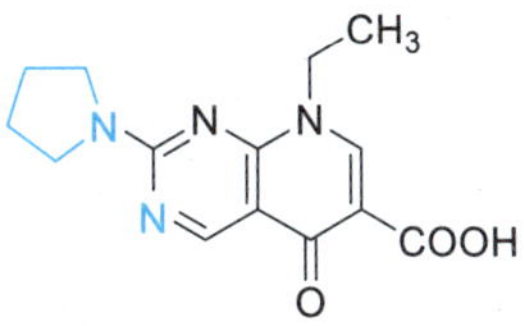   吡咯酸

第二代喹诺酮类抗菌药物，包括吡哌酸（Pipemidic Acid）和西诺沙星（Cinoxacin）。和第一代相比，其抗菌活性增强。抗菌谱也从革兰氏阴性菌扩大到阳性菌，并对绿脓杆菌有效，药代动力学性质也得到改善，耐药性低，毒副作用小，临床上用于治疗泌尿道感染和肠道感染及耳鼻喉感染。第二代药物的化学结构特征为分子中的 7 位引入了哌嗪基团。哌嗪基团的引入增加了整个分子的碱性和水溶性，并提高了药物的抗菌活性，同时，7 位哌嗪基的引入提高了药物的组织渗透性，在后来开发的喹诺酮类药物中大都保留了 7 位的哌嗪基或其类似结构。

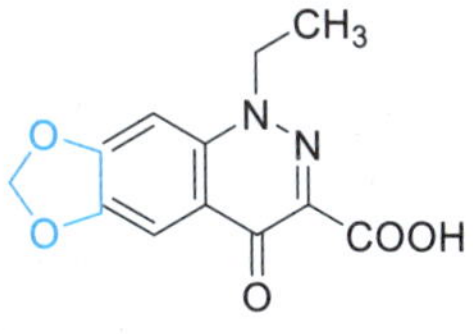

西诺沙星 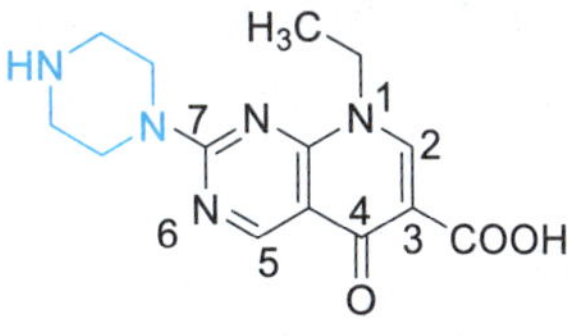   吡哌酸

喹诺酮抗菌药物的作用靶点是 DNA 螺旋酶和拓扑异构酶Ⅳ。前者对于细菌的复制、转录和修复起决定性作用，后者则对细菌染色体的分裂起关键的作用。喹诺酮类药物通过抑制上述两种酶，使细菌处于超螺旋状态，进而阻止细菌的复制。7 位哌嗪基团的引入之所以能提高药物抗菌活性，在于哌嗪的存在提高了药物和其 DNA 螺旋酶的亲和力。

在吡哌酸结构的 6 位引入氟原子发现了第一个氟喹诺酮类药物诺氟沙星（Norfloxacin），极大地促进了喹诺酮类药物的发展。研究发现，诺氟沙星抗革兰氏阴性菌活性较高，对革兰氏阳性菌同样有效，但其在血清和组织中浓度较低，只适用于治疗尿路感染和性病及前列腺疾病。研究表明，诺氟沙星的 6 位引入氟原子后，增加了药物和 DNA 螺旋酶的作用，同时也增加了药物进入细菌细胞的通透性，因此，提高了药物的抗菌活性。基于此，在 1980 年后开发的喹诺酮药物都保持了此类结构。

随后的诺氟沙星的结构修饰，发现了众多喹诺酮类抗菌药。将 1 位氮上的乙基用环丙基取代得到环丙沙星（Ciprofloxacin），提高了对革兰氏阳性菌和阴性菌的抗菌活性，使得 1 位环丙基成了喹诺酮药物常用的取代基。将 1 位取代基与 8 位取代基环合制备了优秀的喹诺酮类抗菌药物氧氟沙星（Ofloxacin）。诺氟沙星哌嗪环氮原子甲基化制备了培氟沙星（Pefloxacin），其半衰期比诺氟沙星长 2 倍。依诺沙星（Enoxacin）是诺氟沙星的萘啶酮类似物，其抗菌活性和诺氟沙星相似，但生物利用度显著高于诺氟沙星。在诺氟沙星哌嗪环和 8 位分别引入甲基和氟原子制备了氟罗沙星（Fleroxacin）和洛美沙星（Lomefloxacin），其抗菌活性下降，但药动学性质明显改善，具有较长半衰期，且口服吸收较好。用硫原子取代氧氟沙星中的氧原子制备了芦氟沙星（Rufloxacin），其抗菌活性低于氧氟沙星，但极大改善了药动学性质，其半衰期超过 28h，是喹诺酮类药物中半衰期最长的。

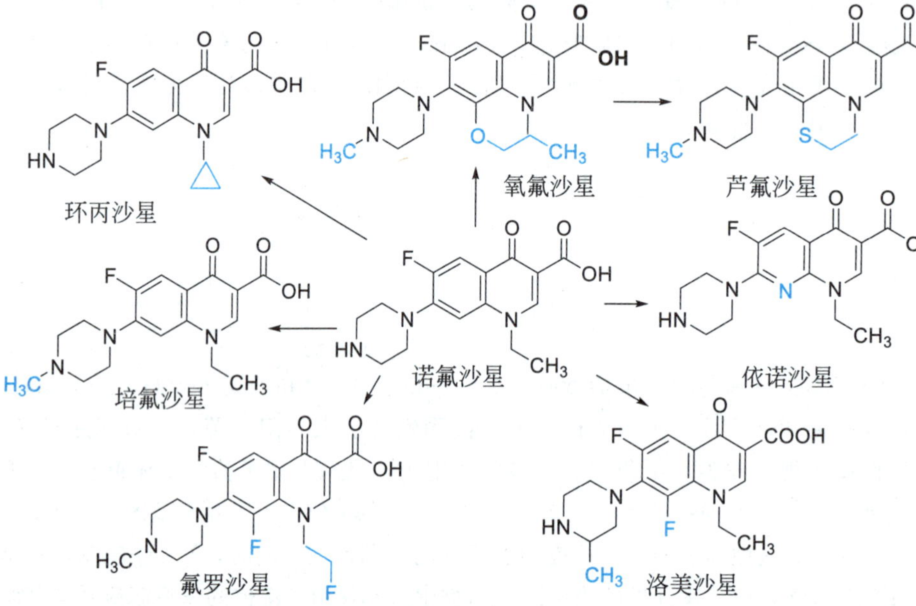

第三代喹诺酮类抗感染药物如左氧氟沙星（Levofloxacin）、替马沙星（Temafloxacin）、司帕沙星（Sparfloxacin）等，是当前临床上最常用的合成抗菌药。其结构中的 6 位引入了氟原子，7 位引入了哌嗪取代基，因此又称氟喹诺酮类药物。该类抗菌药的抗菌谱进一步扩大，抗菌活性明显提高，且具有良好的药动学参数。此外，含氟喹诺酮的药物在体内均具有良好的组织渗透性，除脑组织和脑脊液外，它们在各组织和体液中均有良好的分布，因此，其应用范围扩大到人体的诸多部位，包括尿路感染、淋病、呼吸道感染、皮肤感染、胃和关节感染、腹腔感染、胃肠道感染、伤寒、败血症及慢性阻塞性呼吸道疾病急性发作。

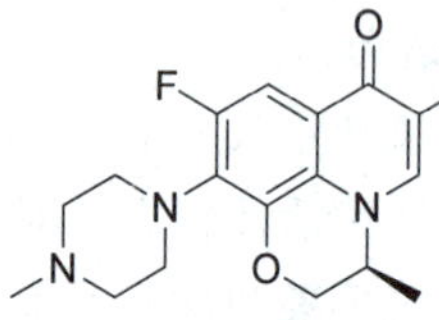

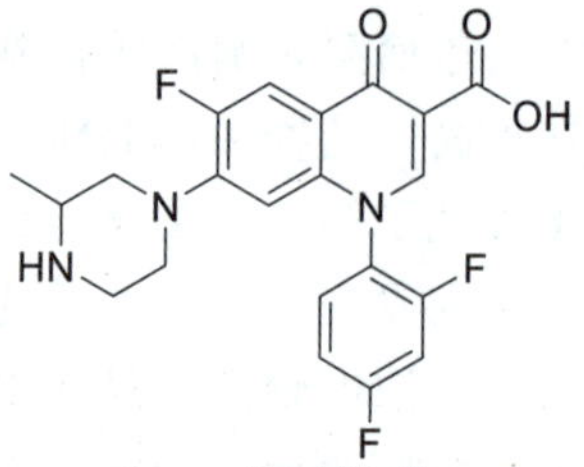

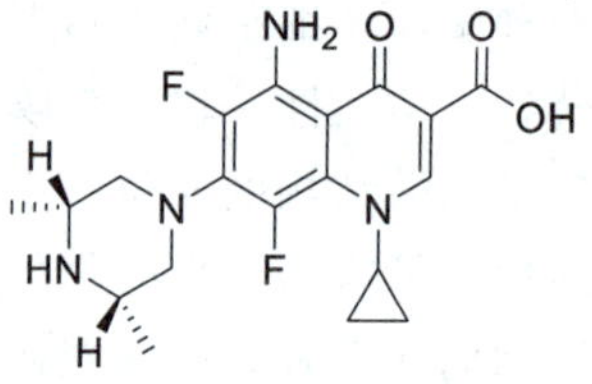

第四代喹诺酮类抗感染药物，以莫西沙星（Moxifloxacin）、巴洛沙星（Balofloxacin）、加替沙星（Gatifloxacin）、吉米沙星（Gemifloxacin）、帕珠沙星（Pazufloxacin）等为代表。这类药物除了具有第三代药物抗菌谱广等优点外，其抗菌活性有了大幅提高，是第三代药物的 3～30 倍。此外，其药动学特点更趋良好，吸收快、体内分布广、血浆半衰期较长。

莫西沙星　　　　　巴洛沙星　　　　　加替沙星

吉米沙星　　　　　帕珠沙星

1. 喹诺酮药物结构与活性的关系

① 吡啶酮酸的 A 环是抗菌作用必需的基本药效基团，变化较小。其中 3 位 COOH 和 4 位 C=O 与 DAN 螺旋酶和拓扑异构酶Ⅳ结合，为抗菌活性不可缺少的部分。3 位的羧基被磺酸基、乙酸基、磷酸基、磺酰胺基等酸性基团替代以及 4 位酮羰基被硫酮基、亚氨基等取代均使抗菌活性减弱。

② B 环变化较大，可以是骈合的苯环（X=CH，Y=CH）、吡啶环（X=N，Y=CH）或嘧啶环（X=N，Y=N）等。

③ 1 位 N 原子上的取代基类型较多，可以是脂肪烃基（包括脂环烃），也可以是苯基或其他芳香基。脂肪烃基包括甲基、乙基、乙烯基、氟乙基、正丙基和羟乙基等。其中，以乙基或与乙基体积相似的乙烯基和氟乙基的抗菌活性最好。脂环烃取代基有环丙基、环丁基、环戊基、环己基、1（或 2）-甲基环丙基等，以环丙基的抗菌作用最好，且其抗菌活性大于乙基衍生物。1 位 N 原子苯基取代时，其抗菌活性和乙基取代的相似，其中 2,4-二氟苯基较佳，对革兰氏阳性菌作用较强。

④ 2 位引入取代基后，其空间立体位阻作用会影响 1 位和 3 位取代基立体构象与受体的结合，导致药物抗菌活性减弱或消失。

⑤ 5 位取代基的引入，从空间张力考虑会干扰 4 位羰基与靶点的结合，进而降低抗菌活性，取代基体积越大影响越强。从电性效应考虑，引入的取代基如果能通过母核共轭π键提供电子，提高 4 位羰基氧原子上的电荷密度，可增加药物分子和靶点的结合力，因而提高抗菌活性。因此 5 位取代基对活性的影响要综合立体和电性效应。在 5 位取代基中，以氨基的抗菌作用最好，引入其他取代基团时，抗菌活性会减弱。

⑥ 6 位不同的取代基对活性的贡献大小顺序为 F＞Cl＞CN≥NH₂＞H，6 位引入 F 较 6 位为 H 的类似物的抗菌活性大 30 倍，这归因于 6 位氟代化物使药物与细菌 DNA 螺旋酶的亲和力增加 2～17 倍，对细菌细胞壁的穿透性增加 1～70 倍。

⑦ 7 位引入取代基可明显增加抗菌活性，特别是五元或六元杂环取代时，抗菌活性明显增强，以哌嗪取代最好。哌嗪等取代基提高了药物和细菌 DNA 螺旋酶的结合能力，但也增加了药物和 GABA 受体的亲和力，产生中枢副作用。

⑧ 8 位氟、甲氧基、氯、硝基、氨基等取代后可增加活性，以氟取代最佳，但光毒性也会增加。若为甲基、甲氧基和乙基取代，光毒性降低。若 1 位与 8 位间成环，产生的光学异构体的活性有明显的差异。

2. 喹诺酮药物结构与毒性的关系

① 喹诺酮类药物结构中 3 位羧基和 4 位酮羰基，极易和金属离子，如钙、镁、铁、锌等形成螯合物，不仅降低了药物的抗菌活性，同时造成体内金属离子的流失，尤其会引起妇女、老人和儿童缺钙、贫血、缺锌等副作用。

② 光照分解，产生光毒性（用药期间避免日晒）。

③ 药物相互反应（与 P450 酶）。

④ 另有少数药物还有中枢渗透性，增加中枢毒性（18 岁以下禁用喹诺酮类药物）、胃肠道反应和心脏毒性，这些毒性都与其化学结构相关。

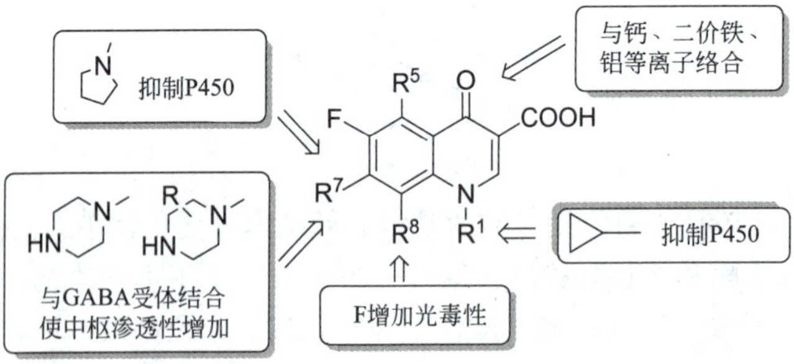

3. 喹诺酮药物结构与药物代谢的关系

① 7 位取代基的体积增大时，可以使其半衰期增加。将 8 位氮取代时，使生物利用度提高。

② 食物能延缓其吸收，由于可与金属离子络合，因而此类药物不宜和牛奶等含钙、铁等食物和药品同时服用。

③ 多数喹诺酮类抗菌药的代谢物是 3 位羧基和葡萄糖醛酸结合物。哌嗪环很容易被代谢，其代谢物活性减少。

④ 喹诺酮类药物分子中存在的羧酸基团和碱性官能团使这些化合物为两性化合物，其 pK_a 在 6～8 之间，这确保了这些化合物具有足够的穿过各种组织的脂溶性，在所有的 pH 范围内的脂水分配系数为 2.9～7.6。

盐酸环丙沙星 Ciprofloxacin Hydrochloride

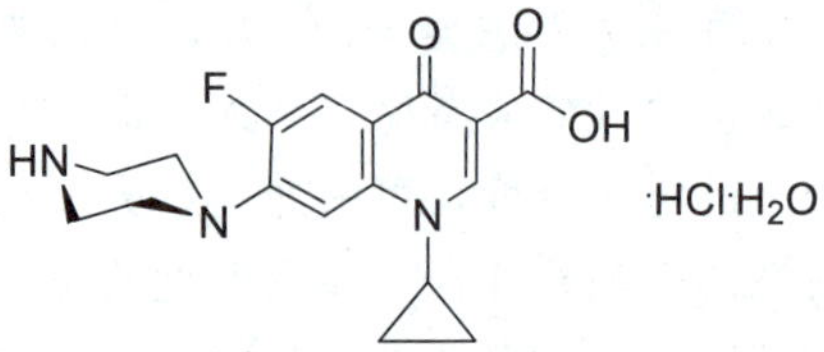

化学名为 1-环丙基-6-氟-1,4-二氢-4-氧-7-(1-哌嗪基)-3-喹啉羧酸，1-cyclopropyl-6-fluoro-1,4-dihydro-4-oxo-7-(piperazin-1-yl)-3-quinolinecarboxylic acid，又名环丙氟哌酸。

本品为白色或微黄色结晶性粉末。在水中溶解，甲醇中微溶，三氯甲烷中几乎不溶。mp 308～310℃。本品的游离碱为微黄色或黄色的结晶粉末，mp 255～257℃，几乎不溶于水或乙醇，溶于乙酸或稀酸中。

环丙沙星的合成以 2,4-二氯氟苯为起始原料，与乙酰氯发生付克酰基化反应后再氧化，得到 2,4-二氯-5-氟苯甲酸，再与二氯亚砜反应制备酰氯，在乙醇镁存在下与丙二酸二乙酯缩合，生成 2,4-二氯-5-氟苯酰基丙二酸二乙酯，在催化量的对甲苯磺酸存在下经水解和脱羧，进而生成 2,4-二氯-5-氟苯甲酰乙酸酯。此酯与原甲酸三乙酯缩合，生成 2-(2,4-二氯-5-氟苯甲酰)-3-环丙基丙烯酸乙酯，与环丙胺发生氨解，生成 2-(2,4-二氯-5-氟苯甲酰)-3-环丙氨基丙烯酸乙酯，与氢化钠作用环合得 7-氯-1-环丙基-6-氟-1,4-二氢-4-氧代喹啉-3-羧酸，最后在二甲基亚砜溶液中与哌嗪缩合得环丙沙星。

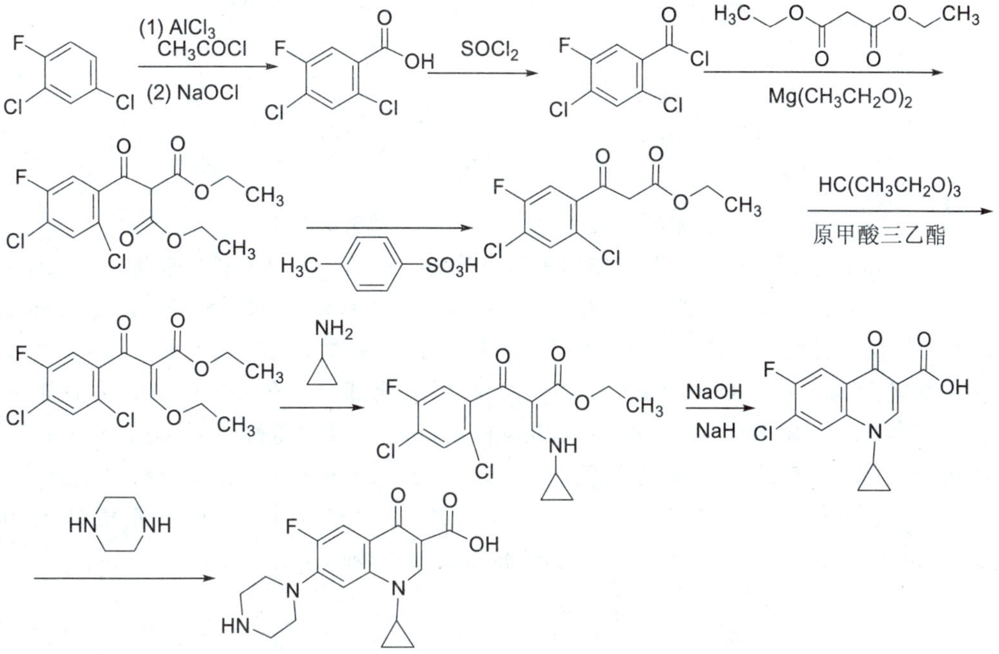

二、磺胺类药物及抗菌增效剂

磺胺类药物的母体对氨基苯磺酰胺（Sulfaniamide），又称磺胺，开始作为合成偶氮染料的中间体，无人注意到它的医用价值。1932 年多马克发现百浪多息（Prontosil）可以使鼠、兔免受链球菌和葡萄球菌的感染，次年报告了用百浪多息治疗由葡萄球菌引起败血症的第一病例，引起了世界范围的极大兴趣。为克服百浪多息水溶性差、毒性大的缺点，又合成了可溶性百浪多息（Prontosil Soluble），取得了较好治疗效果。

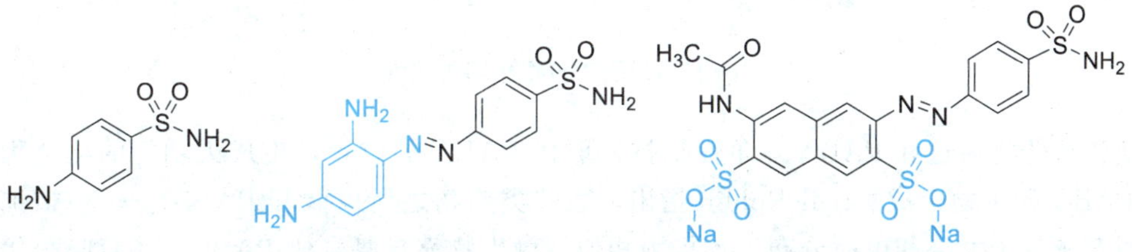

磺胺　　　　　百浪多息　　　　　可溶性百浪多息

偶氮基团曾被认为是染料的生色基团，也是抑菌的有效基团。但研究发现，只有含有磺酰胺的偶氮染料才有抗链球菌活性。此外，无论是百浪多息还是可溶性百浪多息在体外均无抗菌效果，只在体内显效，随后从服药患者的尿中分离得到对乙酰氨基苯磺酰胺。考虑到乙酰化是体内常见的代谢反应。研究人员推测百浪多息在体内代谢生成的磺胺才是抗菌的活性物质。从此，磺胺类药物的研究开始了新的篇章，开发了一系列磺胺类药物，如磺胺醋酰（Sulfacetamide）、磺胺嘧啶（Sulfadiazine）、磺胺噻唑（Sulfathiazole）、磺胺甲噁唑（Sulfamethoxazole）等。磺胺类药物的发现，使死亡率很高的细菌性感染疾病得到了有效的控制。

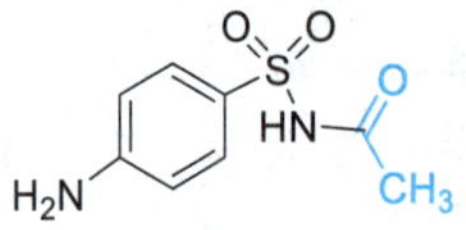

磺胺醋酰

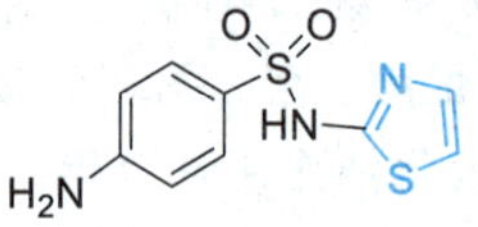

磺胺噻唑

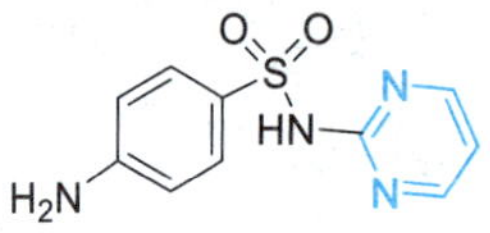

磺胺嘧啶

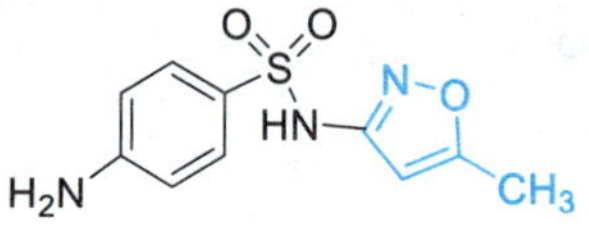

磺胺甲噁唑

Wood-Fields 学说是磺胺类药物作用机制中最为公认的，且已经被实验证实。该学说认为磺胺类药物能竞争性拮抗细菌对生长所必需的对氨基苯甲酸（p-aminobenzoic acid，PABA）的利用，进而发挥抗菌作用。叶酸（folic acid）是微生物生长的必要物质，也是构成体内叶酸辅酶的基本原料，而 PABA 则是叶酸的组成部分。在二氢叶酸合成酶催化下，PABA 与二氢蝶啶焦磷酸酯（dihydropteridine phosphate）及谷氨酸（glutamice acid）或二氢蝶啶焦磷酸酯与对氨基苯甲酰谷氨酸（p-aminobenzoylglutamic acid，PABG）合成二氢叶酸（dihydrofolic acid，FAH2）。再在二氢叶酸还原酶的作用下还原成四氢叶酸（tetrahydrofolic acid，FAH4）为细菌合成核酸提供叶酸辅酶（图 15-9）。

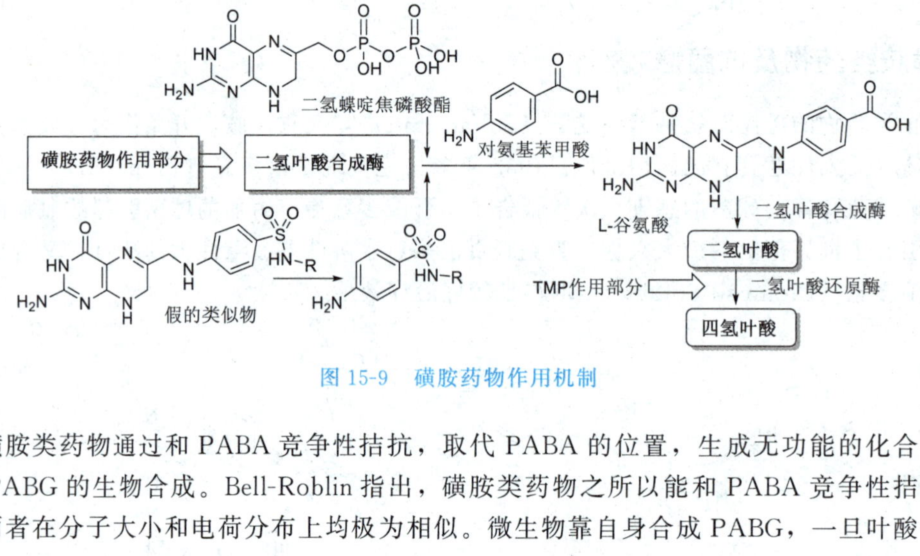

图 15-9 磺胺药物作用机制

磺胺类药物通过和 PABA 竞争性拮抗，取代 PABA 的位置，生成无功能的化合物，妨碍了 PABG 的生物合成。Bell-Roblin 指出，磺胺类药物之所以能和 PABA 竞争性拮抗，是由于两者在分子大小和电荷分布上均极为相似。微生物靠自身合成 PABG，一旦叶酸代谢受阻，生命就不能继续，因此，微生物对磺胺类药物都敏感。而人体作为微生物的宿主，可以从食物中摄取 PABG，因此，磺胺类药物并不影响人体正常的叶酸代谢。

对氨基苯甲酸　　　　磺胺类药物

Wood-Fields 学说，开辟了一条从代谢拮抗寻找新药的途径，极大地丰富了药物化学研究的理论。所谓代谢拮抗就是通常采用生物电子等排（bioisosterism）原理等设计与生物体内基本代谢物结构类似的化合物，使其和基本代谢物竞争或干扰基本代谢物的被利用，或掺入生物大分子的合成中形成伪生物大分子，导致致死合成（lethal synthesis），从而影响细胞的生长。目前，代谢拮抗的概念已广泛应用于药物的设计中，如抗菌药物、抗癌药物的设计等。

磺胺类药物的结构与活性关系：①对氨基苯磺酰胺结构是活性必需结构，苯环上的氨基和磺酰胺基必须处于对位，在邻位或间位无抗菌活性。②芳氨基氮原子一般无取代基。如果有取代基，其必须在体内易被酶分解或还原为游离的氨基，如 RCONH—、R—N=N—、—NO$_2$ 等，否则无抗菌作用。③磺酰胺基的氮原子上为单取代，N,N-双取代一般无活性。单取代基大多为吸电子基，可以是酰基，也可以是芳香杂环，可增强抗菌活性。④苯环被其他芳环或芳杂环取代，或在苯环上引入其他取代基，抗菌活性降低或丧失。⑤磺胺类药物的酸性离解常数（pK_a）和抗菌能力密切相关，pK_a 在 6.5～7.0 时作用最强。

> **知识拓展**
>
> **多马克和磺胺药物**
>
> 1932 年，多马克（Gerhard Domagk，1895—1964）作为法本公司（I. G. Farben）的细菌学实验室负责人，受埃尔利希染色实验的影响，尝试从染料中寻找抗菌药，发现 2,4-二氨基偶氮苯-4-磺酰胺可以有效地杀灭细菌并且具有较小的毒副作用，这就是后来的百浪多息。1935 年多马克首次公开了他的发现，百浪多息迅速成为治疗链球菌感染的规定用药。1939 年，多马克被授予诺贝尔生理学或医学奖。

磺胺嘧啶 Sulfadiazine

化学名为 N-2-2-嘧啶-4-氨基苯磺酰胺，4-amino-N-pyrimidin-2-yl-benzensulfonamide。

本品为白色的结晶或粉末；无臭，无味。在乙醇或丙酮中微溶，不溶于乙酸和三氯甲烷，在稀盐酸、强碱中溶解。血清溶解度约为 1∶620。mp 255～256℃。

磺胺嘧啶是酸碱两性化合物，其钠盐水溶液能吸收空气中二氧化碳，析出磺胺嘧啶沉淀。与硝酸银溶液反应则生成磺胺嘧啶银（Sulfadiazine Silver），具有抗菌作用和收敛作用，用于烧伤、烫伤创面的抗感染，对铜绿假单胞菌有抑制作用。类似药物还有磺胺嘧啶锌（sulfadiazine zinc），用于烧伤、烫伤创面的抗感染。

磺胺嘧啶银　　　　　　磺胺嘧啶锌

磺胺甲噁唑 Sulfamethoxazole

化学名为 N-(5-甲基-3-异噁唑基)-4-氨基苯磺酰胺，4-amino-N-(5-methylisoxazol-3-yl)-benzenesulfonamide，又名新诺明。

本品为白色结晶性粉末；无臭，味微苦。mp 168～172℃。在水中几乎不溶，在稀盐酸、氢氧化钠试液或氨试液中易溶。

磺胺甲噁唑抗菌谱与磺胺嘧啶相似，口服易吸收，分布于全身组织和体液，血浆蛋白结合率为65%，排泄较慢，半衰期为11h，抗菌作用较强，主要用于尿路感染外伤及软组织感染、呼吸道感染等。本品现多与抗菌增效剂合用，被称为复方磺胺甲噁唑。将磺胺甲噁唑和甲氧苄啶按5∶1比例配伍为复方新诺明，其抗菌作用可增强数倍至数十倍，应用范围也扩大，临床用于泌尿道和呼吸道感染及伤寒、布氏杆菌病等。本品体内乙酰化率较高（60%），乙酰化物溶解度小，易在肾小管中析出结晶，造成尿路损伤，故长期服用需与 $NaHCO_3$ 同服，以碱化尿液，提高乙酰化物在尿中溶解度。本品能通过胎盘进入胎儿循环系统，此外以低浓度分泌到乳汁，孕妇和哺乳期妇女用药应予注意。

甲氧苄啶 Trimethoprim

化学名为 5-[(3,4,5-三甲氧基苯基)-甲基]-2,4-嘧啶二胺，5-[(3,4,5-trimethoxyphenyl)methyl]-2,4- thonzylamine，又名甲氧苄氨嘧啶。

本品为白色或类白色结晶性粉末；无臭，味苦。在三氯甲烷中略溶，在乙醇或丙酮中微溶，在水中几乎不溶，在乙酸中易溶。mp 199～203℃。

甲氧苄啶是在研究5-取代苄基-2,4-二氨基嘧啶类化合物对二氢叶酸还原酶的抑制作用时发现的广谱抗菌药。它通过可逆性地抑制二氢叶酸还原酶，阻止二氢叶酸被还原为四氢叶酸，进而影响辅酶的形成，从而影响微生物 DNA、RNA 及蛋白质的合成，抑制微生物的生长繁殖。从作用机制上看，本品与磺胺类药物联用，可双重阻断细菌的代谢，从而增强抗菌作用（数倍至数十倍），并减少对细菌耐药性。因此，甲氧苄啶又称磺胺类药物的抗菌增敏剂。

甲氧苄啶的合成是以没食子酸为原料，经硫酸二甲酯反应，生成三甲氧基苯甲酸；在硫酸催化下与甲醇进行酯化反应，得到3,4,5-三甲氧基苯甲酸甲酯；随后与水合肼反应，生成3,4,5-三甲氧基苯甲酰肼；在氨碱性溶液经铁氰化钾氧化，生成3,4,5-三甲氧基苯甲醛；在甲醇钠存在下，与甲氧丙腈缩合，生成 β-甲氧基-α-（3,4,5-三甲氧基苯亚甲基）-丙腈；最后在甲醇钠存在下，与硝酸胍环合即得本品。

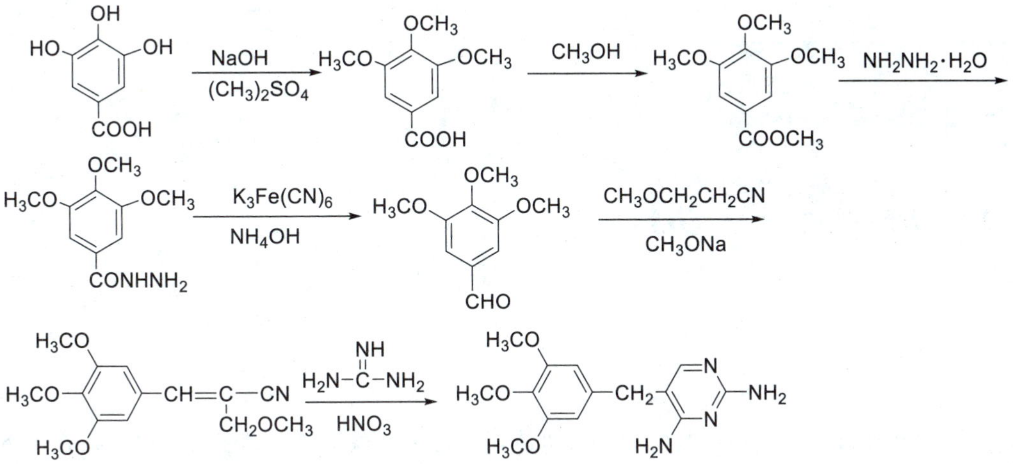

甲氧苄啶口服后几乎可完全迅速吸收，分布于全身组织和体液。其在胃、肝、肺、前列腺及阴道分泌液的浓度多高于血药浓度，在脑脊液的浓度可达血药浓度的 1/4～1/2。本品 10%～20% 的药量在肝中代谢，大部分以原形由尿中排泄。本品可通过胎盘，并分泌于乳汁。临床上和磺胺甲噁唑联用治疗呼吸道感染、尿路感染、肠道感染、脑膜炎和败血症等。对伤寒、副伤寒疗效不低于氨苄西林，也可以与长效磺胺类药物联用防治耐药恶性疟疾。

本章小结

抗生素主要包括 β-内酰胺类、四环素类、大环内酯类、氨基糖苷类和氯霉素类，其中临床使用较为广泛的是 β-内酰胺类和大环内酯类抗生素。β-内酰胺类代表药物青霉素钠、阿莫西林、头孢氨苄和头孢噻肟钠；大环内酯类抗生素以红霉素为代表，针对其结构不稳定性，以红霉素为基础衍生了一系列半合成大环内酯类抗生素，如罗红霉素、阿奇霉素、克拉霉素及泰利霉素等。

合成抗菌药主要分为喹诺酮类和磺胺类药物。前者代表药物为诺氟沙星、环丙沙星，后者代表药物为磺胺嘧啶、磺胺甲噁唑和甲氧苄啶。

思考题

1. 天然青霉素G有哪些缺点？试述半合成青霉素的结构改造方法。
2. 为什么四环素类抗生素不能和牛奶等富含金属离子的食物一起服用？
3. 简述天然大环内酯类抗生素结构不稳定的原因，以及结构改造的策略。
4. 氯霉素的结构中有几个手性碳原子，临床使用的是哪一种光学异构体？
5. 请写出环丙沙星的合成路线。
6. 为什么磺胺类药物和甲氧苄啶联用可以提高抗菌效果？

第十六章 抗病毒药物

病毒是能感染所有生物细胞的微小有机体，属寄生性微生物，其主要通过寄宿在活体细胞内进行复制繁殖，不仅难被杀灭，而且易变形，从而能反复侵犯和导致急性传播。病毒与其他微生物不同，它是一类严格的细胞内寄生的非细胞型微生物，必须在活的敏感细胞内才能生长繁殖。

病毒感染严重威胁到人类的健康，是人类面临的巨大挑战，如 DNA 病毒引起的水痘（varicella，chickenpox）、疱疹（herpes）、乙型肝炎（viral hepatitis type B）等，RNA 病毒导致的疾病感染引起的重症急性呼吸综合征（severe acute respiratory syndrome，SARS）、中东呼吸综合征（middle east respiratory syndrome，MERS）、甲型肝炎（viral hepatitis type A）、获得性免疫缺陷综合征（AIDS）等。

抗病毒药物的作用机理主要是六个方面：a. 阻止病毒吸附细胞，从而阻止其侵入细胞；b. 抑制病毒基因组的释放与转运；c. 抑制病毒基因组核酸复制；d. 抑制病毒基因组转录和转录后的修饰；e. 抑制 RNA 核转运，抑制病毒蛋白质合成与转运，抑制病毒编码酶活性；f. 抑制病毒装配成熟。随着对病毒分子生物学、病毒基因组序列和病毒宿主细胞相互作用的深入研究，抗病毒药物也有新的发展。本章根据药物的不同作用机理，主要介绍了治疗流感、艾滋病、肝炎等几种典型的病毒性疾病的药物。

第一节 抗流感病毒药物

流行性感冒（influenza）是一种由流感病毒引起的急性呼吸道传染疾病，主要通过空气飞沫传播，具有爆发突然、蔓延迅速、传播面广的特点。至今，流感依旧威胁着人类的生命健康，每年仍然会造成较多人数的死亡。流感病毒包括人流感病毒和禽流感病毒，人流感病毒分为甲（A）、乙（B）、丙（C）3 型，是流行性感冒的病原体，其中甲（A）型流感病毒容易发生抗原性变异，并多次引发世界性流感大流行。

目前针对流感病毒的药物根据作用机制不同主要分为 M2 离子通道抑制剂（M2 ion channel blockers）、神经氨酸酶（NA）抑制剂（nueraminidase inhibitors）、RNA 聚合酶抑制剂（RNA polymerase inhibitors）、凝血素抑制剂（hemagglutinin inhibitors）和核蛋白抑制剂（nuclear protein inhibitors）等，然而耐药株的大量出现限制了现有药物的广泛应用。因此，寻找具有新的作用机制的抗流感病毒药物已经成为当务之急。控制流感的主要手段是应用解热、镇痛及止咳药进行对症治疗，或接种灭活疫苗进行预防。由于流感病毒抗原变异，常规疫苗尚不能有效预防流感爆发与流行，因此抗流感病毒药物研究在流感治疗中具有重要意义。

一、M2 离子通道抑制剂

M2 蛋白为流感病毒囊膜上的一种跨膜蛋白，以二硫键连接成同型四聚体，大量存在于感染宿主细胞表面。M2 蛋白具有离子通道的活性，在流感病毒进入宿主细胞、复制、脱壳、转录、翻译、成熟、释放等过程中起着主要作用。M2 离子通道抑制剂（M2 ion channel blockers）主要通过抑制 M2 离子通道的活性，改变宿主细胞表面电荷，抑制病毒穿入宿主细胞，抑制蛋白病毒加工和 RNA 的合成，干扰病毒的脱壳和成熟病毒的颗粒释放，从而抑制病毒的增殖，同时还能阻断病毒的装配，使之不能形成完整的病毒。金刚烷胺（Amantadine）和金刚烷乙胺（Rimantadine）是目前已经上市的 M2 离子通道抑制剂。

金刚烷胺 Amantadine

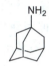

化学名为三环[3,3.1.1]癸烷-1-胺，又名三环癸胺（Adamantanamine），是一种对称的三环状胺。分子式为 $C_{10}H_{17}N$。

本品为白色至淡黄色粉末或块状固体。易溶于有机溶剂，不溶于水。其熔点为 206～208℃，沸点为 225.7℃（标准大气压下），闪点为 96℃。需贮存在阴凉干燥的地方，保持容器密封。

金刚烷胺的作用机制主要是抑制病毒颗粒进入宿主细胞内部，也抑制病毒复制的早期阶段，阻断病毒基因的脱壳和阻断核酸转移进入宿主细胞，是最早用于抑制流感病毒的抗病毒药物。金刚烷胺在临床上能有效预防和治疗所有 A 型流感毒株，尤其是亚洲流感病毒 A2 型毒株，另外对德国水痘病毒、B 型流感病毒、一般流感病毒、呼吸合胞体病毒和某些 RNA 病毒也具有一定的活性。在体外和动物模型中，对人体不同亚型的原型 A 型流感病毒也有抑制作用。一旦给予金刚烷胺，在 48h 内对由 A 型流感病毒引起的呼吸道感染疾病有效，而对 B 型流感病毒引起的呼吸道感染则无效。

金刚烷胺口服可很好地吸收，而且可通过血脑屏障，并可分泌于唾液、鼻腔分泌物和乳汁中，约 90% 的药物以原形从肾排泄，主要从肾小管排泄。本品在胃功能正常患者体内 $t_{1/2}$ 为 15～20h，至今尚无本品的代谢产物的有关报道。因缺乏新生儿和 1 岁以下婴儿安全性和有效性的数据，2012 年 5 月国家食品药品监督管理局对含盐酸金刚烷胺的非处方药（OTC）的说明书进行了修订，新生儿与 1 岁以下婴儿禁用本品。

金刚烷胺的类似物还有金刚烷乙胺（Rimantadine），金刚烷乙胺对 A 型流感病毒的作用强于金刚烷胺。而且，中枢神经不良反应小于金刚烷胺，该药通过抑制特异蛋白的释放，而干扰病毒脱壳，金刚烷乙胺能抑制逆转录酶而发挥抗病毒活性或抑制病毒特异性 RNA 的合成，但却不影响病毒的吸附和穿入，该药在肾排泄前被代谢掉。1993 年被 FDA 批准用于预防和治疗 A 型流感病毒感染，临床疗效优于金刚烷胺。

金刚烷乙胺

金刚烷胺和金刚烷乙胺是预防和治疗 A 型流感病毒感染的药物，是 M2 离子通道抑制剂的传统代表药物，但是由于 M2 蛋白个别位点的突变，M2 离子通道已对它产生了广泛的耐药性，且往往会产生严重的中枢神经系统的副作用，因此该类药物目前已不再作为流感防治的一线药物使用。

二、神经氨酸酶抑制剂

流感病毒的神经氨酸酶（neuraminidase，NA）又称唾液酸酶，是存在于 A 型和 B 型流感病毒表面的糖蛋白，是病毒复制的关键酶。神经氨酸酶抑制剂（nueraminidase inhibitors）是通过抑制流感病毒的神经氨酸酶，从而抑制新生的流感病毒从宿主细胞的唾液酸残基释放，并影响流感病毒传染其他宿主细胞，能有效地阻断流感病毒的复制过程来治疗 A 型、B 型流感。神经氨酸酶在水解神经氨酸-糖蛋白复合物时，形成稳定的趋于平坦的含正电荷的氧原子六元环过渡态，从而切断神经氨酸与糖蛋白的连接键，释放出唾液酸（sialic acid）。采用过渡态类似物设计方法（transition-state analogue design），模拟氧鎓离子六元环过渡态结构设计了第一个神经氨酸酶抑制剂 DANA。

DANA 与唾液酸相比，与 NA 的结合能力高约 1000 倍，但对流感病毒的特异性很差，后来根据流感病毒 NA 与唾液酸结合的 X 射线衍射晶体结构，并利用分子模型计算和计算机辅助药物设计（computer aided drug design，CADD），得到了第一个上市的药物扎那米韦（Zanamivir），扎那米韦可以特异性抑制 A 型、B 型流感病毒 NA，阻止子代病毒从感染细胞表面释放，防止病毒的呼吸扩散，从而抑制流感病毒的扩散。但是扎那米韦由于分子极性很大，口服给药生物利用度低，随后设计研究出了奥司他韦（Oseltamivir）、帕拉米韦（Peramivir）、拉尼米韦（Laninamivir）以及新药 AV5080 等为代表的神经氨酸酶抑制剂。

DANA　　　　奥司他韦　　　　帕拉米韦

拉尼米韦　　　　　　　　　　AV5080

磷酸奥司他韦 Oseltamivir Phosphate

化学名为(3R,4R,5S)-4-乙酰胺基-5-氨基-3-(1-乙基丙氧基)-1-环己烯-1-羧酸乙酯磷酸盐,ethyl(3R,4R,5S)-4-acetamido-5-amino-3-pentan-3-yloxycyclohexene-1-carboxylate phosphate,又名达菲。

本品为白色至类白色粉末,mp 196~198℃。

磷酸奥司他韦为第一个口服抗流感神经氨酸酶抑制剂,口服利用度可达80%,经肠胃吸收后经体内酯酶的代谢迅速转化为活性的代谢产物,主要通过干扰病毒从感染宿主细胞表面的释放来减少病毒传播。临床上用于预防和治疗A型及B型流感病毒导致的流行性感冒,是预防和治疗H5N1型禽流感的首选药物。适应证为成人和1岁及1岁以上儿童的甲型和乙型流感。

帕拉米韦（Peramivir）是一个新型小分子环戊烷类抗流感病毒药物,是继扎那米韦（Zanamivir）和奥司他韦（Oseltamivir）研发成功并于1999年上市之后的又一新型流感病毒NA抑制剂。2013年4月5日,国家食品药品监督管理总局批准了抗流感新药帕拉米韦氯化钠注射液,有临床试验数据证明其对甲型和乙型流感有效。帕拉米韦分子上多个基团分别作用于流感病毒NA分子的多个活性位点,强烈抑制NA的活性,阻止子代的病毒颗粒在宿主细胞的复制和释放,抑制流感病毒神经氨酸酶的活性,从而阻止新病毒从被感染的细胞中释放,可用于治疗A型和B型流感,用于治疗成人流感,具有耐受性好、毒性小等优点。

通过对扎那米韦的结构修饰筛选得到了拉尼米韦（Laninamivir）,它成酯后即为辛酸拉尼米韦。通过单次吸入治疗流感,由于经鼻给药后其活性代谢产物拉尼米韦在呼吸道内滞留时间长,并且拉尼米韦可与各种类型流感病毒的神经氨酸酶发生稳定结合,因此具有长效抗流感病毒活性。辛酸拉尼米韦于2010年9月获得PMDA批准作为鼻端吸入粉末上市。

三、 RNA聚合酶抑制剂

流感病毒RNA依赖性RNA聚合酶负责宿主细胞中病毒RNA的转录和复制,其是以DNA链或RNA为模板催化由核苷-5′-三磷酸合成RNA的酶,由PA、PB1和PB2三个亚基构成,其中PA具有核酸内切酶活性,参与病毒RNA启动子的结合,且能与PB2相互作用；PB1 具有聚合酶和核酸内切酶活性；PB2 具有"抢帽"活性，与宿主细胞 mRNA 前体物结合，进行病毒 RNA 的转录。RNA 聚合酶抑制剂（RNA polymerase inhibitors）主要是作用于这三个亚基来抑制流感病毒 RNA 的转录和复制。目前上市的药物有法匹拉韦（Favipiravir，T-705）、巴洛沙韦（Baloxavir）以及处于临床试验阶段的吡莫地韦（Pimodivir，JNJ-63623872，VX-787）等。

法匹拉韦   巴洛沙韦   吡莫地韦

法匹拉韦是一种选择性抑制流感病毒 RNA 依赖的 RNA 聚合酶的抗病毒药物，为一种嘌呤核酸类似物，法匹拉韦可被宿主细胞酶磷酸核糖基化生成具有生物活性的法匹拉韦呋喃核糖基-5-三磷酸肌醇（法匹拉韦-RTP），病毒 RNA 聚合酶错误地识别法匹拉-RTP，使法匹拉韦-RTP 插入到病毒 RNA 链或与病毒 RNA 聚合酶结构域结合，从而阻碍病毒 RNA 链的复制和转录。由于法匹拉韦靶向于 RNA 依赖性 RNA 聚合酶，而宿主细胞无此靶标，因此该药物无细胞毒作用。法匹拉韦主要用于口服治疗新型和复发型流感，对广泛的流感病毒，包括 A（H1N1）、A（H5N1）和新出现的 A（H7N9）禽流感病毒均具有抑制作用。它还能抑制对现有抗病毒药物耐药的流感菌株，与奥司他韦联合可扩大流感治疗的选择范围，法匹拉韦还可以阻止许多其他 RNA 病毒的复制，包括腺病毒（adenovirus）、汉坦病毒（hantavirus）、黄病毒（flavivirus）、肠道病毒、甲型病毒等。

法匹拉韦化学名称为 6-氟-3-羟基吡嗪-2-甲酰胺，由日本富山化工制药公司开发的靶向 RNA 依赖的 RNA 聚合酶（RdRp）的新型广谱抗病毒药物，于 2014 年 3 月在日本批准上市，用于治疗新型和复发型流行性感冒。在新型冠状病毒爆发期间，该药物于 2020 年 3 月公开的 I 期临床研究结果表明，该药物表现出可能通过加快病毒清除，达到缓解新型冠状病毒性肺炎进展的疗效。主要用于治疗成人新型或再次流行的流感（仅限于其他抗流感病毒药品治疗无效或效果不佳时使用）。

巴洛沙韦（Baloxavir）是一款全新的 RNA 依赖型核酸内切酶抑制剂，2018 年 2 月，由盐野义制药（Shionogi）研发在日本上市。巴洛沙韦酯是前体药物，进入体内水解为活性物质巴洛沙韦才能发挥抗流感病毒的活性。巴洛沙韦对流感病毒聚合酶酸性（PA）蛋白内切酶病毒基因转录、抑制病毒复制所必需的酶有抑制作用，针对流感病毒复制的关键环节，抑制病毒从宿主细胞获取宿主 mRNA 5′端的 CAP 结构，从而抑制流感病毒自身 mRNA 的转录，由于宿主细胞内不存在具有类似机制的蛋白酶，这一药物理论上不会对宿主细胞产生影响。

环己基羧酸类化合物吡莫地韦（Pimodivir，JNJ-63623872，VX-787）是 A 型流感病毒前 mRNA 帽结合蛋白 PB2 的抑制剂，是一种新型的流感病毒复制抑制剂，可阻止流感病毒聚合酶复合物的 PB2 帽捕获功能来治疗 A 型流感。VX-787 对多种 A 型流感病毒均有较强的抑制作用，如 H1N1 和 H5N1，其整体治疗效果优于阳性对照药物奥司他韦。

四、核蛋白抑制剂

流感病毒的核蛋白（NP）作为参与病毒转录复制的重要蛋白，其在流感病毒生命周期中的多个环节都发挥着重要的功能，并且不同病毒亚型间 NP 的结构相对保守，这使得 NP 在成为抗流感病毒药物作用靶点方面存在着极大优势。核蛋白抑制剂（nuclear protein inhibitors）是通过抑制病毒 NP 对病毒的转录复制过程进行干扰来发挥抗病毒作用，主要代表药物有萘普生（Naproxen）。

萘普生是一种非甾体类抗炎药（nonsteroidal antiinflammatory drugs，NSAIDs），可通过抑制核蛋白与 RNA 的结合来发挥抗 A 型流感病毒的抗病毒活性，是一种潜在的、广泛的、多机制的抗流感病毒药物。与 A 型流感病毒 NP（ANP）相比，B 型流感病毒 NP（BNP）对萘普生的结合亲和力更高，具体而言，萘普生将 NP 靶向残基 F209（BNP）和 Y148（ANP），这种相互作用拮抗了通常由宿主输出蛋白 CRM1 介导的 NP 的核输出，这表明萘普生可以用作抗流感药。萘普生作为抗流行性感冒药物比其他候选抗流行性感冒化合物更容易投放市场。

萘普生

此外，流感病毒血凝素（HA）蛋白由 HA1 亚基和 HA2 亚基组成，在病毒进入细胞过程中起关键作用，主要负责识别并结合宿主细胞表面含唾液酸（SA）的糖蛋白受体，使病毒黏附于宿主细胞表面，同时介导病毒包膜与胞内体膜融合，将病毒 RNA、核蛋白等重要蛋白释放进入宿主细胞胞浆进行病毒的增殖。血凝素抑制剂是比较新颖的抗流感药物研究方向，目前还没有上市药物，按作用机制分为阻止病毒黏附于宿主细胞的黏附抑制剂和阻止病毒包膜与胞内体膜融合的膜融合抑制剂。

> **知识拓展**
>
> **非甾体类抗炎药——萘普生**
>
> 萘普生（Naproxen）具有抗炎、解热、镇痛作用，为 PG 合成酶抑制剂。对于风湿性关节炎及骨关节炎的疗效，类似阿司匹林。对因贫血、胃肠系统疾病或其他原因不能耐受阿司匹林、吲哚美辛等消炎镇痛药患者，本品可获得满意效果，同时抑制血小板的作用较小。
>
> 对阿司匹林过敏者禁止使用，对伴有消化道溃疡或消化道溃疡史者慎用。由于其他非甾体抗炎药可使胎儿动脉导管早闭，又因可抑制前列腺素合成导致难产或产程延长，故除非另有原因，否则孕妇不宜应用。本品分泌入乳汁中的浓度相当于血药浓度的 1%，哺乳期妇女不宜应用。长期用药应定期进行肝、肾功能、血象及眼科检查。

第二节 抗 HIV 药物

艾滋病又称获得性免疫缺陷综合征（AIDS），是由人类免疫缺陷病毒（HIV）感染所引起的全球流行性疾病，是世界上严重威胁人类健康的疾病之一，世界上艾滋病病毒感染累计人数约为 7600 万人，其中 3500 多万人死于艾滋病，由于艾滋病的传染性、难治愈性使得彻底攻克艾滋病成为全球性的健康难题。HIV 可分为 HIV-1 和 HIV-2 两种亚型，其中，HIV-1 来源于普通黑猩猩，是引起艾滋病的主要病原体，HIV 侵入人体后，其表面糖蛋白 gp120 与细胞表面受体蛋白 CD4 以高亲和力结合，吸附到宿主细胞上；HIV 在人体内的复制过程主要包括吸附、进入、反转录、整合、转录、翻译、成熟和出芽等过程；由于 HIV 具有遗传异质性和基因组的高度变异性，使 HIV 对药物极易产生耐药性。

目前，有超过 25 种药物被美国 FDA 批准用于抗艾滋病的抗病毒治疗，虽然可以将体内循环病毒载量降低到检测不到的水平，但还不能完全治愈艾滋病；根据药物作用于 HIV 生活周期的不同，可将抗 HIV 药物主要分为七大类，分别是核苷类逆转录酶抑制剂（nucleotide reverse transcriptase inhibitors，NRTIs）、非核苷类逆转录酶抑制剂（non-nucleoside reverse transcriptase inhibitors，NNRTIs）、蛋白酶抑制剂（protease inhibitors，PIs）、整合酶抑制剂（integrase inhibitors，INIs）、融合抑制剂（fusion inhibitors，FIs）、CCR5 抑制剂（CCR5 inhibitors）等。目前，临床上治疗艾滋病主要使用高效抗逆转录病毒疗法，该方法是降低艾滋病病死率的最有效的方法，使得艾滋病成为一种慢性可控性疾病。

一、逆转录酶抑制剂

逆转录酶在 HIV-1 生命周期中发挥重要作用，是抗 HIV-1 药物开发的重要靶点，逆转录酶抑制剂（reversetranscriptase inhibitors）包括核苷类和非核苷类逆转录酶抑制剂，它们在 HIV-1 感染过程中抑制病毒的遗传物质整合到宿主细胞中，逆转录酶抑制剂是临床使用的高效抗逆转录病毒治疗的关键组成部分，在正常情况下，人体内无逆转录酶存在，一般只在受感染的情况下，体内才会有逆转录酶的存在。

1. 核苷类逆转录酶抑制剂

核苷类逆转录酶抑制剂（nucleotide reverse transcriptase inhibitors，NRTIs）是逆转录酶底物脱氧核苷酸的类似物，此类药物首先进入被感染的细胞，然后磷酸化形成具有活性的双脱氧核苷三磷酸化合物，竞争性抑制艾滋病病毒逆转录酶，可导致未成熟的 DNA 链合成终结，通过阻断病毒 RNA 基因的逆转录，从而使病毒复制受到抑制。齐多夫定（Zidovudine）、拉米夫定（Lamivudine）、替诺福韦（Tenofovir）、司他夫定（Stavudine）等是典型的核苷类逆转录酶抑制剂。

齐多夫定最开始是作为抗癌药物在 1964 年被合成，后来该药物被证明具有抗鼠逆转录酶活性。1972 年被用于抑制单纯疱疹病毒复制的研究。1984 年发现其对艾滋病有抑制作用。1987 年被批准作为第一个抗艾滋病病毒药物上市。2017 年 10 月 27 日，世界卫生组织国际癌症研究机构公布的致癌物清单(初步整理，仅供参考)，齐多夫定(AZT)在 2B 类致癌物清单中。

齐多夫定为脱氧胸苷（dT）C-3′位的羟基被叠氮基取代的类似物，它由一对苏型和赤型异构体组成，由于苏型异构体不能进行磷酸化，因而没有活性。

齐多夫定 Zidovudine

化学名为 3′-叠氮-3′-脱氧胸腺嘧啶，3′-azido-3′-deoxythymidine，又名叠氮胸苷（Azidothy-midine），缩写 AZT。商品名为克度、立妥威（Retrovir）。

本品为白色或类白色结晶粉末；无臭。微溶于水，溶于乙醇。mp 122～126℃。

齐多夫定在细胞内需要转化为活性三磷酸齐多夫定（AZTTP）才能发挥作用。三磷酸齐多夫定是 HIV-1 逆转录酶底物的竞争性抑制剂。由于其结构 3′位为叠氮基，当它们结合到病毒 DNA 链的 3′末端时，不能再进行 5′-3′磷酸二酯键的结合，终止了病毒 DNA 链的延长。三磷酸齐多夫定对 HIV-1 逆转录酶的亲和力比细胞 DNA 聚合酶强 100 倍，故其抗病毒作用有高度选择性。

齐多夫定口服吸收迅速，有首过效应，生物利用度为 52%～75%，蛋白结合率为 34%～38%。口服 $t_{1/2}$ 为 1h，静滴 $t_{1/2}$ 为 1.1h。在肝脏内代谢，转化为非活性物质 5′-叠氮胸苷葡萄糖醛酸（GAZT）。78%经尿液排出（其中 14%以原药形式）。

齐多夫定在肝脏中与葡萄糖醛酸结合解毒，肝功能不良者易引起毒性反应。对乙酰氨基酚、阿司匹林、苯二氮䓬类、丙磺舒、保泰松、吗啡等能抑制本品与葡萄糖醛酸的结合。甲氧苄啶、西咪替丁能减少 AZT 的消除，美沙酮会增加其血清浓度，阿昔洛韦增加其神经系统毒性。不良反应主要为骨髓抑制、贫血、白细胞减少和淋巴结肿大，此外，头痛、肌痛、发热、寒热、呕吐、畏食等也较常发生。

拉米夫定具有较强的抗 HIV-1 的作用，其作用机制与齐多夫定相似，在细胞内生成三磷酸酯而发挥活性，其抗病毒作用强而持久，而且能够提高机体免疫功能，拉米夫定可单用也可与齐多夫定联用用于治疗艾滋病，但临床上，拉米夫定主要用于治疗肝炎病毒引起的肝炎。替诺福韦最初被 FDA 批准为治疗 HIV 感染的药物，后又被批准治疗乙肝，进一步的研究发现替诺福韦也可被用于艾滋病感染前的接触前预防。

拉米夫定　　替诺福韦　　阿巴卡韦

此外抗 HIV 病毒的核苷类药物还有阿巴卡韦（Abacavir）、司他夫定（Stavudine）、扎西他滨（Zalcitabine）、去羟肌苷（Didanosine）等，阿巴卡韦为碳环核苷类药物，在临床上主要与其他药物一起使用联合治疗 HIV，该药物能穿过中枢神经系统，可用于治疗脑内 HIV 感染；司他夫定的抗逆转录酶的作用机制同齐多夫定相似，在体内转化为三磷酸酯后发挥抗病毒活性，其可以使 DNA 链发生断裂，对 HIV-1 和 HIV-2 具有同等的抑制作用；扎西他滨可竞争性抑制逆转录酶活性并终止 DNA 链的延长而发挥抗病毒作用；去羟肌苷为嘌呤核苷类衍生物，在临床上主要用于齐多夫定不耐受患者和对齐多夫定无效的晚期 HIV 感染患者。

$R=$ 司他夫定

$R=$ 扎西他滨

$R=$ 去羟肌苷

2. 非核苷类逆转录酶抑制剂

非核苷类逆转录酶抑制剂（non-nucleoside reverse transcriptase inhibitors，NNRTIs）作用机制与齐多夫定等核苷类逆转录酶抑制剂不同，它们不需要磷酸化活化后起作用，而直接与病毒逆转录酶催化活性部位的疏水区结合，使酶蛋白构象改变而失活，从而抑制 HIV 的复制。非核苷类逆转录酶抑制剂由于其不抑制细胞 DNA 聚合酶而毒性较小，但易产生耐药性，故通常不作单独使用，非核苷类逆转录酶抑制剂主要包括奈韦拉平（Nevirapine）、依非韦伦（Efavirenz）、地拉韦啶（Delavirdine）、恩替卡韦（Entecavir，ETV）、利匹韦林（Rilpivirine，RPV）等。奈韦拉平是第一代非核苷类逆转录酶抑制剂，恩替卡韦、利匹韦林为第二代非核苷类逆转录酶抑制剂。

奈韦拉平（Nevirapine）是专一性的 HIV-1 逆转录酶抑制剂，其进入细胞后不需要通过磷酸化来激活，可与逆转录酶的非底物结合部位结合，从而抑制逆转录酶的活性，且仅可抑制 HIV 病毒逆转录酶活性，对其他逆转录酶无活性，但其具有快速诱导抗药性而降低病毒株对药物的敏感性，奈韦拉平是第一个被美国 FDA 批准的非核苷类逆转录酶抑制剂。奈韦拉平与其他抗逆转录病毒药物合用治疗 HIV-1 感染。单用此药会很快产生同样的耐药病毒。因此，奈韦拉平应一直与至少两种以上的其他抗逆转录病毒药物一起使用。对于分娩时未使用抗逆转录病毒治疗的孕妇，应用奈韦拉平可预防 HIV-1 的母婴传播。对于预防母婴传播这一适应证奈韦拉平可单独使用。孕妇分娩时只需口服单剂量奈韦拉平，新生儿在出生后 72h 内亦只需口服单剂量奈韦拉平。

依非韦伦（Efavirenz）是治疗 HIV 的关键药物，是首选的 HIV 一线治疗联合用药的药物之一，具有半衰期长、耐受性好、选择性高、不良反应少等优点。依非韦伦与齐多夫定、拉米夫定合用可用作艾滋病的"鸡尾酒"疗法（highly active antiretroviral therapy，HAART），可降低"鸡尾酒"疗法的不良反应，依非韦伦是第一代非核苷类逆转录酶抑制剂，通过非竞争性结合并抑制 HIV-1 逆转录酶（RT）活性，作用于模版、引物或三磷酸核苷，兼有小部分竞争性的抑制作用，从而阻止病毒转录和复制，由于其良好的药理特性和高效力而被广泛用于临床。由默沙东公司（在美国和加拿大被称为默克）研发、生产，适用于与其他抗病毒药物联合治疗 HIV-1 感染的成人、青少年及儿童。

地拉韦啶（Delavirdine）是 HIV-1 的逆转录酶底物的非竞争性抑制剂，通过直接与

HIV 的逆转录酶（RT）发生特异性的结合，从而抑制以 RNA、DNA 为模板进行复制的 DNA 聚合酶的活性，以达到阻断 HIV 病毒复制的目的。地拉韦啶对 HIV-1 逆转录酶的抑制具有高效的选择性，其不与 HIV 复制过程中的模板、引物以及脱氧核苷三磷酸盐发生竞争性结合，同时对于 HIV-2 的 RT 和人类的 DNA 聚合酶 α、β 或 δ 也没有抑制作用。单独使用地拉韦啶进行治疗，很快会诱导 HIV 产生耐药株，与其他抗 HIV 药物联合使用，会使 HIV 对地拉韦啶的耐药性突变速度减缓。地拉韦啶与核苷类逆转录酶抑制剂或与 HIV 蛋白酶抑制剂进行联合使用时，产生交叉耐药性的可能性很小。值得注意的是，地拉韦啶与奈韦拉平联用则可能产生交叉耐药性。

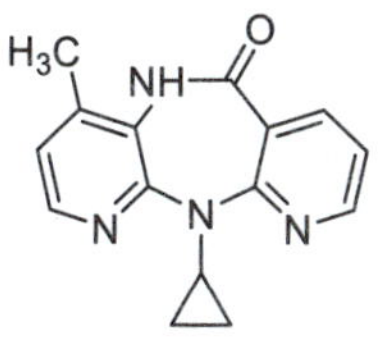

奈韦拉平 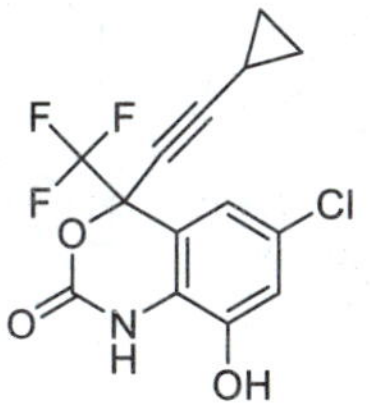　　依非韦伦 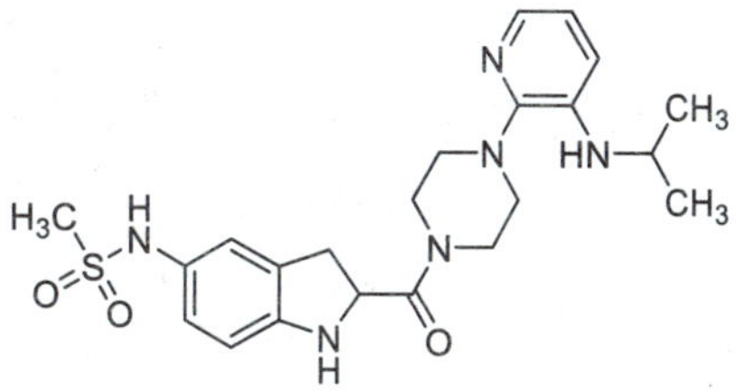　　地拉韦啶

恩替卡韦（ETV）和利匹韦林（RPV）是第二代 NNRTIs，两者都是二芳基嘧啶类似物。

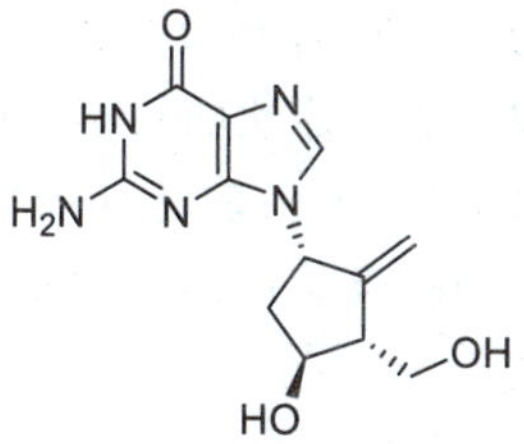

恩替卡韦 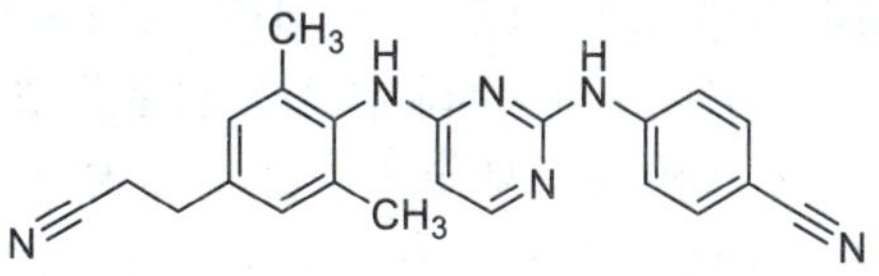　　利匹韦林

> **知识拓展**
>
> ### 鸡尾酒疗法
>
> "鸡尾酒"疗法，原指"高效抗逆转录病毒治疗"（HAART），由美籍华裔科学家何大一于 1996 年提出，是通过三种或三种以上的抗病毒药物联合使用来治疗艾滋病。该疗法的应用可以减少单一用药产生的抗药性，最大限度地抑制病毒的复制，使被破坏的机体免疫功能部分甚至全部恢复，从而延缓病程进展，延长患者生命，提高生活质量。该疗法把蛋白酶抑制剂与多种抗病毒的药物混合使用，从而使艾滋病得到有效的控制。
>
> 越来越多的科学家相信，混合药物疗法是对付艾滋病的最有效治疗方法，既可以阻止艾滋病病毒繁殖，又可以防止体内产生抗药性的病毒。近年来在其他疾病上，也有人将类似的联合用药疗法称为相对应的"鸡尾酒"疗法。

二、蛋白酶抑制剂

HIV 蛋白酶是 HIV 基因产生的一种极其特异的酶，其作用是将 *gag* 基因和 *gag-pol* 基因表达产生的多聚蛋白裂解，变成各种有活性的病毒结构和酶，此过程在 HIV 病毒的成熟和复制过程中起到非常关键的作用，抑制该酶的活性可产生无感染能力的未成熟的子代病毒，从而阻止进一步的感染。HIV 蛋白酶抑制剂大致有三大类型——最初的肽类抑制剂、拟肽类抑制剂和非肽类抑制剂，临床上使用的多为拟肽类抑制剂。现用于临床的蛋白酶抑制剂(protease inhibitors，PIs)类药物主要有沙奎那韦(Saquinavir)、利托那韦(Ritonavir)、茚地那韦(Indinavir)、奈非那韦(Nelfinavir)、氨普那韦(Amprenavir)和洛匹那韦(Lopinavir)等。

沙奎那韦 Saquinavir

化学名为 N^1-[(1S,2R)-3-[(3S,4aS,8aS)-3-[(叔丁基氨基)甲酰]八氢-2(1H)-异喹啉基]-2-羟基-1-苄基丙基]-2-[(2-喹啉甲酰)氨基]-丁二酰胺，别名双喹纳韦、沙奎那维、沙喹那韦，是一种白色或类白色微吸水粉末的化学品。

本品是美国 FDA 批准的第一个 HIV 蛋白酶抑制剂，它具有高效、高选择性的特点，体外对 HIV-1 和 HIV-2 均有抑制作用，它是艾滋病"鸡尾酒"疗法的重要组成部分，由于 HIV 蛋白酶与人蛋白酶的差异很大，沙奎那韦直接抑制 HIV 蛋白酶活性而抑制病毒的复制，因此沙奎那韦的毒性较小。临床上主要用于与其他抗逆转录酶病毒药物联用，治疗 1 型人类免疫缺陷病毒（HIV）感染。

利托那韦（Ritonavir）为 HIV-1 和 HIV-2 天冬氨酸蛋白酶的口服有效抑制剂，阻断该酶促使产生形态学上成熟 HIV 颗粒所需的聚蛋白，使 HIV 颗粒因而保持在未成熟的状态，从而减慢 HIV 在细胞中的蔓延，以防止新一轮感染的发生和延迟疾病的发展。利托那韦对齐多夫定敏感的和齐多夫定与沙喹那韦耐药的 HIV 株一般均有效。

茚地那韦（Indinavir）具有抗 HIV-1 和 HIV-2 蛋白酶作用，但对 HIV-1 的选择性高达 10 倍。它与蛋白酶的活性部位可逆性结合，发挥竞争性抑制效应，从而阻止病毒前体多聚蛋白质的分裂并干扰新的病毒颗粒的成熟，使这种病毒颗粒仍处于未成熟状态中，故延迟了 HIV 细胞间的蔓延。据此，蛋白酶抑制可阻止发生新的感染病灶。体外研究证明，在细胞培养中，本品能抑制病毒播散。这些细胞大多为从临床感染分离到的 HIV，包括耐齐多夫定和耐非核苷反转录酶抑制剂。

奈非那韦（Nelfinavir）是非肽类 HIV 蛋白酶抑制剂，与 HIV 蛋白酶活性位点可逆性的结合，阻止 HIV 蛋白酶，影响病毒的终末形成。本品对 HIV-1 有良好的抑制作用，治疗后可使 HIV 感染者 HIV-RNA 水平下降和 CD4 细胞计数升高。本品作用强于沙奎那韦，类似于茚地那韦、利托那韦。

氨普那韦（Amprenavir）结构中含有对氨基苯磺酰胺基，通过抑制 HIV 编码的蛋白酶发挥作用，对病毒编码的天冬氨酸蛋白酶具有特异性，能抑制病毒编码的天冬氨酸蛋白酶，从而阻断 gag 和 gag 包膜多聚蛋白的加工，导致病毒无法处理 gag 和 gag-pol，从而产生无功能病毒，达到控制艾滋病的目的。

洛匹那韦（Lopinavir）为 HIV 蛋白酶抑制剂，影响病毒的终末形成，以减少 HIV 的量，提升 CD4 细胞的数量。洛匹那韦和利托那韦合用时，利托那韦可以抑制细胞色素 P450（CYP3A）对洛匹那韦的代谢，增加利托那韦的血药浓度。

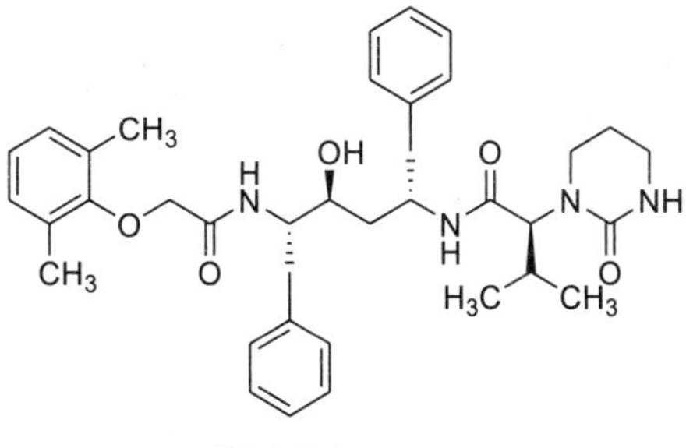

洛匹那韦

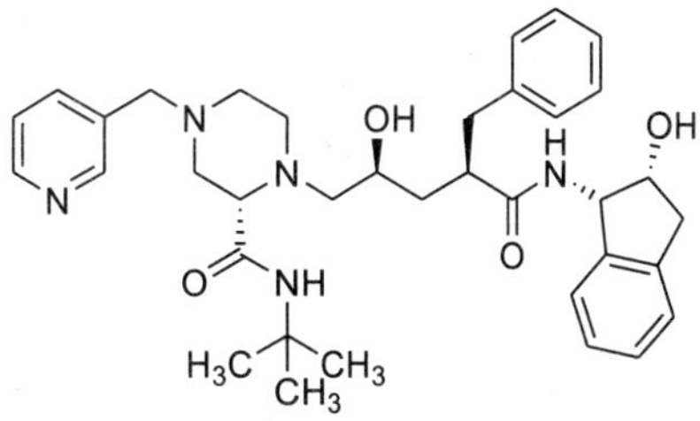

茚地那韦

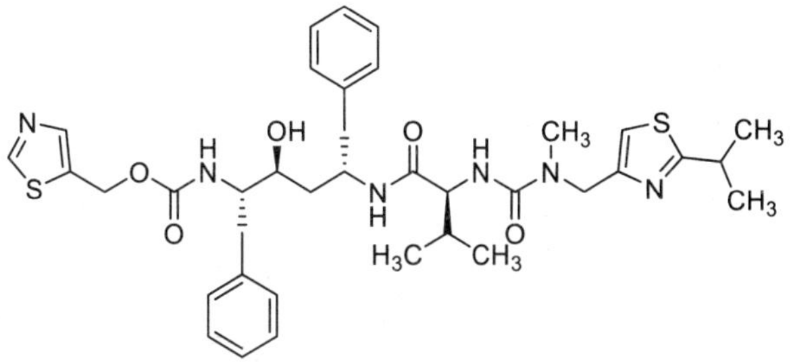

利托那韦

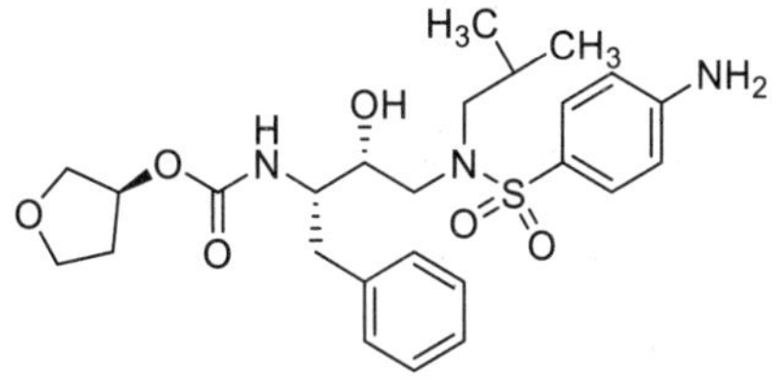

氨普那韦

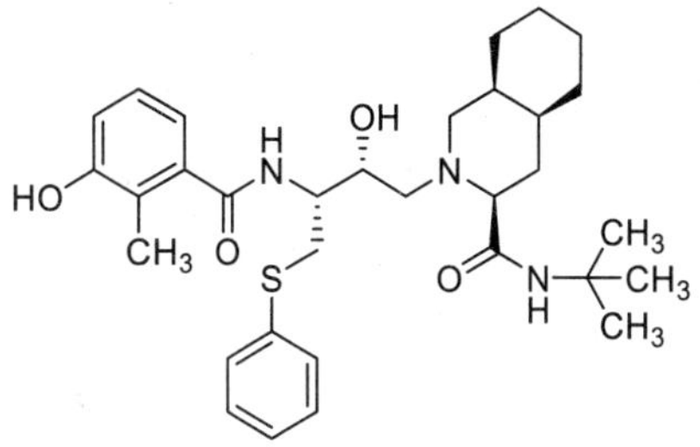

奈非那韦

三、整合酶抑制剂

HIV-1 整合酶抑制剂（integrase inhibitors，INIs）是继 NRTIs/NNRTIs 和 PIs 之后发现的抗 HIV 药物。整合酶作为逆转录病毒复制所必需的酶，可催化病毒双链 cDNA 与宿主染色体 DNA 的不可逆整合，是对付 AIDS 的理想靶酶。HIV 利用该酶将自己的遗传物质整合到受感染的细胞中，将病毒 DNA 和宿主 DNA 结合为一体，形成一个完整的 DNA，并利用宿主细胞基因复制的功能和宿主细胞内的原料完成 HIV 的复制和感染。整合酶只存在于病毒中，哺乳动物类均无对应酶，因此整合酶成为十分有前景的抗 HIV 药物设计的新靶标，但 HIV 整合酶以单一的活性部位与病毒和宿主两种不同构象的 DNA 底物作用，这有可能使 HIV 病毒对整合酶抑制剂易产生耐药性。整合酶抑制剂通过抑制整合酶，能有效地抑制 HIV 在体内的复制，同时不伤害正常细胞，因此具有较高的选择性和较低的毒性。目前已作为药物上市的艾滋病毒整合酶抑制剂主要有拉替拉韦（Raltegravir）、多替拉韦（Dolutegravir）、雷特格韦（Raltegravir）、埃替格韦（Elvitegravir）和比卡格韦（Bictegravir）等。

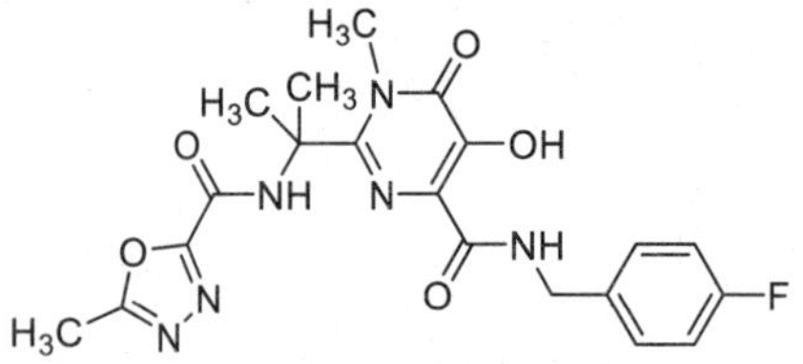

拉替拉韦

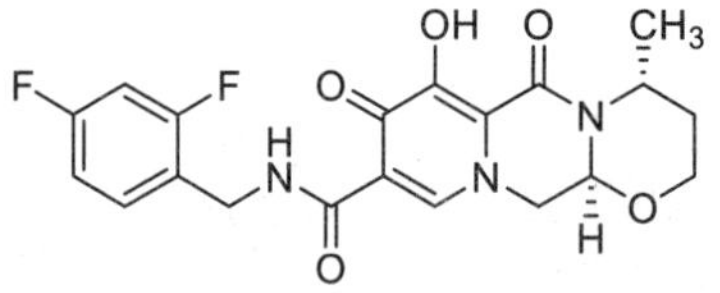

多替拉韦

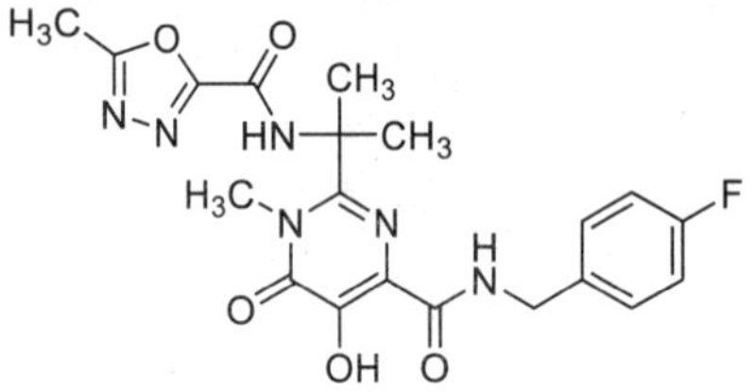

雷特格韦

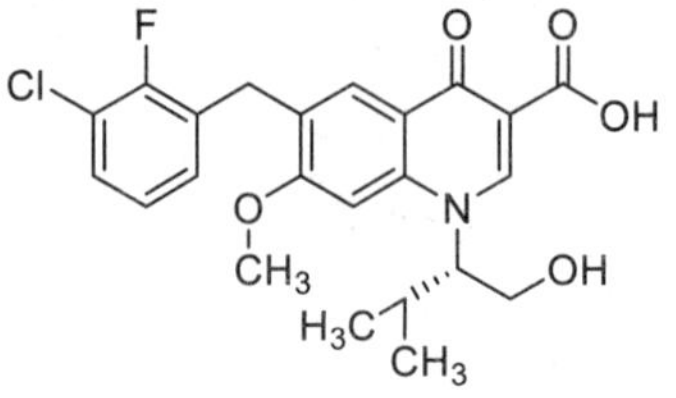

埃替格韦

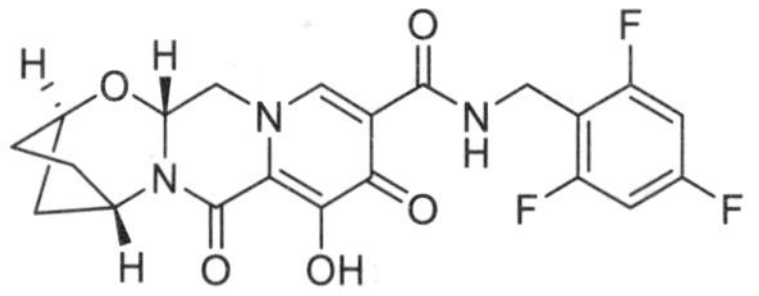

比卡格韦

拉替拉韦（Raltegravir）能够抑制病毒 DNA 插入人类 DNA 中而发挥抗病毒活性，由默沙东制药公司研发，2007 年获得美国 FDA 许可上市，并于 2009 年发布用药指南。相比于传统核苷类抗病毒药物，该药在维持较好的抗 HIV 活性的同时，具有副作用小、不易产生耐药性及药物作用时间长等特点。

多替拉韦（Dolutegravir）的作用机理也是通过阻断 HIV 的 DNA 整合至人免疫细胞（T 细胞）的遗传物质中，从而抑制 HIV 的复制。这个过程对 HIV 周期性复制很重要，也是慢性感染建立的重要环节。该药与其他抗逆转录病毒药联用，用于治疗成人和 12 岁及以上青少年及体重超过 40kg 儿童患者的 HIV-1 感染。

雷特格韦（Raltegravir）是艾滋病抗病毒药物中第一个整合酶抑制剂，于 2007 年获得美国 FDA 批准上市，2008 年在欧洲获批上市，用于治疗 2 岁及以上 HIV 感染者的抗病毒治疗。该药作用于 HIV 整合酶，阻止 HIV 复制而降低血液中 HIV 载量，该药不能治愈艾滋病，不能单独使用，可以与其他抗逆转录病毒药物联合用药治疗 HIV-1 感染。

埃替格韦（Elvitegravir）是于 2012 年被美国 FDA 批准的第一个喹诺酮类 HIV 药物，具有良好的耐受性，是继雷特格韦之后，FDA 批准的第二个整合酶抑制剂，本品具有良好的耐受性，可对病毒产生快速和持续的抑制作用。

比卡格韦（Bictegravir，BIC）是一种新型整合酶抑制剂，为吉利德公司新药 Biktarvy 的成分之一。2020 年 8 月 9 日，由吉利德科学公司研发生产的 HIV-1 整合酶链转移抑制剂（INSTIs）比卡格韦（BIC）以及两种 HIV-1 核苷类似物逆转录酶抑制剂（NRTIs）恩曲他滨（FTC）和丙酚替诺福韦（TAF）组成的三合一复方单片制剂必妥维（Biktarvy，比克恩丙诺片）获得国家药品监督管理局的上市批准。比克恩丙诺片可用于成人 HIV-1 感染者初始治疗，比克恩丙诺片于 2018 年 2 月获得 FDA 批准率先在美国上市。

四、CCR5 抑制剂

CCR5 是细胞内 B 趋化因子的受体，具有调控 T 细胞和单核细胞/巨噬细胞系的迁移、增殖与免疫的功能，CCR5 除了作为 HIV-1 早期侵染所必需的辅助受体外，CCR5 还作为 HIV-1 的重要辅助受体参与膜融合过程。CCR5 作为 HIV-1 受体拮抗剂的理想靶点，其抑制剂药物抑制 R5 嗜性的 HIV-1 感染细胞的机制是它们与 CCR5 结合后，使 CCR5 构象发生变化不利于 gp120 的识别或者导致 CCR5 的内源化作用，阻断了 HIV-1 与细胞包膜蛋白结合，导致 HIV-1 与 CCR5 在细胞表面结合的数量减少，从而起到抗 HIV 感染作用。CCR5 作为新的治疗靶点，目前作用于 CCR5 的药物还比较少。马拉韦罗（Maraviroc）为 CCR5 拮抗剂，是首例进入临床研究的 CCR5 拮抗剂，于 2007 年获批上市，其作用机制为其可与 CD^+4T 淋巴细胞趋化因子受体 CCR5 结合并阻断与病毒受体 gp120 结合的能力，主要是联合其他抗逆转录酶病毒的药物用以治疗曾接受过治疗的成人 R5 型 HIV-1 感染者。

马拉韦罗

此外，恩夫韦肽（Enfuvirtide）、艾博卫泰（Albuvirtide）是主要的膜融合抑制剂（fusion inhibitors，FIs），其中，恩夫韦肽是第一个美国 FDA 批准用于临床的 HIV 膜融合抑制剂，于 2003 年上市，为多肽类膜融合抑制剂，其作用机制是通过竞争连接到 gp41 的 NHR 区阻止 6-螺旋束和融合位点的形成，从而抑制病毒的入侵，恩夫韦肽对抗 HIV-2 病毒活性弱，可作为"鸡尾酒"疗法高效抗逆转录病毒治疗失败的补救措施。

艾博卫泰是我国自主研发的长效膜融合抑制剂，于 2018 年上市，是一种 3-马来酰亚胺-丙酸（MPA）修饰的以肽为基础的新型长效 HIV-1 融合抑制剂。艾博卫泰的作用靶点是 HIV-1 包膜蛋白 gp41，gp41 是 HIV 的另一个包膜糖蛋白，其通过非共价键同 gp120 相连，介导 HIV 进入细胞的膜融合，它的第 13 个残基含有 MPA 修饰，允许艾博卫泰和血清白蛋白发生反应，这使它在人体内的半衰期延长至 11~12d，可以不用频繁给药。

第三节　其他抗病毒药物

除了前面所提到的流感和艾滋病这些由病毒引起的危害人类健康的疾病外，还有单纯疱疹病毒性脑炎（herpes simplex virus encephalitis，HSVE）、免疫缺陷患者的带状疱疹、病毒性肝炎以及巨细胞病毒引起的严重感染等也是由病毒入侵引起的疾病。目前已发现 7 种病毒可导致病毒性肝炎，分别是甲型肝炎病毒（HAV）、乙型肝炎病毒（HBV）、丙型肝炎病毒（HCV）、丁型肝炎病毒（HDV）、戊型肝炎病毒（HEV）、己型肝炎病毒（HFV）和庚型肝炎病毒（HGV）。其中除己型肝炎病毒外，其他各型均已确定。甲型和戊型病毒性肝炎起病急，有自愈性，不会转化为慢性，不需特殊治疗；乙型、丙型和丁型病毒性肝炎绝大多数为慢性，病程迁延，最终可发展成慢性肝炎、肝硬化和肝细胞癌，应予积极治疗。我国是病毒性肝炎的高发区，主要流行乙型病毒性肝炎和丙型病毒性肝炎，所以研究最多的是乙型肝炎和丙型肝炎的治疗。本节主要介绍抗单纯疱疹病毒药物、抗带状疱疹病毒药物、乙型肝炎的治疗药物、丙型肝炎的治疗药物和抗巨细胞病毒药物。

一、抗单纯疱疹病毒药物

单纯疱疹病毒（herpes simplex virus，HSV）是全球高度流行的病原体，对于治疗单纯疱疹病毒的药物主要分为核苷类似物、病毒解旋酶-引物酶复合物抑制剂和核糖核苷酸还原酶抑制剂。核苷类似物如阿糖腺苷（Vidarabine）、阿昔洛韦（Acyclovir）、更昔洛韦（Ganciclovir）、喷昔洛韦（Penciclovir）、泛昔洛韦（Famciclovir）、膦甲酸和膦乙酸等；病毒解旋酶-引物酶复合物抑制剂，主要是噻唑衍生物和噁二唑苯基衍生物；核糖核苷酸还原酶抑制剂，主要是硫代羰基脲，代表药物有羟基脲。

阿糖腺苷　　　　　　阿昔洛韦　　　　　　喷昔洛韦

泛昔洛韦　　　　膦甲酸　　膦乙酸

阿糖腺苷（Vidarabine）是嘌呤核苷类抗病毒药物。阿糖腺苷是由链霉菌（*Streptomyces antibioticus*）的培养液中提取得到的天然化合物，也可以通过全合成制备。阿糖腺苷具有抗单纯疱疹病毒（HSV-1 和 HSV-2）作用，临床上用于治疗单纯疱疹病毒性脑炎和免疫缺陷患者的带状疱疹和水痘感染。本品的单磷酸酯有抑制乙肝病毒复制的作用，可用其来治疗病毒性乙型肝炎。阿糖腺苷经静脉滴注给药，进入体内后迅速被血液中的腺苷脱氨酶脱氨生成阿拉伯糖次黄嘌呤。脱氨产物的抗病毒作用比阿糖腺苷作用弱。鉴于腺苷类药物在体内易被脱氨酶转化成脱氨化合物而丧失活性，因此，在腺苷脱氨酶抑制剂的研究过程中，发现开环的核苷有较好的抗病毒活性，典型的代表药物是阿昔洛韦。

阿昔洛韦 Acyclovir

阿昔洛韦是一种合成的嘌呤核苷类似物，化学名为 9-(2-羟乙氧甲基)鸟嘌呤，又名阿昔洛维、开糖环鸟苷等，是目前众多抗病毒药物中比较有效的抗Ⅰ型和Ⅱ型单纯疱疹病毒药。

阿昔为白色结晶性粉末，无臭，无味。其抗疱疹病毒活性比阿糖腺苷强 160 倍，为广谱抗病毒药物，临床用于单纯性疱疹病毒脑炎、疱疹病毒角膜炎及外生殖器感染、艾滋病的水痘带状疱疹病毒感染和巨细胞病毒感染、慢性乙型肝炎等。

阿昔洛韦的作用机制为其作用于酶-模板复合物，在病毒与宿主之间具有很高的选择性，阿昔洛韦在感染的细胞中被病毒的胸苷激酶磷酸化成单磷酸或二磷酸核苷，而后在细胞酶系中转化为三磷酸形式，才能发挥其干扰病毒 DNA 合成作用。阿昔洛韦对疱疹病毒有很高的治疗活性，是一种广谱抗病毒药，阿昔洛韦也存在一定的缺陷，它不能通过口服途径充分发挥生物利用价值，且在水介质中溶解性不高，因此开发出了氨酰基阿昔洛韦酯，甘氨酸阿昔洛韦被证明可作为眼药水用于治疗疱疹性眼部疾病。

阿昔洛韦存在水溶性差、口服吸收少、抗药性等缺点，针对这些缺点制备阿昔洛韦的前药地昔洛韦（Desciclovir）和伐昔洛韦（Valacyclovir）。地昔洛韦在水中溶解度比阿昔洛韦大 18 倍，口服吸收好，不良反应小，进入体内后被黄嘌呤氧化酶作用转化为阿昔洛韦。伐昔洛韦是阿昔洛韦的缬氨酸酯前药，胃肠道吸收好，在体内经肠壁或肝脏代谢生成阿昔洛韦，继而转化为三磷酸酯而产生作用，较阿昔洛韦口服吸收生物利用度有所提高。临床用于治疗急性的局部带状疱疹。

地昔洛韦　　　　　　阿昔洛韦　　　　　　伐昔洛韦

更昔洛韦（Ganciclovir）对病毒胸苷激酶的亲和力比阿昔洛韦高，因此对耐阿昔洛韦的单纯疱疹病毒仍然有效。喷昔洛韦（Penciclovir）是更昔洛韦的电子等排体，与阿昔洛韦有相同的抗病毒谱。更昔洛韦同样也是在体内转化为三磷酸酯而发挥作用，该化合物的三磷酸酯稳定性比阿昔洛韦三磷酸酯的稳定性高，且在病毒感染的细胞中浓度也较高。和阿昔洛韦相比，更昔洛韦在停药后仍可保持较长时间的抗病毒活性，而阿昔洛韦停药后其抗病毒活性会迅速消失。喷昔洛韦具有毒性低、病毒敏感性高等特点。喷昔洛韦口服吸收低，常用于局部给药。泛昔洛韦是喷昔洛韦的前药，口服吸收好。

目前很少新药被 FDA 批准用于治疗单纯疱疹病毒的感染，最近，研究人员找到了一种可以清除角膜细胞中 HSV-1 的小分子——BX795，BX795 作为 TBK1 的抑制剂，BX795 是一种新型的广谱抗病毒药。此外，新的研究也将目光转向了海洋生物，最新的研究表明褐藻类的裙带菜中的褐藻糖胶能够直接抑制单纯疱疹病毒复制，并能够激活免疫防御系统来抵抗病毒的传播。

二、抗带状疱疹病毒药物

带状疱疹（herpes zoster）是潜伏的水痘-带状疱疹病毒再活化的结果，对于带状疱疹病毒感染的抗病毒治疗主要是对于年龄稍大的患病人群，而对于年轻患者通常不使用抗病毒治疗。人类疱疹病毒 3 即水痘带状疱疹，在儿童时期引起水痘，经过几十年的潜伏，被重新激活后导致成年人的带状疱疹，近来的研究表明，石榴叶水提物具有较好的抗病毒作用，其原理可能是石榴叶中的某种物质具有干扰水痘带状疱疹的衣壳组装过程。

目前国内获批的可应用于带状疱疹治疗的药物主要包括阿昔洛韦、伐昔洛韦、泛昔洛韦、溴夫定（Brivudine）、膦甲酸钠（Foscarnet）、利巴韦林（Ribavirin）等。伐昔洛韦是阿昔洛韦的前体药物，其抗病毒机制与阿昔洛韦相似，是治疗无并发症带状疱疹最常用的抗病毒药物；溴夫定适用于免疫功能正常的急性带状疱疹患者的早期治疗；膦甲酸钠主要用于治疗对阿昔洛韦抵抗的免疫受损患者。目前，也有相关的疫苗对带状疱疹进行防治。

溴夫定

膦甲酸钠

利巴韦林 Ribavirin

化学名为 1-β-D-呋喃核糖基-1H-1,2,4-三氮唑-3-羧酰胺，又名三氮唑核苷。

本品为白色或类白色结晶性粉末，无臭。在水中易溶，在乙醇中微溶，在乙醚或二氯甲烷中不溶。

本品为非核苷类抑制病毒核酸复制的药物，是一种人工合成的鸟苷类衍生物。本品在细胞内可被三磷酸化，利巴韦林三磷酸酯抑制 mRNA 的 5′末端鸟嘌呤化和末端鸟嘌呤残基的 N7 甲基化，并且与 GTP 和 ATP 竞争抑制 RNA 聚合酶发挥抗病毒作用。

本品口服或吸入给药，吸收迅速而完全。口服后 1.5h 血药浓度达峰值。在肝内代谢，主要代谢产物为利巴韦林-5′-单磷酸、利巴韦林-5′-二磷酸、利巴韦林-5′-三磷酸和1,2,4-三氮唑-3-羧酰胺，代谢产物均有显著的抗病毒活性。药物在呼吸道分泌物中的浓度大多高于血药浓度。药物进入细胞后蓄积量大。高浓度时还能抑制癌细胞生成和HIV的繁殖。本品可透过胎盘，也能进入乳汁，具有致畸和胚胎毒性，故妊娠期妇女禁用。该药物于1986年经FDA批准用于治疗新生儿鲁斯氏肉瘤病毒感染。由于本品不良反应小，现临床上已用于多种病毒的治疗，对病毒性上呼吸道感染、乙型脑炎、腮腺炎、带状疱疹、病毒性肺炎和流行性出血热有特效，近年来应用于治疗甲型肝炎、乙型肝炎也取得了一定疗效。

本品常用的合成路线如下：

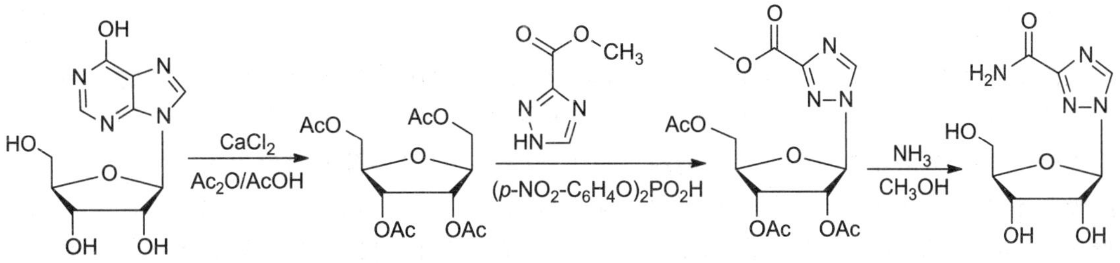

三、乙型肝炎的治疗药物

慢性乙型病毒性肝炎是由乙型肝炎病毒（HBV）感染所引起的肝损伤，HBV感染可引起肝脏炎症、肝纤维化、肝硬化、肝癌等。据世界卫生组织报道，每年约有65万人死于HBV感染所致的肝功能衰竭、肝硬化及原发性肝癌，乙型肝炎病毒具有传染性和难治愈性，对人类健康造成严重威胁。我国主要流行的是乙型病毒性肝炎，目前治疗乙肝的药物有很多，但没有一种药物可以完全根治乙肝，大多数治疗乙肝的药物主要是调节免疫功能和改善肝功能，对于乙型肝炎的治疗主要有HBV聚合酶抑制剂（HBV polymerase inhibitors）和干扰素（interferon，IFN）。

1. HBV聚合酶抑制剂

HBV聚合酶抑制剂（HBV polymerase inhibitors）包括核苷类和非核苷类，核苷（酸）类似物是近十几年来抗HBV药物研究的热点之一，目前主要的核苷类药物主要包括拉米夫定（Lamivudine）、阿德福韦酯（Adefovir Dipivoxil）、恩替卡韦（Entecavir，ETV）、替比夫定（Telbivudine）等。

拉米夫定（Lamivudine），又称3-TC，是核苷类似物、抗病毒药物，为白色或类白色结晶性粉末，在水中溶解，在甲醇中略溶，对病毒DNA链的合成和延长有竞争性抑制作用。是由加拿大研制的核苷类抗病毒药，于1995年首次在美国上市，作为聚合酶直接抑制剂，拉米夫定表现出很高的药理活性和较低的毒性，进一步的研究发现拉米夫定同时具有抗HIV和抗HBV的作用。拉米夫定是双脱氧核苷类似物，其作用机制是在HBV感染细胞和正常细胞内代谢生成拉米夫定三磷酸盐（拉米夫定的活性形式），既是HBV聚合酶的抑制剂，亦是此聚合酶的底物，拉米夫定三磷酸盐掺入到病毒DNA链中，阻断病毒DNA的合成，能迅速抑制HBV复制，其抑制作用持续于整个治疗过程，同时使血清转氨酶降至正常，长期使用可显著改善肝脏坏死炎症性改变，并减轻或阻止肝脏纤维化进展，但由于它不能抑制肝细胞核中的共价闭合环状 DNA（cccDNA），因此不能彻底清除 HBV。停药后，易出现病情反弹，同时长期应用可导致耐药问题。

拉米夫定　　阿德福韦酯　　恩替卡韦　　替比夫定

阿德福韦酯（Adefovir Dipivoxil）是第二个用于抗 HBV 的核苷（酸）类似物，最初是用于治疗艾滋病病毒感染，后来发现其有抗乙肝病毒的活性而用于乙肝的治疗。阿德福韦酯是腺嘌呤磷酸酯化合物阿德福韦的前药，由于阿德福韦的磷酸酯基带负电荷，导致其在肠内的吸收不佳，因此开发了前药—阿德福韦酯，口服后，可在体内转化为阿德福韦而发挥抗病毒作用，提高了生物利用度。阿德福韦酯抗 HBV 的作用机制为抑制多聚酶或逆转录酶，作用方式为竞争三磷酸脱氧腺苷（dATP）而整合入 DNA 链导致 DNA 链的中止而最终抑制 DNA 的复制。阿德福韦酯具有较广的抗病毒作用，包括乙型肝炎病毒（HBV），人体免疫缺陷病毒（HIV）和疱疹病毒（herpes virus）。在抗 HBV 方面，阿德福韦酯与其他抗病毒药物相比，其特点是对临床上所有的 HBV 均有效，适用于治疗乙型肝炎病毒活动复制和血清氨基酸转移酶持续升高的肝功能代偿的成年慢性乙型肝炎患者。目前还没有发现对阿德福韦抗药的变异株，这一特点具有很大的临床应用价值。阿德福韦酯已获中国 SFDA 批准用于治疗慢性乙型肝炎，其适应证为肝功能代偿的成年慢性乙型肝炎患者。本品尤其适合于需长期用药或已发生拉米夫定耐药者。

恩替卡韦（Entecavir，ETV）为鸟嘌呤核苷类似物，对乙肝病毒 DNA 多聚酶具有抑制作用，它能够通过磷酸化成为具有活性的三磷酸盐，通过与 HBV-DNA 多聚酶的天然底物三磷酸脱氧鸟嘌呤核苷竞争而有效抑制 HBV-DNA 的复制，疗效明显优于拉米夫定、阿德福韦酯。它与拉米夫定有一定的交叉耐药性，但剂量加倍服用仍有较好疗效。作为第三个上市用于治疗乙肝的药物，抗病毒治疗效果好，而且具有低耐药优势，在 2009 年欧洲肝病研究会指南中被推荐为一线抗病毒药物。本品适用于病毒复制活跃、血清丙氨酸氨基转移酶（ALT）持续升高或肝脏组织学显示有活动性病变的慢性成人乙型肝炎的治疗。也适用于治疗 2 岁至 18 岁以下慢性 HBV 感染代偿性肝病的核苷初治儿童患者，有病毒复制活跃和血清 ALT 水平持续升高的证据或中度至重度炎症和/或纤维化的组织学证据。

替比夫定（Telbivudine）为天然胸腺嘧啶脱氧核苷的自然 L 型对映体，是人工合成的胸腺嘧啶脱氧核苷类抗乙肝病毒药物，是一种前药，本身并无活性，需经细胞激酶作用后被磷酸化为有活性的三磷酸盐，活性三磷酸盐通过与 HBV 的天然底物胸腺嘧啶腺苷竞争，从而抑制 HBV 逆转录酶的活性，阻碍 HBV 前体 mRNA 逆转录，终止 HBV-DNA 的合成，但是不能抑制 HBV-DNA 的起始。临床用于治疗成人慢性乙型肝炎和失代偿期肝硬化，疗效优于拉米夫定和恩替卡韦，替比夫定抗乙型肝炎效果好、安全性高、毒副作用少，且耐药发生率较低，具有高特异性和高选择性，它的活性代谢物不影响人体正常聚合酶的功能。主要用于有病毒复制证据以及有血清转氨酶（ALT 或 AST）持续升高或肝组织活动性病变证据的慢性乙型肝炎成人患者。

2. 干扰素

干扰素（interferon，IFN）是机体细胞在一定刺激下产生的一组具有抗病毒、抗增殖及免疫调节活性的分泌性糖蛋白的细胞因子，IFN 作用于细胞表面的 IFN 特异受体，通过信号传递系统诱导抗病毒蛋白产生，可降解病毒 mRNA，阻断病毒蛋白的合成、翻译与装配、抑制病毒的复制与繁殖；同时 IFN 可促进自然杀伤细胞（NK 细胞）的成熟发挥其非特异抗病毒作用，还可增强 T 细胞对已感染 HBV 的肝脏细胞的破坏。用于抗 HBV 的主要是 IFN-α，可分为 IFN-α 2a、IFN-α 1b 和 IFN-α 2b 等亚型，IFN 具有广谱抗病毒作用，主要用于治疗慢性病毒性肝炎（乙、丙、丁型），目前主要是基因工程制得的 IFN，是治疗慢性乙肝的一线药物。

四、丙型肝炎的治疗药物

慢性丙型病毒性肝炎，简称丙型肝炎，是由丙型肝炎病毒（hepatitis C virus，HCV）感染所引起的肝损伤，丙型肝炎病毒感染是一种全球流行性的疾病，是导致肝硬化、肝细胞癌等终末期肝病的重要原因，根据国家卫健委公布的数据显示，最近 10 多年来我国 HCV 感染报告病例数处在一个急速增长期。治疗丙型肝炎的药物主要分为 NS3/4A 丝氨酸蛋白酶抑制剂（NS3/4A serine protease inhibitors）、NS5A 抑制剂（NS5A inhibitors）、NS5B 聚合酶抑制剂（NS5B polymerase inhibitors）等。

1. NS3/4A 丝氨酸蛋白酶抑制剂

根据其结合丝氨酸蛋白酶活性位点方式的不同可将 NS3/4A 丝氨酸蛋白酶抑制剂分为两类，一类是可逆的共价结合抑制剂，是基于 NS3/4A SP 的底物设计的抑制剂。其抑制原理是利用不易被切割的底物类似物来竞争 NS3/4A SP 的反应中心，从而降低 NS3/4A SP 的活性，抑制病毒的复制。另一类是非共价结合抑制剂，是基于 NS3/4A SP 的酶切产物设计的抑制剂。其抑制原理是，NS3/4A SP 产生的酶切 N 末端产物可占据 NS3/4A SP 的活性位点，且这种结合是非共价的，利用酶切 N 末端产物类似物可抑制 NS3/4A SP 的活性来抑制病毒的复制。

波西普韦（Boceprevir）和特拉匹韦（Telaprevir）是第一代 NS3/4A 丝氨酸蛋白酶抑制剂，于 2011 年获准用于治疗丙型肝炎。西咪匹韦（Simeprevir）和阿那匹韦（Asunaprevir）是第二代 NS3/4A 蛋白酶抑制剂，主要用于治疗基因型 1、4 HCV 感染，疗效优于第一代，且不良反应较少。

西咪匹韦（Simeprevir）为 HCV NS3/4A 蛋白酶抑制剂，于 2013 年获准作为抗病毒联合治疗方案成分用于治疗慢性丙型肝炎病毒基因型 1 感染，美国食品药品管理局已批准索非布韦（Sofosbuvir）联合西咪匹韦用于慢性丙型肝炎病毒感染患者治疗。阿那匹韦是第一个无大环结构的非共价结合的 NS3/4A 蛋白酶抑制剂，由百时美施贵宝研发，于 2014 年获日本药品医疗器械综合机构（PMDA）批准上市，商品名为 Sunvepra。Sunvepra 为口服胶囊，与达卡他韦（Daclatasvir）联合使用，24 周为 1 个疗程。

目前还有多个 NS3/4A 蛋白酶抑制剂进入市场，如那拉匹韦（Narlaprevir）、格卡瑞韦（Mavixen）、伏西瑞韦（Voxilaprevir）、格佐匹韦（Gazoprevir）和丹诺瑞韦（Danoprevir）等，丹诺瑞韦是首个率先在中国本土上市的抗丙型肝炎的药物。

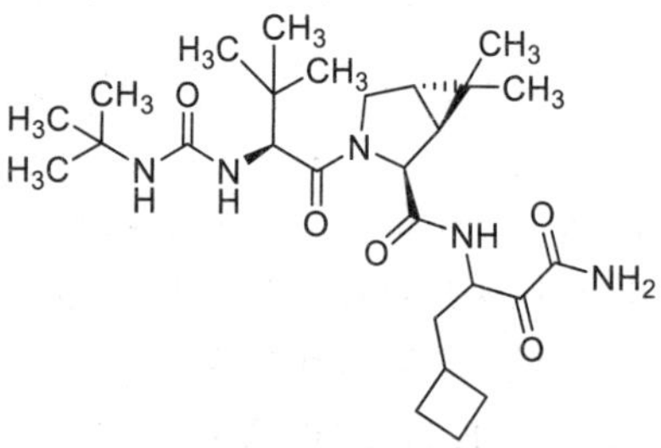

波西普韦

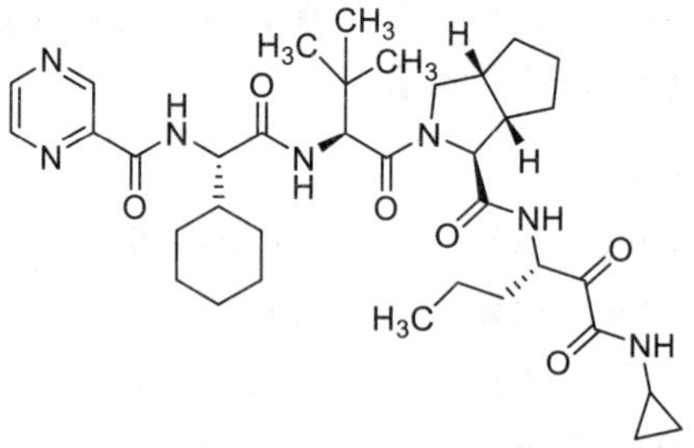

特拉匹韦

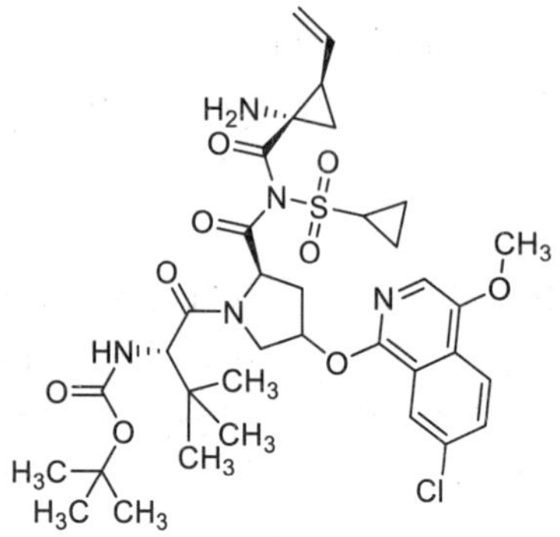

阿那匹韦

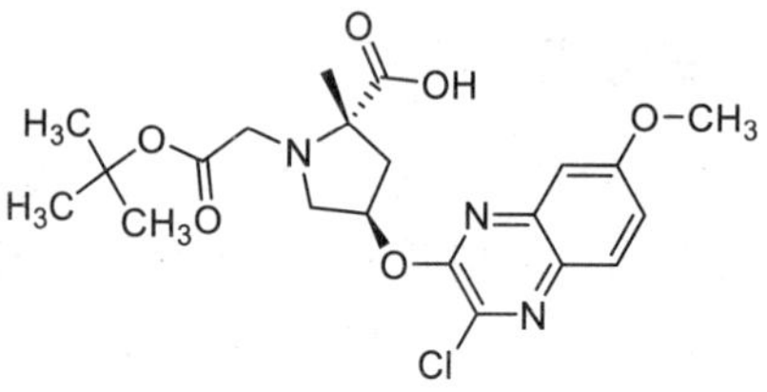

格佐匹韦

2. NS5A 抑制剂

丙型肝炎病毒非结构蛋白 5A（NS5A）是一种由 447 个氨基酸残基组成的多功能高度磷酸化蛋白，NS5A 不具备酶催化活性，但 NS5A 蛋白参与 HCV 生命周期的几个阶段，与其他病毒和细胞蛋白共同作用调节丙型肝炎病毒基因组的翻译与复制，抑制 NS5A 可以治疗丙型肝炎。NS5A 是治疗 HCV 感染的新靶点，其抑制剂通常不作单方制剂应用，目前其临床应用主要还是与其他类型的药物联合使用，用于治疗多种基因型 HCV 感染。

达卡他韦（Daclatasvir）在体外试验中对丙型肝炎病毒显示出强大的抑制作用，是临床第一个证明有效的 NS5A 复制复合物抑制剂，它是通过高通量筛选获得先导化合物后修饰得到的，属于典型的对称性蛋白酶抑制剂，适用于与索非布韦（Sofosbuvir）联合使用为慢性 HCV 基因型 3 感染的治疗。

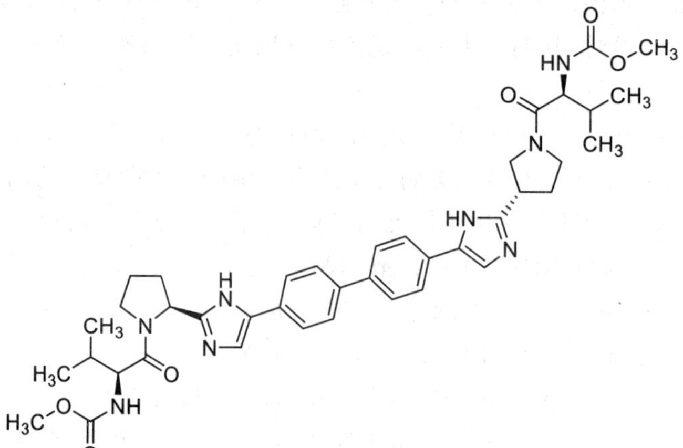

达卡他韦

维帕他韦（Velpatasvir）则是一种泛基因型 NS5A 抑制剂，美国 FDA 于 2016 年批准其上市。表现出了泛基因型药物一贯的高治愈率，其中包括 HCV 基因型 2 和 3 感染患者，此两种基因型一直需要联合利巴韦林或其他多药治疗。另外，它为所有 6 种基因型丙肝感染患者提供了一种安全、简便、有效的治疗方法。

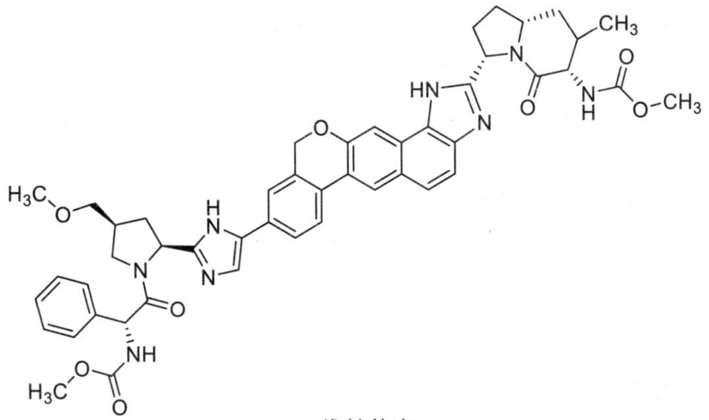

维帕他韦

雷迪帕韦（Ledipasvir）是第二代 NS5A 抑制剂，属于近似对称结构的蛋白酶抑制剂，常与 HCV NS5B 聚合酶核苷酸类似物抑制剂索非布韦（Sofosbuvir）组成口服固定剂量复合制剂用于慢性 HCV 基因型 1、4、5、6 感染的治疗；艾尔巴韦（Elbasvir）目前主要与格拉瑞韦（Grazoprevir）联合用药作为直接抗病毒药物，适用于基因型 1 和 4 丙肝的治疗。

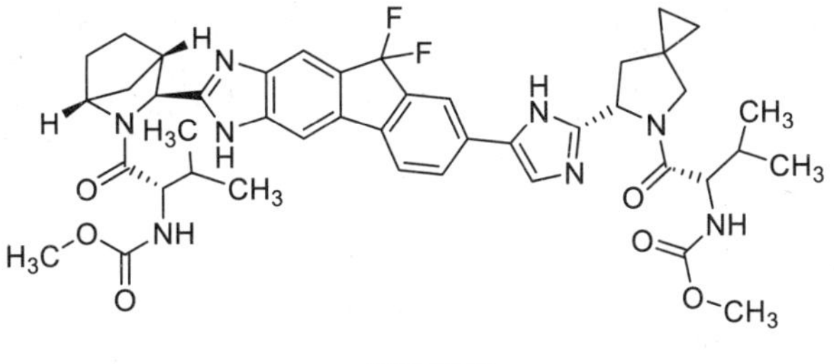

雷迪帕韦

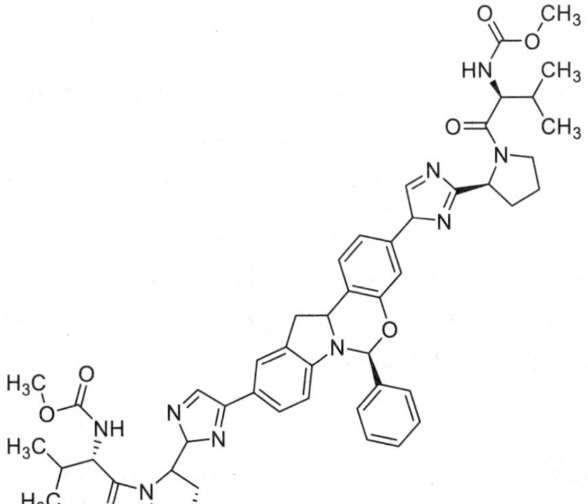

艾尔巴韦

3. NS5B 聚合酶抑制

非结构蛋白 5B（NS5B）是 HCV 中的一种 RNA 依赖的 RNA 聚合酶，在 HCV 病毒复制过程中，以病毒单链正性 RNA 链为模板，NS5B 催化核糖核苷三磷酸的聚合，是 HCV 病毒复制 RNA 的关键聚合酶，因此抑制 NS5B 聚合酶可以阻断 HCV 病毒的 RNA 复制，产生治疗 HCV 的作用。由于 NS5B 并不存在于人体细胞中，其抑制剂可具有高度的物种选择性和较低毒性，NS5B 聚合酶抑制剂分为核苷类抑制剂和非核苷类抑制剂。

索非布韦（Sofosbuvir）属于尿嘧啶核苷酸类似物的前体药物，为第一个 NS5B 聚合酶抑制剂，是首个无需联合干扰素就能安全有效治疗某些类型丙肝的药物，于 2013 年经美国食品药品管理局（FDA）批准在美国上市，2014 年经欧洲药品管理局（EMEA）批准在欧盟各国上市。该抑制剂模拟 NS5B 聚合酶的底物与胞内的核苷酸磷酸竞争，与 NS5B 催化活性位点结合，插入到新合成的 RNA 链中，终止核酸链的延伸，适用于基因型 1 和 4，其与利巴韦林合用可以用于基因型 2 和 3。

非核苷类抑制剂（NNI）的代表药物是达沙布韦（Dasabuvir），达沙布韦属于中等活性的 NS5B 抑制剂，治疗基因型有限，易发生耐药性突变，单独给药抗病毒疗效不佳，美国 FDA 批准 Viekira Pak 复方片剂（Ombitasvir、Paritaprevir 及利托那韦片与 Dasabuvir 片组合包装）治疗慢性丙型肝炎病毒（HCV）基因型 1 感染患者，包括患有肝硬化的患者。

索非布韦 达沙布韦

知识拓展

Viekira Pak 复方片剂

2014 年，美国 FDA 批准 Viekira Pak（Ombitasvir、Paritaprevir 及利托那韦片与 Dasabuvir 片组合包装）治疗慢性丙型肝炎病毒（HCV）基因型 1 感染患者，包括患有肝硬化的患者。Viekira Pak 复方片剂包括 Ombitasvir，一个丙型肝炎病毒 NS5A 抑制剂；Paritaprevir，一种丙型肝炎病毒 NS3/4A 蛋白酶抑制剂；利托那韦，一种 CYP3A 抑制剂；Dasabuvir，一种丙型肝炎病毒非核苷 NS5B 棕榈聚合酶抑制剂。

Viekira Pak 的共同给药可能改变某些药物血浆浓度和有些药物可能改变 Viekira Pak 的血浆浓度。在治疗前和期间必须考虑药物相互作用潜能。对于潜在药物相互作用，治疗前和期间需咨询完整处方资料。

五、抗巨细胞病毒药物

巨细胞病毒感染（cytomegalovirus infection），是由人巨细胞病毒（HCMV）引起的先天性或者后天性感染性疾病，目前治疗 HCMV 感染的药物主要包括更昔洛韦（Ganciclovir）、乐特莫韦（Letermovir）、来氟米特（Leflunomide）等。更昔洛韦是鸟苷的核苷类似物，是病毒 DNA 聚合酶抑制剂，对巨细胞病毒有较强的抑制作用，约为阿昔洛韦的 100 倍，适用于危及生命或视觉的巨细胞病毒（CMV）感染的免疫受损病人，如艾滋病、与器官移植和肿瘤化疗有关的外源性免疫抑制病人；乐特莫韦为核苷类 3,4-二氢喹唑啉类巨细胞病毒终止酶复合物抑制剂中的一种药物；来氟米特除能治疗风湿疾病外，还可能在高风险患者的巨细胞病毒预防或预防性治疗中发挥作用。当然除了利用抗巨细胞病毒感染药物来治疗巨细胞病毒之外，目前已有多种疫苗来预防巨细胞病毒感染的发生。

更昔洛韦　　　　　乐特莫韦　　　　　来氟米特

本章小结

抗流感病毒药物根据作用机制不同主要分为 M2 型离子通道抑制剂、NA 抑制剂、RNA 聚合酶抑制剂、凝血素抑制剂和核蛋白抑制剂五大类。M2 型离子通道抑制剂代表药物金刚烷胺，NA 抑制剂代表药物有奥司他韦、帕拉米韦等，RNA 聚合酶抑制剂有法匹拉韦、巴洛沙韦等，凝血素抑制剂目前无上市药物，核蛋白抑制剂的代表药物有萘普生。重点学习代表药物金刚烷胺和磷酸奥司他韦的化学名、化学结构、理化性质和临床用途。

抗 HIV 药物根据作用于 HIV 生活周期的不同，可将抗 HIV 药物主要分为核苷类逆转录酶抑制剂、非核苷类逆转录酶抑制剂、蛋白酶抑制剂、整合酶抑制剂、融合抑制剂、CCR5 抑制剂、衣壳蛋白抑制剂七大类。核苷类逆转录酶抑制剂代表药物有齐多夫定、拉米夫定、替诺福韦等，非核苷类逆转录酶抑制剂代表药物有奈韦拉平、依非韦伦等，蛋白酶抑制剂代表药物有沙奎那韦等，整合酶抑制剂代表药物有拉替拉韦等，融合抑制剂代表药物有恩夫韦肽等，CCR5 抑制剂代表药物有马拉韦罗等，衣壳蛋白抑制剂目前没有上市药物。重点学习代表药物齐多夫定的化学名、化学结构、理化性质和临床用途。

其他抗病毒药物介绍了抗单纯疱疹病毒、抗带状疱疹病毒、抗乙肝病毒、抗丙肝病毒和抗巨细胞病毒感染的药物，抗单纯疱疹病毒代表药物有阿昔洛韦、喷昔洛韦等，抗带状疱疹病毒代表药物有利巴韦林等，抗乙肝病毒代表药物包括 HBV 聚合酶抑制剂阿德福韦、恩替卡韦、替比夫定和干扰素等，抗丙肝病毒代表药物包括 NS3/4A **丝氨酸蛋白酶抑制剂**西咪匹韦、NS5A 抑制剂达卡他韦、NS5B 抑制剂索非布韦等，抗巨细胞病毒代表药物有更昔洛韦等。重点学习代表药物阿昔洛韦和利巴韦林的化学名、化学结构、理化性质和临床用途，掌握利巴韦林的合成路线。熟悉拉米夫定、阿德福韦、恩替卡韦、替比夫定等药物的化学名、化学结构、理化性质和临床用途。

思考题

1. 金刚烷胺的抗病毒作用机制是怎样的？为何新生儿禁用本品？
2. 常用的抗 HIV 药物有哪几类？它们各自的作用机制是怎样的？代表性药物分别有哪些？
3. 利巴韦林的合成路线是怎样的？其临床用途有哪些？
4. 抗乙肝病毒的代表性药物有哪些？其作用机制有何不同？

第十七章 甾体激素类药物

甾体激素（steroid hormones）是广泛存在于动植物体内的内源性活性物质，在维持生命、调节性功能、控制生育与发育、调节免疫以及治疗疾病等方面具有明确的生理活性作用，并且其作用具有高度的选择性。在体内，甾体激素分泌过多或不足均使机体内分泌活动平衡失调而引起疾病。

自从 Sensen 在 1962 年证实雌激素受体存在以来，几乎所有的甾体激素受体的存在都得到了证实。甾体激素由血液进入靶细胞，透过细胞膜，一部分在细胞质中与激素受体结合成复合物，另一部分进入细胞核与细胞核内受体结合成复合物，在细胞质内形成的激素受体复合物也会进入细胞核。在细胞核内，激素受体复合物聚合成二聚体并与 DNA 上特定的核苷酸序列相互作用、诱导 mRNA 的合成，mRNA 再进一步诱导特异蛋白的合成，导致激素效应的产生。

甾体激素的甾体母核基本结构是环戊烷并多氢菲（甾烷），甾烷（gonane）是由三个六元脂环（A环、B环、C环）和一个五元脂环（D环）构成。甾烷的四个环分别用 A、B、C、D 表示，环上碳原子有固定的编号顺序；一般在 C-10 和 C-13 上各连有一个甲基，称为角甲基；在 C-17 上连有一个不同碳原子数的碳链。A、B 和 C 三个六元环通常均为椅式构象，D 环为五元环，其构象取决于 D 环上的取代基及其位置。按化学结构可分为雌甾烷（estrane）、雄甾烷（androstane）以及孕甾烷（pregnane）等。

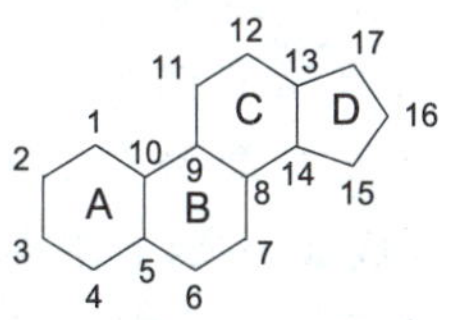

| 甾环母核 | 雌甾烷 | 雄甾烷 | 孕甾烷 |

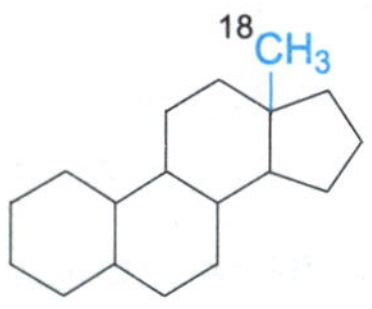

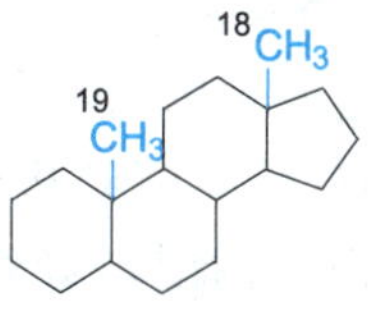

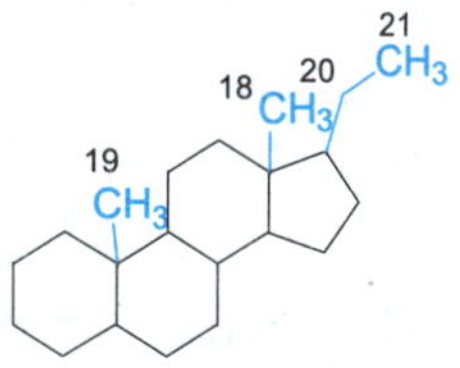

甾体激素的基本结构中一般有 6 个手性碳原子（C-5、C-8、C-9、C-10、C-13、C-14），理论上应有许多旋光异构体，但在天然甾体激素中，B 环与 C 环之间总是反式稠合，以"B/C 反"表示；C 环与 D 环之间也几乎都是反式稠合（强心苷元按顺式稠合）；只有 A 环

与 B 环之间可以顺式稠合，也可以反式稠合。

根据 C-5-H 构型的不同，可分为 5β-系和 5α-系两大类；5β-系即 C-5 上的氢原子与 C-10 角甲基在环平面同侧，即 A 环与 B 环为顺式稠合；5α-系即 C-5 上的氢原子与 C-10 角甲基在环平面异侧，即 A 环与 B 环为反式稠合。

反-反-反
5α-系甾体激素

顺-反-反
5β-系甾体激素

顺-反-顺

甾类药物命名时，首先根据药物结构选择一个适当母核，主要的母核有 5α(β)-雄甾烷、5α(β)-雌甾烷、5α(β)-孕甾烷等。然后在母核名称的前后分别加上取代基的位置、构型及名称，并表明结构与母体的差别即可。

甾体化合物的命名还有以下基本规则：①处于甾环平面上方的原子或基团为 β 构型，用实线表示；处于甾环平面下方的原子或基团为 α 构型，用虚线表示；构型未定者，用波纹线表示。②用"去甲基"或"降"（nor）来表示比原化合物减少一个甲基或缩环时减少一个碳原子；用"高"（homo）表示扩环或侧链增加而比原化合物多一个碳原子。③有些甾体药物要用其类似的甾核作母体，命名时用氢化（hydro）或去氢（dehydro）来表示增加或失去氢原子。④表明双键的位置除用阿特伯数字外，亦可用"Δ"（delta）来表示，如 $\Delta^{1,4}$-3-酮表明 1,2 位和 4,5 位有两个双键，3 位有酮羰基。

甾类激素按药理作用分为性激素（雌激素、雄激素及蛋白同化激素、孕激素）和肾上腺皮质激素（盐皮质激素、糖皮质激素）。胆固醇是甾体激素生物合成的主要前体。性激素分别在两性的性腺中合成。在肾上腺的皮质部分，既合成肾上腺皮质激素，也合成少量的性激素。

目前临床使用的甾体激素药物大部分是半合成产品。20 世纪 40 年代开发了以薯蓣皂苷元（diosgenin）为原料，合成各种甾体激素药物的工业方法，使甾体激素药物的普遍应用成为现实。薯蓣皂苷元的立体构型与天然甾体激素一致，A 环带有羟基，B 环带有双键，易于转变为多数具有 Δ^4-3-酮结构的甾体激素。薯蓣皂苷元与醋酐在 200℃ 下加压裂解，经氧化、水解后得到的醋酸妊娠双烯醇酮，可用于合成黄体酮、甲基睾丸素、炔诺酮、雌二醇、醋酸地塞米松以及双炔失碳酯等各种甾类药物。其中 α,β-不饱和羰基再经肟化、Beckmann 重排、水解，所得醋酸去氢表雄酮是雌甾及雄甾类化合物的中间体。合成路线如下：

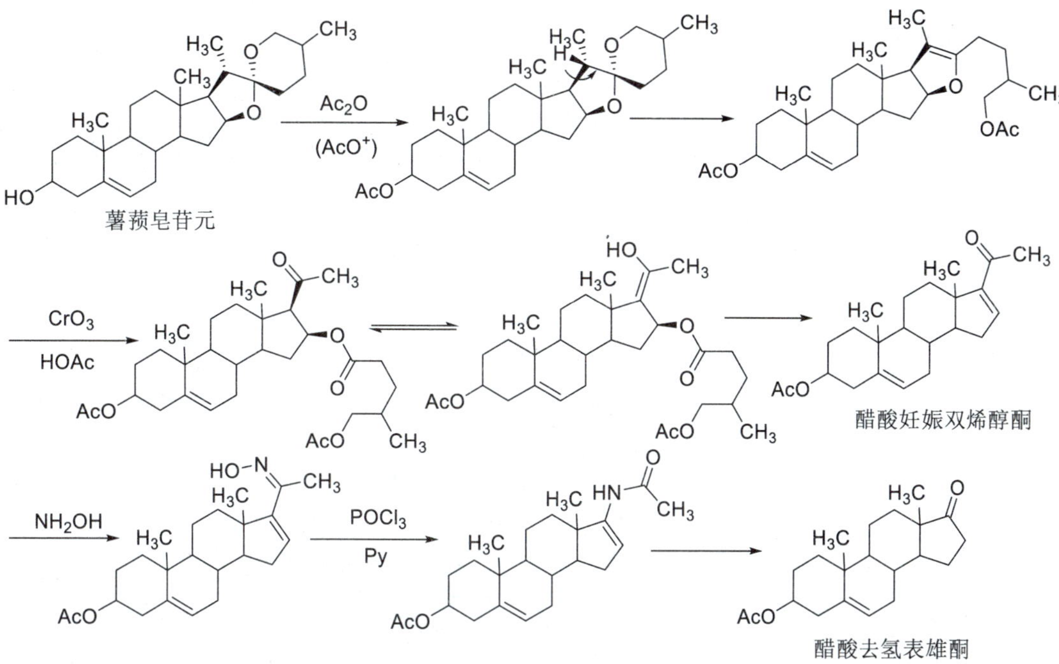

经过数十年的应用和发展，这一合成工艺已经比较成熟。自1958年以来，我国已建立了以薯蓣皂苷元为主要原料的甾体药物及其中间体的生产工艺。为了寻找新的合成原料，近年亦有报道其他植物甾醇，如剑麻皂苷元（tigogenin）、番麻皂苷元（hecogenin）在某些同化激素及皮质激素合成中的应用。

1952年，微生物转化被引入到甾体化合物的合成过程，引起了研究人员的极大兴趣，并陆续筛选出很多对甾体具有转化能力的菌株。微生物转化法主要应用有：A环芳香化、A环引入双键及C环11位引入含氧基团等。微生物转化法的区域选择性和立体选择性比较好、专一性强、收率高，一步发酵常可代替几步化学反应。目前工业生产甾体药物多采用化学合成法与微生物转化法相结合。

第一节　雌激素及抗雌激素药物

雌激素（estrogens）是最早被人类发现的甾体类激素，主要由卵巢卵泡和胎盘合成。雌激素在人体中的作用很广，不仅有促进女性生殖器官的生理作用，对内分泌系统、心血管系统、机体的代谢、骨骼的生长和成熟等方面均有影响。近年来对于雌激素的研究除了传统的甾体雌激素和非甾体雌激素外，主要集中在抗雌激素。本节相关药物主要是用于绝经期综合征、卵巢功能不全或卵巢激素不足引起的各种症状、功能性子宫出血、原发性闭经、晚期乳腺癌、前列腺癌、骨质疏松症以及女性避孕等。根据结构的不同，雌激素可分为甾体雌激素（steroidal estrogen）及非甾体雌激素（nonsteroidal estrogen）。

一、甾体雌激素

1. 天然雌激素

20 世纪 30 年代从孕妇尿中分离出雌酮（Estrone）、雌二醇（Estradiol）及雌三醇（Estriol）的结晶纯品，进一步发现前两种直接从卵巢分泌，它们在体内能被许多组织相互转化，雌三醇则是它们的代谢产物。其中雌二醇的活性最强，雌酮及雌三醇的活性分别是它的 1/3 和 1/10。这些天然雌激素是 A 环芳香化的雌甾烷化合物，3 位有酚羟基，17 位氧代或有 β-羟基，雌三醇在 16 位有 α-羟基。临床用的雌激素类药物主要是它们的衍生物。

雌酮　　　　　雌二醇　　　　　雌三醇

雌二醇 Estradiol

化学名为雌甾-1,3,5(10)-三烯-3,17β-二醇，(17β)-estra-1,3,5(10)triene-3,17-diol。

本品为白色或类白色结晶性粉末；无臭。在丙酮中溶解，在乙醇中略溶，在水中不溶。$[\alpha]_D^{20} = +76°\sim+83°$（1%，乙醇）；熔点 175～180℃。

雌二醇在临床上用于治疗卵巢机能不全或卵巢激素不足引起的各种症状，主要是功能性子宫出血、原发性闭经、绝经期综合征以及前列腺癌等。雌二醇可从皮肤、黏膜、肌肉和胃肠道等途径吸收，口服后在肝脏迅速代谢失活。失活途径主要是 17 位羟基氧化成酮，以及雌二醇的羟基与硫酸盐或葡萄糖醛酸结合，结合产物具水溶性，可从尿中排出，也可经甲羟化途径再形成水溶性酯化物进行代谢失活。雌二醇进入体内后主要贮存在脂肪组织，或与性激素球蛋白或白蛋白结合后再释放起作用。

2. 天然雌激素的结构修饰

由于雌二醇的活性相当高，$10^{-10}\sim10^{-8}$ mol/L 浓度下就可产生药理作用，因而以天然雌激素为先导化合物的结构改造，其主要目的往往不是为了提高活性，而是为了能够口服或能够使之长效，作用专一、减少副作用。

为了延长半衰期，对雌二醇的两个羟基进行酯化，如雌二醇的 3-苯甲酸酯，即苯甲酸雌二醇（Estradiol Benzoate），因脂溶性增加，注射后可延长作用时间，是最早使用的雌激素前药。17 位酯化产物常以戊酸雌二醇（Estradiol Valerate）为代表。

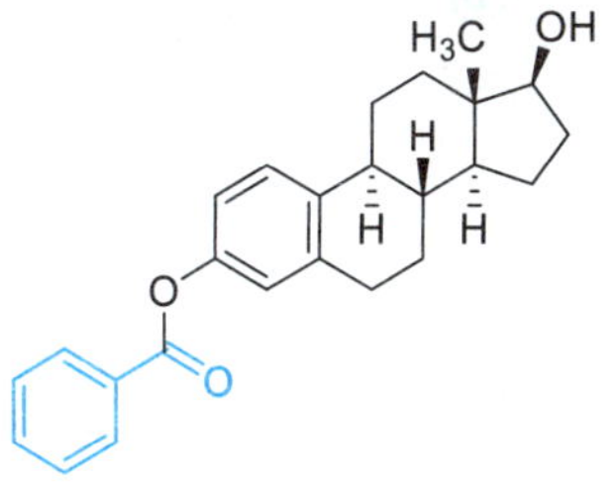

苯甲酸雌二醇 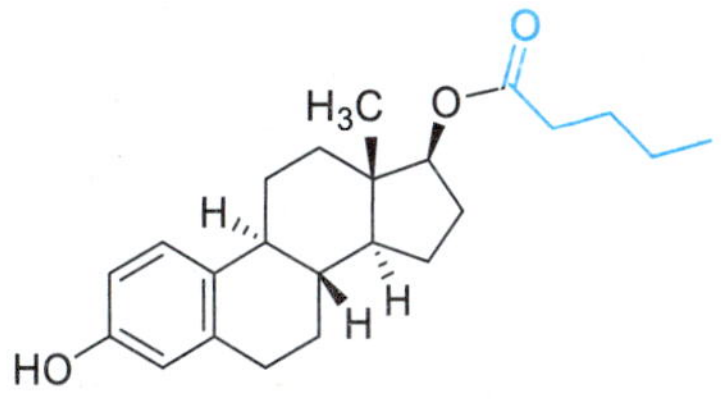　　　　　　　　　戊酸雌二醇

将雌二醇 17 位乙炔化之后得到炔雌醇（Ethinylestradiol）。由于乙炔基的引入，增大了空间位阻，减少了 17β-羟基的氧化代谢及硫酸酯化，而成为口服有效药物，强度是雌二醇的 15～20 倍。在炔雌醇 3 位引入环戊基得到炔雌醚（Quinestrol），由于五元脂环的引入，增加了其在人体脂肪球中的溶解度，口服后可贮存在体内脂肪中，并缓慢释放，代谢为炔雌醇而生效，作用可维持一个月以上。尼尔雌醇（Nilestriol）是乙炔雌三醇的环戊醚，是可口服的长效雌激素。

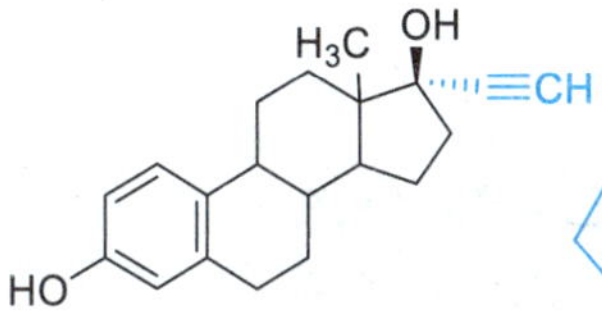

炔雌醇 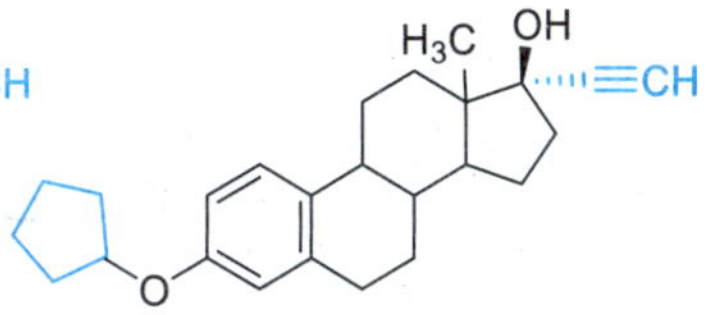　　　　　　　　炔雌醚 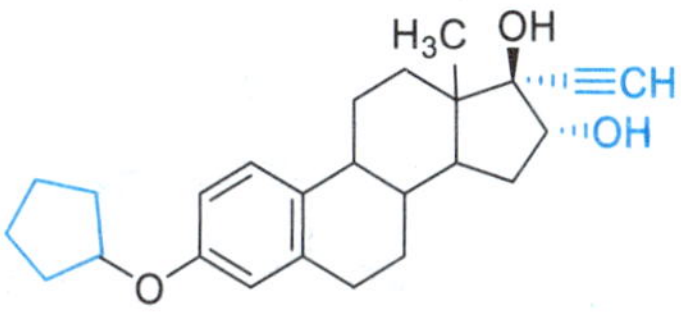　　　　　　　　尼尔雌醇

二、非甾体雌激素

从 Δ^4-3-酮型甾体转化为芳香化 A 环的过程非常复杂，使雌激素来源受到限制，促使人们寻找结构简化、制备方便的合成代用品。幸运的是，这种相对较难合成的 A 环芳香雌甾烷类激素，其药理活性的结构专一性相当差，在新药开发过程中经筛选，至少有 30 类以上、1000 多种化合物显示有雌激素活性，它们都符合 Schueler（1946 年）提出的雌激素活性的基本要求，即分子中在一刚性母核两端的富电子基团（—OH、＝O、—NH）之间的距离应在 1.45nm，而分子宽度应为 0.388nm）。反式己烯雌酚符合这个条件，是这类非甾体化合物上市最早、最典型的代表。而顺式己烯雌酚的立体结构与天然雌激素相差较远，活性很低。

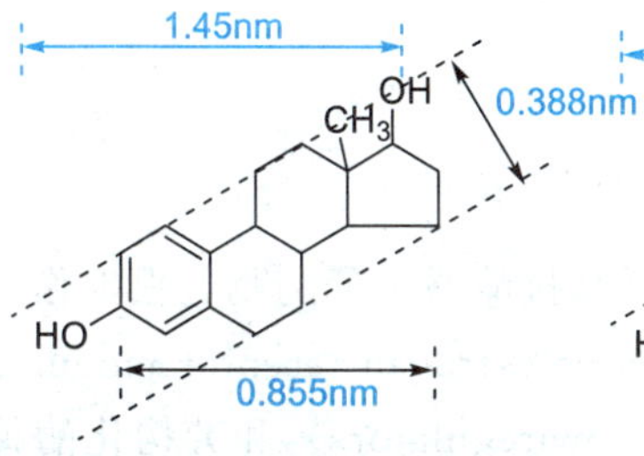

雌二醇 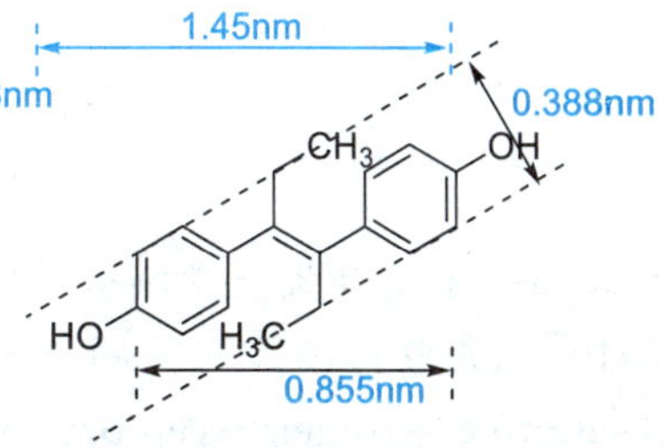　　　　　　　　反式己烯雌酚 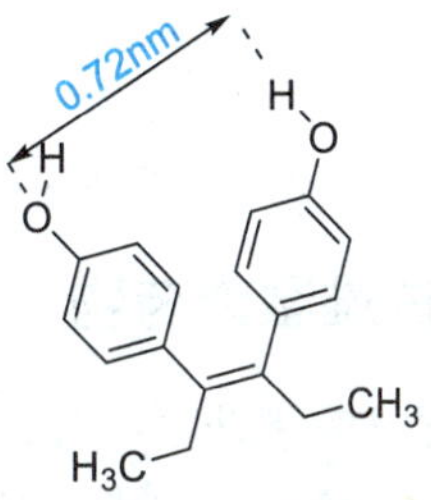　　　　　　　　顺式己烯雌酚

己烯雌酚 Diethylstilbestrol

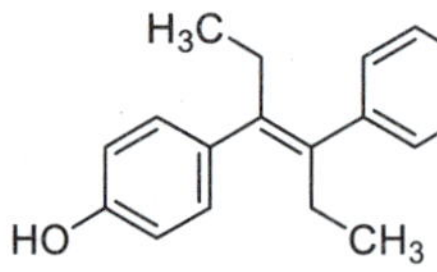

化学名为(E)-4,4′-(1,2-二乙基-1,2-亚乙烯基)双苯酚，4,4′-[(1E)-1,2-diethyl-1,2-ethenediyl]bisphenol。

本品为无色结晶或白色结晶性粉末；几乎无臭。在甲醇中易溶，在乙醇、乙醚或脂肪油中溶解，在三氯甲烷中微溶，在水中几乎不溶；在稀氢氧化钠溶液中溶解。熔点169～172℃。

己烯雌酚分子中含有两个酚羟基，与$FeCl_3$能发生颜色反应。这两个酚羟基还是活性官能团，可利用其制备各种衍生物。己烯雌酚丙酸酯（Diethylstilbestrol Dipropionate），它的油针剂吸收慢，注射一次可延效2～3d。己烯雌酚磷酸酯（Diethylstilbestrol Diphosphate）是水溶性化合物，可用于口服，亦可供静脉注射。该药作用快、耐受性好，对前列腺癌具有选择性，癌细胞中磷酸酯酶较多，药物进入体内后在癌细胞中更易被水解而释放出己烯雌酚而显效。

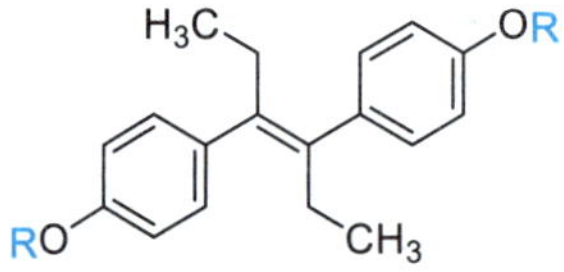

R= —$COCH_2CH_3$　己烯雌酚丙酸酯
R= —PO_3H_2　己烯雌酚磷酸酯

己烯雌酚的合成是以对甲氧基苯甲醛为原料，经安息香缩合得2-羟基-1,2-二(4-甲氧基苯基)乙酮，用锌粉还原得1,2-二(4-甲氧基苯基)乙酮，再经烷基化、Grignard加成，引入双乙基，经脱水、脱甲基制得。

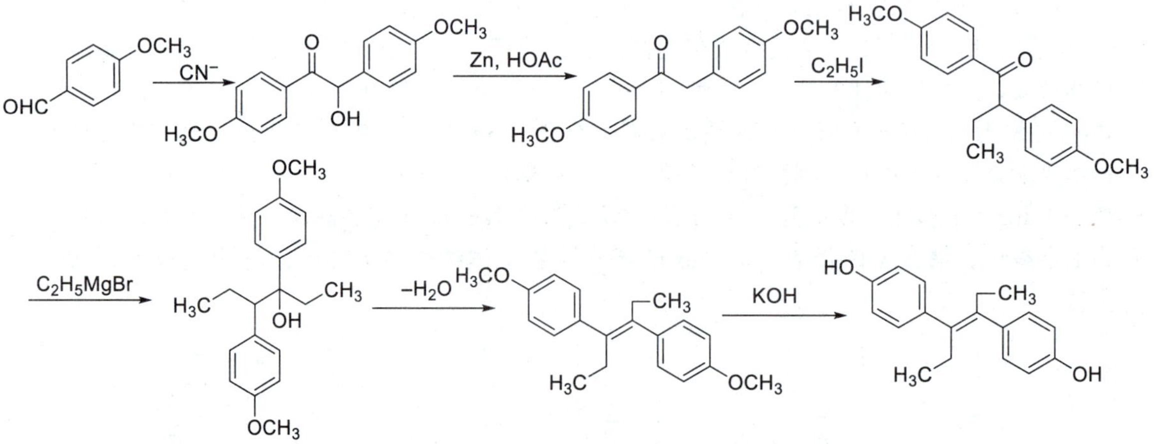

三、抗雌激素药物

抗雌激素药物（antiestrogens）指在靶器官受体水平拮抗雌激素的药物，根据作用机制的不同，可分为三类：选择性雌激素受体调节剂（selective estrogen receptor modulators）、选择性雌激素受体下调剂（selective estrogen receptor downregulators）和芳构化酶抑制剂（aromatase inhibitors）。

1. 选择性雌激素受体调节剂

选择性雌激素受体调节剂是一类能够激动或拮抗雌激素受体的化合物，它们能选择性地作用于某些特定组织的雌激素受体从而达到更好的治疗效果。最早发现二苯乙烯和三苯乙烯类化合物仅有很弱的雌激素活性，却有明显的抗雌激素活性。由其构效关系研究入手，发现了三苯乙烯类衍生物氯米芬（Clomifene）、他莫昔芬（Tamoxifen）能够对雌激素受体产生拮抗作用。

氯米芬的靶器官是生殖器官，因对卵巢的雌激素受体具有较强的亲和力，通过与受体竞争结合，阻断雌激素的负反馈，引起黄体生成素（luteinizing hormone）及卵泡刺激素（follicle-stimulating hormone）分泌，促进排卵，治疗不孕症成功率为 20%～80%。他莫昔芬的靶器官是乳腺，它对卵巢雌激素受体亲和力较小，而对乳腺中的雌激素受体具有较大的亲和力，因此主要用于治疗雌激素依赖性乳腺癌。

雷洛昔芬（Raloxifene）是近年发现的抗雌激素类药物，亦可看成三苯乙烯类化合物，但有更好的刚性，没有几何异构的问题。雷洛昔芬的靶器官是骨骼，它对卵巢、乳腺雌激素受体均有拮抗作用，但对骨骼雌激素受体则产生激动作用，故在临床上用于治疗骨质疏松。此外，雷洛昔芬在心血管系统亦为雌激素受体激动剂，可降低冠心病的发病率。

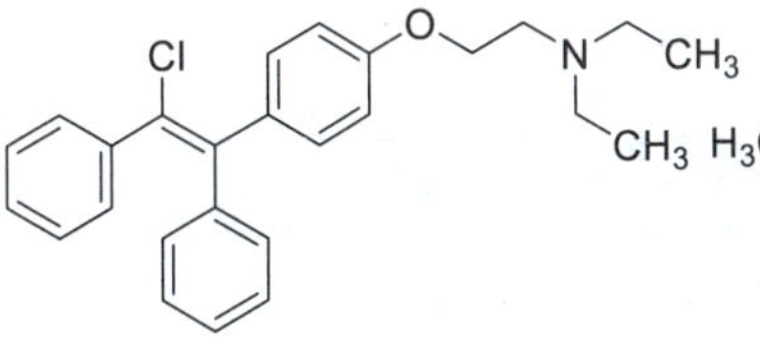

氯米芬 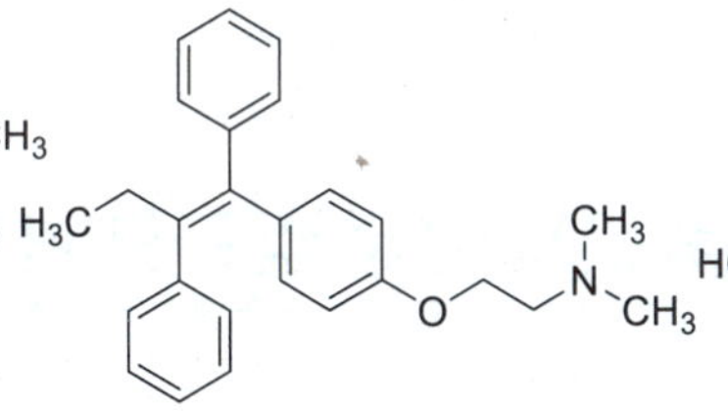　　　　　　　　他莫昔芬 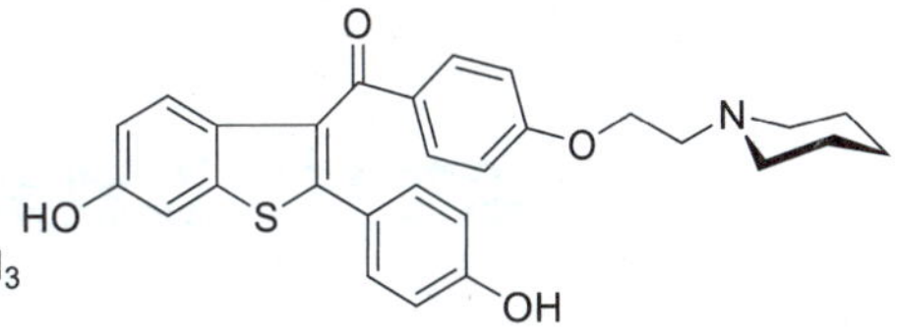　　　　　　　　雷洛昔芬

2. 选择性雌激素受体下调剂

选择性雌激素受体下调剂是一类新型的具有很强拮抗性能和抑制雌激素受体阳性（ER$^+$）耐药性乳腺癌细胞的化合物。这类化合物是一类"纯"抗雌激素（完全拮抗剂），它们能通过抑制雌激素受体的配体依赖性转激活功能域的功能，完全阻断雌二醇的活性，阻断获得性内分泌耐药性乳腺癌的发生。

氟维司群（Fulvestrant）是一个 7α-烷基的雌二醇类似物，是目前 FDA 批准的唯一的选择性雌激素受体下调剂，它能够抑制他莫昔芬耐药性雌激素受体阳性（ER$^+$）乳腺癌细胞生长，目前用于治疗转移性乳腺癌。

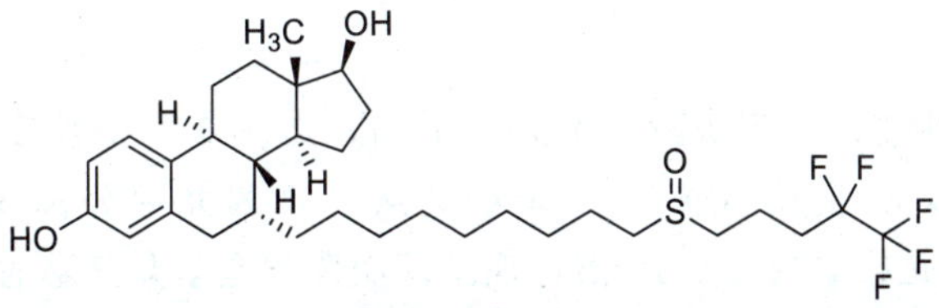

氟维司群

3. 芳构化酶抑制剂

芳构化酶属细胞色素 P450 酶系中的一员，又称细胞色素 P450 单加氧酶，可将雄烯二酮和睾丸酮转化为雌酚酮和雌二醇，是雌激素生物合成的关键酶。芳构化酶抑制剂可以显著降低体内雌激素水平，用于治疗雌激素依赖型疾病如乳腺癌。其中，有些药物的作用优于他莫昔芬，现为一线药物。

芳构化酶抑制剂按结构可分为甾体芳构化酶抑制剂和非甾体芳构化酶抑制剂两种。其中，甾体芳构化酶抑制剂中比较重要的有依西美坦（Exemestane）和福美司坦（Formestane），二者均为不可逆抑制剂。非甾体芳构化酶抑制剂中比较重要的有阿那曲唑（Anastrozole）和来曲唑（Letrozole）。两者结构中均含有三唑环，可与芳构化酶蛋白的血红素基的铁原子配位结合，是芳构化酶的高度选择性的竞争性抑制剂。

依西美坦　　福美司坦　　阿那曲唑　　来曲唑

第二节　雄激素、同化激素和抗雄激素药物

对男性而言，雄激素（androgens）的作用或主要功能为刺激雄性生殖器官使其发育成熟，促进第二性征形成，维持正常性欲；促进精子发育成熟；促进蛋白质合成与骨骼肌生长，抑制体内脂肪增加，使肌肉发达；刺激红细胞生成和长骨生长。如果雄激素分泌不足，不仅会影响男性生长发育，造成性功能低下，而且会导致女性化表现。

对女性而言，雄激素是合成雌激素的前体，具有维持女性正常生殖功能、全身正常发育以及少女在青春期生长迅速。如果女性体内雄激素分泌过多，雄激素能抑制下丘脑对促性腺激素释放激素的分泌，且有对抗雌激素的作用，可使卵巢功能受到抑制而出现闭经，甚至有男性化的表现。与此同时还会导致内分泌失调，引发痤疮、多毛等症状。

对雄性激素化学结构进行修饰可得到一些雄性活性很微弱，而蛋白同化活性增强的新化合物，它们常被称作蛋白同化激素。

雄性激素多用于替补疗法，而蛋白同化激素用于病后虚弱或营养不良的治疗。

一、雄激素

1931 年从动物尿中提取得到雄酮（Androsterone），为第一个被发现具有雄性激素作用的物质，但效力太弱，无使用价值。1935 年又从动物睾丸中分离得到作用较强的睾酮（Testosterone），作用是雄酮的 7～10 倍，现已证明睾酮是睾丸分泌的原始激素，雄酮是它的代谢产物。

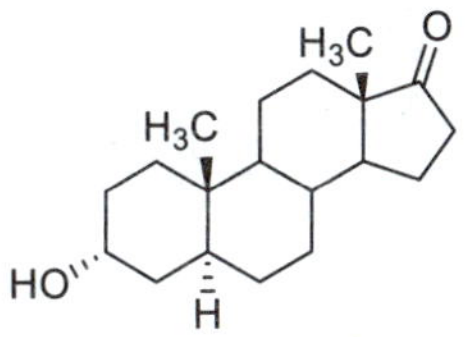

雄酮 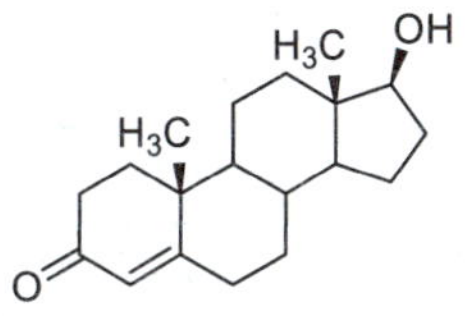　　　　　　　　　睾酮

睾酮在消化道易被破坏，因此口服无效。为增加其作用时间，将17位的羟基进行酯化，可增加脂溶性，减慢代谢速度，如睾酮的丙酸酯、戊酸酯及十一烯酸酯。考虑到睾酮的代谢易发生在17位，因此在17α位引入甲基得甲睾酮（Methyltestosterone），因空间位阻，降低了肝脏的氧化代谢速度。甲睾酮的口服吸收快，生物利用度好，不易在肝脏内被破坏，现作为常用的口服雄激素。

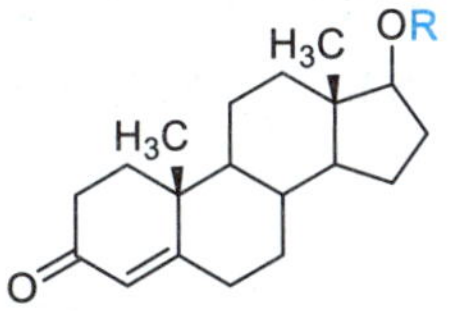

R=—COC$_4$H$_9$　睾酮戊酸酯

R=—COC$_{10}$H$_{21}$　睾酮十一烯酸酯

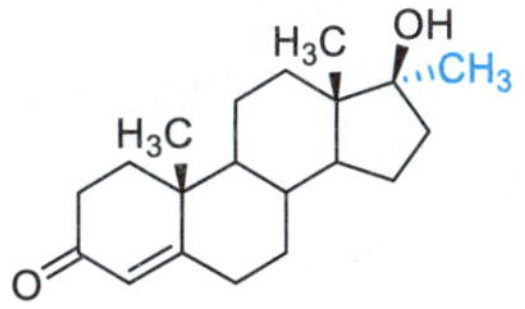

甲睾酮

丙酸睾酮　Testosterone Propionate

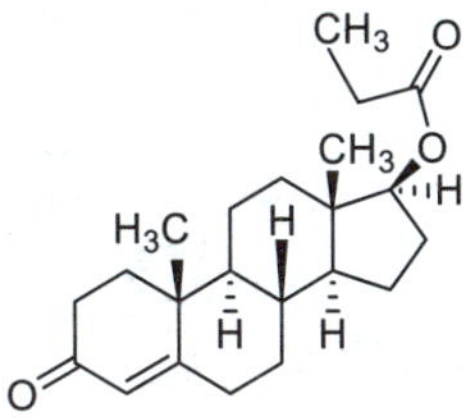

化学名为17β-羟基雄甾-4-烯-3-酮丙酸酯，(17β)-17-hydroxyandrost-4-en-3-one propionate，又称丙酸睾丸素、睾酮丙酸酯。

本品为白色结晶或类白色结晶性粉末；无臭。在三氯甲烷中极易溶解，在甲醇、乙醇或乙醚中易溶，在乙酸乙酯中溶解，在植物油中略溶，在水中不溶。$[\alpha]_D^{20} = +84° \sim +90°$（1%，乙醇）；熔点118～123℃。

本品口服在肝内迅速破坏而失效，故一般采用肌内注射。本品肌内注射后，吸收较慢，逐渐水解释放出睾酮起作用，其延效时间2～4d。

睾酮在体内的生物转化过程如下：二氢睾酮是睾酮在体内的活性形式，Δ^4-雄烯二酮的活性很小，是睾酮在体内的贮存形式，它不会与硫酸或葡萄糖醛酸结合而被排出体外。它们的活性比是二氢睾酮：睾酮：Δ^4-雄烯二酮＝150：100：10。雄甾酮和本胆烷醇酮及其与葡萄糖醛酸和硫酸酯形成的结合物主要通过肾脏排出。

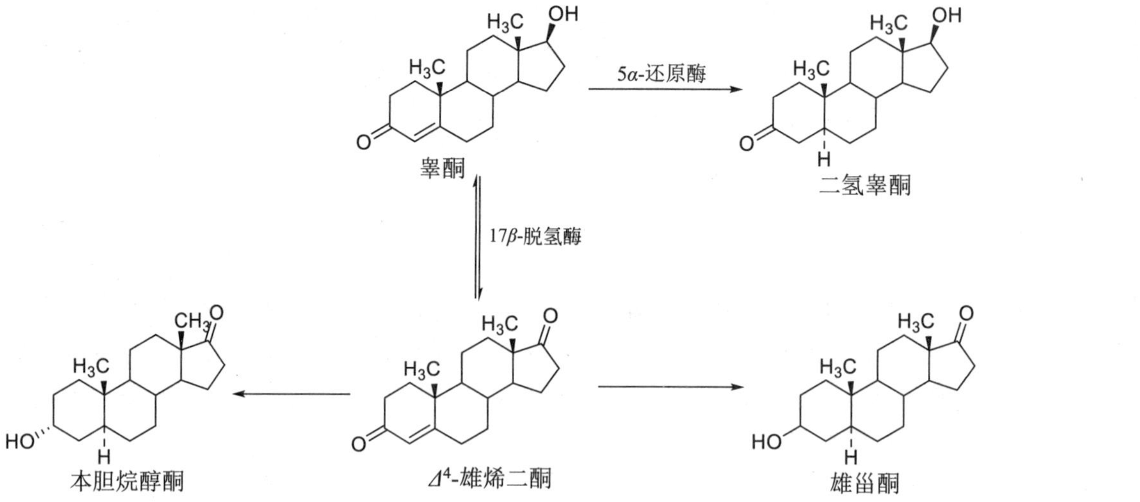

丙酸睾酮以去氢表雄酮为原料，经 Oppenauer 氧化，再还原得到睾酮及二氢睾酮的混合物，其中二氢睾酮可采用 MnO_2 氧化得睾酮。再用相应的酸酐或酰氯酯化睾酮即可得到丙酸睾酮。

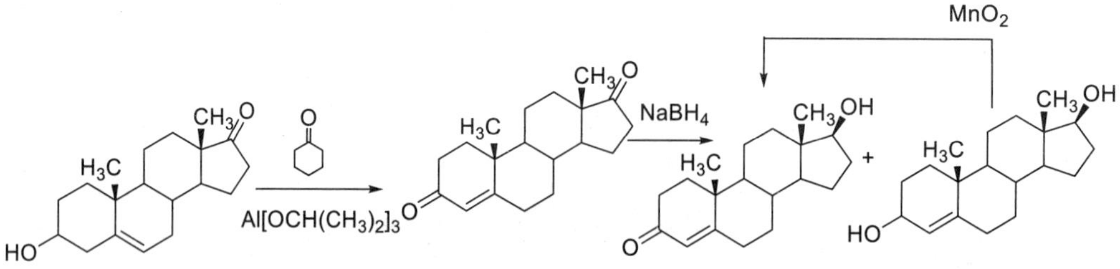

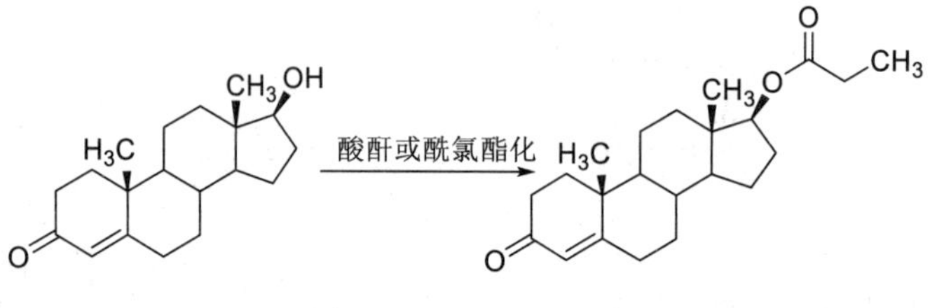

本品主要用于治疗无睾症、隐睾症、月经过多、功能性子宫出血、再生障碍贫血、老年骨质疏松等，也可用于治疗绝经前或绝经 5 年以内的晚期癌症，尤其是伴有骨转移者效果较好，还可用于治疗子宫肌癌、卵巢癌、肾癌、多发性骨髓癌等。

二、蛋白同化激素

蛋白同化激素（anabolic androgenic drugs）又称同化激素（anabolic steroids），是一种能够促进细胞的生长与分化，使肌肉发达，甚至是骨头的强度与大小增加的甾体激素。对雄性激素化学结构改造的主要目的是获得蛋白同化激素，希望降低雄激素活性，提高蛋白同化活性而得到的半合成激素类药物。雄性激素的活性结构专一性很强，对睾酮的结构稍加变动（如 19-去甲基、A 环取代、A 环骈环等修饰）就可使雄性激素活性降低，蛋白同化活性增加。而男性化副反应是本类药物的主要缺点。

在睾酮的结构中引入卤素的氯司替勃（Clostebol）和除去 19-角甲基得到的苯丙酸诺龙（Nandrolone Phenylpropionate），以及对甲基睾丸素 A 环进行改造得到的羟甲烯龙（Oxymetholone，康复龙）、司坦唑醇（Stanozolol，康力龙）和达那唑（Danazol），都是临床常用的蛋白同化作用药物。

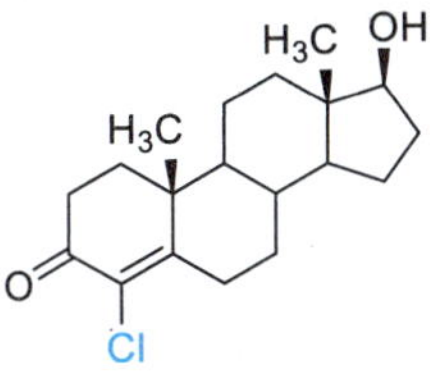

氯司替勃 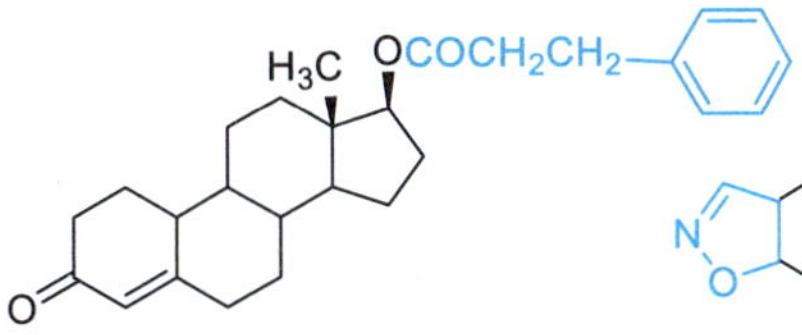　　　　　　　苯丙酸诺龙 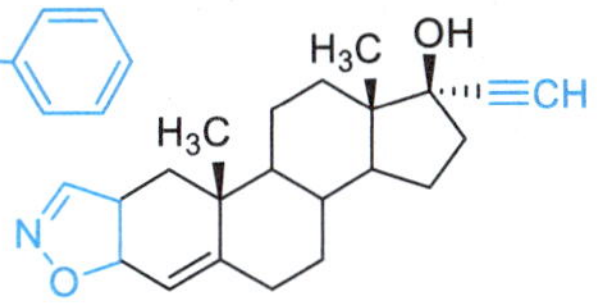　　　　　　　达那唑

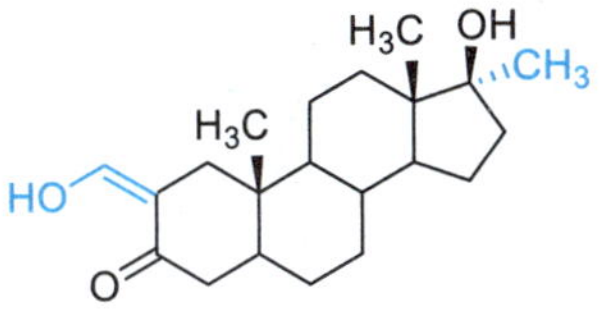

羟甲烯龙 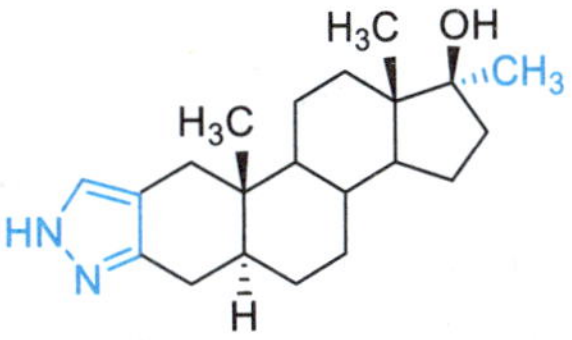　　　　　　　司坦唑醇

苯丙酸诺龙 Nandrolone Phenylpropionate

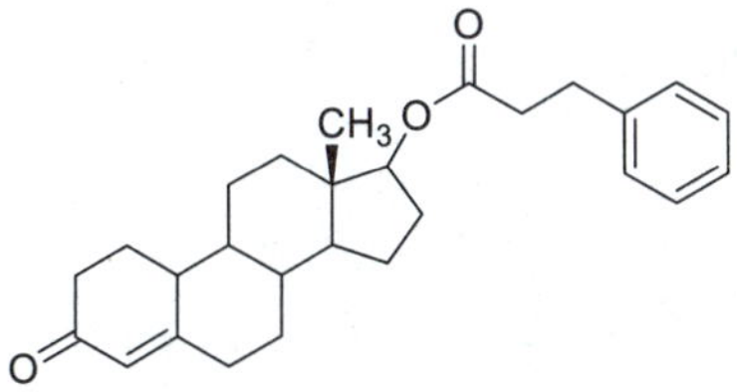

化学名为 17β-羟基雌甾-4-烯-3-酮-3-苯丙酸酯，17β-hydroxyestr-4-en-3-one-phenylpropionate，又名苯丙酸去甲睾酮。

本品为白色或类白色结晶性粉末；有特殊臭。在甲醇或乙醇中溶解，在植物油中略溶，在水中几乎不溶。[α] =+48°～+51°（1％，二氧六环）；熔点 93～99℃。

本品的合成是以 19 位无甲基的雌甾-4-烯-3,17-二酮为原料，先将 3-酮基用甲醇成缩酮保护，17-酮羰基因为 18-甲基的位阻不成缩酮，用硼氢化钾将其还原后，在吡啶催化下用苯丙酰氯酰化，最后除去 3 位的保护基，制得产品。合成路线如下：

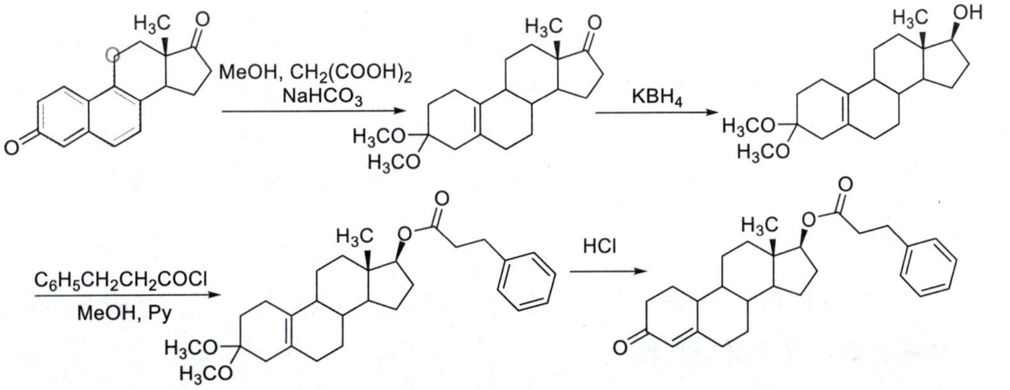

苯丙酸诺龙是 19-去甲基的雄激素类化合物。19 位失碳后雄激素活性降低，但同化激素的活性仍被保留，是最早使用的同化激素类药物。它能促进蛋白质合成并抑制蛋白质异生，同时能使钙、磷、钾、硫和肌酸积蓄，因此可使骨骼肌发育，适用于慢性消耗性疾病、严重灼伤、恶性肿瘤患者手术前后、骨折后不易愈合或严重骨质疏松、早产儿、生长发育显著迟缓、侏儒症和其他严重消耗性疾患。肌内注射可维持 2~3 周。长期使用时有轻微男性化倾向及肝毒性。

三、抗雄激素药物

抗雄激素药物（antiandrogen）是指在靶器官受体水平拮抗雄激素的药物，按作用机制可分为两类：一类是抑制雄激素生物合成的 5α-还原酶抑制剂，另一类是雄激素受体拮抗剂。

5α-还原酶是使睾酮转化为活性的二氢睾酮的重要酶。选择性地抑制 5α-还原酶可降低血浆和前列腺组织中二氢睾酮的浓度，减少雄性激素的作用。代表药物为非那雄胺（Finasteride），用于治疗良性前列腺增生。

雄性激素受体拮抗剂能与二氢睾酮竞争受体，阻断或减弱雄激素在其敏感组织的效应。临床用于治疗痤疮、前列腺增生和前列腺癌。代表药物为氟他胺（Flutamide），用于前列腺癌患者及痤疮的治疗，可与雄性激素竞争雄激素受体，抑制雄激素依赖性的前列腺癌细胞的生长，还能抑制雄性激素的生物合成。

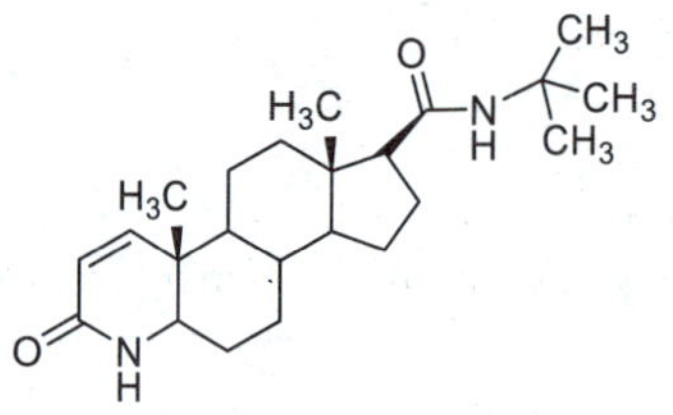

非那雄胺 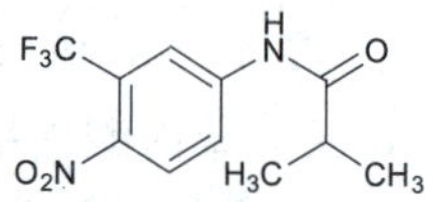　　　　　　　氟他胺

第三节　孕激素及抗孕激素药物

孕激素（progestogens）是雌性动物卵巢黄体细胞分泌的甾体激素，妊娠后逐渐改由胎盘分泌。孕激素对子宫内膜的分泌转化、蜕膜化过程、维持月经周期及保持妊娠等起重要的作用。孕激素临床用于预防先兆流产、治疗子宫内膜异位等妇科疾病。孕激素还能抑制脑垂体促性腺激素的分泌，从而阻滞了排卵，因而也是女用甾体口服避孕药的主要成分。

一、孕激素

目前临床使用的孕激素根据结构的不同可分为孕酮类孕激素及 19-去甲睾酮类孕激素。

1. 孕酮类孕激素及其衍生物

最重要的天然孕激素是黄体酮（Progesterone），又称孕酮，1934 年首次从孕妇尿中分离得到，1年后确定其化学结构是具有 Δ^4-3-酮的 C21 甾体。从化学结构来看，黄体酮与睾酮甾核的 Δ^4-3-酮完全一样，仅 17β 位前者是乙酰基后者是羟基。

黄体酮 Progesterone

化学名为孕甾-4-烯-3,20-二酮，pregn-4-ene-3,20-dione，又称孕酮、助孕素、孕烯二酮。

本品为白色或类白色结晶性粉末；无臭。在三氯甲烷中极易溶解，在乙醇、乙醚或植物油中溶解，在水中不溶。[α]＝＋186°～＋198°（1％，乙醇）；熔点 128～131℃。

本品在月经周期后期使子宫黏膜内腺体生长、子宫充血、内膜增厚，为受精卵植入做好准备；受精卵植入后则使之产生胎盘，并减少妊娠子宫的兴奋性，抑制其活动，使胎儿安全生长；在与雌激素共同作用下，促使乳房充分发育，为产乳作准备；使子宫颈口闭合，黏液减少变稠，使精子不易穿透，大剂量时通过对下丘脑的负反馈作用，抑制垂体促性腺激素的分泌，产生抑制排卵作用。

本品主要用于治疗习惯性流产、痛经、经血过多或血崩症、闭经等。口服大剂量也用于治疗黄体酮不足所致疾患，如经前综合征、排卵停止所致月经紊乱、良性乳腺病、绝经前和绝经期等。阴道给药可替代口服，特别对肝病患者。

本品口服经 1～3h 血药浓度达峰值，在吸收过程中经肠黏膜和肝脏中的 4-烯还原酶和 20-羟甾脱氢酶迅速代谢失活。故一般采用注射给药，但舌下含用或阴道、直肠给药也有效。本品油注射液肌内注射后迅速吸收，可持续 48h，在肝内代谢，约 12％代谢为孕二醇，代谢物与葡萄糖醛酸结合随尿排出。

以黄体酮为先导的结构改造研究，目标是得到可供口服的避孕药。考虑到孕酮类化合物失活的主要途径是 6 位羟基化、16 位和 17 位氧化或 3,20-二酮被还原成二醇，因而结构改变主要是在 C-6 及 C-16 位上引入占位基团，即 6 位引入烷基、卤素、双键或在 17 位引入乙酰氧基等。如：17α-乙酰氧基黄体酮的 6α-甲基衍生物，即醋酸甲羟孕酮（medroxyprogesterone acetate）；Δ^6-6-甲基衍生物，即醋酸甲地孕酮（Megestrol Acetate）及 Δ^6-6-氯衍生物，即醋酸氯地孕酮（Chlormadinone Acetate）。这些化合物都成为强效的口服孕激素，其活性分别是炔诺酮的 20 倍、12 倍及 50 倍，是目前最常用的口服避孕药。

醋酸甲羟孕酮　　　　　醋酸甲地孕酮　　　　　醋酸氯地孕酮

醋酸甲地孕酮 Megestrol Acetate

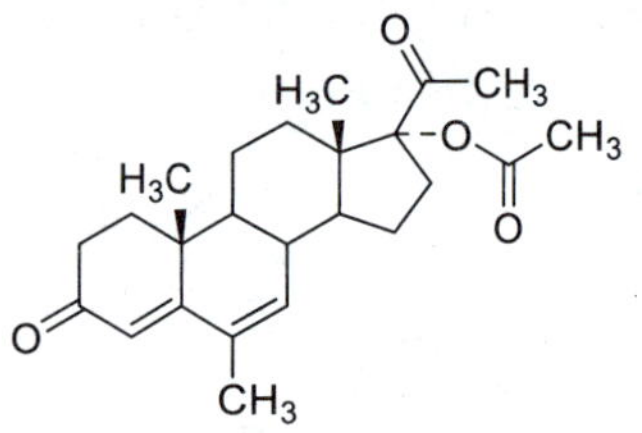

化学名为 6-甲基-17α-羟基孕甾-4,6-二烯-3,20-二酮-17-醋酸酯,17α-hydroxy-6-methyl-pregna-4,6-diene-3,20-dione acetate。

本品为白色或类白色结晶性粉末;无臭。在三氯甲烷中易溶,在丙酮或乙酸乙酯中溶解,在乙醇中略溶,在乙醚中微溶,在水中不溶。$[\alpha]_D^{25}=+9°\sim+12°$(5%,三氯甲烷);熔点 213~220℃。

合成时用 17α-羟基黄体酮为原料,先制成烯醚,再用 $POCl_3$ 及 DMF(Vilsmeier 试剂)进行甲基化。实际上一步反应就可得 6-亚甲基甾体,它用 $Pd/CaCO_3$ 为催化剂,以环己烯为供氢体进行氢化转位得甲地孕酮,反应时通过催化氢化还原得甲羟孕酮。

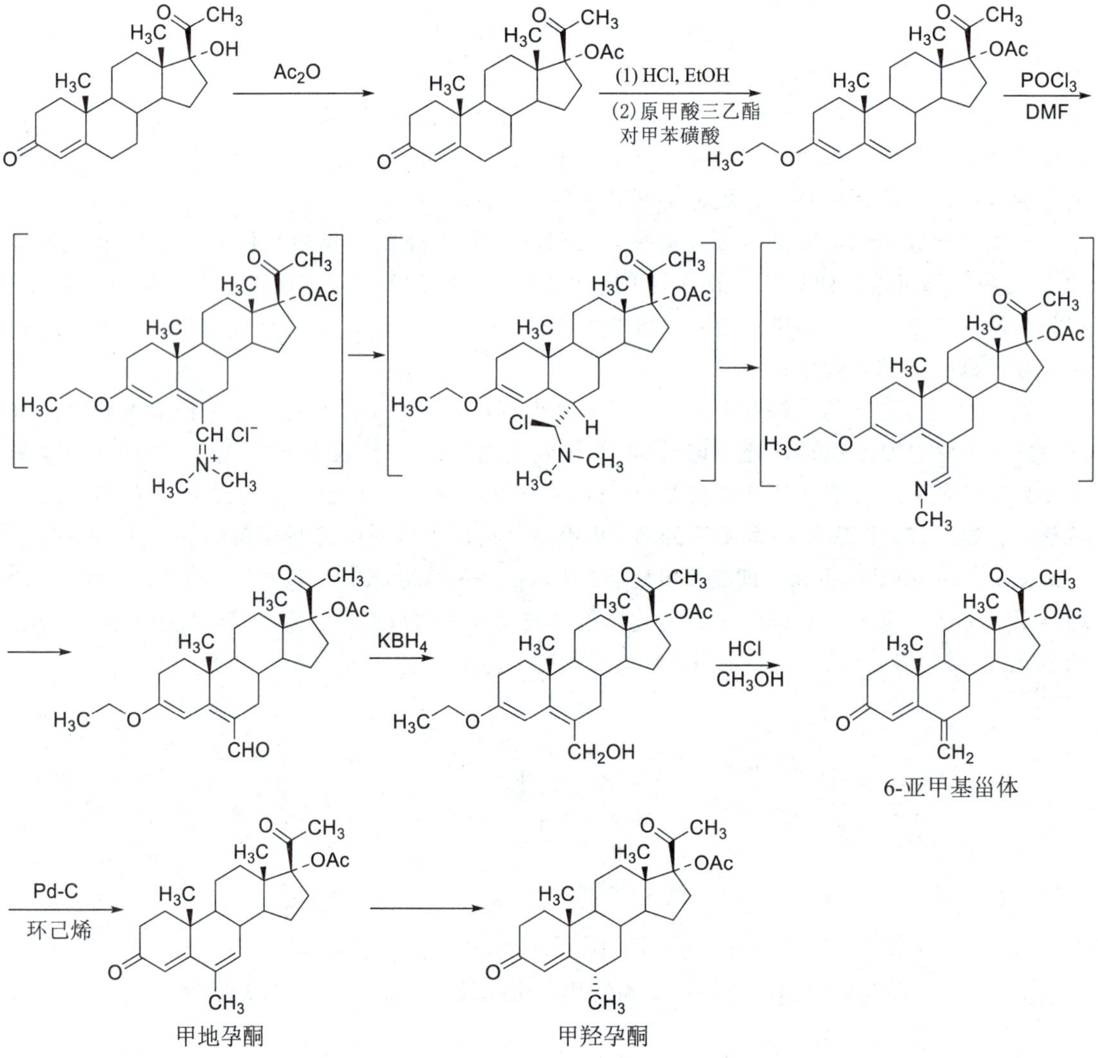

醋酸甲地孕酮为强效口服孕激素，注射也有效，可通过皮肤、黏膜吸收。常是各种长效、缓释、局部使用的避孕药的主药。无雌激素、雄激素或同化激素活性。进入体内后，大部分以其代谢物与葡萄糖醛酸结合物的形式从尿中排出。由于 $\Delta^6\text{-}CH_3$ 的取代，使甲地孕酮口服后不易被 6-羟基化而失活，口服有效。

醋酸甲地孕酮为高效黄体激素，除与雌激素配伍用作口服避孕药外，单独使用可作为速效避孕药。还可用于治疗月经不调、功能性子宫出血、子宫内膜异位症、晚期乳腺癌和子宫内膜腺癌等。

2. 19-去甲睾酮类孕激素

在寻找口服孕激素的研究中，最先上市的是睾丸酮的衍生物——乙炔睾丸素，即炔孕酮（妊娠素，Ethisterone）。它是在研究睾丸酮的 17α-烷基衍生物时偶然发现的。在 17α 位引入乙炔基后，意外地发现其雄激素的活性减弱而显示出孕激素活性，且口服有效。炔孕酮的口服活性比黄体酮强 15 倍，但仍具有约 1/10 睾丸酮的雄性激素活性。19-去甲基之后，得到炔诺酮（Norethisterone），其口服活性比炔孕酮强 5 倍。而雄激素活性仅为睾酮的 1/20，在治疗剂量很少显示出男性化的副作用。这一成功推动了人们对 19-去甲睾酮类化合物进行广泛和深入的研究，合成出许多具有特色的强效孕激素。

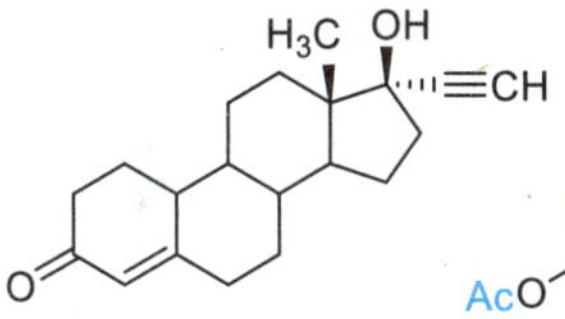

炔诺酮 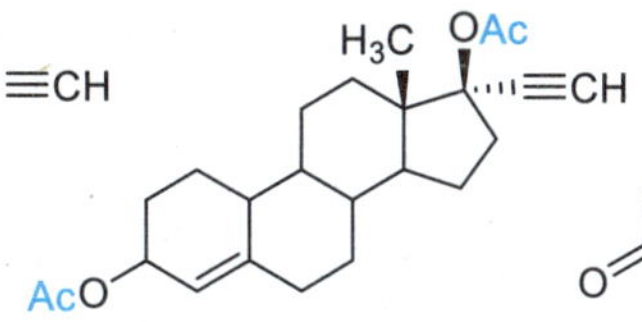　　　　　双醋炔诺醇 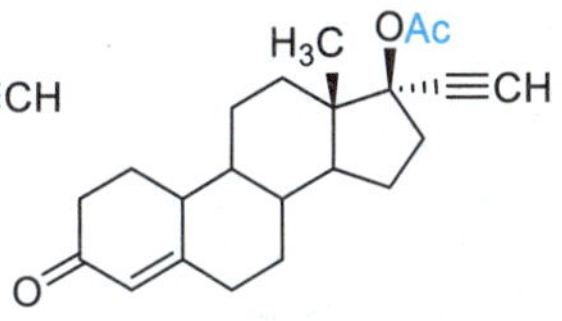　　　　　醋炔诺酮

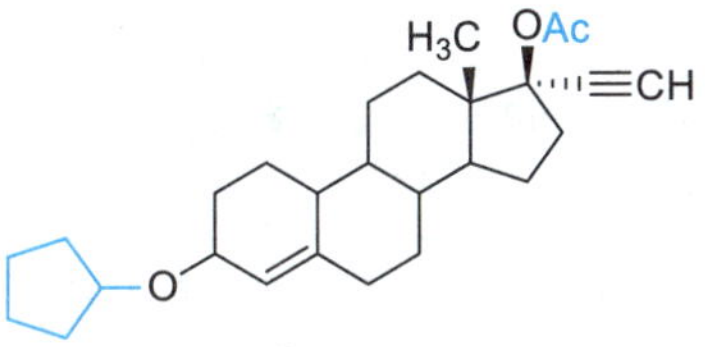

醋炔醚 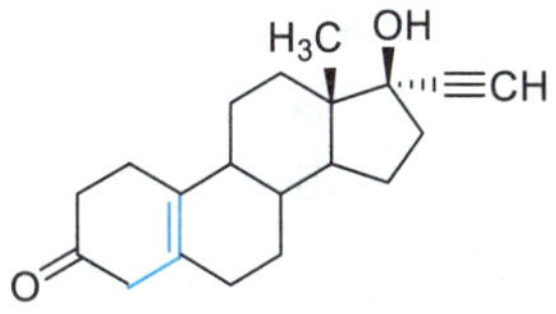　　　　　异炔诺酮

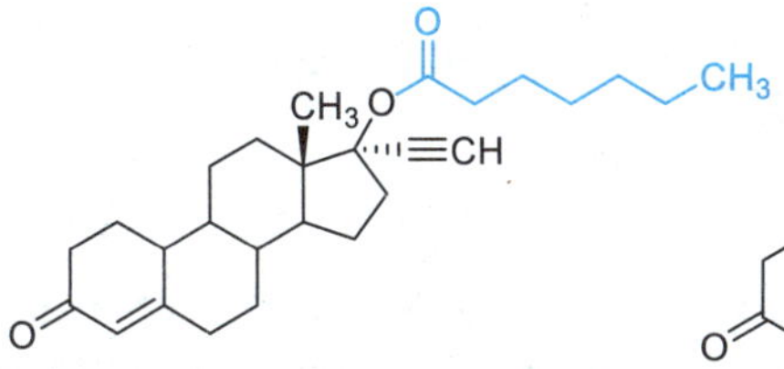

庚酸炔诺酮 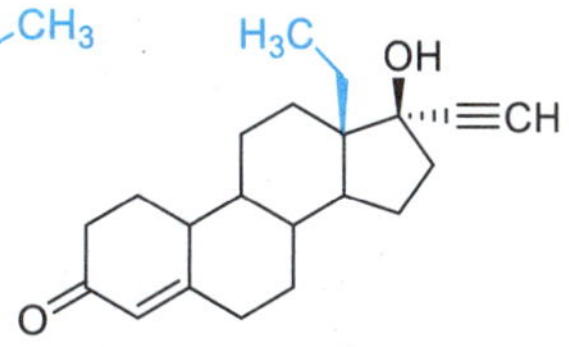　　　　　左炔诺孕酮

19-去甲睾酮类孕激素均有含两个碳的 17α-乙炔基，在结构上可以认为与孕甾烷的 17-乙基侧链相似。再加上其主要药理作用是孕激素的作用，故此类药物的化学命名大都选择孕甾烷为母体，用 19-去甲基表示相关结构。个别也有用雌甾烷作母体命名的。

炔诺酮 Norethisterone

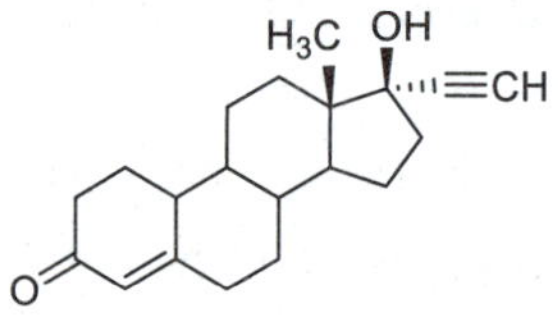

化学名为 17β-羟基-19-去甲-17α-孕甾-4-烯-20-炔-3-酮，17β-hydroxy-19-nor-17α-pregn-4-en 20-yn-3-one。

本品为白色或类白色粉末或结晶性粉末；无臭。在三氯甲烷中溶解，在乙醇中微溶，在丙酮中略溶，在水中不溶。$[\alpha]_D^{25} = -32° \sim -37°$（1%，丙酮），熔点 202～208℃。

炔诺酮的合成可从醋酸去氢表雄酮出发。先将其在冰醋酸中用漂白粉氯代，卤素加成在富电子的 5α 位，羟基在 6β 位。生成的加成物用四醋酸铅或氯代琥珀酰亚胺在碘催化下氧化，C-10 角甲基与 6β-羟基生成环醚。用铬酸使 3 位羟基氧化成酮，再在碱性条件下脱氯化氢即生成 Δ^4-3-酮。用锌粉还原开环，生成 C19-甲醇，用铬酸氧化成羧基。由于叔碳原子上的羧基极易脱羧，生成 19-去甲基甾体，乙炔化后即得产品炔诺酮。

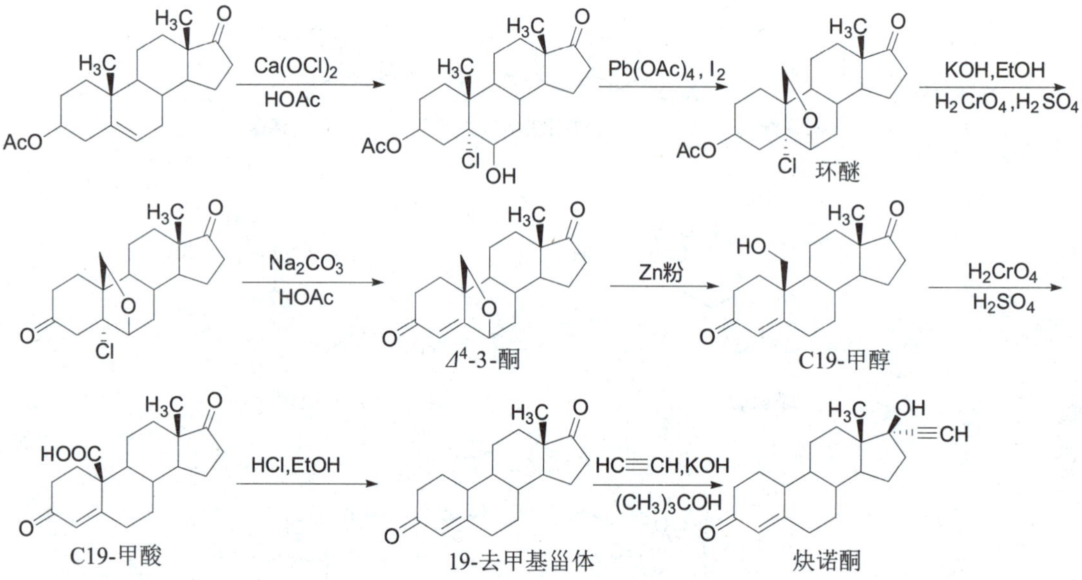

炔诺酮是口服有效的孕激素，能抑制垂体释放黄体生成素（luteinizing hormone，LH）和卵泡刺激素（follicle-stimulating hormone，FSH），抑制排卵作用比黄体酮强。临床上用于功能性子宫出血、痛经、子宫内膜异位等孕激素适应证。但不用于先兆流产，因为其维持妊娠的作用太弱。

炔诺酮是短效孕激素，口服后 0.5～4h 内达到峰值。为了能达到长效目的，将其 17 位羟基酯化后得到如庚酸炔诺酮（Norethisterone Heptanate），在油性溶剂中溶解制成长效针剂，注射一次可延效一个月。

3. 孕激素的构效关系

与雌激素不同，孕激素的结构专属性很高，稍微将黄体酮的结构改变，生理活性即消失或下降。经过大量孕激素衍生物的制备及活性研究，已总结出孕激素的构效关系，见图17-1。

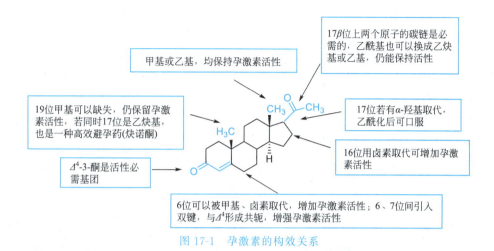

图 17-1 孕激素的构效关系

二、抗孕激素药物

抗孕激素药物（antiprogestogens）也称孕激素受体拮抗剂，主要拮抗孕激素与受体的作用。该类药物的选择性好，副作用较小。目前用于抗早孕和乳腺癌的治疗。

在 20 世纪 80 年代之前对抗孕激素的活性及构效关系已有许多研究，终因没有找到恰当的适应证，研究工作停滞不前。1982 年 Roussel-Uclaf 公司推出米非司酮（Mifepristone）作为抗早孕药物，不但促进了抗孕激素及抗皮质激素药物的发展，而且在甾体药物研究历史上起着里程碑的作用，它使得已经变得不甚活跃的甾体药物研究领域重新燃起了新的希望。

米非司酮 Mifepristone

化学名为 11β-[4-(N,N-二甲氨基)-1-苯基]-17β-羟基-17α-(1-丙炔基)-雌甾-4,9-二烯-3-酮，11β-(4-dimethylamino)phenyl-17β-hydroxy-17α-(1-propynyl)estra-4,9-dien-3-one。

本品为淡黄色结晶性粉末；无臭，无味。在甲醇或二氯甲烷中易溶，在乙醇或乙酸乙酯中溶解，在水中几乎不溶。$[\alpha]_D^{20}=+124°\sim+129°$（0.5%，二氯甲烷）；熔点192～196℃。

米非司酮的基本母核是 19-去甲炔诺酮，它的先导物是孕激素类化合物。由于在其 11β

位接上一个大体积的二甲氨基苯基,增加了与孕激素受体的亲和力并提高了稳定性;在 17α 位引入丙炔基而不是通常的乙炔,除了增加其化学稳定性,也增加了其亲和力;Δ^9 的引入减弱了孕激素活性,成为甾体药物新类型。

本品口服吸收迅速,肝脏首过效应显著。体内消除缓慢,消除半衰期约 $20\sim34h$,服药后 $72h$ 血药水平仍可维持在 $0.2mg/L$ 左右。口服 $1\sim2h$ 后血中代谢产物水平已超过母体药物,代谢产物为 N-去甲基化物、双去甲基化物和丙炔醇。主要代谢产物 N-去甲基化物与孕酮受体结合为米非司酮的 74.9%,抗早孕作用为米非司酮的 $1/3$。

米非司酮是孕激素受体拮抗剂。本身无孕激素活性,与子宫内膜孕激素受体的亲和力比孕酮高出 5 倍左右,体内作用的部位在子宫,不影响垂体-下丘脑内分泌轴的分泌调节。在妊娠早期使用可诱发流产。

奥那司酮(Onapristone)为口服抗孕激素药,用于终止妊娠,还可用于治疗子宫内膜异位及激素依赖性肿瘤,作用强度为米非司酮的 $3\sim10$ 倍;利洛司酮(Lilopristone)也是类似于米非司酮的口服抗孕激素药,它具有抗皮质激素活性。

奥那司酮

利洛司酮

> **知识拓展**
>
> **甾体避孕药**
>
> 甾体避孕药是指主要成分为孕激素、雌激素或两者的混合物组成的制剂。由于妇女的排卵、受孕、妊娠等规律易于识别和控制,所以目前行之有效的避孕措施都侧重于干扰排卵、阻断精子与卵子的结合及成长、抗着床或抗早孕等环节,这些措施都与干扰妇女体内雌激素、孕激素的正常水平相关。
>
> 1956 年 Pincus 首先利用 19-去甲基雄甾烷衍生物异炔诺酮(Norethynodrel)作为口服甾体避孕药,进行临床试验并获得成功。该孕激素在合成过程中,总是混有少量炔雌醇甲醚,临床试用的样品是一种混合物。有趣的是,当纯的异炔诺酮用于临床时,效果反有下降,长期服用后子宫内膜退化。后来人们就有意识地在孕激素中加入少量雌激素,结果与最初的试验一致,因而发明了这种复合避孕药。
>
> 甾体激素避孕药物按照其作用于生殖过程中卵细胞的产生、成熟、排卵、受精、着床及胚胎发育等不同环节而分为抑制排卵、抗着床、抗早孕等类型,根据用药方便性可制成各种给药途径及时效长短的剂型。使用甾体激素避孕是人类控制生育的重大突破,是甾体药物划时代的成就。

第四节 肾上腺皮质激素

肾上腺皮质激素（adrenocorticoid hormones）是指由动物肾上腺皮质分泌的甾体类激素，简称皮质激素。这类激素对维持生命有着重要的意义。

一、天然肾上腺皮质激素

1927年发现了肾上腺皮质的提取物对切除肾上腺皮质的动物有延长生命的作用，因此激起了对肾上腺皮质化学的研究。进行大量工作后，从肾上腺皮质中分离到47种甾醇类物质，其中7种化合物生理活性较强，即可的松(Cortisone)、氢化可的松（Hydrocortisone，又称皮质醇）、皮质酮（Corticosterone）、11-去氢皮质酮（11-Dehydrocorticosterone）、去氧皮质酮(Desoxycorticosterone)、17α-羟基-11-脱氧皮质酮(17α-Hydroxyl-11-deoxycorticosterone)及醛固酮(Aldosterone)。这些化合物具有环戊烷多氢菲甾体母核结构，其母核共有21个碳原子；A环均有Δ^4-3-酮基，为共轭体系，具有紫外吸收；C-17位上有α-醇酮基，具有还原性，有的药物C-17位上还有α-羟基；部分药物C-11位上有羟基或酮基。

可的松　　氢化可的松　　皮质酮　　11-去氢皮质酮

去氧皮质酮　　17α-羟基-11-脱氧皮质酮　　醛固酮

肾上腺皮质激素按其主要生理作用可分为糖皮质激素（glucocorticoids）和盐皮质激素（mineralcorticoids）。两者在结构上有明显的区别：糖皮质激素通常同时具有17α-羟基和11-氧（羟基或氧代）；而不同时具有17α-羟基和11-氧（羟基或氧代）的为盐皮质激素。盐皮质激素如醛固酮及去氧皮质酮，主要调节机体的水、盐代谢和维持电解质平衡。因只限于治疗慢性肾上腺皮质功能不全，临床用途少，未开发成药物；其代谢拮抗物如螺内酯，作为利尿药物使用。糖皮质激素主要与糖、脂肪、蛋白质代谢和生长发育等有密切关系，在临床上有极为重要的应用，如治疗肾上腺皮质功能紊乱及自身免疫性疾病、变态反应性疾病等，并且其治疗适应证还在不断扩大，如抗癌药、麻醉药、胆石溶解药、老年骨质疏松治疗药、抗放射性药物及减肥药等。但它们仍具有一些影响水、盐代谢的作用，可使钠离子从体内排出困难而发生水肿，视为糖皮质激素的副作用。

二、糖皮质激素的化学结构修饰

糖皮质激素化学结构修饰的主要目标集中在如何将糖、盐皮质激素的两种活性分开，以减少副作用。1953年偶然发现 9α-氟氢化可的松（9α-Fludrocortisone）的抗炎活性为氢化可的松的11倍，对水和电解质的作用约为氢化可的松的百倍，虽然没有达到去除副作用的目的，但由此引起科学家对其结构改造的极大兴趣。20世纪60~70年代，糖皮质激素的结构修饰成为当时最热门的研究课题之一。几乎世界所有的著名合成化学家都作了这方面的工作，在甾环上可能进行化学修饰的位置都引入了各种取代基。通过大量的构效关系研究，发现了一些专一性好、副作用极小的药物，取得满意的结果。

1. Δ^1衍生物

1955年在可的松和氢化可的松分子的1,2位引入双键，分别得到泼尼松（Prednisone）和氢化泼尼松（Hydroprednisone），二者的抗炎作用较母体提高3~4倍，不增加钠潴留作用。抗炎活性增强的原因可能是A环几何形状改变所致，从半椅式变为平船式构象，增加了与受体的亲和力和改变了药代动力学性质。

氟氢化可的松　　　　泼尼松　　　　氢化泼尼松

在A环1位中引入双键是一种成功的手段，后来开发的强效皮质激素药物分子中均带 Δ^1。

2. 6α-氟及 9α-氟衍生物

在甾体激素中引入氟原子，已成为获得强效糖皮质激素类药物的最重要手段。6α-或 9α-氟代皮质激素的活性显著增加，可能的原因是在引入 9α-氟原子后，增加了邻近 11β-羟基的离子化程度；引入 6α-氟原子后，则可阻止6位的氧化代谢失活。醋酸 6α-氟代氢化可的松（6α-Fludrocortisone acetate）及醋酸 6α-氟代泼尼松（6α-Fluoroprednisone acetate）的抗炎活性比未氟代的母体分别增大10倍和20倍，未增加钠滞留作用。

单纯 9α-氟代的皮质激素，抗炎活性和钠潴留作用同时增加，无实用价值。后发现同时再在其他部位，如C-16引入羟基并与 17α-羟基一道制成丙酮的缩酮；C-6引入卤素，可抵消 9α-氟代增加钠潴留作用，后成为优秀的糖皮质激素，如曲安西龙（Triamcinolone）、曲安奈德（Triamcinolone Acetonide）及氟轻松（Fluocinolone Acetonide）。

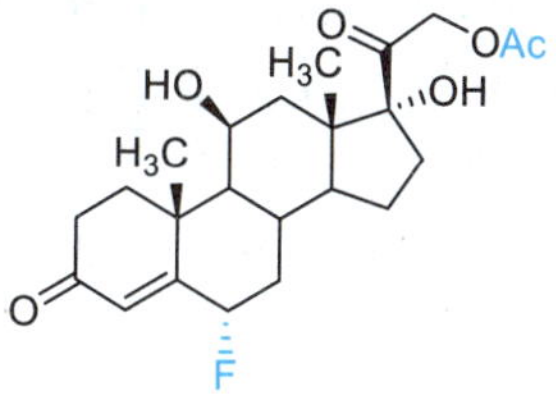

醋酸6α-氟代氢化可的松 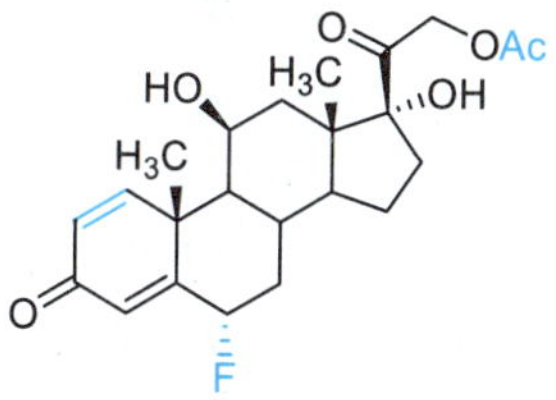　　　醋酸6α-氟代泼尼松

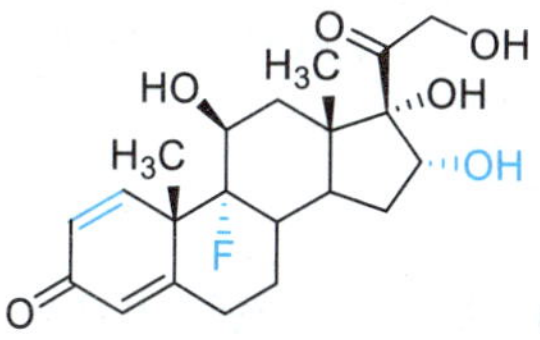

曲安西龙 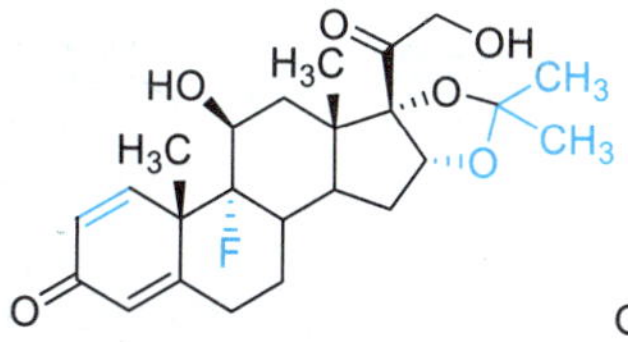　　　曲安奈德 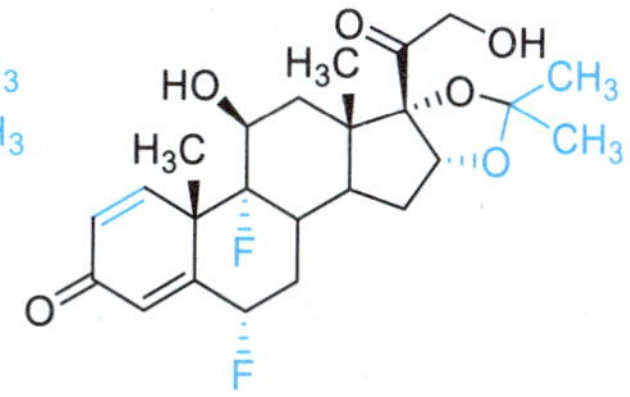　　　氟轻松

3. 16-甲基衍生物

在皮质激素中引入16-甲基使抗炎活性增加，钠潴留作用减少。在其他位置结构改变的基础上（Δ^1，9α-氟），再引入16-甲基得到地塞米松（Dexamethasone）和倍他米松（Betamethasone），是目前临床上应用最广泛的强效皮质激素。引入16-甲基后使抗炎活性增加的原因，主要是由于立体位阻妨碍了17位的氧化代谢。

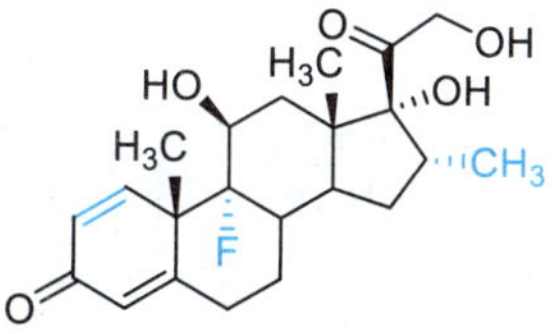

地塞米松 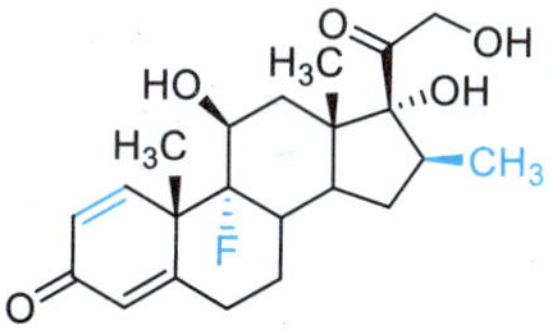　　　倍他米松

4. 21位酯化衍生物

这种结构修饰与前述的雌激素、孕激素药物一样，做成其前药。最常见的皮质激素的21位酯化化合物是乙酸酯，除可增加口服吸收率外，也可适应制备外用软膏剂的需要，增加其溶解性。目前已有各种酯的前药出现，如丙酸酯、缬草酸酯、磷酸酯等。

醋酸地塞米松 Dexamethasone Acetate

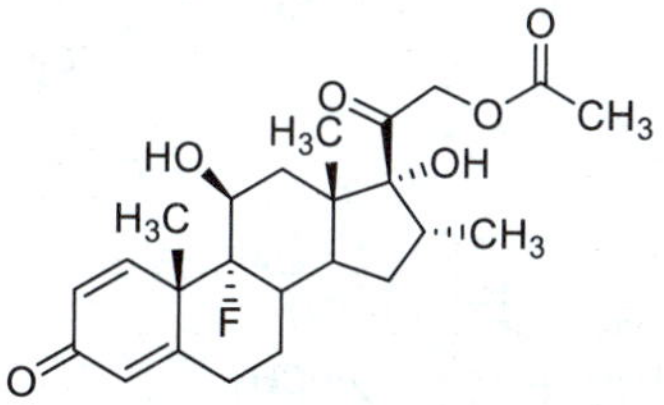

化学名为16α-甲基-11β,17α,21-三羟基-9α-氟孕甾-1,4-二烯-3,20-二酮-21-醋酸酯，(11β,16α,17α)-9α-fluoro-11,17,21-trihydroxy-16-methylpregna-1,4-diene-3,20-dione-21-acetate，又称醋酸氟美松、醋酸氟甲强的松龙。

本品为白色或类白色结晶或结晶性粉末；无臭，味微苦。在丙酮中易溶，在甲醇或无水乙醇中溶解，在三氯甲烷中略溶，在乙醚中极微溶解，在水中不溶。$[\alpha]_D^{20} = +82° \sim +85°$（1%，二氧六环）；熔点 223～233℃。

醋酸地塞米松在空气中稳定，但需避光保存。醋酸地塞米松具有 α-羟基酮结构，可以发生 Fehling 反应，其甲醇溶液与碱性酒石酸铜共热，生成橙红色的氧化亚铜沉淀。

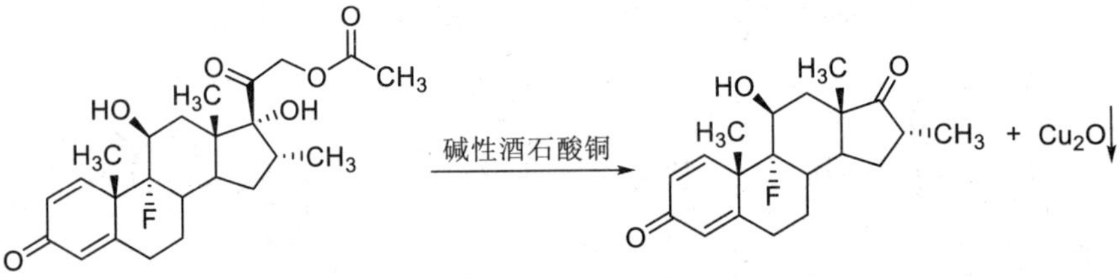

醋酸地塞米松的合成以醋酸妊娠双烯醇酮为原料，进行格氏反应，然后用格氏产物进行环氧反应，再水解得 16α-甲基-17α-羟基化合物。它在酸性下用三氧化铬氧化生成 16α-甲基-Δ^4-3-酮化合物。引入 21-醋酸酯及 11-羟基，再引入 9α-氟及 Δ^1 得产物醋酸地塞米松。

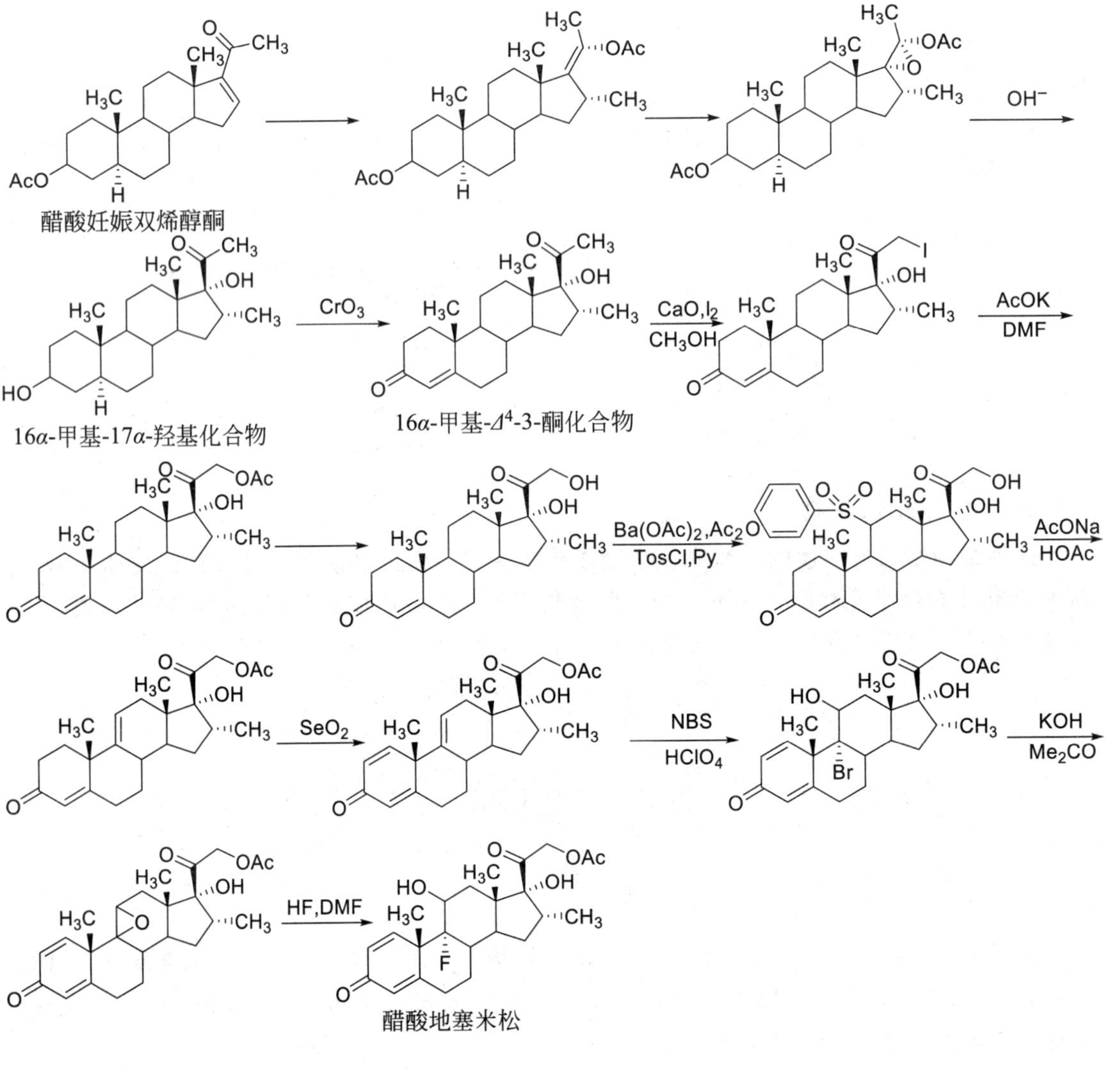

醋酸地塞米松用于治疗风湿性关节炎、湿疹、神经性皮炎及各种皮肤病，其作用与醋酸可的松相似，能抑制结缔组织增生，降低毛细血管壁和细胞壁的通透性，减少炎性渗出，并能抑制组织胺和其他毒性物质的形成和释放，但对糖代谢作用强，对电解质作用弱，为目前甾体皮质激素中作用较强、副作用（如水肿、高血压、肌无力等）较轻的一种药物。其抗炎作用约为氢化可的松的20～25倍，不引起钠潴留或钾损失。其注射液吸收缓慢、作用持久，几乎没有可的松、氢化可的松或醋酸氟氢可的松的盐代谢皮质激素作用。因此，不能用作补充疗法治疗肾上腺皮质激素不足症（如阿狄森氏病）。

本章小结

肾上腺皮质激素和性激素在化学结构上都含有一个环戊烷并多氢菲的甾体母核，因此也被称作为甾体药物。甾体药物按化学结构可分为雌甾烷、雄甾烷及孕甾烷类化合物；按其生理功能又可分为糖皮质激素、盐皮质激素、雄激素、雌激素和孕激素。

雌激素按结构可分为甾体雌激素和非甾体雌激素。抗雌激素药物可分为三类：选择性雌激素受体调节剂、选择性雌激素受体下调剂和芳构化酶抑制剂。

对雄激素化学结构改造的主要目的是获得蛋白同化激素。雄激素的活性结构专一性很强，对睾酮的结构稍加变动（如19-去甲基、A环取代、A环骈环等修饰）就可使雄激素活性降低，蛋白同化活性增加。抗雄激素药物按作用机制可分为两类：一类是抑制雄激素生物合成的5α-还原酶抑制剂，一类是雄激素受体拮抗剂。

孕激素类药物按结构可分为孕酮类孕激素及19-去甲睾酮类孕激素。与雌激素不同，孕激素的结构专属性很高，稍微将黄体酮的结构改变，生理活性即消失或下降。抗孕激素药物也称孕激素受体拮抗剂，主要拮抗孕激素与受体的作用。

肾上腺皮质激素的生理作用有较高的结构专属性，骨架全反式对活性是必需的。结构特点一般17位均有一个羟甲基酮基，并在A环上具有Δ^4-3-酮基。由于糖皮质激素在临床的广泛应用，对其结构修饰成为最热门的研究课题之一，11-羟基化合物是体内的活性形式，结构改变常以它为先导化合物。

思考题

1. 甾体药物按结构特征可分为哪几类？
2. 天然的雌激素、雄激素、孕激素、糖皮质素的结构特征是什么？
3. 如何使天然雌激素、雄激素的口服稳定性增加？作用时间延长？举例说明。
4. 如何使雄激素的蛋白同化作用增加？举例说明。
5. 合成的孕激素的结构类型有哪些？每类举2例药物。
6. 如何使糖皮质激素的抗炎作用增加？

第十八章

新药研究的基本途径与方法

新药研究与开发是一个系统工程,涉及多个学科和领域,包括药物化学、药理学、药剂学及相关基础学科,如有机化学、生物化学、分子生物学、生物信息学和计算机科学。药物化学的根本任务是设计和发现新药,新药设计的目的是寻找具有高效、低毒的新化学实体(new chemical entities,NCEs)。

新药从发现到上市主要经过两个阶段,即新药发现和开发阶段。新药发现又分四个阶段:第一阶段是靶点的识别和选择,第二阶段是靶标的优化和活性评价体系的建立,第三阶段是先导化合物的发现(lead discovery),第四阶段是先导化合物的优化(lead optimization)。药物化学研究的重点是后两个阶段。

先导化合物(lead compound)简称先导物,又称原型物,是指通过各种途径得到的具有一定生理活性的化学物质。先导化合物的发现是对大量的化合物进行筛选,找到先导化合物。在先导化合物被确定后,因先导化合物存在的某些缺陷,如活性不够强、化学结构不稳定、毒性较大、选择性不好、药代动力学性质不合理等,需要针对其各种缺陷,继续进行进一步的化学修饰研究,找出活性高、毒性低、选择性强的化合物,这一过程称为先导化合物的优化。本章讨论的主要内容是如何发现先导化合物以及对先导化合物进行化学结构修饰以改善其药物性质。

第一节 先导化合物的发现

发现先导化合物的途径和方法很多,但总体而言先导化合物的来源大体可分为两方面,即天然产物和人工合成。早期主要是从天然产物的活性成分发现先导物,或是随机地偶然发现先导物。先导化合物的发现途径和方法很多,本节主要介绍常见的几种先导化合物发现手段。

一、从天然产物活性成分中发现先导化合物

天然产物是人类使用最早的药物,包括从植物、微生物、海洋生物及动物中得到的化合

物。天然产物往往具有结构多样性和复杂性，独特的药理活性，有效成分含量低等特点，是先导化合物的重要来源之一。我国有悠久的中医药使用历史，中医药文化源远流长，为新药研究提供了重要的基础。从天然产物中提取分离得到的有效成分，既有直接作为药物用于临床，比如利血平、奎宁、吗啡、氯霉素等，也有作为先导物经结构优化后用于临床的，比如喜树碱、青霉素等。

青蒿素（Artemisinin）是我国从中药黄花蒿中发现的抗疟有效成分，是一类含有过氧桥的倍半萜内酯化合物，我国科学家屠呦呦因此获得了 2015 年的诺贝尔生理学或医学奖。以青蒿素作为先导物，对其 10 位结构优化得到醚和酯类结构，如蒿甲醚（Artemether）和青蒿琥酯（Artesunat）活性均超过青蒿素。蒿甲醚对产生多药耐药性的疟原虫有效，青蒿琥酯水溶性增加，可注射给药。

青蒿素　　　　蒿甲醚　　　　青蒿琥酯

> **知识拓展**
>
> **青蒿素的发现**
>
> 疟疾是一类经蚊叮咬或输入带疟原虫者的血液而感染疟原虫所引起的虫媒传染病。越南战争期间，由于特殊的地理环境，大量士兵感染了疟疾。在当时疟疾主要由金鸡纳树皮提取物奎宁进行治疗，但是奎宁治疗作用不佳，且长期使用容易产生耐药性。为了解决这一情况，1967 年党中央成立了"523"项目组，召集了全国 60 多家科研单位、500 余名科研人员组成科研攻关团队，主要任务就是从中草药中寻找抗疟新药。其中屠呦呦所在团队是中医研究院中药研究所，专门负责青蒿抗疟的研究。早期采用传统的热水煎煮青蒿，但是疗效不佳。经过遍查医书，屠呦呦团队发现东晋葛洪所著的《肘后备急方》提到："青蒿一握，以水两升渍，绞取汁，尽服之"，这里的"绞"就是冷榨。经过反复的失败后，屠呦呦提出采用低沸点的乙醚萃取青蒿，其提取物抗疟活性高达 95%～100%。后经中科院上海有机所和生物物理所进行结构鉴定，确定了青蒿素的结构。

微生物及其次级代谢物也是先导物的重要来源，人类已从细菌、真菌培养液中分离出很多抗生素和次级代谢物用于临床，如青霉素、四环素、博来霉素和洛伐他汀等，这些药物在抗感染、治疗癌症等方面发挥了重大作用。以青霉素（Penicillin）做先导物进行结构改造，得到了一系列些耐酸、耐酶及广谱的 β-内酰胺类抗生素。在青霉素 G 的酰胺基 α 位引入吸电子基团的化合物，得到非奈西林（Pheneticillin），其抗酸效果强、口服吸收良好。在青霉素的侧链引入带极性亲水性基团得到半合成青霉素阿莫西林（Amoxicillin），具有广谱类抗菌效果。

第十八章　新药研究的基本途径与方法

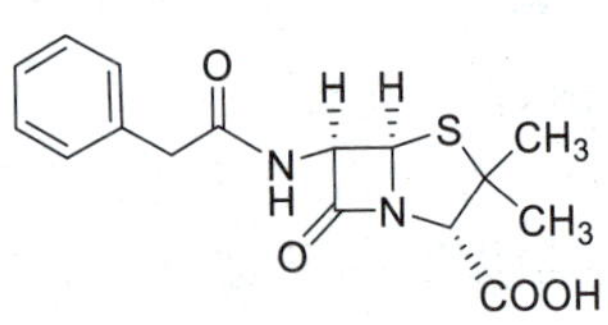

青霉素 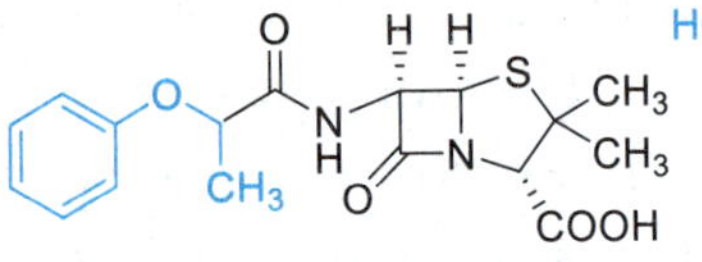 非奈西林 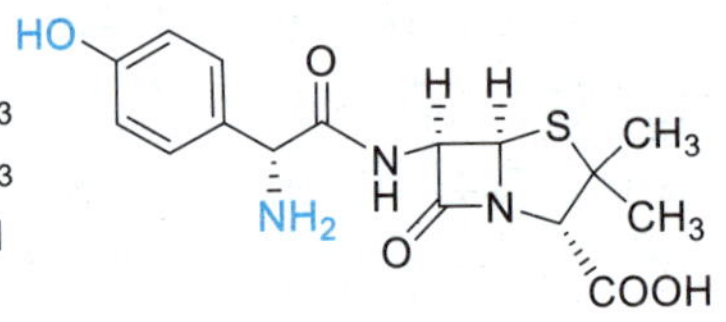 阿莫西林

降血脂药物羟甲戊二酰辅酶 A（HMG-CoA）还原酶抑制剂先导化合物的发现也起源于微生物。1976 年日本科学家远藤章（Akira Endo）首次从橘青霉菌的代谢物中分离出具有抑制 HMG-CoA 还原酶活性的美伐他汀（Mevastatin），但是美伐他丁由于其在狗肠道表现出的致畸作用未能成功上市，后继又分出洛伐他汀（Lovastatin），洛伐他汀与美伐他丁结构非常相似，只有一个甲基的区别。临床前药理结果显示，洛伐他定无致畸作用，得以成功上市。以洛伐他汀作为先导，将内酯环打开，结构改造得到第一个全合成的 HMG-CoA 还原酶抑制剂氟伐他汀（Fluvastatin），其侧链上的羟基羧酸，与洛伐他汀开环结构类似。

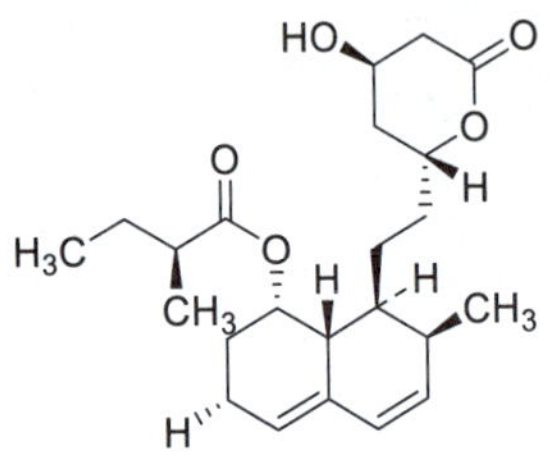

美伐他汀 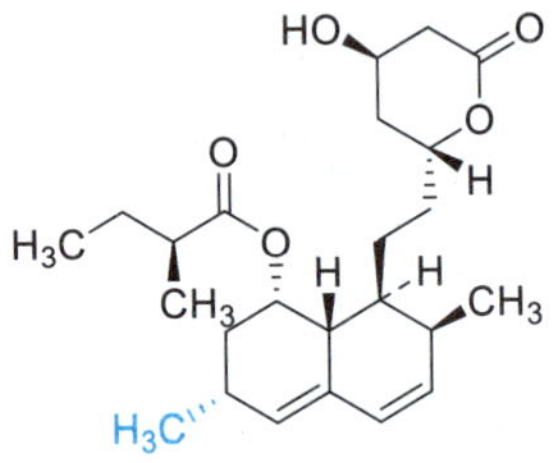 洛伐他汀 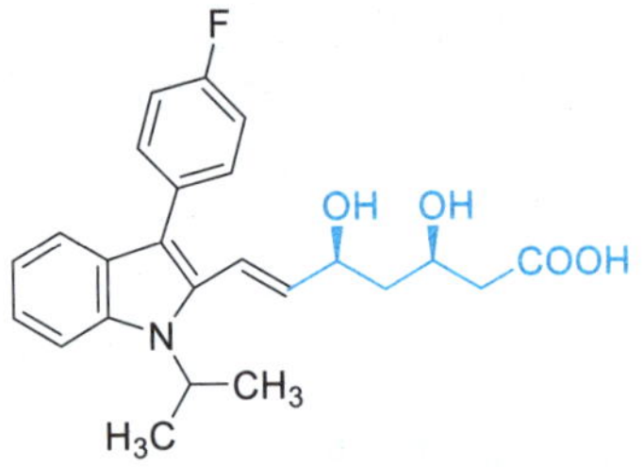 氟伐他汀

从巴西毒蛇的毒液中分离出的含 9 个氨基酸残基的九肽替普罗肽（Teprotide），对血管紧张素转化酶有特异性的抑制作用，具有降低血压的作用，但不能口服。通过对血管紧张素转化酶（ACE）的结构特点研究，设计并合成出可以口服的非肽类 ACE 抑制剂卡托普利（Captopril）。以卡托普利为先导化合物，依那普利（Enalapril）、赖诺普利（Lisinopril）、雷米普利（Ramipril）以及福辛普利（Fosinopril）等不断被开发，它们的活性强于卡托普利，副作用小，而且作用时间长。

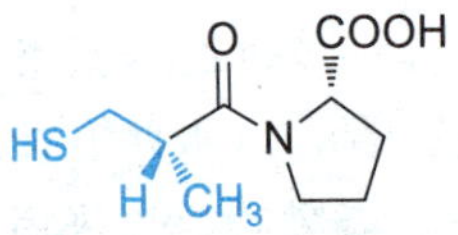

卡托普利 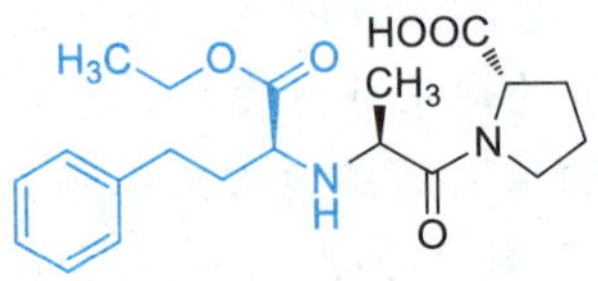 依那普利

二、以现有药物作为先导化合物

1. 从代谢产物中发现新药

药物在体内代谢，可能被活化，也有可能失活，甚至有可能转变为毒性代谢物。大部分药物在体内代谢的结果主要是失活和排出体外。但有些药物却发生代谢活化或产生其他新的作用，转化为保留活性、毒副作用小的代谢物，这样的代谢产物可成为新的先导化合物。研究药物代谢过程和发现活性代谢物是寻找先导化合物的途径之一。

偶氮化合物百浪多息（Prontosil）在体外抑菌实验中无活性，但注射到动物体内可以抑制葡萄球菌的感染。研究发现百浪多息在体内经肝脏细胞色素 P450 酶代谢成活性代谢物磺胺（Sulfanilamide），成为基本抗菌药物。以磺胺为先导化合物，对氨基苯磺酰胺为基本母核，将磺酰胺氮上的氢以各种杂环取代，由此曾开发出 50 多种磺胺类抗菌药。

百浪多息　　　　磺胺

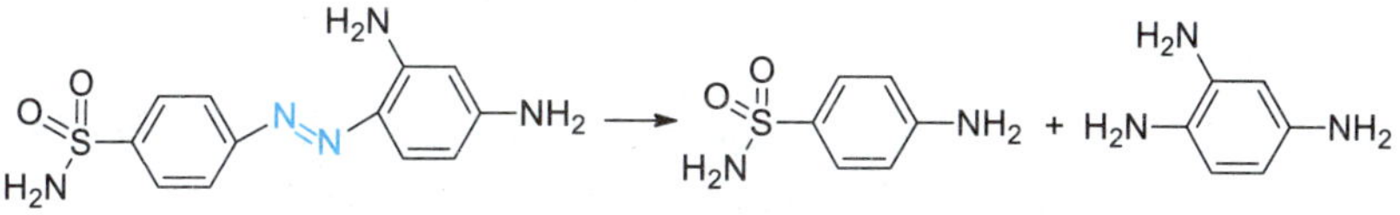

2. 从临床药物的副作用或者老药新用途中发现新药

临床药物的常见副作用包括恶心、呕吐、中枢抑制、口干、胃肠道刺激等，通过观察某些药物的副作用，研究其产生不良反应的作用机制，可以现有药物为先导物，开发出具有新治疗作用的药物。异丙嗪（Promethazine）是 H_1 受体拮抗剂，临床用于抗过敏，但是其具有一定的中枢抑制作用。在研究其构效关系时发现将吩噻嗪环 N 取代的支链的异丙基用直链的丙基替代时，抗过敏作用进一步下降，而精神抑制副作用增强，由此启发找到了治疗精神病的新先导化合物氯丙嗪（Chlorpromazine），通过进一步对氯丙嗪的取代基、侧链、三环分别进行改造设计，开发出吩噻嗪类抗精神病药物。

异丙嗪

氯丙嗪

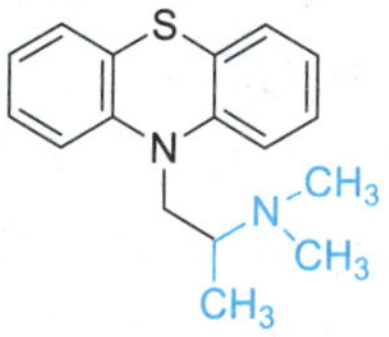

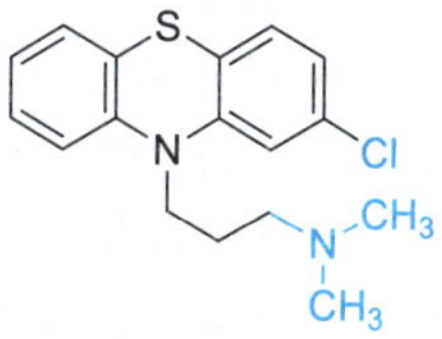

3. 以现有突破性药物作为先导化合物

某些疾病治疗的突破性药物，不仅在医疗效果方面，而且在医药市场上也取得了较大的成功。在药物研发中常常选择这些药物作先导物，对此进行结构优化，希望得到比原突破性药物活性更好或者药代动力学更优的药物。西咪替丁（Cimetidine）是第一个 H_2 受体拮抗剂，吸收迅速，具良好的抑制胃酸作用。但对细胞色素 P450 酶有较强的抑制作用，使与其他同时使用的药物毒性增加。用环等当体对其进行结构改造，将咪唑环用二甲氨基甲基呋喃环置换，得到第二代的 H_2 受体拮抗剂雷尼替丁（Ranitidine），活性超过西咪替丁，而且没有酶抑制作用，再将呋喃环用噻唑环或苯环替代，分别得到法莫替丁（Famotidine）和罗沙替丁（Roxatidine）。

西咪替丁

雷尼替丁

法莫替丁

罗沙替丁

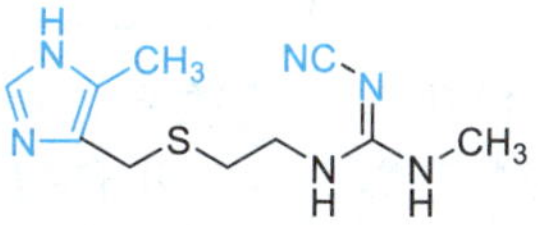

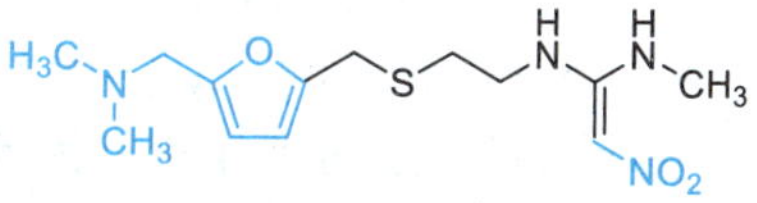

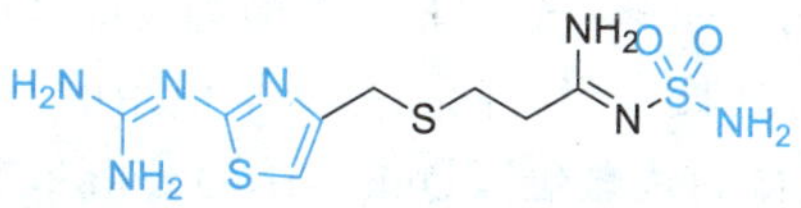

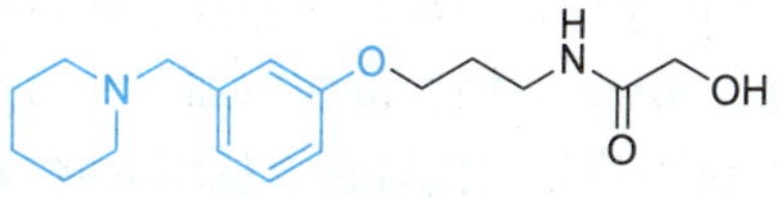

> **知识拓展**
>
> 原型药物：随着对生理生化机制的了解，得到了一些疾病治疗的突破性药物，这些药物不仅在医疗效果方面，而且在医药市场上也取得了较大的成功，这些药物通常被称为原型药物（prototype drug）。
>
> "me-too"药物：化学结构与已有药物非常相似，但生物活性略有差别的药物。该类药物具有自己知识产权，其药效和同类的突破性的药物相当，或者可能得到比原"突破性"药物活性更好或有药代动力学特色的药物。
>
> 原研药：即指原创性的新药，经过对成千上万种化合物层层筛选和严格的临床试验才得以获准上市，一般需要花费15年左右的研发时间和数亿美元。
>
> 仿制药：是指与商品名药在剂量、安全性和效力（不管如何服用）、质量、作用以及适应证上相同的一种仿制品（copy）。

4. 从药物合成的中间体中发现先导化合物

由于某些药物合成的中间体与目的化合物结构上有相似性，认为中间体可能具有类似或拮抗的药理活性，因此从药物合成的中间体中发现先导化合物也是重要的途径之一，例如抗肿瘤药物环胞苷的发现。阿糖胞苷（Cytarabine）是干扰DNA合成的抗肿瘤药物，由于给药后会在肝脏迅速被胞嘧啶脱氨酶催化脱去氨基，生成无活性的尿嘧啶阿糖胞苷，故作用时间很短。阿糖胞苷是以D-阿拉伯糖为起始原料，经多步反应生成环胞苷（Cyclocytidine），再用氨水开环得到。后来发现其中间体环胞苷不仅具有较强的抗肿瘤作用且副作用轻，而且在体内代谢速度比阿糖胞苷慢，故作用时间长，可用于各种白血病的治疗。

D-阿拉伯糖 → → → 环胞苷 $\xrightarrow{NH_4OH}{CH_3OH \ HCl}$ 阿糖胞苷

三、以活性内源性物质作为先导化合物

人体内源性活性物质包括受体、酶、激素、神经递质、内分泌系统及其释放的调节物质、活性多肽等，研究这些生化反应和生理调节过程，是新药设计的靶点，也是先导化合物的源头之一。例如雌二醇（Estradiol）是一类人体存在的雌性激素，本身活性相当高，$10^{-10} \sim 10^{-8}$ mol/L 浓度下就可产生药理作用，因此对雌二醇为先导化合物的结构改造，其主要目的往往不是为了提高活性，而是为了能够口服或能够使之长效，作用专一、减少副作用。为了延长半衰期，对雌二醇的羟基进行酯化，如雌二醇的3-苯甲酸酯，即苯甲酸雌二醇（Estradiol Benzoate），因脂溶性增加，注射后可延长作用时间，是最早使用的雌激素前药。在雌二醇17位乙炔化，同时在3位引入环戊基得到炔雌醚（Quinestrol），由于五元脂环的引入，增加了其在人体脂肪球中的溶解度，口服后可贮存在体内脂肪中缓慢释放代谢为炔雌

醇而生效，作用可维持一个月以上，为长效雌激素。

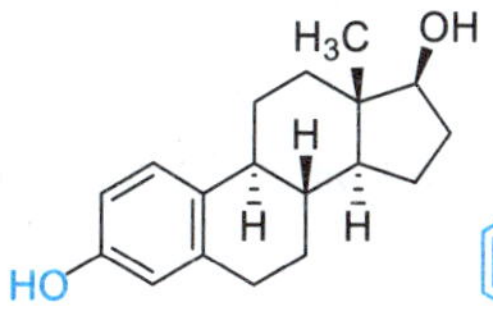

雌二醇 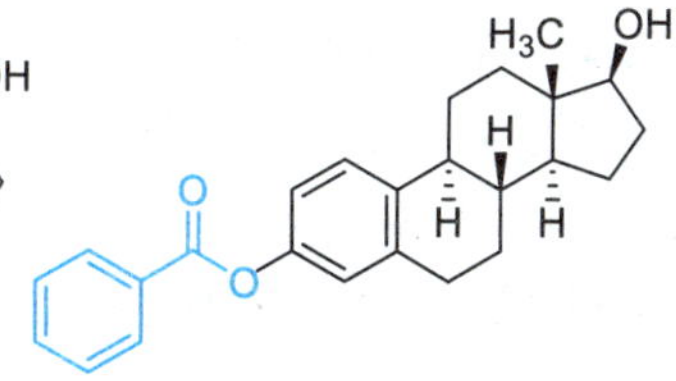　　　　　苯甲酸雌二醇 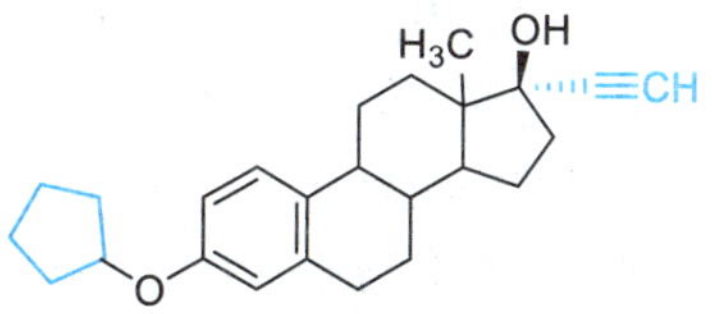　　　　　炔雌醚

四、通过偶然事件或随机机遇发现先导化合物

在药物化学发展历史中，通过偶然事件或意外发现先导化合物和新药的例子很多。青霉素的发现就是典型的事例。此外，心血管药物普萘洛尔（Propranolol）是β受体阻断剂，但却是在研究β受体激动剂时意外发现的。异丙肾上腺素（Isoprenaline）是常用的β受体激动剂，在对其进行结构改造时，当3,4-羟基用氯取代后得到3,4-二氯肾上腺素（3,4-Dichloroisoprenaline），可拮抗β受体作用，但同时还具有较强的内在拟交感活性，是部分肾上腺素受体阻断剂。进一步用萘环替代苯环，得到丙萘洛尔（Pronethalol），几乎没有肾上腺素能作用，是完全的阻断剂，但有致癌副作用。进一步在丙萘洛尔的芳基乙醇胺结构中引入一个氧亚甲基，得到侧链为芳氧丙醇胺类的普萘洛尔（Propranolol）。普萘洛尔是一个应用于临床的β受体阻断剂，基本没有β受体激动作用，也未发现致癌倾向，在心血管药物中占有重要的地位。

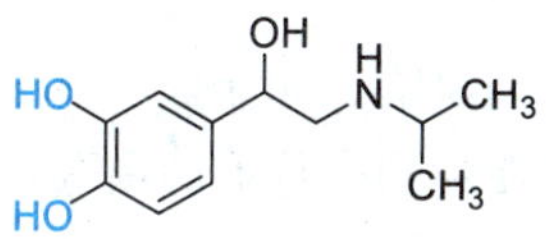

异丙肾上腺素 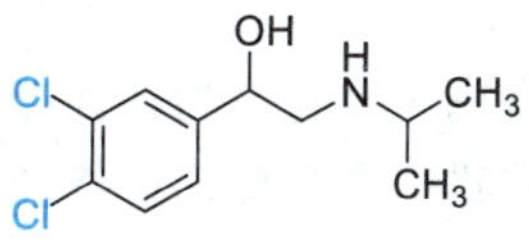　　　　　3,4-二氯肾上腺素

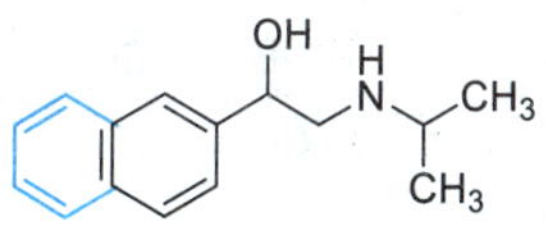

丙萘洛尔 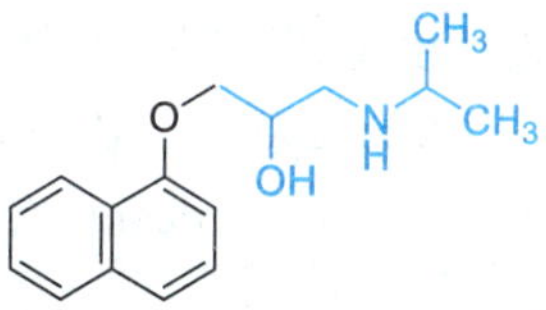　　　　　普萘洛尔

五、利用组合化学和高通量筛选法发现先导化合物

组合化学（combinatorial chemistry）是一门将化学合成、组合理论、计算机辅助设计及自动化装置结合一体，并在短时间内将不同构建模块，根据组合原理、系统反复连接，从而产生大批的分子多样性群体，形成化合物库（compound library），然后运用组合原理，对库成分进行筛选优化，得到可能的有目标性能的化合物结构。组合化学是近十几年才发展起来的新合成技术与方法，利用自动化的合成仪、新的合成思路，快速合成数目巨大的化学实体，同时配合高通量筛选（high-throughput screening，HTS），为发现和优化先导化合物提供了新的途径。组合化学合成包括化合物库的制备、库成分的检测及目标化合物的筛选三个步骤。化合物库的制备包括固相合成和液相合成两种技术，一般模块的制备以液相合成为

主,而库的建立以固相合成为主,设计组合合成方法时可以平行地合成,也可以系统地合成,或混合地进行合成。

高通量筛选利用生物化学、分子生物学、分子药理学和生物技术的研究成果,以自动化操作系统执行试验过程,借助灵敏快速的检测仪器采集实验结果数据,采用计算机分析处理实验数据,在同一时间检测数以千万样品的技术体系,具有微量、快速、灵敏和准确等特点。高通量筛选是以随机筛选和广泛筛选为基础的,实际已成为寻找新先导化合物的高效率方法。

六、通过计算机辅助药物筛选寻找先导化合物

计算机辅助药物设计(computer-aided drug design,CADD)是以计算机化学为基础,利用计算机的快速计算功能,通过计算机的模拟和计算受体与配体相互作用,设计和优化先导化合物的方法。计算机辅助药物设计实际上就是通过模拟和计算受体与配体的这种相互作用,进行先导化合物的优化与设计。计算机辅助设计是药物设计的新热点,目前已经成为一种不可缺少的独立的研究方法。通常,当获得受体大分子的三维结构以及与药物结合部位的信息后,可以采用计算机分子模拟技术,分析受体与药物结合部位的性质,如静电场、疏水场、氢键作用等位点的分布,分析药效团的模型,运用数据库搜寻与受体作用位点相匹配的分子,可快速发现新的先导化合物。

第二节　先导化合物的优化

通过各种途径发现的先导化合物往往存在一些缺陷,如活性不高、稳定性不够、毒性高等,需要对先导化合物进行合理的结构修饰,才能得到有价值的新药,这种过程称为先导化合物的优化(lead optimization)。先导化合物优化的目的是提高化合物活性和成药性。先导化合物优化的总体目标可包括:提高(或稳定)药效、优化药物理化性质,提高作用选择性,减少毒副作用,提高生物利用度,改善药物动力学性质等。经典的先导化合物优化的方法有:同系物衍生法(homologue derivation)、生物电子等排体替换(bioisosteric replacement)、前药设计(prodrug design)、孪药、软药设计等。

一、同系物衍生法

根据分子类似性和多样性原理,对先导物优化最常用的、最简单的方法是对化合物烷基链作局部的结构修饰,得到先导物的衍生物或类似物。药物设计中可以采用烃链的同系化原理,通过对同系物增加或减少饱和碳原子数,得到分子结构相似而且彼此相差一个或几个 CH_2 的许多有机化合物,通过改变分子的大小来优化先导化合物。

当烃链增长、缩短或分支化时,或保留原活性,或产生拮抗作用,或产生其他作用。在同系物设计中,增加1个到数个—CH_2—时,可能得到活性类似的结构,碳原子增加的数目与活性的关系常常有一种抛物线的关系,其峰值就是优化最佳的化合物。例如对依那普利拉(Enalaprilat)的血管紧张素转化酶抑制剂在环的大小进行结构修饰,发现当环由五元环($n=2$)变为八元环($n=5$)时,活性最高,增加了4000倍,是活性数据的峰顶。随着环继续增加,活性反而降低。

环的大小	IC_{50}/(nmol/L)
$n = 2$	19000
$n = 3$	1700
$n = 4$	19
$n = 5$	4.8
$n = 6$	8.1

> **知识拓展**
>
> **药物活性参数描述术语**
>
> 药物或抑制剂的活性常用以下术语进行描述：
>
> EC_{50} 值：药物达到最大药效 50% 时的浓度；
>
> ED_{50} 值：又称半数有效量，50% 的个体表现出特定药效时药物的有效剂量，在量反应中指能引起 50% 最大反应强度的药量，在质反应中指引起 50% 实验对象出现阳性反应时的药量；
>
> IC_{50} 值：抑制剂达到 50% 的抑制效果时的浓度；
>
> K_d 值：两个或更多的生物分子组成的复合物分离成组分时的平衡常数。

二、生物电子等排体替换

生物电子等排（bioisosterism）原理是在药物分子结构的可变部分，以生物电子等排体（isostere）相互替换，对药物进行结构改造，以提高疗效、降低毒副作用。

生物电子等排体是指一些原子或基团因外围电子数目相同或排列相似，而产生相似或拮抗的生物活性并具有相似物理或化学性质的分子或基团。生物电子等排体可分为经典和非经典两大类型。第一类经典的生物电子等排体，是以氢化物置换规则为基础，从元素周期表中的第四列起的任何一个元素的原子与一个或几个氢原子结合成的分子或原子团，其化学性质与其邻近的较高族元素相似，互为电子等排体如—F、—OH、—NH_2、—CH_3。第二类是非经典的生物电子等排体，一些原子或原子团尽管不符合电子等排体的定义，但在相互替代时同样可以产生相似或拮抗的活性。这些非经典的相互替代可具有相似活性的基团，最常见的有—CH=CH—、—S—、—O—、—NH—、—CH_2—等。常见的生物电子等排体如表 18-1 所示。

表 18-1　常见的生物电子等排体

生物电子等排体的分类	可相互替代的等排体
一价原子和基团类电子等排体	F, H —NH_2, —OH —F, —CH_3, —NH_2, —H —OH, —SH —Cl, —Br, —CF_3, —CN —i-Pr, —t-Bu
二价原子和基团类电子等排体	—CH_2—, —O—, —NH—, —S—, —CONH—, —CO_2— —C=O, —C=S, —C=NH, —C=C—
三价原子和基团类电子等排体	—CH=, —N=, —P=, —As=

续表

生物电子等排体的分类	可相互替代的等排体
四价原子类电子等排体	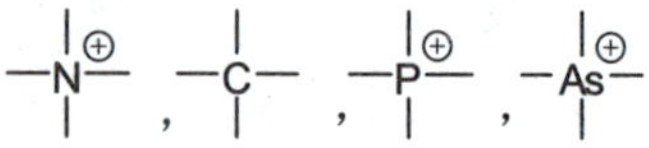 —N⁺—, —C—, —P⁺—, —As⁺—
环内等排体	—CH=CH—, —S—, —O—, —NH—, —CH=, —N=
等价体环类	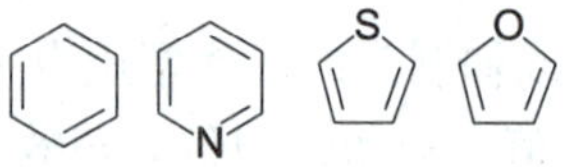 苯、吡啶、噻吩、呋喃
其他	—COOH, —SO$_3$H, —SO$_2$NHR

利用生物电子等排原理进行先导化合物的优化，是一种十分有效的方法，常用于"Me-too"药物的设计。用生物电子等排体原理设计优化先导化合物，可能实现以下四个方面的作用：①用生物电子等排体替代时，得到更高或相似的药理活性；②用生物电子等排体替代时，可能产生拮抗的作用；③用生物电子等排体替代时，毒性可能会比原药降低；④用生物电子等排体替代时，还能改善原药的药代动力学性质。部分生物电子等排应用如表 18-2。

表 18-2　生物电子等排在先导化合物优化中的应用

原型药物	生物电子等排应用	生物电子等排的特点
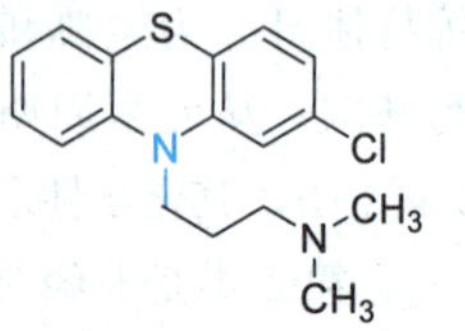 氯丙嗪(Chlorpromazine)	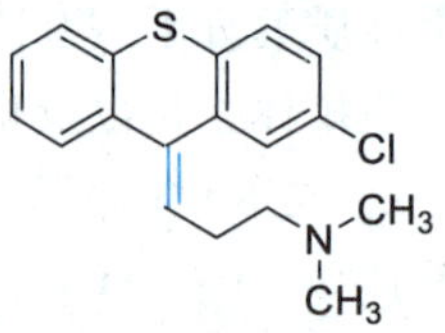 氯普噻吨(Chlorprothixene)	将氯丙嗪用碳原子替换吩噻嗪环的 10 位碳原子，并通过双键与碱性侧链相连，得到氯普噻吨，具有相似的抗精神病作用
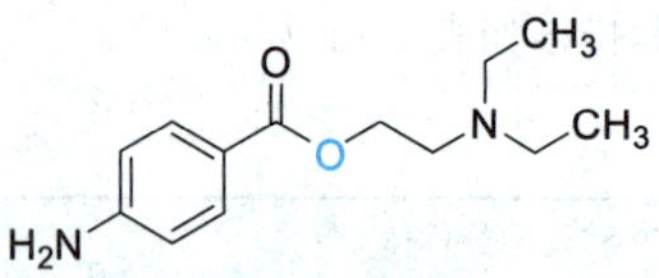 普鲁卡因(Procaine)	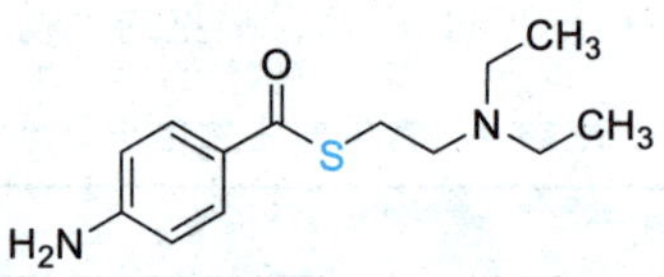 硫卡因(Thiocaine)	将普鲁卡因酯基的 O 用其电子等排体 S 取代得到的硫卡因的局部麻醉作用比普鲁卡因大 2 倍，因脂溶性增大，起效时间也缩短
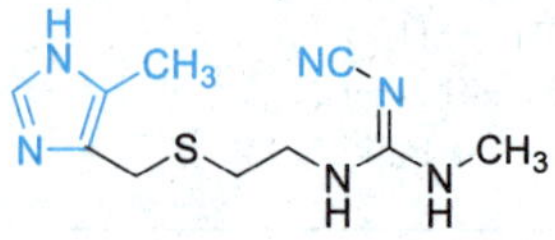 西咪替丁(Cimetidine)	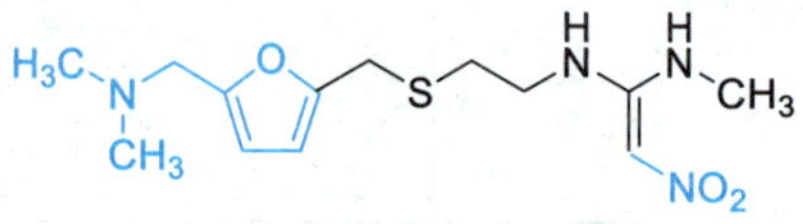 雷尼替丁(Ranitidine)	采用环等当体生物电子等排体替代时，得到相似的药理活性

原型药物	生物电子等排应用	生物电子等排的特点
哌替啶(Pethidine)	倍他罗定(Betaprodine)	采用官能团反转的方法进行生物电子等排，将哌替啶的4-甲酸乙酯部分转变为4-哌啶醇丙酸酯，得到同样具有镇痛活性的倍他罗定
尿嘧啶(Uracil)	氟尿嘧啶(Fluorouracil)	将尿嘧啶5位的H，以其电子等排体F替代，产生拮抗的作用，得到抗肿瘤药氟尿嘧啶

三、前药设计

前药（prodrug），也称前体药物、前驱药物等，是指一类在体外无活性或活性较小，在体内经酶或非酶作用，释放出活性物质而产生药理作用的化合物。前药的特征一般包括两个方面：①前药应无活性或活性低于原药；②原药与载体一般以共价键连接，但到体内可断裂形成原药，此过程可以是简单的酸、碱水解过程或酶促转化过程。一般而言，希望所设计的前药在体内产生原药的速率应是快速的，以保障原药在靶位有足够的药物浓度。但当修饰原药的目的是为了延长作用时间时，则可设计代谢速度缓慢的前药。

前药分为两大类，一类是载体前药（carrier-prodrug），另一类是生物前药（bioprecursors）。生物前体药物大部分不是人为修饰的，而是在研究作用机制时，发现其作用过程是经体内酶催化代谢，而产生活性物质。例如中枢性降血压药物甲基多巴（Methyldopa）就是一个生物前药。甲基多巴本身不具有 α_2 受体激动活性，在体内经代谢活化而产生降压作用。当甲基多巴被转运透过血脑屏障进入中枢后，在芳香氨基酸脱羧酶的作用下，脱羧转化成 α-甲基多巴胺，再经多巴胺 β-羟化酶的氧化羟基化生成(1R,2S)-α-甲基去甲肾上腺素，具有 α_2 受体激动活性，能抑制交感神经冲动的传出，导致血压下降。

甲基多巴 → α-甲基多巴胺 → α-甲基去甲肾上腺素

载体前体药物是通过共价键，把活性药物（原药）与某种无毒性化合物相连接而形成的（图18-1）。这种无毒性化合物称为暂时结合的载体部分，到体内经酶或非酶的化学过程，生成原药和载体部分。

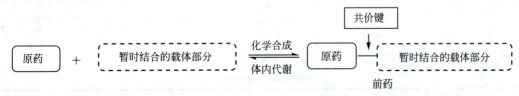

图 18-1 载体前药修饰原理

前药设计的中心问题是选择合适的载体,并根据机体中酶、受体、pH 等条件的差异,使其能在合适的部位释放发挥作用。比如对于需要在特定部位起作用的药物,利用体内各器官的酶系统的差异,可设计靶向性的前药。设计时需要研究该部位酶的作用和药物代谢方式,制成相应的前药,在特定部位酶作用下产生活性代谢物而发挥作用。如己烯雌酚(Diethylstilbestro)是治疗前列腺癌的有效药物,但对肿瘤患者使用时会产生雌激素副作用。研究发现,前列腺肿瘤组织中磷酸酯酶的含量很高,利用这一特点,设计其前药己烯雌酚二磷酸酯。服用后,己烯雌酚二磷酸酯容易分布到磷酸酯酶含量较高的前列腺,使癌组织中的浓度高于正常组织,并经磷酸酯酶催化水解释放出己烯雌酚,从而增强了对前列腺肿瘤组织的选择性,降低了全身的雌激素副作用和毒性。

R=H 己烯雌酚
R=PO₃H 己烯雌酚二磷酸酯

利用前药原理修饰先导化合物,不能增加其活性。前药修饰的目的和作用具体包括:改变药物的物理化学性质,或提高药物对靶部位作用选择性,或改善药物在体内的吸收、分布、转运与代谢等药代动力学过程,或延长作用时间,或提高生物利用度,或降低毒副作用,或提高化学稳定性,或增加水溶性,改善药物的不良气味,或消除特殊味道及不适宜的制剂性质等。前药修饰部分应用案例如表 18-3。

表 18-3 前药修饰的应用

原药名称	前药修饰的案例	前药修饰的作用和特点
己烯雌酚(Diethylstilbestro)	己烯雌酚二磷酸酯 (Diethylstilbestro Diphosphate)	利用前列腺肿瘤组织中磷酸酯酶含量高的特点,设计前药己烯雌酚二磷酸酯提高药物的选择性
美沙拉嗪(Mesalazine)	奥沙拉嗪(Olsalazine)	采用偶氮键将双分子 5-氨基水杨酸偶联,利用结肠部位特异性表达的偶氮还原酶裂解奥沙拉嗪的偶氮键,提高对结肠部位的选择性
氟奋乃静(Fluphenazine)	氟奋乃静庚酸酯 (Fluphenazine enanthate)	氟奋乃静用于治疗精神分裂症,作用时间较短,利用氟奋乃静的羟基,制成庚酸酯,可延长药物作用时间

续表

原药名称	前药修饰的案例	前药修饰的作用和特点
肾上腺素(Epinephrine)	地匹福林(Dipivefrin)	肾上腺素由于结构中的儿茶酚结构容易氧化、且极性较大,不利于局部利用。将肾上腺素苯环上的两个酚羟基酯化得到前药地匹福林可改善透膜吸收,提高生物利用度
美法伦(Melphalan)	氮甲(Formylmerphalan)	美法伦的氨基经甲酰化,生成氮甲,降低了其毒副作用,并且可口服给药
阿昔洛韦(Aciclovir)	地昔洛韦(Desciclovir)	阿昔洛韦是一种抗病毒药,但水溶性差。设计它的水溶性前药地昔洛韦,再经过黄嘌呤氧化酶氧化生成阿昔洛韦,其在水中的溶解度比阿昔洛韦大18倍,可用作滴眼液或注射剂
氯霉素(Chloramphenicol)	琥珀氯霉素(Chloramphenicol Succinate)	氯霉素具有强烈的苦味,利用结构中的羟基酰化遮蔽苦味,制备其前药琥珀氯霉素,克服药物的不良气味,提高了成药性

四、孪药

孪药（twin drug）是指将两个相同或不同的先导化合物或药物经共价键连接,缀合成的新分子,在体内代谢生成以上两种药物而产生协同作用,增强活性或产生新的药理活性,或者提高作用的选择性。常常应用拼合原理进行孪药设计,经拼合原理设计的孪药,实际上也是一种前药。

孪药设计方法主要有两种：一是将两个作用类型相同的药物,或同一药物的两个分子,拼合在一起,以产生更强的作用,或降低毒副作用,或改善药代动力学性质等；也可将两个不同药理作用的药物拼合在一起,以产生新的或者联合作用。

构成孪药的两个原分子具有相同的药理作用类型,贝诺酯（Benorilate）为阿司匹林（Aspirin）和对乙酰氨基酚（Paracetamol）的酯化产物,是一种新型的解热镇痛抗炎药,口服后在胃肠道不被水解,既解决了阿司匹林对胃的酸性刺激,又增强了药效。

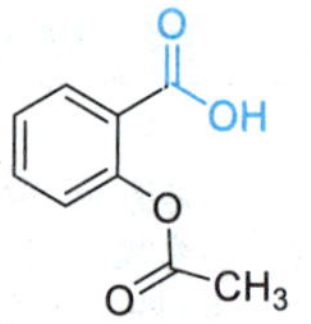

阿司匹林 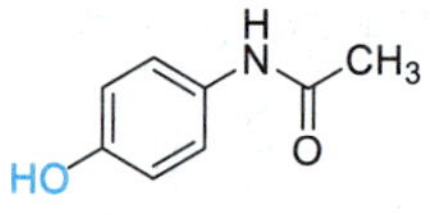　　　　　对乙酰氨基酚 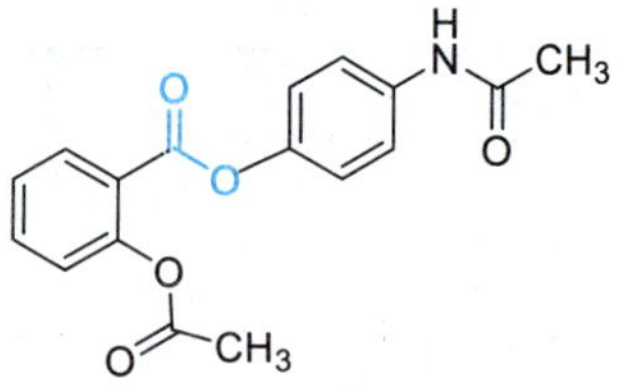　　　　　贝诺酯

五、软药

软药（soft drug）是一类本身具有生物活性的药物，在体内起作用后，经人们人为设计的可预料的和可控制的代谢途径，生成无毒和无药理活性的代谢产物。软药可缩短药物在体内的过程，而且避免了有毒的代谢中间体的形成，使毒性和活性得以分开，减轻药物的毒副作用，提高了治疗指数，故软药设计得到广泛应用。

常用的软药设计方案是以用无活性的代谢物为先导物，设计具有活性但是会被快速代谢失活的药物。以镇痛药瑞芬太尼的设计过程为例，瑞芬太尼的活性为吗啡的 500~700 倍。瑞芬太尼使用后，其结构中的酯键在体内能被迅速代谢为无活性的羧酸衍生物，减少了药物的蓄积毒性，作用时间短，半衰期只有 10~21min，为超短时阿片类镇痛药，无累积性阿片样效应。

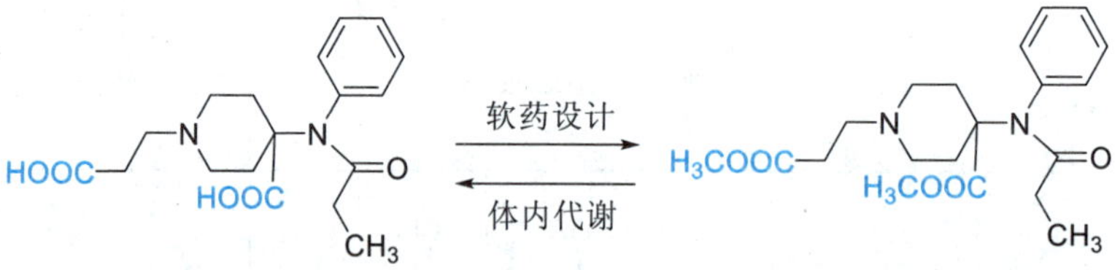

无活性代谢物　　　　　　　瑞芬太尼

除了以无活性的代谢物作为先导物，软药设计还要注意在原药分子中引入极易代谢失活的部位，称为软部位。软部位是指药物在体内产生活性后，该位点或基团可迅速按预知的代谢方式（如酶水解），以及可控的速率（如通过改变分子结构上的基团）被代谢，使其转变为无毒、无活性的代谢产物，比如肌松药阿曲库铵（Atracurium）和氯琥珀胆碱（Suxamethonium Chloride）的设计。以氯琥珀胆碱设计为例，氯琥珀胆碱起源于对十烃季铵（Decamethonium）的研究。十烃季铵具有肌肉松弛作用，曾用于手术麻醉，但是其体内难以代谢，肌肉松弛作用维持时间太长，增加了手术病人的麻醉风险。研究十烃季铵构效关系，发现两个 N 之间大约 10 个原子时肌松活性最好，考虑在两个 N 之间引入软部位，将相同原子数的酯键替代不易被代谢的烷基，即得到氯琥珀胆碱，其易被胆碱酯酶水解，成为短效肌肉松弛药，临床静注用于气管内插管，静滴用于手术肌松。

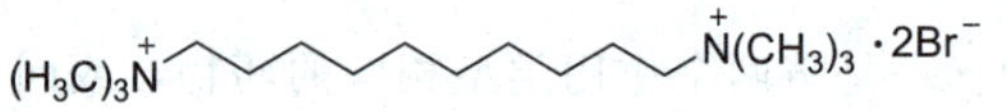

十烃季铵

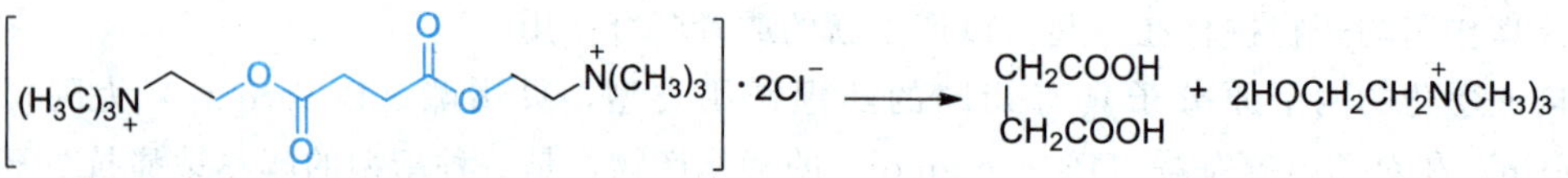

氯琥珀胆碱

本章小结

本章介绍了先导化合物的发现和优化,要求掌握先导化合物的概念,以及先导化合物发现的主要途径及相关案例。先导化合物优化的基本方法,包括同系物衍生法、生物电子等排体替换、前药设计、孪药、软药设计等,熟悉这些基本方法;理解前药设计在药物发现中的应用。

思考题

1. 举例说明先导化合物的发现途径和方法。
2. 什么是生物电子等排体?举例说明生物电子等排体在药物设计中的应用。
3. 何为前药,请举例说明前药设计在药物研究的应用。
4. 以瑞芬太尼为例,简述软药设计在药物设计中的应用。

参考文献

[1] 尤启冬.药物化学.4版.北京：化学工业出版社，2020.
[2] 孙铁民.药物化学.北京：人民卫生出版社，2014.
[3] 郭宗儒.药物化学总论.4版.北京：科学出版社，2019.
[4] 尤启冬.药物化学.8版.北京：人民卫生出版社，2016.
[5] 白东鲁，陈凯先.高等药物化学.北京：化学工业出版社，2011.
[6] 郭丽，柴慧芳.药物化学.北京：科学出版社，2018.
[7] 孟繁浩，李柱来.药物化学.北京：中国医药科技出版社，2016.
[8] 郭宗儒.药物创制范例简析.北京：中国协和医科大学出版社，2018.
[9] 白东鲁，沈竞康.新药研发案例研究—明星药物如何从实验室走向市场.北京：化学工业出版社，2014.
[10] 梁贵柏.新药的故事.江苏：译林出版社，2019.